U0395776

现代检验医学与临床解读

韩新海 等 主编

上海科学普及出版社

图书在版编目（CIP）数据

现代检验医学与临床解读／韩新海等主编.—上海：上海科学普及出版社，2024.4
ISBN 978-7-5427-8679-1

Ⅰ.①现… Ⅱ.①韩… Ⅲ.①临床医学–医学检验 Ⅳ.①R446.1

中国国家版本馆CIP数据核字（2024）第073485号

统　　筹　张善涛
责任编辑　陈星星　郝梓涵
整体设计　宗　宁

现代检验医学与临床解读
主编　韩新海　等
上海科学普及出版社出版发行
（上海中山北路832号　邮政编码200070）
http://www.pspsh.com

各地新华书店经销　　山东麦德森文化传媒有限公司印刷
开本 787×1092 1/16　印张 22.25　插页 2　字数 570 000
2024年4月第1版　　2024年4月第1次印刷

ISBN 978-7-5427-8679-1　定价：198.00元
本书如有缺页、错装或坏损等严重质量问题
请向工厂联系调换
联系电话：0531-82601513

编委会

主　编

韩新海　张　芬　吕云霞　王昌荣

傅春花　康爱芹　徐勤凤

副主编

王　斐　杨翠云　姜　艳　贺红艳

王华丽　姬常龙

编　委（按姓氏笔画排序）

王　斐（惠民县疾病预防控制中心）

王华丽（威海市文登区人民医院）

王昌荣（济南医院）

吕云霞（成武东大中医医院）

杨翠云（山东省邹平市中医院）

张　芬（枣庄市立医院）

姜　艳（新疆医科大学第一附属医院）

贺红艳（西安医学院）

徐勤凤（沂源县人民医院）

姬常龙（平邑县人民医院）

康爱芹（山东省滨州市惠民县皂户李镇卫生院）

韩新海（山东省泰山医院）

傅春花（山东省潍坊市安丘市石堆镇卫生院）

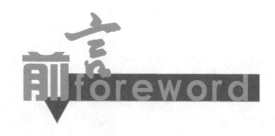

　　临床检验学是一门将临床医学和实验技术相结合，在实验室内通过对各种项目的检验，对疾病的预防、诊断、治疗和预后判断提供重要依据的学科。随着现代科学技术的迅猛发展，大量新技术、新设备、新方法引入医学领域和临床实验室，使得检验项目不断增加，检验方法不断更新和发展。这极大地提高了临床实验室诊断的特异性、灵敏度和准确度，高质量的标准品和标准化操作流程使临床实验室工作实现了标准化、规范化。检验医学发展迅速，检测新技术新项目不断涌现，不仅要求检验人员要不断学习、掌握新知识，而且也要求临床医师和护士及时了解检验医学的新发展，从而使得检验新技术、新方法、新项目在应用过程中得到充分有效地利用。为确保临床基础检验工作服务于临床实际工作，检验人员作为医务工作者的重要成员除必须恪守职业操守外，还要有扎实的基本功和判断力。为此，我们组织相关专家编写了《现代检验医学与临床解读》一书。

　　本书以检验医学为主线，以检验与临床结合为中心，以诊断和治疗疾病为目标，涵盖了检验标本采集、临床常用检验技术、红细胞检验、白细胞检验等内容。本书旨在强调检验医学的基础理论，注重与临床医学的有机结合，充分认识检验与临床相互沟通的重要性、目前检验的发展，针对繁多的检查项目如何进行选择、病例中的检验结果该如何解读，以及各种标本采集的影响因素等做了详细说明。本书重视科学性与实用性，同时兼顾前瞻性，力求反映检验医学的重点、难点，适合各级医院检验科工作者及医学院校在校学生翻阅使用。

　　由于编者编写水平和能力的限制，再加上本书编写人员较多，编写风格欠一致，尽管编者做了很大努力，但书中疏漏、谬误之处恐难避免。敬请广大读者和专家不吝赐教，尽力斧正，不胜感激。

《现代检验医学与临床解读》编委会

2024 年 2 月

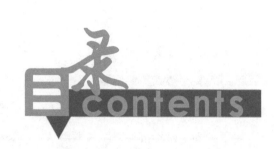

第一章

标 本 采 集

第一节 血 液 标 本

一、静脉血的采集

(一)原理

利用负压的原理,使用真空采血管或注射器将针头刺入浅静脉后,通过真空负压控制定量采集静脉血或通过手工控制吸取一定量的静脉血。

(二)试剂与器具

压脉带、垫枕和手套;70％乙醇、消毒棉球或棉签;一次性无菌针头、持针器和真空采血管,或者使用注射器和试管;胶带。

(三)操作

(1)对照申请单,核对患者身份。

(2)采血部位的选择:患者取坐位或仰卧位,前臂置于桌面枕垫上或水平伸直。检查患者的肘前静脉,为使静脉血管充分暴露,可让患者握紧拳头,系上压脉带。采血人员可用示指触摸寻找合适的静脉,触摸时能感觉到静脉所在区域较周围其他组织的弹性大,一般肘臂弯曲部位或稍往下区域是比较理想的穿刺部位。如在一只手臂上找不到合适的静脉,则用同样的方法检查另一只手臂。如需从腕部、手背或脚部等处的静脉采血,最好由有经验的采血人员进行。

(3)静脉穿刺的准备:选择好合适的穿刺部位后,放松压脉带,依照《医疗机构消毒技术规范》(WS/T2012-367)的要求,使用 70％～80％(体积分数)的乙醇溶液擦拭消毒 2 遍,作用 3 分钟,消毒范围强调以穿刺部位为中心,由内向外缓慢旋转,逐步涂擦,共 2 次,消毒皮肤面积应至少 5 cm×5 cm。

(4)静脉穿刺:①将患者的手臂置于稍低位置,在穿刺点上方约 6 cm 处系紧压脉带,嘱受检者紧握拳头,使静脉充盈显露。采血人员一手拿着采血装置,另一只手的手指固定穿刺部位下方的皮肤,以使静脉位置相对固定。②手握持针器或注射器,保持穿刺针的方向和静脉走向一致,穿刺针与皮肤间的夹角约为 20°,针尖斜面朝上。③将穿刺针快速、平稳地刺入皮肤和静脉。使用真空采血器时一只手固定住持针器和穿刺针,另一只手将真空采血管从持针器另一端推入;使用注射器穿刺成功后右手固定针筒,左手解开压脉带后,再缓缓抽动注射器针栓至采集到所需血量。④血液开始流出即可解开压脉带,或者在开始采最后一管标本后立即解开压脉带,同时嘱患者松开拳头。⑤消毒干棉球压住穿刺点,拔出针头,嘱患者继续按压棉球并保持手臂上举数分钟,如患者无法做到,则由采血人员按压穿刺点直至不出血。⑥在静脉穿刺处贴上不会引起过敏的胶条以助止血,如穿刺点的按压力度和时间不够,可能会导致皮下出血,形成瘀斑。⑦来回颠倒采血管数次将标本和抗凝剂混匀,但不可剧烈摇晃。⑧将采血针弃于利器盒内。⑨按实验室要求在每支采血管上贴好标签。⑩如是门诊患者,嘱其静坐片刻,确认无头晕、恶心等不良反应后再允许患者离开。

(四)注意事项

(1)采血部位通常选择肘前静脉,如此处静脉不明显,可采用手背、手腕、腘窝和外踝部静脉;幼儿可采用颈外静脉。

(2)使用真空采血器前应仔细阅读厂家说明书。使用前勿松动一次性真空采血试管盖塞,以防采血量不准。

(3)使用注射器采血时,切忌将针栓回推,以免注射器中气泡进入血管形成气栓,造成严重后果。

(4)采血过程中应尽可能保持穿刺针位置不变,以免血流不畅。

(5)压脉带捆扎时间不应超过1分钟,否则会使血液成分的浓度发生改变。

(6)如果一次需要采集多管血液标本时,应按以下顺序采血:血培养管——需氧、血培养管——厌氧,凝血项管,无抗凝剂管(含或不含促凝剂和分离胶),有抗凝剂管。

(7)如遇受检者发生晕针,应立即拔出针头,让其平卧。必要时可用拇指压掐或针刺人中、合谷等穴位,嗅吸芳香氨酊等药物。

二、末梢血的采集

(一)试剂与器具

(1)一次性使用的无菌采血针。

(2)70%乙醇棉球。

(3)一次性手套和消毒干棉球。

(4)不同检测所需特殊器具(如用于制作血涂片的玻片、微量移液管、血细胞计数稀释液、微量血细胞比容测量管)。

(二)操作

(1)采血部位:成人以无名指或中指的指尖内侧为宜;特殊患者(如烧伤),必要时可从足跟部两侧或大拇指采血;婴儿理想的采血部位是足底面两侧的中部或后部,针刺的深度不应超过2 mm,靠近足底面后部的针刺深度不应超过1 mm。

(2)可轻轻按摩采血部位,使其自然充血,用70%乙醇棉球消毒局部皮肤,待干。

(3)操作者用左手拇指和示指紧捏穿刺部位两侧,右手持无菌采血针,自指尖内侧迅速有力地穿刺,即刻拔出采血针并弃于利器盒内。

(4)用消毒干棉球擦去第1滴血,按需要依次采血。采血顺序:血涂片、EDTA抗凝管、其他抗凝管、血清及微量采集管。

(5)可轻柔按压周围组织以获得足量的标本。

(6)采血完毕,用消毒干棉球压住伤口,止血片刻。

(三)注意事项

(1)所选的采血部位要避开冻疮、炎症、水肿和瘢痕等患处;除特殊情况外,不宜从耳垂采血。

(2)不宜从婴儿的手指以及脚后方跟腱处采血,以防止可能造成骨组织和神经组织的损伤。

(3)采血部位宜保持温暖,有利于血液顺畅流出。

(4)消毒皮肤后应待乙醇挥发,皮肤干燥后方可采血,否则流出的血液不呈圆滴状,也可能会导致溶血。

(5)穿刺深度一般不超过 2 mm;针刺后,稍加按压以血液能流出为宜。

三、抗凝剂的选用

血液一般检验常用的抗凝剂有以下 3 种。

(一)枸橼酸钠(柠檬酸钠)

枸橼酸能与血液中的钙离子结合形成螯合物,从而阻止血液凝固。市售枸橼酸钠多含 2 个分子的结晶水,相对分子质量(MW)为 294.12,常用浓度为 32 g/L。枸橼酸钠与血液的比例多采用1:9(V:V)。常用于凝血试验和红细胞沉降率测定(魏氏法血沉测定时抗凝剂为 0.4 mL 加血1.6 mL)。

(二)乙二胺四乙酸二钠或乙二胺四乙酸二钾

抗凝机制与枸橼酸钠相同。全血细胞分析用 EDTA-K$_2$·2H$_2$O,1.5~2.2 mg 可阻止 1 mL 血液凝固。由于 EDTA-Na$_2$ 溶解度明显低于 EDTA-K$_2$,故 EDTA-K$_2$ 特别适用于全血细胞分析,尤其适用于血小板计数。由于其影响血小板聚集及凝血因子检测,故不适合做凝血试验和血小板功能检查。

(三)肝素

肝素是一种含有硫酸基团的黏多糖,相对分子质量为 15 000,与抗凝血酶结合,促进其对凝血因子Ⅻ、Ⅺ、Ⅸ、Ⅹ和凝血酶活性的抑制,抑制血小板聚集从而达到抗凝。通常用肝素钠盐或锂盐粉剂(125 U=1 mg)配成 1 g/L 肝素水溶液,即每毫升含肝素 1 mg。取 0.5 mL 置小瓶中,37~50 ℃烘干后,能抗凝5 mL血液。适用于血气分析、电解质、钙等测定,不适合凝血常规和血液学一般检查(可使白细胞聚集并使血涂片产生蓝色背景)。

四、血涂片制备

(一)器材

清洁、干燥、无尘、无油脂的载玻片(25 mm×75 mm,厚度为 0.8~1.2 mm)。

(二)操作

血涂片制备方法很多,目前临床实验室普遍采用的是手工推片法,即用楔形技术制备血涂片方法,在玻片近一端1/3处,加 1 滴(约 0.05 mL)充分混匀的血液,握住另一张边缘光滑的推片,以 30°~45°使血滴沿推片迅速散开,快速、平稳地推动推片至载玻片的另一端。

(三)注意事项

(1)血涂片应呈舌状,头、体、尾 3 部分清晰可分。

(2)推好的血涂片在空气中晃动,使其尽快干燥。天气寒冷或潮湿时,应于 37 ℃恒温箱中保温促干,以免细胞变形缩小。

(3)涂片的厚薄、长度与血滴的大小、推片与载玻片之间的角度、推片时的速度及血细胞比容有关。一般认为血滴大、角度大、速度快则血膜越厚;反之则血膜越薄。血细胞比容高于正常时,血液黏度较高,保持较小的角度,可得满意结果;相反,血细胞比容低于正常时,血液较稀,则应用较大角度、推片速度较快。

(4)血涂片应在 1 小时内染色或在 1 小时内用无水甲醇(含水量<3%)固定后染色。

(5)新购置的载玻片常带有游离碱质,必须用约 1 mol/L HCl 浸泡 24 小时后,再用清水彻底冲洗,擦干后备用。用过的载玻片可放入含适量肥皂或其他洗涤剂的清水中煮沸 20 分钟,洗净,再用清水反复冲洗,蒸馏水最后浸洗后擦干备用。使用时,切勿用手触及玻片表面。

(6)血液涂片既可直接用非抗凝的静脉血或毛细血管血,也可用 EDTA 抗凝血制备。由于 EDTA 能阻止血小板聚集,故在显微镜下观察血小板形态时非常合适。但 EDTA 抗凝血有时能引起红细胞皱缩和白细胞聚集,因此最好使用非抗凝血制备血涂片。

(7)使用 EDTA-K$_2$ 抗凝血液样本时,应充分混匀后再涂片。抗凝血样本应在采集后 4 小时内制备血涂片,时间过长可引起中性粒细胞和单核细胞的形态学改变。注意制片前,样本不能冷藏。

五、血涂片染色

(一)瑞氏染色法

1.原理

瑞氏(Wright)染色法使细胞着色既有化学亲合作用,又有物理吸附作用。各种细胞由于其所含化学成分不同,对染料的亲合力也不一样,因此,染色后各种细胞呈现出各自的染色特点。

2.试剂

(1)瑞氏染液:①瑞氏染料 0.1 g。②甲醇(AR)60.0 mL。瑞氏染料由酸性染料伊红和碱性染料亚甲蓝组成。将瑞氏染料放入清洁干燥研钵里,先加少量甲醇,充分研磨使染料溶解,将已溶解的染料倒入棕色试剂瓶中,未溶解的再加少量甲醇研磨,直至染料完全溶解,甲醇全部用完为止,即为瑞氏染液。配好后放室温,1 周后即可使用。新配染液效果较差,放置时间越长,染色效果越好。久置应密封,以免甲醇挥发或氧化成甲酸。染液中也可加中性甘油 2~3 mL,除可防止甲醇过早挥发外,也可使细胞着色清晰。

(2)pH 6.8 磷酸盐缓冲液。①磷酸二氢钾(KH$_2$PO$_4$):0.3 g。②磷酸氢二钠(Na$_2$HPO$_4$):0.2 g。加少量蒸馏水溶解,再用蒸馏水加至 1 000 mL。

3.操作

以血涂片染色为例。

(1)采血后推制厚薄适宜的血涂片(见血涂片制备)。

(2)用蜡笔在血膜两头画线,然后将血涂片平放在染色架上。

(3)加瑞氏染液数滴,以覆盖整个血膜为宜,染色约 1 分钟。

(4)滴加约等量的缓冲液与染液混合,室温下染色 5~10 分钟。

(5)用流水冲去染液,待干燥后镜检。

4.注意事项

(1)pH 对细胞染色有影响。由于细胞各种成分均由蛋白质构成,蛋白质均为两性电解质,所带电荷随溶液 pH 而定。对某一蛋白质而言,如环境 pH<pI(pI 为该蛋白质的等电点),则该蛋白质带正电荷,即在酸性环境中正电荷增多,易与酸性伊红结合,染色偏红;相反,则易与亚甲蓝结合,染色偏蓝。因细胞着色对氢离子浓度十分敏感。为此,应使用清洁中性的载玻片,稀释

染液必须用 pH 6.8 缓冲液,冲洗片子必须用中性水。

(2)未干透的血膜不能染色,否则染色时血膜易脱落。

(3)染色时间的长短与染液浓度、染色时温度及血细胞多少有关。染色时间与染液浓度、染色时温度成反比;染色时间与细胞数量成正比。

(4)冲洗时不能先倒掉染液,应用流水冲去,以防染料沉淀在血膜上。

(5)如血膜上有染料颗粒沉积,可用甲醇溶解,但需立即用水冲掉甲醇,以免脱色。

(6)染色过淡,可以复染。复染时应先加缓冲液,创造良好的染色环境,而后加染液,或加染液与缓冲液的混合液,不可先加染液。

(7)染色过深可用水冲洗或浸泡水中一定时间,也可用甲醇脱色。

(8)染色偏酸或偏碱时,均应更换缓冲液再重染。

(9)瑞氏染液的质量好坏除用血涂片实际染色效果评价外,还可采用吸光度比值(ratio of absorption,RA)评价。瑞氏染液的成熟指数以 RA(A650 nm/A525 nm)=1.3±0.1 为宜。

(二)瑞氏-吉姆萨复合染色法

1.原理

吉姆萨染色原理与瑞氏染色相同,但提高了噻嗪染料的质量,加强了天青的作用,对细胞核着色效果较好,但和中性颗粒着色较瑞氏染色法差。因此,瑞氏-吉姆萨(Wright-Giemsa)复合染色法可取长补短,使血细胞的颗粒及胞核均能获得满意的染色效果。

2.试剂

瑞氏-吉姆萨复合染色液。

(1)Ⅰ液:取瑞氏染粉 1 g、吉姆萨染粉 0.3 g,置洁净研钵中,加少量甲醇(分析纯),研磨片刻,吸出上层染液。再加少量甲醇继续研磨,再吸出上层染液。如此连续几次,共用甲醇500 mL。收集于棕色玻璃瓶中,每天早、晚各振摇 3 分钟,共 5 天,以后存放 1 周即能使用。

(2)Ⅱ液:pH 6.4~6.8 磷酸盐缓冲液。磷酸二氢钾(无水)6.64 g,磷酸氢二钠(无水)2.56 g,加少量蒸馏水溶解,用磷酸盐调整 pH,加水至 1 000 mL。

3.操作

瑞氏-吉姆萨染色方法基本上与瑞氏染色法相同。

(三)30 秒快速单一染色法

1.试剂

(1)储存液:瑞氏染粉 2.0 g。吉姆萨染粉 0.6 g。天青Ⅱ0.6 g。甘油10.0 mL,聚乙烯吡咯烷酮(PVP)20.0 g,甲醇 1 000 mL。

(2)磷酸盐缓冲液(pH 6.2~6.8):磷酸二氢钾 6.64 g;磷酸氢二钠 0.26 g;苯酚 4.0 mL;蒸馏水加至 1 000 mL。

(3)应用液:(1)液、(2)液按 3∶1 比例混合放置 14 天后备用。

2.操作

将染液铺满血膜或将血片浸入缸内,30 秒后用自来水冲洗。

(四)快速染色法

1.试剂

(1)Ⅰ液:磷酸二氢钾 6.64 g,磷酸氢二钠 2.56 g,水溶性伊红 Y 4.0 g(或伊红 B 2.5 g),蒸馏水 1 000 mL,苯酚 40 mL,煮沸,待冷后备用。

（2）Ⅱ液：亚甲蓝 4 g，蒸馏水 1 000 mL，高锰酸钾 2.4 g，煮沸，待冷后备用。

2.操作

把干燥血涂片浸入快速染色液的Ⅰ液中 30 秒，水洗，再浸入Ⅱ液 30 秒，水洗待干。

（韩新海）

第二节　排泄物标本

一、尿液标本收集

（一）标本留取时间

1.收集常规尿液分析的尿标本

应留取新鲜尿，以清晨第 1 次尿为宜，较浓缩，条件恒定，易检出异常，便于对比。

2.收集急诊患者尿液分析的尿标本

可随时留取（随机尿）。

3.收集特殊检验尿液分析的尿标本

（1）收集计时尿标本：应告知患者留尿起始和终止时间；留取前应将尿液排空，然后收集该时段内（含终止时间点）排出的所有尿液。

（2）收集使用防腐剂的尿标本：应建议患者先将尿液收集于未加防腐剂的干净容器内，然后小心地将尿液倒入实验室提供的含防腐剂容器中。

（3）收集多项检测尿标本：应针对不同检测项目分别留取尿标本（可分次留取，也可一次留取分装至不同容器中）。

（4）收集特定时段内尿标本：尿液应保存于 2～8 ℃条件下。

（5）收集时段尿尿标本：如总尿量超过单个容器的容量时，须用两个容器，检测前必须充分混匀两个容器内的尿液，最常用的方法是在两个尿容器之间来回相互倾倒尿标本；第 2 个容器收集的尿量一般较少，故注意加入防腐剂的量相应减少。

（6）收集卧床导尿患者的尿标本：将尿袋置于冰袋上；如患者可走动，应定期排空尿袋，将尿液存放在 2～8 ℃条件下。

（二）标本收集容器

应清洁、无渗漏、无颗粒；制备容器的材料与尿液成分不发生反应；容器和盖均无干扰物质附着，如清洁剂等；容器的容积一般应≥50 mL，收集 24 小时尿标本的容器的容积应为 3 L 左右；容器口为圆形，直径应≥4 cm；容器底部应较宽，适于稳定放置；容器盖应安全、密闭性好而又易于开启；推荐使用一次性容器；收集微生物检查标本容器应干燥无菌。

（三）标本容器标识

尿标本容器的标签材料应具有置于冰箱后仍能粘牢的特性；应在容器上粘贴标签，不可只粘贴于容器盖上；标签提供的信息应至少包含：①患者姓名；②唯一性标志；③收集尿液的日期和时间；④如尿标本加入防腐剂应注明名称，并加上防腐剂如溢出可对人体造成伤害的警示内容（还需口头告知患者）。

（四）标本留取书面指导

至少应包括以下几项。

（1）洗手清洁：患者留取标本前要洗手，并实施其他必要的清洁措施。

（2）信息核实：交给患者的尿液收集容器应贴有标签，并要求核对患者姓名。

（3）最少留尿量：留取所需检验项目的最小尿标本量（还需口头告知患者）。

（4）避免污染和干扰源：如避免污染经血、白带、精液、粪便、烟灰、糖纸等；避免光照影响尿胆原等化学物质分解或氧化。

（5）容器加盖：防止尿液外溢。

（6）记录标本留取时间。

（五）尿液防腐与保存

通常，尿标本采集后应在 2 小时内完成检验，避免使用防腐剂；如尿标本不能及时完成检测，则宜置于 2～8 ℃ 条件下保存，但不能超过 6 小时（微生物学检查标本在 24 小时内仍可进行培养）。根据检测项目特点，尿标本可采用相应的防腐剂防腐，而无须置冰箱保存。

选择适当的防腐剂：有多种防腐剂适用于该分析时，应选择危害性最小的防腐剂。

（六）检验后尿液标本的处理

1.尿标本

应按生物危害物处理，遵照各级医院规定的医疗废弃物处理方法进行处理。

2.一次性使用尿杯

使用后置入医疗废弃物袋中，统一处理。

3.尿容器及试管等器材

使用后可先浸入消毒液（如 0.5％过氧乙酸、5％甲酚皂液等）浸泡消毒 12～24 小时后再处理。

二、粪便标本收集

（一）常规检验

采集粪便标本的方法因检查目的不同而有差别，如常规检验留取新鲜指头大小（约 5 g）即可，放入干燥、清洁、无吸水性的有盖容器内送检。不应采取尿壶、便盆中的粪便标本，因标本中混入尿液和消毒剂等，可破坏粪便的有形成分，混入植物、泥土、污水等，因腐生性原虫、真菌孢子、植物种子、花粉等易干扰检验结果。粪便标本检验时，应选择其中脓血黏液等病理成分，若无病理成分，可多部位取材。采集标本后，应在 1 小时内完成检查，否则可因 pH 及消化酶等影响，使粪便中细胞成分破坏分解。

（二）寄生虫检验

粪便必须新鲜，送检时间一般不宜超过 24 小时。如检查肠内原虫滋养体，应于排便后迅速送检，立即检查，冬季需采取保温（35～37 ℃）措施。血吸虫毛蚴孵化应留新鲜便≥30 g。检查蛲虫卵需用透明胶带，在清晨排便前由肛门四周取标本，也可用棉签拭取，但均须立即镜检。检查寄生虫体及虫卵计数，须用洁净、干燥的容器，并防止污染；粪便不可混入尿液及其他体液等，以免影响检查结果。

（三）化学检验

采用化学法做潜血试验应嘱患者于收集标本前 3 天起禁食动物性和含过氧化物酶类食物

（如萝卜、西红柿、韭菜、木耳、花菜、黄瓜、苹果、柑橘和香蕉等），并禁服铁剂和维生素 C 等，以免出现假阳性反应；连续检查 3 天，并选取外表及内层粪便；收集标本后须迅速送检，以免因长时间放置使潜血反应的敏感度降低。粪胆原定量检查应收集 3 天粪便，混合称量，从其中取出约 20 g 送验；查胆汁成分的粪便标本不应在室温中长时间放置，以免阳性率减低。

（四）细菌检验

粪便标本应收集于灭菌有盖容器内，勿混入消毒剂及其他化学药品，并立即送检。

（五）检验后粪便标本的处理

1.粪标本

应按生物危害物处理，遵照各级医院规定的医疗废弃物处理方法进行处理。

2.纸类或塑料等容器

使用后置入医疗废弃物袋中，统一处理。

3.瓷器或玻璃等器皿

使用后可先浸入消毒液（如 0.5％过氧乙酸、5％甲酚皂液等）浸泡消毒 12～24 小时后再处理。

（韩新海）

第三节　微生物标本

一、血液标本的微生物检验

（一）标本采集时间、采集频率

1.一般原则

一般情况下应在患者发热初期或发热高峰时采集。原则上应选择在抗生素应用之前，对已用药而因病情不允许停药的患者，也应在下次用药前采集。

2.疑为布氏杆菌感染

最易获得阳性培养的是发热期的血液或骨髓。除发热期采血外还可多次采血，一般为 24 小时抽 3～4 次。

3.疑为沙门菌感染

根据病程和病情可在不同的时间采集标本。肠热症患者在病程第 1～2 周内采集静脉血液，或在第 1～3 周内采集骨髓是最佳时间。

4.疑为亚急性细菌性心内膜炎

除在发热期采血外应多次采集。第 1 天做 3 次培养，如果 24 小时培养阴性，应继续抽血 3 份或更多次进行血液培养。

5.疑为急性细菌性心内膜炎

治疗前 1～2 小时内分别在 3 个不同部位采集血液，分别进行培养。

6.疑为急性败血症

脑膜炎、骨髓炎、关节炎、急性未处理的细菌性肺炎和肾盂肾炎除在发热期采血外，应在治疗前短时间内于身体不同部位采血,如左、右手臂或颈部,在24小时内采血3次或更多次,分别进行培养。

7.疑为肺炎链球菌感染

最佳时机是在寒战、高热或休克时,此时采集样本阳性率较高。

8.不明原因发热

可于发热周期内多次采血做血液培养。如果24小时培养结果阴性,应继续采血2～3份或更多次做血液培养。

（二）采集容量

采血量以每瓶5～8 mL为宜。当怀疑真菌感染时采集双份容量。

（三）采集标本注意事项

（1）培养瓶必须平衡至室温,采血前后用75％乙醇或聚维酮碘消毒培养瓶橡胶瓶盖部分。采集标本后应立即送检,如不能及时送检,请放在室温。在寒冷季节注意保温(不超过35 ℃)。

（2）标本瓶做好标记,写好患者姓名、性别、年龄、病历号。

（3）严格做好患者采血部位的无菌操作,防止污染。

（4）应在申请单上标明标本采集时间。

（5）如同时做需氧菌及厌氧菌培养,应先把血样打入厌氧瓶,再打入需氧瓶,且要防止注射器内有气泡。

二、尿液标本的微生物检验

（一）采集时间

（1）一般原则:通常应采集晨起第1次尿液送检。原则上,应选择在抗生素应用之前采集尿液。

（2）沙门菌感染一般在病后2周左右采集尿液培养。

（3）怀疑泌尿系统结核时,留取晨尿或24小时尿的沉渣部分10～15 mL送检。

（二）采集方法

1.中段尿采集方法

中段尿采集方法如下。

（1）女性:以肥皂水清洗外阴部,再以灭菌水或高锰酸钾(1∶1 000)水溶液冲洗尿道口,然后排尿弃去前段,留取中段尿10 mL左右于无菌容器中,立即加盖送检。

（2）男性:以肥皂水清洗尿道口,再用清水冲洗,采集中段尿10 mL左右于无菌容器中立即送检。

2.膀胱穿刺采集法

采集中段尿有时不能完全避免污染,可采用耻骨上膀胱穿刺取尿10 mL并置于无菌容器中立即送检。

3.导尿法

将导尿管末端消毒后弃去最初的尿液,留取10～15 mL尿液于无菌容器内送检。长期滞留导尿管患者,应在更换新管时留尿。

（三）注意事项

尿液标本采集和培养中最大的问题是细菌污染,因此要严格无菌操作,标本采集后应立即送检。无论何种方法采集尿液,均应在用药之前进行,尿液中不得加入防腐剂、消毒剂。

三、粪便标本的微生物检验

(一)采集时间

(1)采样原则:腹泻患者应在急性期采集,以提高检出率,同时最好在用药之前。

(2)怀疑沙门菌感染:肠热症在 2 周后;胃肠炎患者在急性期,早期采集新鲜粪便。

(二)采集方法

(1)自然排便法:自然排便后,挑取有脓血、黏液部位的粪便 2～3 g,液状粪便取絮状物盛于无渗漏、清洁的容器中送检。

(2)肠拭子法:如不易获得粪便或排便困难的患者及幼儿,可用拭子采集直肠粪便,取出后插入灭菌试管内送检。

(三)注意事项

(1)为提高肠道致病菌检出率,应采集新鲜粪便做培养。

(2)腹泻患者应尽量在急性期采集标本(3 天内),以提高阳性率。

(3)采集标本最好在用药之前。

四、痰及上呼吸道标本的微生物检验

(一)采集时间

(1)痰:最好在应用抗生素之前采集标本,以早饭前晨痰为好,对支气管扩张症或与支气管相通的空洞患者,清晨起床后进行体位引流,可采集大量痰液。

(2)鼻咽拭子:时间上虽无严格限制,但应于抗生素治疗之前采集标本,咽部是呼吸和食物的通路,因此亦以晨起后早饭前为宜。

(二)采集方法

1.痰液标本

痰液标本采集方法如下。

(1)自然咳痰法:患者清晨起床后,用清水反复漱口后用力自气管咳出第 1 口痰于灭菌容器内,立即送检。对于痰量少或无痰的患者可采用雾化吸入加温至 45 ℃的 10％NaCl 水溶液,使痰液易于排出。对咳痰量少的幼儿,可轻轻压迫胸骨上部的气管,使其咳嗽,将痰收集于灭菌容器内送检。

(2)支气管镜采集法:用支气管镜在肺内病灶附近用导管吸引或支气管刷直接取得标本,该方法在临床应用有一定困难。

(3)小儿取痰法:用弯压舌板向后压舌,用无菌棉拭子伸入咽部,小儿经压舌刺激咳嗽时,可喷出肺部或气管分泌物沾在棉拭子上,立即送检。

2.上呼吸道标本

采集上呼吸道标本通常采用无菌棉拭子。采集前患者应用清水反复漱口,由检查者将舌向外拉,使腭垂尽可能向外牵引,将棉拭子通过舌根到咽后壁或腭垂的后侧,涂抹数次,但棉拭子要避免接触口腔和舌黏膜。

五、化脓和创伤标本的微生物检验

(一)开放性感染和已溃破的化脓灶

外伤感染、癌肿溃破感染、脐带残端、外耳道分泌物等感染部位与体腔或外界相通,标本采集前先用无菌生理盐水冲洗表面污染菌,用无菌棉拭子采集脓液及病灶深部分泌物;如为慢性感染,污染严重,很难分离到致病菌,可取感染部位下的组织,无菌操作剪碎或研磨成组织匀浆送检。

(1)结膜性分泌物:脓性分泌物较多时,用无菌棉球擦拭,再用无菌棉拭子取结膜囊分泌物培养或涂片检查;分泌物少时,可做结膜刮片检查。

(2)扁桃体脓性分泌物:患者用清水漱口,由检查者将舌向外牵拉,将无菌棉拭子越过舌根涂抹扁桃体上的脓性分泌物,置无菌管内立即送检。

(3)外耳道分泌物:脓性分泌物较多时,先用无菌棉球擦拭,再取流出分泌物置无菌管送检。

(4)手术后切口感染:疑有切口感染时可取分泌物,也可取沾有脓性分泌物的敷料置灭菌容器内送检。

(5)导管治疗感染:应做导管尖端涂抹培养再加血培养。

(6)瘘管内脓液:用无菌棉拭子挤压瘘管,取流出脓液送检;也可用灭菌纱布条塞入瘘管内,次日取出送检。

(二)闭合性脓肿

(1)皮肤化脓(毛囊炎、疖、痈)和皮下软组织化脓感染:用2.5%～3.0%碘酊和75%乙醇消毒周围皮肤,穿刺抽取脓汁及分泌物送检,也可在切开排脓时,以无菌注射器或无菌棉拭子采集。

(2)淋巴结脓肿:经淋巴结穿刺术取脓液,盛于无菌容器内送检。

(3)乳腺脓肿、肝脓肿、脑脓肿、肾周脓肿、胸腔脓肿、腹水、心包积液、关节腔积液:可在手术引流时采集脓液或积液,也可做脓肿或积液穿刺采集脓液或积液,盛于无菌容器内立即送检。

(4)肺脓肿:体位引流使病肺处于高处,引流的支气管开口向下,痰液顺体位引流至气管咳出;也可在纤维支气管镜检查或手术时采集。

(5)胆囊炎:①十二指肠引流术采集胆汁,标本分3部分,即来自胆总管、胆囊及肝胆管。②手术时采集:在进行胆囊及胆管手术时,可从胆总管、胆囊直接采集。③胆囊穿刺法:进行胆道造影时采集胆汁。

(6)盆腔脓肿:已婚妇女可经阴道后穹隆切开引流或穿刺采集脓液,也可在肠镜暴露下经直肠穿刺或切开引流采集脓液检查。

(7)肛周脓肿:在患者皮肤黏膜表面先用碘酊消毒,75%乙醇脱碘,再用无菌干燥注射器穿刺抽取脓液,盛于无菌容器内立即送检。

六、生殖道标本的微生物检验

(一)尿道分泌物

1.男性

男性尿道分泌物。

(1)尿道分泌物:清洗尿道口,用灭菌纱布或棉球擦拭尿道口,采取从尿道口溢出的脓性分泌物或用无菌棉拭子插入尿道口内2～4 cm轻轻旋转取出分泌物。

(2)前列腺液:清洗尿道口,用按摩法采集前列腺液盛于无菌容器内立即送检。

(3)精液:受检者应在 5 天以上未排精,清洗尿道口,体外排精液于无菌试管内立即送检。

2.女性

女性尿道分泌物。

(1)尿道分泌物:清洗尿道口,用灭菌纱布或棉球擦拭尿道口,然后从阴道的后面向前按摩,使分泌物溢出,无肉眼可见的脓液,可用无菌棉拭子轻轻深入前尿道内,旋转棉拭子,采集标本。

(2)阴道分泌物:用窥器扩张阴道,用无菌棉拭子采集阴道口内 4 cm 内侧壁或后穹隆处分泌物。

(3)子宫颈分泌物:用窥器扩张阴道,先用灭菌棉球擦拭子宫颈口分泌物,用无菌棉拭子插入子宫颈管 2 cm 采集分泌物,转动并停留 10~20 秒,让无菌棉拭子充分吸附分泌物,或用去掉针头的注射器吸取分泌物,将所采集分泌物盛于无菌容器内立即送检。

(二)注意事项

(1)生殖器是开放性器官,标本采集过程中,应严格遵循无菌操作以减少杂菌污染。

(2)阴道内有大量正常菌群存在,采取子宫颈标本应避免触及阴道壁。

(3)沙眼衣原体在宿主细胞内繁殖,取材时拭子应在病变部位停留十几秒钟,并应采集尽可能多的上皮细胞。

七、穿刺液的微生物检验

(一)脑脊液

1.采集时间

怀疑为脑膜炎的患者,应立即采集脑脊液,最好在使用抗生素以前采集标本。

2.采集方法

用腰穿方法采集脑脊液 3~5 mL,一般放入 3 个无菌试管,每个试管内 1~2 mL。如果用于检测细菌或病毒,脑脊液量应≥1 mL;如果用于检测真菌或抗酸杆菌,脑脊液量应≥2 mL。

3.注意事项

(1)如果用于检测细菌,收集脑脊液后,在常温下 15 分钟内送到实验室。脑脊液标本不可置冰箱保存,否则会使病原菌死亡,尤其是脑膜炎奈瑟菌,肺炎链球菌和嗜血杆菌。常温下可保存 24 小时。

(2)如果用于检测病毒,脑脊液标本应放置冰块,在 4 ℃环境中可保存72 小时。

(3)如果只采集了 1 管脑脊液,应首先送到微生物室。

(4)做微生物培养时,建议同时作血培养。

(5)采集脑脊液的试管不需要加防腐剂。

(6)进行腰穿过程中,严格无菌操作,避免污染。

(二)胆汁及穿刺液

1.采集时间

怀疑感染存在时,应尽早采集标本,一般在患者使用抗生素之前或停止用药后 1~2 天采集。

2.采集方法

(1)首先用 2%碘酊消毒穿刺要通过的皮肤。

(2)用针穿刺法抽取标本或外科手术方法采集标本,然后放入无菌试管或小瓶内,立即送到实验室。

（3）尽可能采集更多的液体，至少1 mL。

3.注意事项

（1）在常温下15分钟内送到实验室。除心包液和做真菌培养外，剩余的液体可在常温下保存24小时。如果做真菌培养，上述液体只能在4 ℃以下保存。

（2）应严格无菌穿刺。

（3）为了防止穿刺液凝固，最好在无菌试管中预先加入灭菌肝素，再注入穿刺液。

（4）对疑有淋病性关节炎患者的关节液，采集后应立即送检。

八、真菌检验

（一）标本采集的一般注意事项

（1）用适当方法准确采集感染部位的标本，避免污染。

（2）注意标本采集时间。清晨的痰和尿含菌较多，是采集这类标本的最佳时间。另外应尽可能在使用抗真菌药物前采集。

（3）标本采集量应足够。如从血中分离真菌，一般采集量为8～10 mL。

（4）所用于真菌学检验的标本均需用无菌容器送检。

（5）对送检项目有特殊注意事项时，一定要在检验申请单上注明，或直接与真菌实验室联系，以便实验室采用相应特殊方法处理标本。

（二）临床常见标本的采集

1.浅部真菌感染的标本采集

浅部真菌感染的标本采集部位包括以下几项。

（1）皮肤：皮肤癣菌病采集皮损边缘的鳞屑。采集前用75％乙醇消毒皮肤，待挥发后用手术刀或玻片边缘刮取感染皮肤边缘，刮取物放入无菌培养皿中送检。皮肤溃疡采集病损边缘的脓液或组织等。

（2）指（趾）甲：甲癣采集病甲下的碎屑或指（趾）甲。采集前用75％乙醇消毒指（趾）甲，去掉指（趾）甲表面部分，尽可能取可疑的病变部分，用修脚刀修成小薄片，5～6片为宜，放入无菌容器送检。

（3）毛发：采集根部折断处，不要整根头发，最少5～6根。

2.深部真菌感染的标本采集

深部真菌感染的标本采集部位包括以下几项。

（1）血液：采血量视所用真菌培养方法确定，一般为8～10 mL。如用溶剂-离心法，成年人则需抽血15 mL加入2支7.5 mL的Isolator管中。此法可使红细胞和白细胞内的真菌释放出来，尤其适用于细胞内寄生菌，如荚膜组织胞质菌和新型隐球菌的培养。采血后应立刻送检，如不能及时送检，血培养瓶或管应放在室温或30 ℃以下环境，但不要超过8小时，否则影响血中真菌的检测。

（2）脑脊液：≥3 mL，分别加入两支无菌试管中送检。一管做真菌培养或墨汁染色，另一管用于隐球菌抗原检测或其他病原菌培养。其他深部真菌感染的标本采集，如呼吸道、泌尿生殖道等标本，采集及送检方法与细菌学检验相同。

（韩新海）

第四节 其他标本

一、脑脊液的标本采集

脑脊液标本由临床医师以无菌操作进行腰椎穿刺采集,必要时也可从小脑延髓池或侧脑室穿刺采集。获得合格的脑脊液标本涉及的环节包括容器准备、标本采集和处理方法。

(一)标本容器

采集脑脊液的容器应为无菌加盖透明试管,试管容积≥5 mL。一般需要准备3～4支试管。目前,脑脊液标本采集容器已有商业化专用管,容器标记信息必须明显、准确、完整。

(二)标本采集和转运

1.采集方法

脑脊液通常是由腰椎穿刺采集,必要时可从小脑延髓池或侧脑室穿刺获得。患者需侧卧于硬板床,背部与床面垂直,两手抱膝紧贴腹部,头向前胸屈曲,使躯干呈弓形,脊柱尽量后凸以增宽脊椎间隙。临床医师常规消毒,戴无菌手套,覆盖无菌洞巾,用2%利多卡因自皮肤到椎间韧带作局部麻醉。持穿刺针以垂直背部方向缓缓刺入,针尖稍斜向头部,进针深度3～5 cm(儿童为2～3 cm)。当针头穿过韧带与硬脑膜时,有阻力突然消失的落空感,此时可将针芯慢慢抽出,即可见脑脊液流出,穿刺成功后首先进行压力测定。

2.采集量

脑脊液应采集3～4管,第1管用于细菌培养检查(无菌操作),第2管用于化学和免疫学检查,第3管用于一般性状及细胞学检查(如遇高蛋白标本时,可加EDTA抗凝),怀疑有肿瘤细胞可加一管用于脱落细胞检查,每管2～3 mL为宜。

3.标本采集适应证和禁忌证

(1)适应证:①原因不明的剧烈头痛、昏迷、抽搐、瘫痪,疑为脑炎或脑膜炎者。②有脑膜刺激征者。③疑有颅内出血、中枢神经梅毒、脑膜白血病等。④神经系统疾病需系统观察或需进行椎管内给药、造影和腰麻等。

(2)禁忌证:①腰穿留取脑脊液前,一定要考虑是否有颅内压升高。如果眼底检查发现视盘水肿,先要做CT或MRI检查。影像学上如显示脑室大小正常且没有移位或后颅没有占位性征象,才可腰穿取脑脊液。②穿刺部位有化脓性感染灶。③凝血酶原时间延长、血小板计数$<50\times10^9$/L、使用抗凝药物或任何原因导致的出血倾向,应在凝血障碍纠正后才能进行腰穿。④开放性颅脑损伤或有脑脊液漏。

4.标本转运

脑脊液标本留取后应立即送检。脑脊液标本必须由专人或专用的物流系统运送。标本运送过程中为保证安全及防止溢出,应采用密闭的容器。如果标本溢出,应以0.2%过氧乙酸溶液或75%乙醇溶液对污染的环境进行消毒。

5.送检时间

常规分析项目不要超过1小时,脑脊液放置过久,可发生下列变化而影响检验结果:①细破坏、沉淀、纤维蛋白凝块形成导致细胞分布不均匀而使计数不准确。②细胞离体后会逐渐退化变形,影响细胞分类计数和形态识别。③脑脊液葡萄糖因细胞或微生物代谢而不断分解,造成葡萄糖含量降低。④细菌溶解,干扰病原菌(尤其是脑膜炎奈瑟菌)的检出率,应特别注意细菌培养标本应室温送检,且无论送检前还是送检后都不能冷藏,因为常见脑脊液感染细菌都是苛养菌,对温度非常敏感,低温冷藏会使它们丧失活性甚至快速消亡。

6.标本接收

合格脑脊液标本的基本要求:检验申请单应填写清楚,信息完整;送检时间符合要求;标本量符合要求且无外溢。不合格的脑脊液标本应拒收或注明。

(三)标本检测后处理

脑脊液常规检测后的标本应加盖后室温条件保存 24 小时;生化检查过的标本应加盖后 2～8 ℃保存 24 小时。保存到期且完成检验的脑脊液标本及脑脊液标本检查过程中产生的各种废弃物,应按医疗废弃物规定统一处理,并做好记录。

二、男性生殖疾病相关的标本采集

(一)精液标本的采集

精液分析是评估男性生育能力的重要方法,也是男性生殖疾病诊断、疗效观察的试验依据。精液的分析结果易受射精的频度、温度、实验室条件、检验人员的技术熟练程度和主观判断能力等诸多因素影响。因此,精液采集与分析必须严格按照适宜的标准化程序进行,才能提供受检者临床状况的准确信息。

通常,精液采集需要注意以下几点。

(1)受检者采集精液前,实验室工作人员需要给受检者提供清晰的书面或口头指导,需要询问禁欲时间和受检目的,以及最近有无发热、服用某些药物、病史等,同时提供留样容器,并嘱咐留样时的注意事项。如果受检者不在实验室提供的房间留取精液,还应告诉受检者如何转运精液标本。

(2)标本采集时间通常为禁欲 2～7 天。如果需要进行精浆 α 葡糖苷酶的检测,禁欲时间应为 4～7 天,因为禁欲 2～3 天留取的精液所测精浆 α 葡糖苷酶水平[(34.04±11.22)U/mL]明显低于禁欲 4～7 天[(47.25±17.54)U/mL]留取的精液标本。如果仅仅是为了观察受检者精液中有无精子,禁欲时间没有严格的限制。

(3)标本的采集最好在实验室提供的房间内单独进行。如果在实验室提供的房间内留取标本确实有困难,可以允许受检者在家里或宾馆里留取精液标本,但必须向受检者强调以下几点:①不可用避孕套留取,因为普通的乳胶避孕套可影响精子的存活;②不可用夫妇射精中断法,因为这很容易丢失部分精液或受到阴道分泌物的污染,尤其是初始部分的精液所含精子浓度最高;③在运送到实验室的过程中,标本应避免过冷或过热,尤其是冬天,标本通常置于内衣口袋里送检;④在采集标本后 1 小时内送到实验室,否则精液液化时间难以观察。

(4)应用手淫法留取精液,射入一洁净、干燥、广口的玻璃或塑料容器中,留取后置于 35～37 ℃水浴箱中液化。如果需要进行精液培养,或精液标本用于宫腔内授精或体外授精时,受检者应先排尿,然后洗净双手和消毒阴茎,手淫后将精液射于一无菌容器中。标本容器应该保持在 20～37 ℃环境中,以避免精子射入容器后,由于大的温度变化对精子产生影响。留取精液的容器应保证对精子活力没有影响,对于难以确定有无影响的初次使用的留样容器,应先进行比对试验后再用于临床;留样容器应能使阴茎头前端放入,又不会触及容器底部,以保证精液不会射至容器外,又不会黏附在阴茎头表面;留样容器应配备盖子,以免置于水浴箱中等待液化过程中水蒸气滴入样本中。另外,留取精液必须采集完整。

(5)采样容器上必须标明受检者姓名、采集时间、禁欲时间以及样本采集是否完整。如果使用了某些药物或有发热、某些特殊病史,应同时注明。每一个标本应有一个独一无二的编号。

(6)受检者最初的精液检测正常,可不必再次检测。如果首次精液检测结果异常,应再次留取精液标本供分析,2次精液标本采集的间隔时间通常为7~21天。如果需要多次采集标本,每次禁欲天数均应尽可能一致。

(7)精液采集方法以手淫法为标准采集方法,其可真实反映精液标本的状况,保证精液检查的准确性;有些受检者如脊髓损伤患者不能用手淫法取出精液,可用电动按摩器刺激阴茎头部及系带处,以帮助获得精液标本。以往也有用体外排精法和避孕套法采集精液的,但由于体外排精法可能会丢失精子浓度最高的前段精液,以及受女性生殖道内酸性分泌物的影响,故精液检查结果的准确性会受影响;避孕套采集精液法更是不可取,因为避孕套内表面有杀精剂,可影响精子活动率和存活率的分析,而且精液黏附在避孕套上不易收集完全。

(8)实验室技术人员应注意自身安全防护。精液标本应视为生物危险品,其可能含有有害的感染物质,如致病菌、HIV病毒、肝炎病毒、单纯疱疹病毒等。实验室技术人员必须穿上实验室外罩,使用一次性手套,并严格警惕被精液污染的锐利器械所意外伤害,避免开放性皮肤伤口接触精液。常规洗手,在实验室内决不允许饮食、吸烟、化妆、储存食物等。

(二)前列腺液的采集

前列腺液的采集一般由临床医师进行。即令患者排尿后,取胸膝卧位,手指从前列腺两侧向正中按摩,再沿正中方向,向尿道外挤压,如此重复数次,再挤压会阴部尿道,即可见有白色黏稠性的液体自尿道口流出。用载玻片或小试管承接标本,及时送检,如果需要进行前列腺液培养,则需进行无菌操作,即须严格消毒外阴后,使用无菌容器接取标本。值得注意的是,患生殖系统结核的患者不适宜作前列腺按摩,以防结核扩散;由于前列腺有许多小房,按摩时不一定把炎症部分挤出,故前列腺液检测常需重复进行。

三、女性生殖疾病相关的标本采集

(一)阴道分泌物的采集

标本的采集质量直接影响检验结果。在女性生殖系统感染性疾病,尤其是下生殖道感染的检验诊断,阴道分泌物、宫颈分泌物是最常用的检验标本。为了真实反映阴道分泌物的性状,有利于检验诊断,取材前24小时应禁止性交、盆浴、阴道灌洗、阴道检查及局部上药等,以免影响检查结果。同时根据临床表现的不同,取材所用器材、取材的部位也会有所侧重。一般用阴道分泌物湿片检查,分泌物应取自阴道上、中 1/3 侧壁。可将分泌物直接作 pH 测定,或将分泌物分别置于滴有生理盐水(检查滴虫)和 10%KOH(检查酵母菌)的载玻片上做病原体检查。由于宫颈分泌物呈碱性,为了避免干扰 pH 测定,应避免取材时混入较多的宫颈黏液。由于滴虫在冷环境下活动减弱,不利于观察,冬季低温天气用阴道分泌物进行滴虫检验时应注意标本保温,同时取材时也应避免窥器润滑剂对滴虫检测的影响。

阴道分泌物湿片检查的标本采集可用普通的消毒棉签,也可用涤纶女性专用拭子;若用于病原体培养的取材则需要不具有抑菌作用的灭菌拭子;若用于宫颈 HPV-DNA 测定常用特制三角形毛刷,以获取较多的细胞,便于检测。

(二)生殖内分泌激素测定时血液的采集

激素测定的准确与否是实验室的事,但是实验室要发出准确的报告必须结合临床信息对测定出的结果进行合理性的分析,医师要分析一个结果也要结合临床表现,因此检验送检单与报告单上的信息一定要准确。

1.年龄

患者的年龄是判断性激素、促性腺激素是否正常的重要依据。青春期前性激素、促性腺激素均处低水平,低于正常生育年龄的男女。女性更年期后性激素明显降低,而促性腺激素(LH、FSH)在 50~65 岁间持续高于 40 IU/L,而 65 岁以后随着垂体的衰老,LH、FSH 值逐渐下降,在 80 岁后只有很低水平的 FSH、LH 了。因此,在测定激素采样时一定要获取准确的患者年龄信息,如果年龄错误,将生育年龄误作绝经年龄,出现高促性腺激素结果的时候会误作正常生理现象。

2.周期

月经周期是判断女性性腺轴激素是否正常时需考虑的问题。观察卵巢储备功能要在月经的第 3 天采血;如要考察是否排卵,应在月经中期测定 LH 峰值;观察黄体功能应在经前 1 周左右采血;对月经不规则又想通过激素测定了解是否有排卵者可间隔 2 周,采血 2 次测定孕酮等;采血时间必须考虑月经周期中激素的周期性变化。女性性激素、促性腺激素测定的检验单上必须有末次月经时间、采样时间等,以备分析结果时参考。

3.其他注意事项

(1)激素测定的采血虽然并不强调必须空腹,但由于目前用于激素测定的方法均为免疫学方法,高血脂、溶血等均有可能对结果造成影响,因此应予以避免。

(2)激素测定常用血清,血清应及时分离,部分激素在全血中易分解。采用具有促凝剂真空采血器时应注意促凝剂对激素测定结果的影响,必要时要与无促凝剂的采血器做对照试验。

（**韩新海**）

第二章

临床常用检验技术

第一节　显微镜直接镜检技术

一、显微镜分类及基本原理

光学显微镜利用玻璃透视镜使光线偏转和聚焦，并形成放大的物像。光学显微镜的最大分辨率为 0.2 μm。明视野、暗视野、相差及荧光显微镜检验是微生物实验室最常使用的显微镜技术。

明视野显微镜通常用于对标本或菌株固定和染色后再观察。单染色和鉴别染色均能提高样品的反差，也可有选择地对细菌的一些特殊结构，如荚膜、芽孢、鞭毛等进行染色观察。通常物镜放大倍数最大至×100，标准目镜是×10，也可配备×15。

暗视野显微技术是将一个中空的光束在样品上聚焦，只有被样品反射或折射光线才能进入物镜形成物像，使在明亮物像周围形成黑色背景。光学显微镜因使用混合波长的光源，物像景深相对较大，故未聚焦细胞的物像模糊、背景嘈杂、清晰度不够。

相差显微镜能将样品的不同部位折射率和细胞密度之间的微小差异转变成人眼能察觉的光强变化，特别适合对活细胞进行直接观察。

荧光显微镜所用汞蒸气弧光灯或其他光源（如 LED 光源），透过滤色片产生特定波长紫外线或蓝紫光，照射用荧光染料标记的微生物，观察在显微镜中形成物像。

电子显微镜包括透射电子显微镜和扫描电子显微镜，透射电子显微镜比光学显微镜分辨率高 1 000 倍，有效放大倍数超过×10 万。很多电镜分辨距离都在 0.5 nm 以内两个点，适合研究致病微生物的形态学和精细结构。

聚焦显微镜形成的物像具有非常高的分辨率和清晰度。通过激光束在样品的某一个平面扫描，检测器收集样品上每一点的激发光，可形成一个平面的光学物像。

二、不同显微镜检查技术的应用

（一）不染色标本的显微镜检查

1.湿片检验白细胞和微生物

标本中出现白细胞（WBC）是提示侵袭性感染的指征之一。湿片检验是快速、有效、低成本评价 WBC 和检测微生物的方法,如酵母菌、弯曲菌和阴道滴虫,对门诊患者来说可快速得到结果。湿片检验方法的敏感性通常约在 60%,因检验人员的经验而异。注意,WBC 吞噬菌体现象提示发生感染。

(1)粪便标本的湿片检验:病原微生物侵入肠黏膜引起感染的指征是粪便中出现白细胞,如感染志贺菌、侵袭性大肠埃希菌和耶尔森菌。此外,溃疡性肠炎、克罗恩病(肉芽肿性肠炎)、阿米巴痢疾、难辨梭菌毒素引起的抗菌药物性肠炎等粪便中也会出现白细胞。而产志贺样毒素大肠埃希菌引起的感染与白细胞无关,是这种感染的代表性特征,因此,用抗菌药物治疗并不合适。由于粪便标本中出现白细胞的情况不确定,胃肠炎患者检出白细胞的敏感性是 50%~60%,难辨梭菌性肠炎可低至 14%,粪便标本湿片检查不能作为筛查试验,但可用于评价患者状况的手段之一。对于门诊患者来说,如用培养方法确诊胃肠炎通常需几天时间,因此,及时、快速评估对患者很有意义,用显微镜对粪便标本镜检,×400 放大就可观察到白细胞。

有研究表明,粪便中的白细胞>5 个/高倍镜视野的敏感性在 63.2%,特异性为 84.3%。若粪便中无白细胞但有红细胞,应送培养,一定要做 E.coliO157 培养或志贺毒素检测。

(2)尿标本湿片检查:在膀胱炎、肾小球肾炎和导尿管相关感染尿标本中可出现白细胞,报告白细胞(脓尿)有利于诊断感染。用细胞计数仪对白细胞计数,对疾病诊断具较高敏感性。尿湿片还可观察到有动力的滴虫,但比阴道湿片或培养方法敏感性低。>5 个 WBC/高倍镜视野可考虑膀胱炎,预测导尿管相关感染特异性达 90%,菌落计数>10^5 CFU/mL,但敏感性仅 37%。用计数仪法检测>10 个 WBC/μL,预测婴幼儿膀胱炎敏感性为 84%,特异性 90%。

(3)阴道标本湿片检验:诊断生殖道感染的指标之一是出现白细胞,包括盆腔感染、宫颈沙眼衣原体感染或淋病奈瑟菌感染。阴道分泌物湿片检查包括白细胞、黏附着细菌的特殊鳞状上皮细胞,即"线索细胞"、酵母菌和阴道滴虫,有利于快速诊断细菌性阴道病、酵母菌性阴道炎和滴虫性阴道炎,检出大量白细胞可能与阴道滴虫感染相关。

细菌性阴道病是一种以阴道微生物菌群产生变化为临床特征的疾病,阴道微生物菌群中的优势菌从乳酸杆菌属变成阴道加德纳菌、普雷沃菌属、动弯杆菌属和人支原体。检出阴道标本中线索细胞、酵母菌和阴道滴虫比检测 WBC 更重要。对于检出阴道滴虫的标本,通常可见大量白细胞。出芽的念珠菌或假菌丝与念珠菌性阴道炎相关,线索细胞与细菌性阴道病相关。

2.KOH 湿片标本显微镜检查

KOH 湿片是不染色标本镜检最常用的方法,可快速观察组织、体液中出现的真菌,如皮肤指甲、活检标本和痰等。

将 1 滴 KOH 滴于玻片中央,将研磨后的组织、脓性材料或刮片与 KOH 混匀,盖上盖玻片,在室温消化 10 分钟,轻微加热 KOH 玻片,以消化标本中的蛋白质;轻压盖玻片使组织分散。先在低倍镜下观察,再用×40 高倍镜,当出现真菌特征,继续寻找有分枝的假菌丝和横隔、发芽的酵母菌细胞。

3.KOH-DMSO 法湿片

二甲基亚砜(dimethyl sulfoxide,DMSO),无色液体,重要的极性非质子溶剂,它可与许多有机溶剂及水互溶,具有极易渗透皮肤的特殊性质。在 KOH 中加入 DMSO(60%DMSO 水溶液中加入 20 g KOH 补水至 100 mL),至完全溶解。储存在密封深色容器中,工作液用滴瓶。标本操作同 KOH 法,但无须加热。

4.KOH-DMSO-Ink 法湿片

在 KOH-DMSO 中加入等量的蓝黑墨水后混匀。蓝色可强化视野背景的反差,特别是皮肤刮屑标本检出糠秕马拉色菌时非常有用。试剂贮存同 KOH-DMSO。

5.印度墨汁荚膜染色

印度墨汁染色是一种负染技术,微生物与印度墨汁或染料苯胺黑混合后在玻片上涂成薄层,由于墨汁的碳颗粒或染料均不能进入细菌或其荚膜,因而细胞周围在蓝黑色的背景中呈现出一个发亮的区域,光环界限清晰,围绕着每个荚膜细胞,其大小取决于荚膜和细胞自身大小。用于观察有荚膜的酵母样真菌,也用于检测肺炎链球菌、肺炎克雷伯杆菌荚膜。

印度墨汁荚膜染色方法:在一片干净的玻片上滴 1 滴印度墨汁,并在上面滴加 1 滴生理盐水,再在玻片上加 1 滴 CSF 沉淀,上面加盖玻片,在盖玻片一侧用×40 物镜观察,在墨汁浓淡适合的视野观察。当有出芽的酵母样细胞周围有清晰的光环,提示有荚膜,确保焦距处于清晰状态。注意不能使用污染了细菌或真菌芽孢的墨汁。

阳性结果为在脑脊液离心沉淀中发现带荚膜的酵母菌,提示有新型隐球菌感染,但需对此酵母菌同时进行培养、鉴定或抗原检测试验确认;而阴性结果则看不到光环。勿将白细胞和新型隐球菌相混淆,虽然白细胞可排斥碳颗粒,但白细胞周围的光环模糊、不规则;而新型隐球菌的墨汁染色,可见清晰的光环和出芽细胞,并可见一些内部结构。

注意:①墨汁染色敏感性比抗原检查低,临床疑似时要重复检查。②治疗后菌体减少,荚膜变薄。

6.暗视野显微镜检验技术

暗视野显微镜检可用于鉴定某些特定的病原微生物,如特别活泼的霍乱弧菌的动力观察、有特定形状的梅毒螺旋体等。

(1)暗视野镜检初筛霍乱弧菌。①动力观察:使用暗视野镜检观察动力,筛查霍乱弧菌时,在暗视野显微镜下观察留取 15 分钟内的新鲜腹泻粪便标本,霍乱弧菌运动活泼,呈穿梭状或流星状为动力阳性,可初步可疑是弧菌属细菌。②血清制动试验:分别用霍乱弧菌的 O1 群和 O139 群凝集血清做血清制动试验,如果穿梭状运动消失,则可疑 O1 群或 O139 群霍乱弧菌。③确认霍乱弧菌:经 6 小时碱性胨水培养基增菌后,转种庆大霉素选择培养基,并对生长菌落进行生理生化鉴定,再用 O1 群和 O139 群诊断血清凝集菌落进行确认。如果菌量过少、低温、标本留取时间过长,可引起穿梭样动力假阴性,因此,暗视野显微镜观察动力只是初步筛查试验,最终还需用培养方法确认。

(2)暗视野检查梅毒螺旋体:暗视野显微镜用于观察溃疡处或早期梅毒皮损愈合前的抽吸物,是否有可见动力的梅毒螺旋体,若见菌体细长,两端尖锐,呈弹簧状螺旋,折光率强,并可沿纵轴旋转,伴有轻度前后运动的密螺旋体,结合临床症状,即可初步判断为梅毒螺旋体。

标本采集:在抗菌药物使用前,用无菌生理盐水清洁溃疡表面,用吸水纸吸干;轻轻去除所有硬外皮;用针头或手术刀片轻刮表面直到有分泌物渗出,用无菌生理盐水拭子擦去皮肤表面带血渗出物;轻压溃疡基底部位,用玻片轻轻接触溃疡基底部位的清亮渗出物;若没有渗出物,在溃疡部位加一滴生理盐水,或在溃疡部位基底部插入注射针头抽吸,再用注射器吸一滴生理盐水,将标本滴在玻片上;立即盖上盖玻片,在暗视野显微镜下观察。

暗视野显微镜观察:用×40 物镜观察标本中的螺旋体,将可疑目标置于视野中央,换油镜继续观察;检验完的玻片丢弃在利器盒内,按相关生物安全要求处理。

结果解释:梅毒螺旋体围绕纵轴有旋转运动,也可前后运动,弯曲状,弯曲或扭动旋转,动力很强。如果形态特征和动力都符合梅毒螺旋体,报告"观察到像梅毒螺旋体的密螺旋体。"当未见到密螺旋体,报告"未观察到像梅毒螺旋体的密螺旋体"。

注意:标本一定要立即检测动力(在 20 分钟内),为了更敏感,最多可用 3 个玻片收集标本做暗视野显微镜观察,排除梅毒螺旋体。若不能立即用暗视野显微镜观察,可将空气干燥的玻片送到专业实验室,可用特异的荧光抗体检测密螺旋体,或购买商品化试剂盒检测。

7.相差显微镜检验技术

相差显微镜能将样品的不同部位折射率和细胞密度之间的微小差异转变成人眼能察觉的光强变化,特别适合对活细胞进行直接观察。用于观察细菌组分如肉毒梭菌的内生孢子,广泛用于真核细胞的研究。

(二)染色标本的显微镜检查

1.单染

仅用一种染料进行的染色,操作简单,易于使用。固定后染色,水冲晾干。常用亚甲蓝、结晶紫、石炭酸复红等碱性染料。

(1)甲基蓝:甲基蓝是经典的用于观察白喉棒杆菌的异染颗粒,也用于抗酸染色的复染步骤。

(2)乳酸酚棉蓝:乳酸酚棉蓝用于细胞壁染色,对于一些重要的临床致病性真菌,可用玻片法培养后进行染色,观察生长形态。

2.鉴别染色

临床微生物室最常使用的鉴别染色方法有革兰染色、抗酸染色等,特殊结构染色有芽孢染色、鞭毛染色和荚膜染色等。

(三)革兰染色

1.革兰染色方法

由丹麦医师 Christian Gram 在 1884 年建立的革兰染色已成为细菌学检验中应用最广泛的染色方法。用碱性染料结晶紫对细菌进行初染,再用卢戈碘液进行媒染,以提高染料和细胞间的相互作用;经 95%乙醇冲洗脱色,再用石炭酸复红或 0.8%基础复红复染,革兰阳性菌未能脱色仍呈紫色,而革兰阴性菌经脱色和复染变为红色。

基于形态学的基本的细菌鉴定分为革兰阳性球菌、链球菌、杆菌,革兰阴性球菌、杆菌、弯曲菌、螺杆菌等。革兰染色结果解释包括染色特征、细胞大小、形状和排列。这些特征影响因素有很多,如培养的菌龄、培养基、培养气体环境、染色方法和相关抑制物。因此,Hucher 改良法和 Kopeloff 改良法革兰染色所用时间和染色时间有所不同,适用范围也不同,可根据推荐用途而选用不同的染色方法。

Hucker 改良法的试剂更稳定,对细菌的鉴别性能更好。推荐用于普通细菌学革兰染色。Kopeloff 改良法能更好地观察和区分厌氧菌,可改善用 Hucker 法易过度脱色和染色过淡的情况。推荐用于厌氧菌和阴道分泌物涂片诊断细菌性阴道病。

2.临床标本的革兰染色

(1)一般要求:直接涂片的临床标本主要有伤口、眼部溃疡、无菌体液、组织和特殊的分泌物。应拒收抽吸物、排泄物和痰等用拭子采集的标本。粪便、咽拭子标本和血直接革兰染色涂片的价值很小,因此,不建议对粪便、口腔拭子和尿标本常规进行革兰染色。导管尖标本不做涂片。

不同来源的临床标本革兰染色的处理方法不同。标本涂片应在Ⅱ级生物安全柜中进行;涂片所用玻片事先应在 95％乙醇容器中浸泡（每天更换），使用前用镊子夹着玻片在火焰上过一下，放置片刻再涂片。

（2）常见临床标本革兰染色处理。①无菌部位标本处理：活检组织涂片时在无菌平皿内用手术刀切成小块，用无菌镊子夹住标本块在玻片上涂抹；取适量软组织置于两个玻片之间做推片，使标本薄厚分布均匀，自然风干后固定、染色；无菌体液、脑脊液需用细胞离心机，将细胞与细菌分层甩片，提高染色的敏感性，可减少离心和检查时间，尽早发报告。为了确保诊断的准确性，对于无菌体液，特别是危急值标本如脑脊液标本。应做两张涂片。血培养阳性标本直接涂片革兰染色作为危急值报告，以便尽早提供临床用药调整依据。脓性分泌物涂片时应滴加少量无菌生理盐水，保证标本在玻片上稀薄均匀便于染色和检查。②有正常菌群的标本处理：拭子标本在玻片上小心滚动，避免影响标本中细胞核细菌的排列。若培养和涂片只有一个拭子，则将拭子放入少量盐水或肉汤中涡旋振荡，在试管壁挤压拭子，用悬液接种培养基，用拭子涂片。尿标本涂片勿离心，混匀后用加样器取 10 μL 尿液点至玻片上，不要涂开，使其干燥。固体粪便标本在加盖玻片前先用一滴盐水乳化。③固定：革兰染色结果解释同样可用于临床标本，但还要考虑额外的因素，包括宿主细胞类型和吞噬细胞。标本涂片后经自然干燥，常用热固定，即将玻片在文火上迅速过 3 次。加热固定只可保存细胞的整体结构，而化学固定能保存细胞的内部结构。因此，标本涂片后最好用甲醇固定，可防止红细胞裂解，避免损坏所有宿主细胞，且涂片背景干净。推荐对所有临床标本用甲醛固定，特别是尿标本，防止被水冲掉。

（3）显微镜检查：显微镜检查时，先用低倍镜寻找感染相关细胞，需检查 20～40 个视野；挑选具有感染、化脓的代表性视野，或含鳞状上皮细胞的污染标本的视野，并计算白细胞或鳞状上皮细胞平均数；中性粒细胞缺乏症患者很难找到白细胞，但有可能找到坏死、炎症细胞碎片和黏液的视野。再换油镜观察细菌数量。

当革兰染色结果显示同一形态的细菌既有革兰阳性又有革兰阴性时，有如下可能：涂片薄厚不均匀、脱色不彻底、脱色过度、有菌龄过长的细菌、细胞壁损坏或存在天然革兰染色不确定的特殊细菌。95％乙醇脱色时间为 30 秒；丙酮-乙醇（体积比为 3：7，棕色瓶室温保存，有效期 1 年）脱色时间 1～5 秒，脱色效果一致性好；丙酮（试剂纯）脱色时间最短，对含大量宿主细胞的标本脱色效果好。使用革兰染色仪染色的实验室应按照厂家操作说明书进行，注意条件优化，使涂片染色结果达到满意效果。

当视野为革兰阴性背景下，出现既不是结晶紫颜色，也不是复染颜色的不着色菌体，可能是胞内细菌，提示临床标本中存在真菌或分枝杆菌属细菌。正常无菌部位标本出现某种微生物，提示存在这种微生物引起的感染。

无菌体液、脑脊液需用细胞离心机将细胞与细菌分层甩片，可提高革兰染色的敏感性，减少离心和检查时间，尽早发报告。血培养阳性标本直接涂片革兰染色，发危急值报告，尽早提供临床用药调整依据。当形态判断对细菌鉴定方法的判别非常重要时（如链球菌和革兰阳性杆菌），用液体培养物涂片则更好。

（4）痰和气管吸出物标本涂片的临床意义：痰涂片可通过观察宿主细胞判断标本是否合格，标本中含少量白细胞、每个低倍镜视野大于 10 个以上鳞状上皮细胞，提示标本被上呼吸道分泌物污染，标本不能用于培养；每个低倍镜视野小于 10 个鳞状上皮细胞，大于 25 个 WBC，存在肺泡巨噬细胞和柱状上皮细胞，则提示是适宜培养的深部痰标本。对于免疫抑制患者或粒细胞缺乏患者，即使未见白细胞，但无鳞状上皮细胞，仍提示可疑感染，可培养。白细胞内发现细菌，提示活动性感染。涂片方法提高了培养方法的特异性及敏感性。

（5）支气管肺泡灌洗液（BALF）涂片的临床意义：对于细胞离心后制作的 BALF 标本涂片革兰染色，检测敏感度为 10^5 个细胞/mL 或 10^4 个细胞/mL，若每个油镜视野可见 1 个或多个细菌，报告革兰染色形态及白细胞结果，提示此细菌与活动性肺炎相关。

（6）泌尿生殖道拭子或分泌物：宫颈拭子或男性泌尿道脓性分泌物，于白细胞内找到革兰阴性双球菌，表示活动性感染，可诊断淋病。

（7）诊断细菌性阴道病（BV）：用无菌拭子从后穹隆部位采集阴道分泌物涂片，用 Kopeloff's 改良革兰染色法及 0.1％基础复红复染。育龄女性和绝经后做雌激素补充治疗的女性阴道分泌物涂片革兰染色评分，分别判断 3 种形态细菌数量（无至 4＋）并得到相应分值，将 3 个计分相加得到的分值，越低表示乳酸杆菌的量多，越高说明加德纳菌的量多。

质控：对每个标本接种巧克力平皿，培养 48 小时，在平皿的 3 区和 4 区划线部位确定乳酸杆菌（触酶阴性，平板上呈绿色）与加德纳菌（非溶血，触酶阴性，小革兰染色不定小杆菌）的相对数量；乳酸杆菌呈优势（0～3 分），加德纳菌呈优势（7～10 分）。勿用选择培养基或鉴别培养基检测两种细菌的相关量。

结果判断：培养乳酸杆菌 3＋～4＋相当于涂片评分 0～3 分；培养加德纳菌 3＋～4＋相当于涂片评分 7～10 分。报告：白细胞和红细胞；线索细胞；酵母菌；通常致病菌的形态，如细胞内 G⁻双球菌与奈瑟菌相关。并包括表中 0～3 分报告："形态类型为正常阴道菌群"；4～6 分报告："混合形态类型为过渡的正常阴道菌群"；7～10 分报告："混合形态类型为细菌性阴道病"。

（8）尿路感染：尿标本革兰染色法特异性好，但敏感性低，经细胞离心机甩片：1 个菌体/油镜视野相当于 10^5 菌落形成单位（CFU/mL）。

用蜡笔在玻片中央画个圈，取混匀、未经离心的 10 μL 尿液点至圈中；不要涂开，空气中自然干燥。

（四）抗酸染色方法

由于分枝杆菌的细胞壁上有大量脂质（分枝菌酸），因此传统的革兰染色不能穿透分枝杆菌的细胞壁。临床标本抗酸染色主要有两类方法，石炭酸复红染色（有 Kinyoun 法和 Ziehl-Neelsen 法）和荧光染色（如金胺 O 或金胺罗丹明）。对培养物进行抗酸染色主要采用石炭酸复红染色，对临床标本推荐用荧光染色，可在低倍物镜下观察结果，提高检验的敏感度和速度，可在相对低的物镜下观察结果。抗酸染色是检测分枝杆菌最快的方法，但其敏感性和特异性较低，不能替代分枝杆菌培养方法。

1.标本处理

因为标本中或培养物中可能存在结核分枝杆菌，所以抗酸染色标本的涂片应在 Ⅱ 级生物安全柜中进行。

建议对临床标本浓缩后再涂片做抗酸染色，与不浓缩标本相比，可提高检验的敏感度。

临床常规送检抗酸染色标本有痰、支气管灌洗液和肺泡灌洗液、无菌体液和组织。痰是临床最常见送检抗酸染色的标本。呼吸道分泌物中的分枝杆菌在肺内经过夜积累，晨痰中的分枝杆菌含量最多，通常连续 3 天送检抗酸染色标本；支气管灌洗液、肺泡灌洗液和胸腔积液等无菌体液标本需离心浓缩再涂片染色。

可用 5％次氯酸钠处理标本 15 分钟，再将标本加入带螺旋盖的无菌离心管，需使用有安全装置的离心机离心，离心后用沉淀物涂片。涂片剩余标本临时保存在冰箱，以备标本染色失败或结果可疑时再涂片。涂片后的玻片在生物安全柜中风干，并用电加热器固定 65～75 ℃至少 2 小时后再染色。

2.石炭酸复红染色法

Ziehl-Neelsen 抗酸染色方法是初染剂碱性复红和酚的混合液一起加热染色，在涂标本部位覆盖 2 cm×3 cm 的滤纸，滴加石炭酸复红浸染，置电子加热架上加热染色 5 分钟，有助于碱性复红进入细胞，并可防止因加热产生结晶，当染液快干时补充滴加，不要重新加热；用镊子去掉滤纸，水冲玻片；再用 3‰酸-乙醇脱色 2 分钟；水冲后玻片尽量少带水；亚甲蓝复染后呈蓝色，酸性乙醇对抗酸性菌不易脱色而保持红色，非抗酸性细菌可被酸性乙醇脱色。抗酸染色方法可用于筛查引起结核病和麻风病的致病性分枝杆菌。由于加热固定和染色不一定能杀死分枝杆菌，操作时应戴手套，玻片的最终处理方法是应投入利器盒并按生物安全要求进行。

Kinyoun 抗酸染色法可用于确认培养物的抗酸性，要求使用新的干净玻片染色。用石炭酸复红浸染玻片，染色 2～5 分钟，水冲洗；用 3‰酸-乙醇冲淋玻片，直到没有更多的颜色洗脱下来；水冲洗后去掉玻片上多余的水，用亚甲蓝复染 20～30 秒。水冲洗后晾干，勿用滤纸吸干；×1 000 油镜观察。

注意抗酸染色阳性时，不一定是结核分枝杆菌，也可能是非结核分枝杆菌。

3.荧光染色法

临床标本抗酸染色推荐用荧光染色方法，初染液用金胺 O 或金胺 O 罗丹明试剂初染 15 分钟；水冲后去除多余的水分；用 0.5％酸-乙醇脱色 2 分钟；水冲后去除多余的水分；复染用高锰酸钾或吖啶橙试剂 2 分钟，用高锰酸钾复染时应严格计时，复染时间过长可减弱抗酸菌的荧光。抗酸杆菌呈黄色或橘色，易识别，可增加抗酸杆菌的检出敏感性。

用石炭酸复红染色后用油镜观察的阳性玻片标本，经二甲苯脱油后，可直接进行荧光染色，以确认阳性结果。应保留抗酸染色阳性的涂片 1 年。

4.抗酸染色方法结果观察及报告解释

荧光染色涂片可在×25 或×40 物镜下筛查，Kinyoun（石炭酸复红）染色涂片用×100 物镜观察。分枝杆菌长 1～10 μm，为典型的细杆菌。然而，菌体形态可呈弯曲或曲线形，球杆菌甚至呈丝状，也可呈珠状或带状。

5.抗酸染色的敏感性及特异性

抗酸染色方法不够敏感，敏感率在 22％～81％，检测限仅在 5 000～10 000 个杆菌/mL 痰，因此，阴性结果不能排除结核病；抗酸染色是非特异性方法，慢生长分枝杆菌（不只是结核分枝杆菌）具持续抗酸性。

6.改良 Hanks 抗酸染色

分枝杆菌以外的微生物也有不同程度的抗酸性，包括诺卡菌、马红球菌、军团菌、隐球菌属的包囊和环孢菌属。

改良的 Hanks 抗酸染色法用于检测部分抗酸细菌，如诺卡菌属。石炭酸复红与 Kinyoun 试剂相同，脱色剂为 1％ H_2SO_4，复染剂为 2.5％亚甲蓝溶于 95％乙醇中。Kinyoun 石炭酸复红初染 5 分钟，倾掉多余试剂，用 50％乙醇冲洗玻片后，立即用水冲；用 1‰ H_2SO_4 脱色，水冲；复染亚甲蓝 1 分钟。抗酸细菌保持石炭酸复红颜色，呈红色，背景是蓝色。部分抗酸细菌还需经生化试验做进一步鉴别。

(五)吖啶橙染色

1.吖啶橙染色原理

吖啶橙是与细菌和其他细胞核酸结合的一种荧光染料,在 UV 灯下,吖啶橙染色的 RNA 和单链 DNA 呈橙色;双链 DNA 显示绿色。当缓冲液 pH 在 3.5～4.0,可将吖啶橙染色的细菌与细胞相区别,细菌和真菌都染成亮橘色,人类上皮细胞核炎症细胞及残渣背景染成淡绿色至黄色。有活性的白细胞染成黄色、橘色或红色,依据产 RNA 的活性水平和数量,活性越高,荧光颜色越深。红细胞无色或呈淡绿色。

2.吖啶橙染色的临床意义

吖啶橙染色可用于帮助检测革兰染色看不到的微生物,常受到大量宿主细胞残渣的干扰。平皿上有菌落生长,但染色未见(如支原体);仪器报告阳性的血培养瓶转种,但涂片革兰染色未见有菌时;肉汤目测浑浊但革兰染色未见有菌时;临床标本(尿、CSF、体液),当可见白细胞但未见微生物或培养物时,医师会对疑难诊断提出额外检查要求。

3.吖啶橙染色步骤

吖啶橙染液应于 15～30 ℃避光保存。由于吖啶橙是致癌剂,可通过皮肤吸收,故染色时应戴手套;涂片方法和革兰染色涂片方法相同,要求涂平薄且均匀,空气中干燥,用纯甲醇试剂覆盖玻片,去除多余甲醇后,空气中干燥;用吖啶橙覆盖玻片染色 2 分钟,去掉多余染色剂并水冲,空气干燥;无须盖玻片,用荧光显微镜×40 物镜和×1 000 油镜观察,寻找区分细菌和真菌形态。

4.吖啶橙染色结果报告

根据所见微生物形态报告染色阴性或阳性结果,重新对照革兰染色结果、对比微生物形态。如果革兰染色中未见,报告"用吖啶橙染色所见培养(或标本)的细菌阳性;革兰染色未见此细菌"。如果从血培养阳性转种培养物涂片,用吖啶橙染色阳性,根据最可能的细菌形态报告。如果直接标本涂片染色阴性,报告"吖啶橙染色未见细菌"。

5.吖啶橙染色结果解释

如果用未浓缩标本,每个油镜视野出现 1 个或多个细菌大约相当于菌落计数在 10^5 CFU/mL 或以上。

(六)芽孢染色

Schaeffer-Fulton 方法中,将有芽孢的细菌涂片,空气中干燥;将玻片在火焰上固定,滴加孔雀绿试剂后加热玻片,有利于染料透入内生孢子;水冲洗去除细胞内残留染料,再用番红复染,最好的结果是在桃红色至红色细胞中出现绿色芽孢。油镜下观察,芽孢的形态报告:圆形或卵圆形;芽孢位置报告:中央、末端或次末端;芽孢大小报告:菌体细胞是否膨大。

(七)鞭毛染色

细菌鞭毛是纤细丝状运动细胞器,直径为 10～30 nm,只能用电子显微镜直接看到。用光学显微镜观察鞭毛必须用媒染剂如单宁酸、明矾钾处理,使鞭毛变粗,再用副品红或碱性复红染色。用于观察鞭毛的有无或分布、非发酵菌分类等。鞭毛的位置有单端鞭毛或双端鞭毛、周生鞭毛,鞭毛数量有单鞭毛、双鞭毛、多鞭毛。

(八)Giemsa 染色

Giemsa 染色法用于检测细胞内结构,用于检验骨髓组织标本和白细胞中的可疑荚膜组织胞浆菌。

骨髓片标本涂片要薄,在一个干净玻片的一端点 1 滴标本,用另一张玻片的一端接触标本推片,空气中干燥。在纯甲醇试剂中固定 1 分钟,取出并空气中干燥,用蒸馏水 1∶10 稀释的 Giemsa 染液浸染玻片 5 分钟;水冲并空气中自然干燥,勿用滤纸吸干。

标本中坏死细胞可见粉色细胞质,而正常细胞的细胞质呈浅蓝色至淡紫色;吞噬的酵母菌细胞染色从淡蓝至深蓝,并每个都有清楚的光环围绕,在多形核白细胞(polymorphonuclear, PMN)和单核细胞内寻找紫色的有荚膜酵母形态的荚膜组织胞浆菌。

(九)免疫荧光染色

嗜肺军团菌可引起军团病,可通过对下呼吸道标本进行免疫荧光染色来检测。此技术使用特异性抗体结合标本中的特异性军团菌抗原,抗原-抗体复合物通过附着的荧光染料可被检测。有两种方法用于免疫荧光染色,直接荧光抗体(direct fluorescent antibody,DFA)和非直接荧光抗体试验(indirect fluorescent antibody test,IFAT),但这些试验对军团菌感染来说预测价值均很低。

镜检是诊断人肺孢子菌(Pneumocystis jiroveci,PCP)的主要工具,因 PCP 在普通的培养基上不生长,理想的标本类型是支气管肺泡灌洗液(bronchoalveolar lavage fluid,BALF)、诱导痰或肺组织。

(韩新海)

第二节　血气分析技术

一、血气分析仪的工作原理、基本结构与主要机型

(一)血气分析仪的工作原理与基本结构

测量管的管壁上开有 4 个孔,孔里面插有 pH、PCO_2 和 PO_2 三支测量电极和一支参比电极。待测样品在管路系统的抽吸下,入样品室的测量管,同时被四个电极所感测。电极产生对应于 pH、PCO_2 和 PO_2 的电信号。这些电信号分别经放大、处理后送到微处理机,微处理机再进行显示和打印。测量系统的所有部件包括温度控制、管道系统动作等均由微机或计算机芯片控制。

血气分析仪虽然种类、型号很多,但基本结构可分电极、管路和电路三大部分。实际上,血气分析仪的发展与分析电极的发展进步息息相关,新的生物传感器技术的发明和改进带动了血气分析仪的发展。因此,了解分析电极的原理和基本结构对更好地使用血气分析仪有帮助。下面简单介绍 pH 电极、PCO_2 电极、PO_2 电极的基本结构。

1.电极的基本结构

(1)pH 电极与 pH 计类似,但精度较高,由玻璃电极和参比电极组成。参比电极为甘汞电极或 Ag/AgCl电极。玻璃电极的毛细管由钠玻璃或锂玻璃吹制而成,与内电极 Ag/AgCl 一起被封装在充满磷酸盐氯化钾缓冲液的铅玻璃电极支持管中。整个电极与测量室均保持恒温 37 ℃。当样品进入测量室时,玻璃电极和参比电极形成一个原电池,其电极电位仅随样品 pH 计的变化而变化。

(2)PCO_2 电极是一种气敏电极。玻璃电极和参比电极被封装在充满碳酸氢钠、蒸馏水和氯化钠的外电极壳里。前端为半透膜(CO₂ 膜),多用聚四氟乙烯、硅橡胶或聚乙烯等材料。远端

具有一薄层对 pH 敏感的玻璃膜,电极内溶液是含有 KCl 的磷酸盐缓冲液,其中浸有 Ag/AgCl 电极。参比电极也是 Ag/AgCl 电极,通常为环状,位于玻璃电极管的近侧端。玻璃电极膜与其有机玻璃外端的 CO_2 膜之间放一片尼龙网,使两者之间保证有一层碳酸氢钠溶液间隔。CO_2 膜将测量室的血液与玻璃电极及外面的碳酸氢钠溶液分隔开,它可以让血中的 CO_2 和 O_2 通过,但不让 H^+ 和其他离子进入膜内。测量室体积可小至 50～70 μL,现代仪器中与 PO_2 电极共用。整个电极与测量室均控制恒温 37 ℃。当血液中的 CO_2 透过 CO_2 膜引起玻璃电极外碳酸氢钠溶液的 pH 改变时,根据 Henderson-Hassebalch 方程式,可知 pH 改变为 PCO_2 的负对数函数。所以,测得 pH 后,只要接一反对数放大电路,便可求出样品的 PCO_2。

(3)PO_2 电极是一种 Clark 极化电极,O_2 半透膜为聚丙烯、聚乙烯或聚四氟乙烯。由铂阴极与 Ag/AgCl 阳极组成,铂丝封装在玻璃柱中,暴露的一端为阴极,Ag/AgCl 电极围绕玻璃柱近侧端,将此玻璃柱装在一有机玻璃套内,套的远端覆盖着 O_2 膜,套内充满磷酸盐氯化钾缓冲液。玻璃柱远端磨砂,使铂阴极与 O_2 膜间保持一薄层缓冲液。膜外为测量室。电极与测量室保持恒温 37 ℃。血液中的 O_2 借膜内外的 PO_2 梯度而进入电极,铂阴极和 Ag/AgCl 阳极间加有稳定的极化电压(0.6～0.8 V,一般选 0.65 V),使 O_2 在阴极表面被还原,产生电流。其电流大小决定于渗透到阴极表面的 O_2 的多少,后者又决定于膜外的 PO_2。

无论是哪种电极,它们对温度都非常敏感。为了保证电极的转换精度,温度的变化应控制在 ±0.1 ℃。各种血气分析仪的恒温器结构不尽相同,恒温介质和恒温精度也不一样。恒温介质有水、空气、金属块等,其中水介质以循环泵、空气、风扇、金属块、加热片来保证各处温度均衡,以热敏电阻做感温元件,通过控制电路精细调节温度。

2.体表 PO_2 与 PCO_2 测定原理

(1)经皮 PO_2(PtO_2)测定用极谱法的 Clark 电极测量。通过皮肤加温装置,使皮肤组织的毛细血管充分动脉化,变化角质与颗粒层的气体通透性,在皮肤表面测定推算动脉血的气体分压。结果比动脉 O_2 低,原因是皮肤组织和电极本身需要消耗 O_2。

(2)经皮 PCO_2($PtCO_2$)测定电极是 Stowe-Severinghaus 型传感元件。同样也是通过皮肤加温装置来测定向皮肤表面弥散的 CO_2 分压。结果一般比动脉 CO_2 高,原因是皮肤组织产生 CO_2、循环有障碍组织内有 CO_2 蓄积、CO_2 解离曲线因温度上升而向下方移位等因素比因温度升高造成测量结果偏低的作用更大。

(3)结膜电极($PcjO_2$,$PcjCO_2$)微小的 Clark 电极装在眼睑结膜进行监测,毛细血管在眼睑结膜数层细胞的表浅结膜上皮下走行,不用加温就能测定上皮表面气体。$PcjO_2$ 能反映脑的 O_2 分压状况。

当前,绝大多数仪器可自动吸样,从而减少手工加样造成的误差,也不必过于考虑样品体积。现在大家的注意力集中在怎样才能不再需要采集血标本的技术上,如使用无损伤仪器测 PO_2 和 PCO_2。经皮测定血气,在低血压、灌注问题(如在休克、水肿、感染、烧伤及药物)不理想的电极放置、血气标本吸取方面问题(如患者焦虑),以及出生不足 24 小时的婴儿等情况下可能与离体仪器测定的相关性不够理想。但不管怎样,减少患者痛苦、能获得连续的动态信息还是相当吸引人的。

为了把局部血流对测定的影响减至最小,血管扩张是必要的。由于每个人对血管扩张药物如尼古丁和咖啡因等的反应不同,很难将其作为常规方法使用,因此加热扩散几乎是目前唯一使用的方法。通常加热的温度为 42～45 ℃,高于 45 ℃ 的温度偶尔可能造成Ⅱ度烫伤。实际测定时,每 4 小时应将电极移开 1 次,一方面可以避免烫伤,另一方面仪器存在一定的漂移,需要校正以减小误差扩大。

(二)血气分析仪应用的主要机型

1.ABL 系列

该系列血气分析仪在国内使用广泛,其中 ABL3 是国内使用较多的型号,可认为是代表性产品。近年该公司推出的 ABL4 和 ABL500 系列带有电解质(钾、钠、氯、钙)测定功能。

2.AVL 系列

瑞士 AVL 公司从研制生产血气分析仪以来,多年来形成了自己的系列产品,其中有 939 型、995 型等,以及 COMPACT 型。代表性产品为 995 型,有以下特点。

(1)样品用量少,仅需 25~40 μL。

(2)试剂消耗量少,电极、试剂等消耗品均可互换,电极寿命长。

(3)管路系统较简单,进样口和转换盘系统可与测量室分开,维修、保养方便。

3.CIBA-CORNING 系列

美国汽巴-康宁公司早期产品有 165、168、170、175、178 等型号。近年来生产的 200 系列,包括 238、278、280、288 等型号。该公司现被 BAYER 公司收购,最新的型号是 800 系列血气分析系统。

4.IL 系列

美国实验仪器公司是世界上生产血气分析仪的主要厂家,早期产品有 413、613、813 等手工操作仪器。之后开始研制的 IL-1300 系列血气分析仪,因设计灵活,性能良好、可靠而广受欢迎。BG3 实际上也属于 IL-1300 系列。该公司推出的新型血气分析仪有 BGE145、BGE1400 等,性能上的改进主要是增加了电解质测定,这是大多数血气分析仪的发展趋势。

IL-1300 系列血气分析仪特点如下。

(1)固体恒温装置 IL-1300 系列以金属块为电极的恒温介质,没有运动部件(空气恒温需风扇循环,水恒温需搅拌或循环),结构紧凑,升温快。同时片式加热器和比例积分(PI)温控电路确保较好的恒温精度(0.1 ℃)。

(2)微型切换阀特殊设计的微型切换阀在测量管道的中间,在校正时将 pH 测量电极(pH、Ref)和气体电极(PCO_2、PO_2)分成两个通道,同时用 H 标准缓冲液(7.384、6.840)和标准气体(Cal1、Cal2)分别校正。这使管路系统大大简化,减少了许多泵阀等控制部件,易于维护检修。

(3)测量结果可溯源至国家标准 IL-1300 系列采用的两种 pH 缓冲液和两种标准混合气均符合标准法规定,可逐级由上一级计量部门检定。经此校正,pH 电极和气体电极的结果具有溯源性,即测定结果符合标准传递。

(4)人造血质控液 IL 公司生产的人造血质控液(abe)在理化和生物特性上与血液样品非常接近,通过三种水平(偏酸、中性、偏碱)的 ABC 可以更好地检测仪器的测量系统,甚至可反映出样品污染、冲洗效果对测量的影响。

5.NOVA 系列

NOVA 系列血气分析仪是美国 NOVA BIOMEDICAL 公司的产品,该公司 1981 年在中国登记注册为美中互利公司。该公司积极开发急诊分析仪系列产品,就血气分析仪而论,有 SPPI-12 等型号,多数型号还能随机组合葡萄糖、乳酸、尿素氮、钾、钠、氯、钙等项目,可在一台仪器上利用全血测定所有急诊生化项目。

其代表产品为 NOVA SP-5,仪器特点如下。

(1)管道系统以一个旋转泵提供动力,可同时完成正反两个方向的吸液和充液动作;用止流阀和试剂分隔器代替传统的液体电磁阀;所有管路暴露在外,等等。不仅大大降低了故障率,还容易查明故障原因和维修。

(2)测量单元采用微型离子选择电极,各种电极均应用表面接触技术,拆卸方便,节约样品,并且这些电极安装在特制的有机玻璃流动槽上,可直接观察整个测试过程中的气体-液体交替的流动过程;采用特殊设计的自动恒温测量单元。

(3)血细胞比容(HCT)测定电极在 S 形通道内设有两个电极作为 Hct 的测定电极,同时还可作为空气探测器电极。它是根据红细胞和离子都能阻碍电流通过,其阻值大小与红细胞的百分比减去由离子浓度所得到的阻值成正比,从而达到测定 Hct 的目的。电极内有温度调节热敏电阻,使样品通过该电极时,能迅速达到 37 ℃并恒定,以减小测定误差。

(4)仪器校正由仪器本身根据运行状态自动进行校正间隔时间可设置。

6.DH 系列

DH 系列由南京分析仪器厂研制。其技术性能基本与 ABL 系列相近。该厂的最新型号为DH-1332 型,具有强大的数据处理功能,可将指定患者的多次报告进行动态图分析;尤其是其特有的专家诊断系统,可在每次测定后的测试报告上标出测量结果的酸碱平衡区域图,并根据国际通用的临床应用分析得到参考诊断意见。这样,临床医师可不用再对测量数据进行分析,从而可以迅速、有效地进行治疗。

7.医疗点检测用的仪器

医疗点检测(Point-of-care Testing,POCT)或床边检测用的仪器,以便携、小型化为特点。这类仪器分两类:一为手提式、便携的单一用途电极仪器,提供各种检测用途的便携式电极,包括I-STAT 型(I-STAT公司)和 IRMA 型(Diametrics 公司,St.Paul,MN)仪器。二为手提式、含有所有必需电极的液体试剂包的仪器,包括 GEM 系列分析仪(Mallinckrodt Medical 公司)和NOVA系列分析仪(NOVA Biomedical公司)。这类利用便携式微电极的仪器能检测电解质、PCO_2、PO_2、pH、葡萄糖、尿素氮和 Hct,仅用少量的未稀释全血样品即可,能为临床提供有效、可靠、精密、准确的结果。其最明显的优点是能快速地从少量的全血中提供生化试验结果。

二、血气分析技术的临床应用

血液酸碱度的相对恒定是机体进行正常生理活动的基本条件之一。正常人血液中的 pH 极为稳定,其变化范围很小,即使在疾病过程中,也始终维持在 pH 7.35～7.45。这是因为机体有一整套调节酸碱平衡的机制,通过体液中的缓冲体系及肺、肾等脏器的调节作用来保证体内酸碱度保持相对平衡。疾病严重时,机体内产生或丢失的酸碱超过机体调节能力,或机体酸碱调节机制出现障碍时,容易发生酸碱平衡失调。酸碱平衡紊乱是临床常见的一种症状,各种疾病均有可能出现。

(一)低氧血症

可分为动脉低氧血症与静脉低氧血症,这里只讨论前者。

(1)呼吸中枢功能减退。特发性肺泡通气不足综合征、脑炎、脑出血、脑外伤、甲状腺功能减退、CO_2 麻醉、麻醉和镇静药过量或中毒。

(2)神经肌肉疾病。颈椎损伤、急性感染性多发性神经根综合征、多发性硬化症、脊髓灰质炎、重症肌无力、肌萎缩、药物及毒物中毒。

(3)胸廓及横膈疾病。

(4)通气血流比例失调。

(5)肺内分流。

(6)弥散障碍。

(二)低二氧化碳血症

(1)中枢神经系统疾病。

(2)某些肺部疾病。间质性肺纤维化或肺炎、肺梗死,以及呼吸困难综合征、哮喘、左心衰竭时肺部淤血、肺水肿等。

(3)代谢性酸中毒。

(4)特发性过度通气综合征。

(5)高热。

(6)机械过度通气。

(7)其他,如甲亢、严重贫血、肝昏迷、水杨酸盐中毒、缺氧、疼痛刺激等。

(三)高二氧化碳血症

(1)上呼吸道阻塞:气管异物、喉头痉挛或水肿、溺水窒息通气受阻、羊水或其他分泌物堵塞气管、肿瘤压迫等。

(2)肺部疾病:慢性阻塞性肺病、广泛肺结核、大面积肺不张、严重哮喘发作、肺泡肺水肿等。

(3)胸廓、胸膜疾病:严重胸部畸形、胸廓成形术、张力性气胸、大量液气胸等。

(4)神经肌肉疾病:脊髓灰质炎、感染性多发性神经根炎、重症肌无力、进行性肌萎缩等。

(5)呼吸中枢抑制:应用呼吸抑制剂如麻醉剂、止痛剂,中枢神经系统缺血、损伤,特别是脑干伤等病变。

(6)原因不明的高 CO_2 血症:心肺性肥厚综合征、原发性肺泡通气不足等。

(7)代谢性碱中毒。

(8)呼吸机使用不当。

(四)代谢性酸中毒

(1)分解性代谢亢进(高热、感染、休克等)酮症酸中毒、乳酸性酸中毒。

(2)急慢性肾衰竭、肾小管性酸中毒、高钾饮食。

(3)服用氯化氨、水杨酸盐、磷酸盐等酸性药物过多。

(4)重度腹泻、肠吸引术、肠胆胰瘘、大面积灼伤、大量血浆渗出。

(五)代谢性碱中毒

(1)易引起 Cl^- 反应的代谢性碱中毒(尿 $Cl^- < 10$ mmol/L),包括挛缩性代谢性碱中毒,如长期呕吐或鼻胃吸引、幽门或上十二指肠梗阻、长期或滥用利尿剂及绒毛腺瘤等所引起、Posthypercapnic 状态、囊性纤维化(系统性 Cl^- 重吸收无效)。

(2)Cl^- 恒定性的代谢性碱中毒,包括盐皮质醇过量,如原发性高醛固酮血症(肾上腺瘤或罕见的肾上腺癌)双侧肾上腺增生、继发性高醛固酮血症、高血压性蛋白原酶性高醛固酮血症、先天性肾上腺增生等;糖皮质醇过量,如原发性肾上腺瘤(Cushing's 综合征)垂体瘤分泌 ACTH (Cushing's 症)外源性可的松治疗等;Bartter's 综合征。

(3)外源性代谢性碱中毒,包括医源性的,如含碳酸盐性的静脉补液,大量输血(枸橼酸钠过量),透析患者使用抗酸剂和阳离子交换树脂,用大剂量的青霉素等,乳类综合征。

三、血气分析技术应用展望

经过几十年的发展,血气分析仪已经非常成熟,能满足精确、快速、微量的要求,并且已达到较高的自动化程度。从发展趋势来看,大体上有以下几方面。

(1)发展系列产品,满足不同级别医疗单位的要求大量采用通用部件,如电极、测量室、电路板、控制软件,生产厂家只需对某一部件或某项功能进行小的改进就可以推出新的型号。如 IL 的 1300 系列。也有的厂家采用积木式结构,将不同的部件组合起来成为不同型号。如 NOVA SP 系列。同一系列的产品功能不同,价格有时相去甚远。因此,用户应根据本单位的实际情况选择合适的型号,不能盲目追求新的型号,造成不必要的浪费。

(2)功能不断增强这些功能的拓展是与计算机技术的发展分不开的,主要体现在两个方面。①自动化程度越来越高,向智能化方向发展当今的血气分析仪都能自动校正、自动测量、自动清洗、自动计算并输出打印,有的可以自动进样。多数具备自动监测功能(包括电极监测、故障报警等)。有些仪器在设定时间内无标本测定时会自动转入节省方式运行。②数据处理功能加强除存储大量的检查报告外,还可将某一患者的多次结果做出动态图进行连续监测。专家诊断系统已在部分仪器上采用,避免了误诊,特别是对于血气分析技术不熟悉的临床医师。通过数据发送,使联网的计算机迅速获取检查报告。

(3)增加检验项目,形成"急诊室系统"具备电解质检测功能的血气分析仪是今后发展的主流,临床医师可以通过一次检查掌握全面的数据。此外,葡萄糖、尿素氮、肌酐、乳酸、Hct、血氧含量测定也在发展,有的已装备仪器。

(4)免保养技术的广泛使用目前的血气分析仪基本上采用敏感玻璃膜电极,由于测量室结构复杂,电极需要大量日常维护工作。据估计,电检故障约占仪器总故障的 80% 左右。采用块状电极,在寿命期内基本不用维护,成为"免维护"或准确说来是"少维护"电极,这是今后血气电极发展的主流。更新的技术是点状电极,即在一块印刷电路板上的一个个金属点上,滴上电极液并覆盖不同的电极膜而形成电极,由沟槽状测量管通道相连,插入仪器后与仪器的管道、电路相接成为完整的检测系统。这是真正意义上的"免维护"电极,有广阔的发展前景。

(5)为实现小型化,便携式的目的,有几种发展趋势:①密闭含气标准液将被广泛使用,从而摆脱笨重的钢瓶,仪器可以真正做到小型化,能随时在床边、手术室进行检查。②把测量室、管路系统高度集成,构成一次性使用的测量块,测量后,测量块即作废,免除了排液、清洗等烦琐的工作,简化了机械结构,减小了仪器体积。③彻底抛弃电极法测量原理,采用光电法测量,使其成为真正免维护保养、操作简便可靠的仪器。即发光二极管发出的光经透镜和激发滤光片后,照射到半透半反镜上,反射光再经一个透镜照射到测量小室的传感片上,根据测量参数不同(如 pH 大小不同),激发出来的光强度也不同,发射光经透镜及发射滤光片,到达光电二极管,完成光信号到电信号的转换。由于这一改革采用了光电法测量,无须外部试剂(只需测量块即可),大大降低了对外部工作环境的要求,同时也使操作变得简单易行。如 AVL 公司生产的 AVL OPTI,采用后两种技术,总重量仅为 5 kg,可以在任何情况和环境下运送,提高了仪器的便携性,使其成为面向医师、护士,而不是面向工程技术人员和实验技术人员的免维护仪器。该仪器十分适于在各种紧急情况下快速、准确地对患者进行检查,指导医师进行治疗。

(6)非损伤性检查血气分析仪已经做到经皮测定血液 PO_2、PCO_2,尽管结果与动脉血的结果有一定差异,但基本能满足病情监测的需要。从理论上说,测定 pH 实行非损伤性检查是不可能的。现在研究的方向是如何在微小损伤的情况下,用毛细管电极插入血管来测定血液 pH,甚至进行连续监测。由于不会造成出血,患者没有什么痛苦,适合危重患者特别是血气酸碱平衡紊乱患者的诊断抢救。

(韩新海)

第三节 电解质检测技术

一、电解质检测技术的发展概况

临床实验室电解质检测范围主要是钾、钠、氯、钙、磷、镁等离子,个别时候也需要检测铜、锌等微量元素。更多人接受的说法是,电解质就是指钾、钠、氯和碳酸氢根这些在体液中含量大且对电解质紊乱及酸碱平衡失调起决定作用的离子。

最早是化学法:钾钠比浊法、钠比色法。除钾、钠外,常规检测多采用化学法,如测氯的硫氰酸汞比色法,测钙的 MTB、OCPC、偶氮砷等。化学法也在发展,如冠醚化合物比色测定钾、钠。

原子吸收分光光度法在临床实验室曾被广泛应用于金属阳离子的检测。其原理是被测物质在火焰原子化器中热解离为原子蒸气,即基态原子蒸气,由该物质阴极灯发射的特征光谱线被基态原子蒸气吸收,光吸收量与该物质的浓度成正比。本方法准确度、精密度极高,常作为 K、Na、Ca、Mg、Cu、Zn 等的决定性方法或参考方法。但因仪器复杂,技术要求高,做常规试验有困难。

同位素稀释质谱法是在样品中加入已知量被测物质的同位素,分离后通过质谱仪检测这两种物质的比率计算出其浓度。由于仪器复杂,技术要求更高,一般只用于某些参考实验室,作为检测 Cl、Ca、Mg 等物质的决定性方法。

火焰原子发射光谱法(FAES)简称火焰光度法,至今仍在普遍应用。这是钾、钠测定的参考方法,其原理是溶液经汽化后在火焰中获得电子生成基态原子 K、Na,基态原子在火焰中继续吸收能量生成激发态原子 K^+ 和 Na^+。激发态原子瞬间衰变成基态原子,同时发射出特征性光谱,其光谱强度与 K、Na 浓度成正比。钾发射光谱在 766 nm,钠在 589 nm。火焰光度法又分非内标法和内标法两种。后者是以锂或铯作为内标,类似于分光光度法的双波长比色,由于被测物质与参比物质的比例不变,故可避免因空气压力和燃料压力发生变化时引起的检测误差。锂的发射光谱为 671 nm,而铯为 852 nm。

电量分析法即库仑滴定法,用于氯的测定。本法是在恒定电流下,以银丝为阳极产生的 Ag^+,与标本中的 Cl^- 生成不溶性 AgCl 沉淀,当达到滴定终点时,溶液中出现游离的 Ag^+ 而使电流增大。根据电化学原理,每消耗 96487C 的电量,从阳极放出 1 mol 的 Ag^+,因此在恒定电流下,电极通电时间与产生 Ag^+ 的摩尔数成正比,亦即与标本中 Cl^- 浓度成正比。实际测定无须测量电流大小,只需与标准液比较即可换算出标本的 Cl^- 浓度。此法高度精密、准确而又不受光学干扰,是美国国家标准局(NBS)指定的参考方法。

离子选择电极(ISE)是 20 世纪 70 年代发展起来的技术,至今仍在发展,新的电极不断出现。

这是一类化学传感器,其电位与溶液中给定的离子活度的对数呈线性关系。核心在于其敏感膜,如缬氨霉素中性载体膜对 K^+ 有专一性,对 K^+ 的响应速度比 Na^+ 快 1 000 倍;而硅酸锂铝玻璃膜对 Na^+ 的响应速度比 K^+ 快 300 倍,具有高度的选择性。现可检测大部分电解质的离子,如 K^+、Na^+、Cl^-、Ca^{2+} 等。离子选择电极法又分直接法和间接法。前者是指血清不经稀释直接由电极测量,后者是血清经一定离子强度缓冲液稀释后由电极测量。但两者测定的都是溶液中的离子活度。间接 ISE 法测定的结果与 FAES 相同。

酶法是精心设计的一个酶联反应系统,被测离子作为其中的激活剂或成分,反应速度与被测离子浓度成正比。如 Cl^- 的酶学方法测定原理,是无活性 α-淀粉酶(加入高浓度的 EDTA 络合 Ca^{2+} 使酶失活)在 Cl^- 作用下恢复活性,酶活力大小与 Cl^- 浓度在一定范围内成正比,通过测定淀粉酶活力而计算出 Cl^- 浓度。使用酶法测定离子,特异性、精密度、准确度均好,可以在自动生化分析仪上进行,但因对技术要求较高、成本高、试剂有效期短等因素,使其推广应用有一定困难。

二、电解质分析仪的主要型号

无机磷、镁一般采用化学法在全自动生化分析仪上检测,不在本文叙述范围,通常我们所说的电解质分析仪检测的离子为 K^+、Na^+、Cl^-,部分还可检测 Ca^{2+}。

目前检测电解质的仪器很多,主要分为以下几种。

(一)火焰光度计

火焰光度计通常由雾化燃烧系统、气路系统、光学系统、信号处理系统、点火装置、光控装置等部分组成。工作原理如下:雾化器将样品变成雾状,然后经混合器、燃烧嘴送入火焰中。样品中的碱金属元素受火焰能量激发,便发出自身特有的光谱。利用光学系统将待测元素的光谱分离出来,由光电检测器转换成电信号,经放大、处理后在显示装置上显示出测量结果。早期的仪器采用直接测定法;后生产的机型多采用内标准法,即以锂或铯作为内标准。

现在国内主要应用的机型:国产的 HG3、HG4、6400 型等;美国康宁公司的 480 型;日本分光医疗的 FLAME-30C 型;丹麦的 FLM3 型等。这些仪器都具有结构紧凑、操作简单、灵敏度高、样品耗量少等优点,一般都有电子打火装置、火焰监视装置和先进的信号处理系统,技术上比较成熟。更先进的型号具备自动进样、自动稀释、微机控制和处理等功能。

(二)离子选择电极

离子选择电极可自成体系组成电解质分析仪,或作为血气分析仪、自动生化分析仪的配套组件,其中前者又称离子计。两者都是利用离子选择电极测定样品溶液中的离子含量。与其他方法相比,它具有设备简单、操作方便、灵敏度和选择性高、成本低,以及快速、准确、重复性好等优点,特别是它可以做到微量测定,并且可以连续自动测定,因而在现代临床实验室中,基本取代火焰光度计等成为电解质检测的主要仪器。不过,离子计取代火焰光度计,并不是因为后者方法落后,更重要的是出于实验室的安全性考虑,而且离子选择电极还可以安装在大型生化分析仪上进行联合检测。离子计的关键部件是检测电极,当今生产检测电极的厂家为数不多,如 CIBA-CORNING、AVL 等,各种仪器多使用电极制造。前面提到离子选择电极法有两种,即直接法和间接法,但工作原理都是一样的。

直接法:常与血气分析仪配套,或组成专用电解质分析仪。典型的有 AVL995 型、NOVA SP12 型等。

间接法：多数装备在大、中型自动生化分析仪上。典型的有 BECKMAN-COULTER 的 CX7、ABBOT 的 AEROSET。部分生化分析仪如 HITACHI 的 7170A 则作为选件，由用户决定是否安装。

(三)自动生化分析仪

20 世纪 80 年代以来，任选分立式自动生化分析仪日趋成熟，精密度、准确度相当高，形成几大系列，如 HITACHI 的 717 系列、BECKMAN-COULTER 的 CX 系列、OLYMPUS 的 U 系列等。而近几年推出的产品速度更高、功能更强，如 HITACHI 的 7600 系列、BECKMAN-COULTER 的 LX、ABBOT 的 AEROSET、BAYER 的 ADVIA1650 等。此外，还有许多小型自动生化分析仪，如法国的猎豹等，功能很强，性能也不俗。而酶法、冠醚比色法等方法的发展，使没有配备离子选择电极的自动生化分析仪检测电解质成为现实。

三、电解质分析技术的临床应用

体液平衡是内环境稳定的重要因素，主要是由水、电解质、酸碱平衡决定的。水和电解质的代谢不是独立的，往往继发于其他生理过程紊乱，即水和电解质的正常调节机制被疾病过程打乱，或在疾病过程中水和电解质的丢失或增加超过了调节机制的限度。值得注意的是，临床观察电解质紊乱，还得分别从影响其代谢及其平衡失调后代谢变化的多方面进行检查，如肾功能指标、血浆醛固酮及肾素水平、酸碱平衡指标以及尿酸碱度和电解质浓度，以便综合分析紊乱的原因及对机体代谢失调的影响程度。

(一)钠异常的临床意义

1.低钠血症

(1)胃肠道失钠幽门梗阻，呕吐，腹泻，胃肠道、胆道、胰腺手术后造瘘、引流等都可因丢失大量消化液而发生缺钠。

(2)尿钠排出增多见于严重肾盂肾炎、肾小管严重损害、肾上腺皮质功能不全、糖尿病、应用利尿剂治疗等。

(3)皮肤失钠大量出汗时，如只补充水分而不补充钠；大面积烧伤、创伤，体液及钠从创口大量丢失，亦可引起低血钠。

2.高钠血症

(1)肾上腺皮质功能亢进如库欣综合征、原发性醛固酮增多症，由于皮质激素的排钾保钠作用，使肾小管对钠的重吸收增加，出现高血钠。

(2)严重脱水体内水分丢失比钠丢失多时发生高渗性脱水。

(3)中枢性尿崩症 ADH 分泌量减少，尿量大增，如供水不足，血钠升高。

(二)钾异常的临床意义

(1)血清钾增高肾上腺皮质功能减退症、急性或慢性肾衰竭、休克、组织挤压伤、重度溶血、口服或注射含钾液过多等。

(2)血清钾降低严重腹泻、呕吐、肾上腺皮质功能亢进、服用利尿剂、应用胰岛素、钡盐与棉籽油中毒。家族性周期性麻痹发作时血清钾下降，可低至 2.5 mmol/L 左右，但在发作间歇期血清钾正常。大剂量注射青霉素钠盐时，肾小管会大量失钾。

(三)氯异常的临床意义

(1)血清氯化物增高常见于高钠血症、失水大于失盐、氯化物相对浓度增高；高氯血性代谢性酸中毒;过量注射生理盐水等。

(2)临床上血清氯化物减低的低氯血症常见。原因有氯化钠的异常丢失或摄入减少,如严重呕吐、腹泻,胃液、胰液或胆汁大量丢失,长期限制氯化钠的摄入,艾迪生病,抗利尿激素分泌增多的稀释性低钠、低氯血症。

四、电解质分析技术的应用展望

近年来电解质检测技术日趋成熟,但研究基本集中在 ISE 法和酶法。从目前的趋势看,ISE法仍是各专业厂商的重点发展对象,不断有新电极问世,其技术特点如下。

(一)传统电极的改良及微型化

传统电极指的是玻璃膜电极、离子交换液膜电极、中性载体(液膜)电极、晶膜电极等。经过几十年的改进,产品已非常成熟,特别是 K^+、Na^+、Cl^- 电极,一般寿命可达半年以上,测试样品1.5 万以上,并且对样品的需求量很小,仅需数十微升,有些间接 ISE 法仅需 15 μL 就能同时检测 K^+、Na^+、Cl^- 三种离子。于传统电极而言,最重要的是延长使用寿命,减少保养步骤甚至做到"免保养"。有的电极,将各电极封装在一起,如 ABBOT 的 Aeroset 采用的复合式电解质电极晶片技术(ICT)。

(二)非传统电极的发展

非传统电极与传统电极的区别在于其原理、结构或者电极本身不同,主要有离子敏感场效应管(ISFET)、生物敏感场效应管(BSFET)、涂丝电极(CWE)、涂膜电极(CME)、聚合物基质电极(PVC 膜电极)微电极、薄膜电极(TFE)等。这些电极各有特性,如敏感场效应管具有完全固态、结构小型化、仿生等特点;聚合物基质电极简单易制、寿命长;微电极尽管与传统电极作用机制相同,但高度微型化,其敏感元件部分直径可小至 0.5 μm,能很容易插入生物体甚至细胞膜测定其中的离子浓度;而薄膜电极则是由多层电极材料叠合成的薄膜式电极,全固态,干式操作、干式保存。

目前已有部分产品推向市场,以美国 i-STAT 公司的手掌式血气＋电解质分析仪为例,大致能够了解电解质检测技术的最新进展及发展趋势。该仪器使用微流体和生物传感器芯片技术设计的微型传感器,与定标液一起封装在一次性试剂片中,在测试过程中,分析仪自动按试剂片的前方,使一个倒钩插入定标袋中,定标液就流入测量传感器阵列;当定标完成后,分析仪再按一下试剂片的气囊,将定标液推入贮液池,然后将血液样本送入测量传感器阵列。测试完成后,所有的血液和定标液都贮存在试剂片里,可做安全的生物处理。这种独特的技术使仪器做到手掌式大小,真正实现自动定标、免维护、便携,可以通过 IR 红外传输装置将结果传送至打印机或中心数据处理器中保存。这种一次性试剂片有不同规格,每种规格测试的项目不同,可以根据需要选择。标本需要量少,仅需全血 2～3 滴,非常适合各种监护室(尤其是新生儿监护室)手术室及急诊室的床边测试,很有发展前景。

其他检测方法也在继续发展,如化学方法的采取冠醚结合后比色测定、酶法测定等,并有相应的产品问世。

(韩新海)

第四节 发光免疫分析技术

一、发光免疫分析技术发展概况

提供可靠的检测技术和快捷的服务是临床实验室提供高质量服务的关键。这种需求促使临床检验技术不断更新发展。就激素、多种特定蛋白及药物的定量检测而言,因被检物质分子量小,体液中含量极微,其检验方法必须具有高度的特异性及灵敏度。放射免疫技术在一定程度上解决了上述技术性问题,但因标志物放射性污染、半衰期短影响试剂稳定性以及分离技术需时较长、无法实现全自动化等缺点,已渐被淘汰。随着单克隆抗体的成功应用和多种标志物和标记技术的发展,现代化免疫检测技术的灵敏度及特异性又有了一个飞跃。上述两种技术的日趋完善及临床对分析技术准确性及速度的要求,又促进了自动化免疫测定仪器的诞生。全自动发光免疫技术集经典方法学和先进技术于一身,问世于 20 世纪 90 年代初,近年来已被国内外的临床实验室及科研单位广泛应用于激素、多种特定蛋白及药物监测的分析。

发光免疫技术依其示踪物检测的不同而分为荧光免疫测定、化学发光免疫测定及电化学发光免疫测定三大类。荧光免疫测定又可分为两种:时间分辨荧光免疫测定(time resolved fluorescence immunoassay,TR-FIA)及荧光偏振免疫测定(fluorescence polarization immunoassay,FPIA)。利用TR-FIA者,以 EG&G 公司的 Auto Delfia 型为代表,FPIA 则以 Abbott 公司的 AxSYM 型、i2000 为代表。化学发光免疫测定分为化学发光酶免疫测定和化学发光标记免疫测定,前者以 Beckman-Coulter 公司的Access型及 DPC 公司的 Immulite 型为代表,后者以 Bayer 公司的 ACS:180SE 为代表。电化学发光免疫测定以 Roche 公司的 Elecsys1010 型、Elecsys2010 型及 Elecsy601 型为代表。

发光免疫技术具有明显的优越性:①敏感度高,超过放射免疫分析法(RIA);②精密度和准确性均可与 RIA 相媲美;③试剂稳定,无毒害;④测定耗时短;⑤自动化程度高。

目前该类技术已能为临床提供许多项目检测。试剂随机配置,至今尚未有开放型的先例。各厂家在检测项目的技术和试剂开发上花尽心思。一般是先发展临床常用、样本量大的检测项目,推出仪器后,再根据市场需要及本身技术特点,逐渐开发技术难度较高的新检测项目。有发展前途的仪器,每年都有新的检测项目推出。归纳起来,目前市面上的仪器所能检测的项目包括以下内容。

(1)甲状腺功能及相关疾病的检测项目:总 T_3(TT_3)、总 T_4(TT_4)、游离 T_3(FT_3)、游离 T_4(FT_4)、促甲状腺素(TSH)、甲状腺球蛋白抗体(TG-Ab)、甲状腺过氧化酶抗体(TPO-Ab)。

(2)生殖内分泌激素:促卵泡生成激素(FSH)、促黄体生成激素(LH)、孕激素(Prog)、催乳素(PRL)、睾酮(Test)、雌激素(E2)及胎盘激素,包括滋养叶细胞分泌的人绒毛膜促性腺激素(β-hCG)和胎儿-胎盘单位共同生成的激素(μE3)等。

(3)心肌缺血或梗死的标志物:肌钙蛋白 I(cTnI)、肌钙蛋白 T(cTnT)、肌红蛋白、CK-MB。

(4)肿瘤标志物:癌胚抗原(CEA)、甲胎蛋白(AFP)、CA199、CA125、CA153、角蛋白-18、前列腺特异抗原(PSA)β-hCG、β_2 微球蛋白(β_2-MG)铁蛋白等。

（5）糖尿病指标胰岛素、C 肽。

（6）贫血指标：叶酸盐、维生素 B_{12}、铁蛋白。

（7）肾上腺激素皮质醇。

（8）感染性疾病的血清学标志物：HIV 抗体、病毒相关抗原及抗体（如 HBsAg、抗 HBs、HBeAg、抗 IIBe、抗 HBc、抗 HAV-IgM、CMV-IgG、CMV-IgM、RUBELLA IgG、RUBELLA-IgM、Toxo-IgG、Toxo-IgM 等）。

（9）药物浓度监测：地高辛、庆大霉素、cAMP、苯妥类、甲氨蝶呤、三硝基苯酚（TNP）。

二、发光免疫分析技术

化学发光技术（luminescence immunoassay，LIA）离不开经典免疫分析法的基本手段，后者包括三大要素：①抗原（Ag）抗体（Ab）反应及其复合物（Ag-Ab）的形成；②结合物和游离物的分离；③示踪物的定量检测。

（一）发光免疫分析的种类

发光免疫分析是一种利用物质的发光特征，即辐射光波长、发光的光子数与产生辐射的物质分子的结构常数、构型、所处的环境、数量等密切相关，通过受激分子发射的光谱、发光衰减常数、发光方向等来判断该分子的属性以及通过发光强度来判断物质的量的免疫分析技术。

1.根据标志物的不同分类测定

（1）化学发光免疫分析其标志物为氨基酰肼类及其衍生物，如 5-氢基邻苯二甲酰肼（鲁米诺）等。

（2）化学发光酶免疫分析先用辣根过氧化物酶标记抗原或抗体，在反应终点再用鲁米诺测定发光强度。

（3）微粒子化学发光免疫分析其标志物为二氧乙烷磷酸酯等。

（4）生物发光免疫分析荧光素标记抗原或抗体，使其直接或间接参加发光反应。

（5）电化学发光免疫分析所采用的发光试剂标志物为三氯联吡啶钌$[Ru(bpy)_3]^{2+}$ ＋N 羟基琥珀酰胺酯。此种分类方法较常用。

2.根据发光反应检测方式的不同分类测定

（1）液相法免疫反应在液相中进行，反应后经离心或分离措施后，再测定发光强度。所用分离方法包括葡聚糖包被的活性炭末、Sephadex G-25 层析柱、第二抗体等。

（2）固相法将抗原抗体复合物结定在固相载体（如聚苯乙烯管）或分离介质上（如磁性微粒球、纤维素、聚丙烯酰胺微球等），再测定发光强度，此法较常用。试验原理与固相 RIA 和 ELISA 方法基本相同。

（3）均相法如均相酶免疫测定一样，在免疫反应后，不需要经过离心或分离步骤，即可直接进行发光强度检测。其原理是某些化学发光标志物（如甾体类激素的发光标志物）与抗体或蛋白结合后，就能增强发光反应的发光强度。在免疫反应系中，标记的抗原越多，光强度增加越大，因而免除了抗原抗体复合物与游离抗原、抗体分离的步骤。

（二）化学发光标志物

在发光免疫分析中所使用的标志物可分为 3 类，即发光反应中消耗掉的标志物、发光反应中起催化作用的标志物以及酶标志物。这种分类方法在发光免疫分析的应用中，对标志物的选择、检测方案和测定条件的确定以及分析数据的评价等都有实际意义。

1.直接参与发光反应的标志物

这类标志物在发光免疫分析过程中直接参与发光反应,它们在化学结构上有产生发光的特有基团。一般这类物质没有本底发光,有可能精确地测定低水平的标志物,并且制备标志物的偶联方法对发光的影响不大,因此,这类标志物非常类似于放射性核素标志物。

(1)氨基苯二酰肼类:主要是鲁米诺和异鲁米诺衍生物。鲁米诺是最早合成的发光物质,也是一种发光标志物。但鲁米诺偶联于配体形成结合物后,其发光效率降低。而异鲁米诺及其衍生物(如氨丁基乙基异鲁米诺,氨己基乙基异鲁米诺等)克服了这一缺点,是比较成功的标志物。

(2)吖啶酯类吖啶酯:是一类发光效率很高的发光剂,可用于半抗原和蛋白质的标记。用于标记抗体时,可获得高的比活性,有利于双位点免疫化学发光分析的建立,可用于多抗或单抗的标记。

(3)三氯联吡啶钌$[Ru(bpy)_3]^{2+}$:此标志物是用于电化学发光的新型标志物,经电化学激发而发射电子,但一定在与抗体或抗原结合成复合物以后才有特异性反应,在标记抗体或抗原之前,需要化学修饰为活化的衍生物三氯联吡啶钌$[Ru(bpy)_3]^{2+}$＋N-羟基琥珀酰胺酯(NHS),其为水溶性,可与各种生物分子结合成稳定标志物,分子量很小,不影响免疫活性。

2.不参与发光反应的标志物

这类标志物作为反应的催化剂或者作为一种能量传递过程中的受体,不直接参与化学发光反应。在这类发光体系中,标志物不影响总的光输出,而是加入后起反应的发光物质越多,体系产生的光越强。

(1)过氧化物酶:这类标记酶主要是辣根过氧化物酶(HRP)。它在碱性条件下,对鲁米诺和过氧化氢的反应起催化作用。以 HRP 标记的结合物的量可用过量的 H_2O_2 和鲁米诺来测量,如对皮质醇的测定可达 20 pg。以过氧化物酶作为标志物而建立起来的免疫分析法属于酶免疫分析技术,但是发光酶免疫分析不同于其他酶免疫分析技术。此外,这种催化反应是在较高碱性条件下进行的,所以酶的活性较低,主要是酶结构中的铁卟啉部分起催化作用,蛋白质部分仅提供与其他分子结合的功能基团。

(2)荧光素酶:它是催化荧光素与腺苷三磷酸(ATP)的酶。它也是作为一种标记酶使用,如用于甲氨蝶呤和肌钙蛋白 T(TNT)的测定,其中对 TNT 的检测灵敏度可达 10 fmol/L。

(3)荧光素在 TCPO 发光反应体系中,荧光素作为反应体系中一种能量传递的受体,它在反应中不消耗。在这类发光反应中,体系所发出的光与荧光物质的浓度成正比,所以它可作为标志物用于化学发光免疫测定。

(4)三丙胺:三丙胺(TPA)类似酶免疫测定(EIA)中的底物,是电化学发光(ECL)中的电子供体,氧化后生成的中间产物是形成激发态三氯联吡啶钌$[Ru(boy)_3]^{2+}$的化学能来源。

3.酶标志物

利用某些酶作为标志物,然后通过标志物催化生成的产物,再作用于发光物质,以产生化学发光或生物发光。这种方法对分析物的检测极限有赖于形成产物的量。

(1)葡萄糖氧化酶:葡萄糖氧化酶能催化葡萄糖氧化为葡萄糖酸并形成过氧化氢,所形成的过氧化氢可以通过加入鲁米诺和适当的催化剂而加以检测。应用葡萄糖氧化酶做标志物对被标志物进行检测,其检测极限量可达 10～17 mol/L,如对 17α-羟基孕酮的测定,检测灵敏度可达每管 0.5 pg,对甲状腺素(T_4)的测定可达 6.4 fmol/L。

(2)葡萄糖-6-磷酸脱氢酶:葡萄糖-6-磷酸脱氢酶(G-6-PDH)能够催化 NAD 形成 NADH,然后利用生物发光反应体系检测 NADH。以 G-6-PDH 作为标志物,运用生物发光体系检测肌钙蛋白 T(TNT),其检测灵敏度可达 $10\sim17$ mol/L。

(3)碱性磷酸酶:以碱性磷酸酶为标志物、ATP 为底物,运用荧光素酶-ATP 发光体系进行检测,可以建立多种高灵敏度的发光免疫分析方法。

(4)丙酮酸激酶:用丙酮酸激酶作为标志物,催化形成 ATP,用荧光素酶-ATP 发光体系进行检测,也可建立多种发光免疫分析方法。

三、发光免疫分析原理

(一)化学发光免疫分析

化学发光的发光原理是在一个反应体系中 A、B 两种物质通过化学反应生成一种激发态的产物(C·),在回到基态的过程中,释放出的能量转变成光子(能量 $h\nu$)从而产生发光现象,其反应式为:

$A+B\rightarrow C\cdot$

$C\cdot+D\rightarrow C+C\cdot$

$C\cdot\rightarrow D+h\nu$

式中:h——普朗克常数;ν——发射光子的频率。

化学发光反应可在气相、液相或固相反应体系中发生,其中液相发光对生物学和医学研究最为重要。溶液中的化学发光从机制上讲包括三个步骤:反应生成中间体;化学能转化为电子激发态;激发分子辐射跃迁回到基态。

在化学发光免疫测定中,主要存在两个部分即免疫反应系统和化学系统,其反应如下。

竞争性结合分析法:$Ag+Ag-L+Ab\rightarrow Ag-Ab+Ag-Ab-L$(L:发光物质)

非竞争性结合分析法:$Sp-Ab+Ag\leftrightarrow Sp-Ab-Ag$(Sp:固定物质)

$Sp-Ab-Ag+Ab-L\leftrightarrow Sp-Ab-Ag-Ab-L$

(二)化学发光酶免疫分析

从标记免疫测定来看,化学发光酶免疫测定应属酶免疫测定。测定中 2 次抗原抗体反应步骤均与酶免疫测定相同,仅最后一步骤反应所用底物为发光剂,通过化学发光反应发出的光在特定的仪器上进行测定。常用的发光物为鲁米诺及其衍生物。

(三)生物发光免疫分析

生物发光是化学发光的一个特殊类型,它是由生命活性生物体所产生的发光现象,发光所需的激光来自生物体内的酶催化反应,催化此类反应的酶称为荧光素酶。生物发光包括萤火虫生物和细菌生物发光,前者发光反应需 ATP 的参与,故萤火虫生物发光又称 ATP 依赖性生物发光。ATP 依赖生物发光反应中,萤火虫荧光素和荧光素酶在 ATP、Mg^{2+} 和 O_2 存在下可发光,反应式如下。

ATP+荧光素+荧光素酶 $\xrightarrow{Mg^{2+}}$ 腺苷基荧光素

腺苷基荧光素+O_2 腺苷基氧化荧光素+光($\lambda max=562$ nm)

整个反应过程中,发出的总光量和荧光素、荧光素酶、O_2 和 ATP 的浓度有关,在所有其他反应产物过量时,发出的总光量和最大光强度与 ATP 的量成正比。最大光强度在测试条件下可立即获取,故实际工作中多以发光光度计所测得的最大光强度作为 ATP 浓度的换算依据。发光细菌具有两种酶,细菌荧光素酶和 NAD(P)H:FMN 氧化还原酶,前者在有 O_2 存在下催化

FMNH$_2$ 和长链脂肪醛氧化,生成黄素单核苷酸(FMN)和长链脂肪酸并发光;后者能使 FMN 还原成 FMNH$_2$,FMNH$_2$ 再参与上述反应。生物发光免疫分析比较典型的体系有萤火虫荧光素-荧光素酶发光体系和细菌荧光素-荧光素酶发光体系。

(四)微粒子化学发光免疫分析

微粒子化学发光免疫分析是采用顺磁性微粒子作为固相载体,以碱性磷酸酶标记抗原或抗体,以 AMPPD(Dioxetanes)作为化学发光剂的一种发光免疫分析技术。

作为微粒子化学技术标志物的二氧乙烷磷酸酯是一种超灵敏的碱性磷酸酶底物(AMPPD),AMPPD 在碱性磷酸酶的作用下,迅速去磷酸化生成不稳定的中介体 AMPD。AMPD 产生单线激发态产物,发生化学荧光,在这种二级动力学反应的一定时间内,就产生持续稳定的发光,此时动力反应从高能量级的激发态回到低能量级的稳定态,每次稳定的发光可持续数天,发射光所释放的能量以光强度形式被检测。

微粒化学发光是以磁性微珠作为载体包被抗体,因其表面积增大,可迅速捕捉抗原,所需标本量极少,反应时间缩短。测定时间减少,同时因其选择性吸附抗原,可减少污染,降低交叉污染概率。

(五)电化学发光免疫分析

电化学发光免疫分析(eletro-chemiluminescence immunoassay,ECLIA)是继酶免疫、放射免疫、化学发光免疫测定之后的新一代标记免疫测定技术,是电化学发光和免疫测定相结合的产物。

电化学发光与一般化学发光技术的主要区别在于标志物的不同:一般化学发光是标记催化酶(辣根过氧化物酶等)或化学发光分子(鲁米诺等),这样的化学反应一般发光不稳定,为间断的、闪烁性发光,而且在反应过程中易发生裂变,导致反应结果不稳定;此外检测时需对结合相与游离相进行分离,操作步骤多。而电化学发光则不同,为电促发光,采用的发光试剂标记分子是三氯联吡啶钌[Ru(bpy)$_3$]$^{2+}$,[Ru(bpy)$_3$]$^{2+}$ 在三丙胺(TPA)阳离子自由基(TPA$^+$·)的催化及三角形脉冲电压激发下,可产生高效、稳定的连续发光,同时由于[Ru(bpy)$_3$]$^{2+}$ 在发光反应中的再循环利用使发光得以增强、稳定,而且检测采用均相免疫测定技术,不需将游离相与结合相分开,从而使检测步骤大大简化,也更易于自动化。

电化学发光分析是一种在电极表面引发的特异性化学发光反应,参与反应的发光试剂标志物为三氯联吡啶钌[Ru(bpy)$_3$]$^{2+}$,另一种试剂是三丙胺(TPA)。在阳极表面,以上两种电化学活性物质可同时失去电子发生氧化反应,2 价的[Ru(bpy)$_3$]$^{2+}$ 标志物被氧化成 3 价的[Ru(bpy)$_3$]$^{3+}$ 标志物,TPA 被氧化成阳离子自由基 TPA$^+$·,TPA$^+$· 很不稳定,可自发地释放一个质子而变成自由基 TPA·,其为强还原剂,可将一个电子给 3 价的[Ru(bpy)$_3$]^3·,使其形成激发态的[Ru(bpy)$_3$]$^{2+}$·,而 TPA 自身被氧化成氧化产物。激发态的[Ru(bpy)$_3$]$^{2+}$· 衰减的同时发射一个波长为 620 nm 的光子,重新形成基态的[Ru(bpy)$_3$]$^{2+}$。以上发光反应在电极表面周而复始地不断循环进行,产生许多光子,使光信号增强。

电化学发光分析技术和其他免疫技术相比具有十分明显的优点:①由于三氯联吡啶钌可与蛋白质、半抗原激素、核酸等各种化合物结合,因此检测项目很广泛。②由于磁性微珠包被采用"链霉亲和素-生物素"新型固相包被技术,使检测的灵敏度更高,线性范围更宽,反应时间更短。

四、发光免疫分析仪器

(一)ACS：180SE 全自动化学发光免疫分析系统

ACS 全自动化学发光免疫分析系统由拜耳公司生产,采用化学发光技术和磁性微粒子分离技术相结合的免疫分析系统。

1.仪器测定原理

该免疫分析技术有两种方法,一是小分子抗原物质的测定采用竞争法。二是大分子的抗原物质测定采用夹心法。该仪器所用固相磁粉颗粒极微小,其直径仅 1.0 μm。这样大大增加了包被表面积,也增加了抗原或抗体的吸附量,使反应速度加快,也使清洗和分离更简便。其反应基本过程如下。

(1)竞争反应用过量包被磁颗粒的抗体,与待测的抗原和定量的标记吖啶酯抗原同时加入反应杯温育。其免疫反应的结合形式有两种,一是标记抗原与抗体结合成复合物;二是测定抗原与抗体的结合形式。

(2)夹心法标记抗体与被测抗原同时与包被抗体结合成一种反应形式,即包被抗体-测定抗原-发光抗体的复合物。上述无论哪种反应,所结合的免疫复合物被磁铁吸附于反应杯底部,上清液吸出后,再加入碱性试剂;其免疫复合物被氧化激发,发射出 430 nm 波长的光子,再由光电倍增管将光能转变为电能,以数字形式反应光量度,计算测定物的浓度。竞争法是负相关反应。夹心法是正相关反应。

2.仪器组成及特点

该仪器由主机和微机两部分组成。主机部分主要是由仪器的运行反应测定部分组成,它包括原材料配备部分、液路部分、机械传动部分及光路检测部分。微机系统是该仪器的核心部分,是指挥控制中心。该机设置的功能有程控操作、自动监测、指示判断、数据处理、故障诊断等,并配有光盘。主机还配有预留接口,可通过外部贮存器自动处理其他数据并遥控操作,以备实验室自动化延伸发展。

ACS：180SE 分析仪为台式,其主要特点如下。①测定速度:每小时完成 180 个测试,从样品放入到第一个测试结果仅需要 15 分钟,以后每隔 20 秒报一个结果。②样品盘:可放置 60 个标本,标本管可直接放于标本盘中,急诊标本可随到随做,无须中断正在进行的测试。③试剂盘:可容纳 13 种不同的试剂,因此每个标本可同时测定 13 个项目。④全自动条码识别系统:仪器能自动识别试剂瓶和标本管,加快了实验速度。⑤灵敏度:达到放射免疫分析的水平。

3.测定项目

现有检测项目 47 项,更多的项目还在开发之中。①甲状腺系统:总、游离 T_3,总、游离 T_4,促甲状腺素,超敏促甲状腺素,T_3 摄取量。②性腺系统:绒毛膜促性腺激素,催乳素,雌二醇,雌三醇,促卵胞成熟素,促黄体生成素,孕酮,睾酮。③血液系统:维生素 B_{12},叶酸,铁蛋白。④肿瘤标志物:AFP,CEA,CA15-3,CA125,CA19-9,β_2-微球蛋白,PSA。⑤心血管系统:肌红蛋白,肌钙蛋白 T,肌酸激酶-MB。⑥血药浓度:地高辛,苯巴比妥,茶碱,万古霉素,庆大霉素,洋地黄,马可西平。⑦其他:免疫球蛋白 E,血清皮质醇,尿皮质醇,尿游离脱氧吡啶。

(二)ACCESS 全自动微粒子化学发光免疫分析系统

ACCESS 全自动微粒子化学发光免疫分析系统是美国贝克曼-库尔特公司生产的,它采用微粒子化学发光技术对人体内的微量成分以及药物浓度进行定量测定。该系统具有高度的特异性、高度的敏感性和高度的稳定性等特点。全自动操作，一次可以对60份标本进行24种项目的测定，只需10～30分钟就可完成第一个测定并打印出结果。

1.分析方法及过程

ACCESS系统采用磁性微粒作为固相载体，以碱性磷酸酶作为发光剂，固相载体的应用扩大了测定的范围。以竞争法、夹心法和抗体检测等免疫测定方法为基础。试剂包装采用特殊的设计，每个试剂包有5个小室，分别把不同的试剂分开，减少了交叉污染，保证了检测质量。

(1)抗原抗体结合将包被单克隆抗体的顺磁性微粒和待测标本加入反应管中，标本中的抗原与微粒子表面的抗体结合，再加入碱性磷酸酶标记的抗体，经温育后形成固相包被抗体-抗原-酶标记抗体复合物。

(2)洗涤、分离在电磁场中进行2～3次洗涤，很快将未结合的多余抗原和酶标记抗体洗去。

(3)加入底物AMPPD发光剂AMPPD被结合在磁性粒子表面的碱性磷酸酶的催化下迅速去磷酸基因，生成不稳定的中介体AMPD。AMPD很快分解，从高能激发态回到低能量的稳定态，同时发射出光子，这种化学发光持续而稳定，可达数小时之久。通过光量子阅读系统记录发光强度，并从标准曲线上计算出待测抗原的浓度。

2.仪器组成及特点

ACCESS是由微电脑控制的，由样品处理系统、实验运行系统、中心供给系统和中心控制系统四部分组成，其仪器特点如下。①测定速度：每小时完成100个测试，从样品放入到第一个测试结果需要15～30分钟。②样品盘：可放置60个标本，标本管可直接上机，急诊优先，标本可随到随做，无须中断运行。③试剂盘：可容纳24种试剂，因此每个标本可同时测定24个项目，试剂可随意添加。④全自动条码识别系统：仪器能自动识别试剂盒和标本管条码，加快了实验速度。⑤灵敏度：通过酶放大和化学发光放大，灵敏度达到甚至超过放射免疫分析的水平。

3.分析范围

该系统主要对人体内的微量成分以及药物浓度进行定量。①甲状腺功能：游离、总T_3，游离、总T_4，TSH，甲状腺素摄取率。②血液系统：铁蛋白，叶酸盐，维生素B_{12}。③变态反应：总IgE。④内分泌激素：β-hCG，LH，FSH，E_2，PT，PRL，皮质醇。⑤药物检测：茶碱，地高辛。⑥肿瘤因子：CEA，AFP，PSA。⑦心血管系统检查：肌钙蛋白Ⅰ，肌红蛋白。⑧糖尿病检查：胰岛素。

(三)Elecsys全自动电化学发光免疫分析仪

电化学发光免疫分析技术在新一代实验室免疫检测技术中很有特点，一问世就引起广泛的关注。德国Roche公司在链霉亲和素-生物素包被技术的基础上，引用电化学发光免疫分析技术并开发出相应的检测系统。Elecsys型号的仪器功能上完全一致，操作也有相同(都是触摸屏操作)之处；细节有差异，有完善的使用说明。

1.测定原理及过程

Elecsys分析仪集多种技术于一身，应用了免疫学、链霉亲和素生物包被技术及电化学发光标记技术。

(1)将待测标本与包被抗体的顺磁性微粒和发光剂标记的抗体加在反应杯中共同温育，形成磁性微珠包被抗体-抗原-发光剂标记抗体复合物。

(2)将上述复合物吸入流动室，同时用TPA缓冲液冲洗。当磁性微粒流经电极表面时，被安装在电极下的磁铁吸引住，而游离的发光剂标记抗体被冲洗走。同时在电极加电压，启动电化学发光反应，使发光试剂标志物三氯联吡啶钌$[Ru(bpy)_3]^{2+}$和TPA在电极表面进行电子转移，产生电化学发光。光的强度与待测抗原的浓度成正比。

2.仪器组成及特点

Elecsys分析仪为台式一次进样(Elecsys 1010)或随机进样(Elecsys 2010)自动化分析仪,主要由样品盘、试剂盒、温育反应盘、电化学检测系统及计算机控制系统组成。仪器特点为:①测定速度,每小时完成90个测试,从样品放入到出第一个测试结果需要9分钟或18分钟,根据测试的项目而定。②样品盘:可放置75个或30个标本,标本管可直接上机。由于采用急诊通道,急诊标本可随到随做,无须中断运行。③试剂盘:可容纳6种或18种试剂,并带有内置恒温装置,以利于试剂保存。④全自动二维条码识别系统:仪器能自动识别试剂盒、标准品、质控品和标本管条码,并读入测定参数等,减少人工输入的误差。⑤灵敏度:由于采用链霉亲和素-生物素技术和电化学发光技术,灵敏度达到甚至超过放射免疫分析的水平。

3.应用的免疫学方法原理

有3种抗原抗体反应方法被应用:抑制免疫法,用于小分子量蛋白抗原检测;夹心免疫法,用于大分子量物质检测;桥联免疫法,用于抗体如IgG、IgM检测。还有钌标记用于DNA/RNA探针分析。

4.检测项目该仪器

可应用项目很多,已提供试剂盒的项目如下。①肿瘤标志物:AFP,CEA,PSA,CA15-3,CA19-9,CA72-4,CA125II,CYFRA21-1,β-hCG,NSE。②甲状腺功能:TSH,FT$_3$,FT$_4$,FBG,TG,Anti-TG。③内分泌:FSH,LH,PT,hCG;β-hCG,肾上腺皮质醇,胰岛素,前列腺素,PRL。④感染性疾病:Anti-HAV,Anti-HAV-IgM,HBsAg,Anti-HBc,Anti-HBs,Anti-HBe,HBeAg,Anti-HCV,HIV-Ag。⑤心肌标志物:TNT,CK-MB,肌红蛋白,地高辛,洋地黄。⑥维生素类:维生素 B$_{12}$,叶酸,铁蛋白。

五、发光免疫分析技术的临床应用

(一)甲状腺疾病相关免疫检测与临床应用

常规甲状腺功能血清学检查主要包括甲状腺激素、垂体激素和自身免疫指标的检查。前者包括总T$_3$(TT$_3$)、总 T$_4$(TT$_4$)、游离 T$_3$(FT$_3$)、游离 T$_4$(FT$_4$)及其相关垂体促甲状腺素(TSH)、甲状腺摄取率(TU)及游离甲状腺素指数(FT$_4$I);后者包括甲状腺球蛋白抗体(TgAb)、甲状腺过氧化酶抗体(TPO)或甲状腺微粒体抗体(TmAb)、促甲状腺受体抗体(TRAb)等。TmAb 和TRAb 目前仍未采用化学发光法。

(二)生殖内分泌激素检测与临床应用

化学发光免疫分析技术提供传统的生殖内分泌激素检测项目,主要有促卵泡生成激素(FSH)、促黄体生成激素(LH)、孕激素(Prog)、催乳素(Prol)、睾酮(Test),以及胎盘激素,包括滋养叶细胞分泌的人绒毛膜促性腺激素(β-hCG)、胎儿-胎盘单位共同生成的激素、非联合雌三醇(UE3)。现代化检测技术不但提高了这些检测项目的灵敏度、特异性,还从速度上提供了急诊服务的条件,迎合了临床急诊检测的需要,在妇产科临床方面开拓了前所未有的应用前景。

(三)心肌蛋白检测与临床应用

典型心绞痛和心肌梗死(AMI)患者,心肌供血不足,细胞受损破坏,细胞内容物渗出,进入血循环。血清(浆)肌酸激酶(CK)及其同工酶(CK-MB)作为上述病理改变的标志物已被临床应用多年。心肌酶活性的测定需时不长,又较便宜,一般情况下尚能满足临床确诊 AMI、监测疗效和估计梗死范围等的需要。

然而,在某种特殊情况下上述标志物尚有明显不足之处:伴有肌肉组织损伤的病例,心肌酶因组织特异性不高而失去其应有的诊断价值;另一方面,酶活性检测法的精确度不足,临床正常参考范围较宽,诊断敏感性不足以辅助确诊微小心肌梗死或轻微心肌细胞损伤。目前,化学发光法除提供心肌酶检测技术外,还提供临床应用价值更高的肌钙蛋白T(cTnIT),肌钙蛋白 I(cTnI)和肌红蛋白(MYO)检测。

(四)胰岛素和C肽测定与临床应用

1.胰岛素

胰岛素由胰岛β-细胞分泌,主要控制糖代谢,也参与控制蛋白质合成和甘油三酯的储存。血循环中胰岛素包括真胰岛素及其前身胰岛素原,包括完整胰岛素原和裂环胰岛素原。传统放射免疫法测定免疫活性胰岛素,即笼统测定所有胰岛素原分子及真胰岛素,其临床应用的推广正随着高特异性真胰岛素与胰岛素原的检测技术的发展而受到冲击。真胰岛素测定对糖尿病的诊断、分型及疗效随访有重要的临床应用意义。目前,个别化学发光免疫分析系统推出真胰岛素检测技术,如美国贝克曼 Access 免疫分析系统的超敏感胰岛素检测仅测定真胰岛素(与胰岛素原无交叉反应)。该检测项目在临床及科研方面的应用,将使人们对2型糖尿病的发病机制有更进一步的认识。

胰岛素检测的重要意义之一在于了解糖尿病高危人群和糖尿病患者的胰岛β-细胞分泌功能,并依此协助临床对患者进行临床分型和选择治疗方案。1型糖尿病患者胰岛β-细胞分泌功能不足,表现为空腹和餐后血真胰岛素水平降低,释放曲线呈低水平状;根据胰岛β-细胞分泌功能,2型糖尿病患者可分为两个人群组:A组胰岛素释放试验的结果一般表现为空腹胰岛素值比正常人高,餐后30分钟、1小时值低于正常人,整个反应过程中虽峰值高于正常,但峰时延迟至2小时或3小时,呈延迟增高型;B组表现为空腹胰岛素值比正常人低,餐后释放反应低,呈无反应或低反应型。对2型糖尿病更进一步的分型,将随着真胰岛素检测技术的问世而实现。详细的分型有利于更合理地选择治疗方案。除此之外,真胰岛素检测还被用于评价不同胰岛素制剂在不同个体血中的有效作用期,以便及时调整治疗方案。

胰岛β细胞肿瘤可导致高胰岛素血症,并继发低血糖症。重复数次空腹血胰岛素水平测定,可协助诊断胰岛细胞瘤。

2.C肽

胰岛β细胞所分泌的胰岛素原,经一系列的转化酶作用后,一个胰岛素原分子裂解为一个真胰岛素和一个C肽,两者呈等分子释放入血循环。但因C肽降解部位在肾脏,而胰岛素在肝脏,且其生物半衰期是胰岛素的2倍,故外周血循环中C肽的克分子浓度比胰岛素高,两者比值约为6:1。C肽与胰岛素抗体无交叉反应,也不与细胞膜上的受体结合。如此种种,C肽测定被认为更能反映胰岛β细胞的功能。

C肽测定在协助糖尿病分型和疗效的观察、分析方面与胰岛素相同,但在评价机体胰岛β细胞分泌功能方面有其特有的优点。对长期使用外源性胰岛素患者测定胰岛素,既受外源性胰岛素影响(方法学上不能区分内源性或外源性),也受机体产生的胰岛素抗体和胰岛素结合的影响。外源性胰岛素中不含C肽,且C肽不和胰岛素抗体发生免疫交叉反应,因此,即使在有特异真胰岛素测定技术的情况下,技术性可靠的C肽测定仍颇受临床欢迎。

(五)贫血指标检测与临床应用

多年来,贫血的鉴别诊断主要依靠血液学的特殊染色及骨髓穿刺等复杂的实验室手段。随着免疫学技术的发展,某些血液疾病可以依赖简单的免疫分析进行鉴别诊断及治疗随访。目前所有的化学发光免疫分析系统都提供铁蛋白、维生素 B_{12}、血清及红细胞叶酸盐等鉴别贫血原因的免疫检测项目。铁蛋白是缺铁性贫血的敏感指标,临床上除用以作为诊断依据外,还应用于补铁治疗的随访。维生素 B_{12} 及铁蛋白检测,在协助诊断白血病方面也有一定的临床应用价值。

1.叶酸盐

叶酸盐是一种维生素,由小肠吸收后储存于肝脏。其生物化学功能是辅酶 A,与细胞生长及 DNA 合成密切相关。叶酸缺乏将导致巨幼红细胞/巨红细胞性贫血,并导致神经病理学方面的疾病。

叶酸缺乏常见于摄入不足、吸收不良或体内需求增加。后者常见于怀孕期间,可导致神经管脊髓漏等胎儿先天性疾病,或见于酗酒、肝炎或其他引起肝功能不全的疾病。

2.维生素 B_{12}

维生素 B_{12} 经口摄入后,与胃液中的"内因子"蛋白结合后,在回肠中吸收后储存于肝脏。其生物化学功能与叶酸类似。维生素 B_{12} 缺乏同样将导致巨幼细胞性贫血及神经病理学方面的疾病。

维生素 B_{12} 缺乏常见于原发内因子分泌不足、继发维生素 B_{12} 吸收减少,这种现象称"恶性贫血",常见于 50 岁以上人群组。因为维生素 B_{12} 吸收量与功能小肠的长度成正比,胃、肠切除术后可导致维生素 B_{12} 缺乏。不同细菌或炎症引起的小肠疾病同样影响维生素 B_{12} 吸收。维生素 B_{12} 摄入不足也见于长期吃素者。

3.铁蛋白

铁蛋白是一种铁储存蛋白。血清铁蛋白浓度与体内总铁储存量成正比。铁蛋白是一种最常用的诊断有关铁代谢疾病的指标。

缺铁性贫血者血清铁蛋白浓度仅为正常人的 1/10;而铁摄入过量者,其血清铁蛋白浓度明显高于正常人。有报道认为铁蛋白是早期发现缺铁性贫血的敏感指标。铁蛋白测定也常被应用于补铁治疗的疗效随访。临床上还应用铁蛋白辅助诊断血色素沉着病。血色素沉着病分遗传性和继发性,两者的共同发病机制是铁储存异常增高,导致组织毒性作用。遗传性血色素沉着病患者的小肠吸收铁的功能异常增高;继发性血色素沉着病患者多见于反复接收输血治疗的患者。临床上发现铁蛋白是反映血中铁储存量最好的指标,血清铁测定不如铁蛋白敏感。

白血病、骨髓瘤、胃癌、肠癌、肺癌、乳腺癌、胰腺癌黑素瘤等均可有铁蛋白异常增高,临床上也用铁蛋白作为肿瘤标志物辅助诊断肿瘤及疗效随访。

(六)肿瘤标志物检测与临床应用

肿瘤标志物是指肿瘤组织和细胞由于癌基因及其产物的异常表达所产生的抗原和生物活性物质,但健康组织有时也能产生类似的赘生物,其中包括与之相关的各类激素、酶、特异性或非特异性蛋白质、肿瘤代谢产物等。尽管肿瘤标志物的研究不断取得进展,目前仍没有任何一种标志物能对肿瘤完全特异。原因:①绝大多数肿瘤标志物既不是器官特异又不是疾病特异,肿瘤组织本身可产生,非恶性病变组织也可产生,因此一些良性疾病也可出现不同程度的阳性反应;②肿瘤可因多种因素而呈现一过性或阶段性阴性;③受科技水平的限制而未揭示出高特异性的肿瘤标志物。为了克服上述缺点,临床工作者通过大量的实践,推荐追踪观察和联合检测,以便及时发现一些常规检测难以发现的恶性肿瘤。

六、发光免疫分析技术的前景展望

我国的临床免疫检测与国外比较,发展起步较晚。目前,在常规的实验室免疫学检测中,还是以凝集、沉淀试验及手工操作的酶标、放免试验为主。这些检测方法在实际应用中,操作烦琐,投入人力多,质量控制难以保证,环境污染等问题多多。发光免疫技术的引进使我国临床免疫学检验工作达到了一个新的水平。

发光免疫技术基本原理与放免分析技术相同,标志物可稳定贮存,敏感性与放免技术相近或更高,检测速度较放免技术快3～8倍,可进行全自动化的检测,而且无辐射防护、环境污染及标志物衰变等问题。以发光免疫技术为代表的非放射分析技术最终将取代同位素分析技术已成为众多学者的共识,这是一种技术发展的趋势。

发光免疫技术能够做到像全自动生化分析仪一样,自动化程度高,标本处理能力强,随机性好,灵活性高,使临床检验工作者从烦琐的手工操作中解放出来,减少了人力,减少了人为误差;急诊及加急服务工作得以真正实现;质量控制易于做到,将分析误差进一步减小。这些是传统的非自动化免疫分析技术所无法达到的。应当说这项技术已适合于现代临床检验技术的发展需要,它将广泛地应用于我国的临床检验医学领域。

发光免疫技术的问世,将扩大医学工作者们对人体许多微量物质的认识,并加以应用到临床诊断、治疗及预后评估中。利用发光免疫技术开发更多的、更全面的检验项目已成为这类技术的重要任务之一。拥有这类技术的厂商均投入巨资进行研究和开发新的项目,并积极推广应用,而且每年都有一两项或多项新项目问世。这对推广和加速发光免疫技术的应用起到了积极的作用。

当然,目前我们要面对的一个现实问题是应用这类技术的费用比传统的技术要高,而与政府控制医疗费用的政策相矛盾。加速这类技术的国产化,将是降低成本的直接有效手段,但困难是很大的。在国产化技术问世前,引进并广泛推广国外这一先进技术是医疗市场的需要。目前,国外厂商面对我国潜在的市场,面对众多同行的竞争,已逐渐改变其市场策略,并有调低仪器及试剂价格的趋势。另外,应积极宣传这一技术的及时、快速、准确等优点,减少患者因等候而造成的浪费,这也许是间接节约成本的有效手段。

（吕云霞）

第五节　质谱技术

一、质谱分析法

质谱分析(mass spectrometry,MS)是一种测量离子电荷质量比(简称荷质比,m/z)的分析方法。它是通过将试样转化为运动的气态离子,然后利用不同离子在电场或磁场运动行为的差异,将其按质量电荷比(m/z)的大小进行检测的技术。

质谱图是不同质荷比的离子经质量分析器分开后,到检测器被检测并记录下来,经计算机处理后以质谱图的形式表示出来。在质谱图中,横坐标表示离子的质荷比(m/z)值,从左到右质荷比的值增大,对于带有单电荷的离子,横坐标表示的数值即为离子的质量;纵坐标表示离子流的强度,通常用相对强度来表示,即把最强的离子流强度定为 100%,其他离子流的强度以其百分数表示,有时也以所有被记录离子的总离子流强度作为 100%,各种离子以其所占的百分数来表示。

从有机化合物的质谱图中可以看到许多离子峰。这些峰的 m/z 和相对强度取决于分子结构,并与仪器类型、实验条件有关。有机化合物分子在离子化过程中可产生各种电离和断裂,即同一分子形成各种各样的离子。因此,在质谱分析中出现不同的离子峰,包括分子离子峰、碎片离子峰、同位素离子峰、重排离子峰、亚稳离子峰等。正是这些离子峰给出了丰富的质谱信息,为质谱分析法提供依据。根据质谱图中峰的位置,可以进行定性和结构分析;根据峰的强度可以进行定量分析。

二、质谱仪

质谱仪是使被分析的试样离子化并按质荷比的大小进行分离、检测和记录的仪器。其基本原理是使试样中的成分在离子化器中发生电离,生成不同荷质比的带正电荷离子,经加速电场的作用,形成离子束,进入质量分析器。在质量分析器中,再利用电场或磁场使不同质荷比的离子在空间上或时间上分离,或是通过过滤的方式,将它们分别聚焦到检测器而得到质谱图,从而获得质量与浓度相关的图谱。

质谱仪由真空系统、进样系统、离子化器、质量分析器、检测器、计算机系统(质谱工作站)等组成。其中最核心的是离子化器、质量分析器。

(一)真空系统

一般真空系统由机械真空泵和扩散泵或涡轮分子泵组成。质谱仪的离子源、质量分析器、检测器都必须在高真空条件下工作,一般要求 $10^{-6} \sim 10^{-4}$ Pa。其中质量分析器对真空的要求最为严格。因为无论哪种类型的质量分析器都是利用离子运动状态的差异将其按 m/z 分开,所有离子在从离子源到达检测器整个运动过程中应避免与其他粒子(气体分子)相互作用。

(二)进样系统

目前用于有机分析的有机质谱仪的进样装置包括直接进样器、气相色谱仪和液相色谱仪。直接进样器是一个专门设计的进样装置,它是将试样置于离子源的高真空下加热气化。此进样方式一般用于固体或难挥发的液体纯试样,缺点是不能分析混合物。

将气相色谱仪(GC)和液相色谱仪(HPLC)当作进样装置与质谱仪(MS)连接,成为 GC-MS 和 HPLC-MS,可起到进样的作用,同时也将色谱强的分离能力和质谱的高鉴别能力结合起来。

(三)离子化器

离子化器是使中性原子或分子电离,并从中引出离子束流的装置。针对不同类型的样品采用不同的离子源。采用气态样品的有电子电离源(electron ionization,EI)、化学电离源(chemical ionization,CI)。采用液态样品的有电喷雾电离源(electrospray ionization,ESI)、声波喷雾电离(sonic spray ionization,SSI)、大气压力化学电离源(atmospheric pressure chemical ionization,APCI)、大气压光离子源(atmospheric pressure photoionization,APPI)。其他离子化源包括基质辅助激光解吸电离源(matrix-assisted laser desorption/ionization,MALDI)、表面增强激光解析电离源(surfaceenhanced laser desorption/ionization,SELDI)、电感耦合等离子体(inductively coupled plasma,ICP)、快离子轰击离子源(fast atom bombardment,FAB)。

在 MS 技术发展过程中,由于电离技术的制约,在相当长的一段时间内,MS 只能对小分子的分子质量进行准确、灵敏的测定,但随着电喷雾电离、基质辅助激光解吸电离以及大气压化学电离等电离技术的出现,MS 的测定范围大大提高。它们在高极性、难挥发性和热不稳定性生物大分子(如蛋白质和核酸)的分析研究中极具应用潜力,其能在 10～15 mol 甚至 10～18 mol 的水平上准确地分析分子质量高达几十万的生物大分子,从而开拓了质谱学中一个崭新的领域——生物 MS,促使 MS 技术在生命科学领域获得广泛应用。

1.电子电离源

EI 是应用最为广泛的离子源,它主要用于挥发性样品的电离。图 2-1 是电子电离源的原理图,由 GC 或直接进样杆进入的样品,以气体形式进入离子源,由灯丝(阴极)发出的电子与样品分子发生碰撞使样品分子电离。一般情况下,阴极与接收极(阳极)之间的电压为 70 V,所有的标准质谱图都是在 70 eV 下做出的。在 70 eV 电子碰撞作用下,有机物分子可能被打掉一个电子形成分子离子,也可能会发生化学键的断裂形成碎片离子。由分子离子可以确定化合物分子量,由碎片离子可以得到化合物的结构。

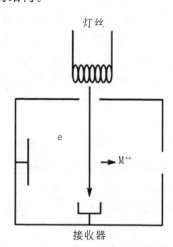

图 2-1 电子电离源原理示意

电子电离源主要适用于易挥发有机样品的电离,GC-MS 联用仪中都有这种离子源。其优点是工作稳定可靠,结构信息丰富,有标准质谱图可以检索。缺点是只适用于易汽化的有机物样品分析。

2.化学电离源

有些化合物稳定性差,用 EI 方式不易得到分子离子,因而也就得不到分子量。为了得到分子量可以采用 CI 电离方式。CI 和 EI 在结构上没有多大差别,或者说主体部件是共用的。其主要差别是 CI 源工作过程中要引进一种反应气体。反应气体可以是甲烷、异丁烷、氨等。反应气的量比样品气要大得多。灯丝发出的电子首先将反应气电离,然后反应气离子与样品分子进行离子-分子反应,并使样品气电离。

CI 的主要用途是通过准分子离子峰确定有机化合物的相对分子质量。CI 的重复性差,由CI 得到的质谱不是标准质谱。

3. 电喷雾电离源

电喷雾过程实质上是电泳过程。样品溶液流出质谱仪进样端毛细管喷口后,在强电场(3~6 kV)作用下迅速雾化,在雾化气中形成带电雾滴(taylor 锥体)。通过高压电场可以分离溶液中的正离子和负离子,例如在正离子模式下,电喷雾电离针相对真空取样小孔保持很高的正电位,负电荷离子被吸引到针的另一端,在半月形的液体表面聚集着大量的正电荷离子。带电粒子前进的路径设计成真空度不断增加的差动抽气形式,带电离子中的溶解不断蒸发,随着溶剂的蒸发,液滴的变小,电场强度逐渐加强,通过离子蒸发(离子向液滴表面移动并从表面挥发)等机制,大部分分析物形成带单电荷或多电荷的气态离子,进入质量分析器。ESI 的特点是产生多电荷离子而不是碎片离子,所形成的多电荷离子可直接用来灵敏准确地确定多肽与蛋白质的分子质量。

ESI-MS 的最新技术之一是极低流速下的电喷雾技术,称为毫微电喷雾(nano-ESI)。与常规 ESI 不同,nano-ESI 的喷雾毛细管末端由镀金的硼硅玻璃制成,孔径仅 $1~3\ \mu m$。样品溶液依靠毛细管作用,在高电场作用下以 10~100 nL/min 的流速流出,在毛细管末端形成电喷雾,产生极细的带电液滴,其体积仅为常规 ESI 所产生的液滴的 1/1 000~1/100。nano-ESI 产生的液滴体积小,其去溶剂化效率、离子化效率及离子转移至分析器的效率都比常规 ESI 高,且喷雾稳定性好。在分析痕量样品时,能在很长时间内采集 MS 信号,通过累加获得较高的检测灵敏度。nano-ESI 固有的低流速(30 nL/min)和高离子信号强度恰好与离子阱 MS 相匹配,连续断裂可达七级 MS 裂解,用于分析复杂低聚糖可得到有价值的结构信息。

目前商品化 ESI-MS 仪的接口方式已采用 nano-ESI。它分为静态和动态两种。静态 mano-ESI 装置常用于鉴定蛋白质,其工作原理为将细孔 nano-ESI 尖端装满蛋白液置于探针上,将探针放在离子源中,蛋白液以 10~100 nL/min 的流速喷射,进入质量分析器进行检测。而动态 nano-ESI 装置常与毛细管电泳、毫微毛细管液相色谱或毛细管电层析联用,将 LC 的高分离效能与 MS 准确鉴定化合物结构的特点相结合,可用于复杂样品的分析。

ESI 技术的优势是容易与最常见的肽分离技术,如 HPLC 和 CE 在线联用。电喷雾电离源是一种软电离方式,即使分子量大、稳定性差的物质,也不会在电离过程中发生分解,它适合于分析极性强的大分子有机物,如蛋白质、糖等。

4. 大气压化学电离源

它的结构与电喷雾电离源基本相同。不同之处在于 APCI 喷嘴的下游放置一个针状放电电极,通过放电电极的高压放电,使得空气中某些中性分子电离,产生 H_3O^+、N_2^+、O_2^+ 等离子,溶剂分子也会被电离,这些离子与被分析物分子进行离子-分子反应,使分析物分子离子化。

大气压化学电离源的用途与 ESI 类似,但是它特别适合于分析中等极性的有机化合物。也常采用与 LC 联用的方式。

5. 基质辅助激光解吸电离

基质辅助激光解吸电离是在激光解吸电离质谱(LDI-MS)的基础上发展起来的。LDI-MS 是分析难挥发性有机物的手段之一,曾用于分析合成聚合物和热不稳定性生物小分子。直至 1988 年,由 K.Tanaka 和 FHillenkamp 领导的两个研究小组分别提出基质辅助激光解吸电离质谱技术,使 LDI-MS 可以用于生物大分子的分析。

MALDI 的原理:首先将分析样品和基质形成共结晶,即将试样溶液(μmol/L 级浓度)与适当的基质溶液(mmol/L 级浓度),如芥子酸、2,5-二羟基苯甲酸等,混合涂敷到不锈钢的靶面上,溶液挥发后即有固体混合物形成。然后用高功率(其频率与基质分子的最大吸收频率相一致)的紫外激光照射到样靶上,激光光束的能量优先被基质的发色团吸收,从而保护了样品。基质分子吸收激光的能量,并以最快的速度传递给试样分子,使微量的试样产生瞬间相变,即刻被解吸和电离,避免了热不稳定物质的分解。分析物所产生的离子被引入质量分析器(如飞行时间质谱仪)进行分析处理。

MALDI 特别适合于难挥发、热不稳定的生物大分子的分析。与 ESI 相比,它的最大优点是允许样品中含有较高浓度的缓冲液、盐、非挥发性成分及去垢剂,只要这些物质不影响共结晶的性质,便可直接用冷水冲去样品靶上过量的这些物质。此外,MALDI 还具有以下优点:灵敏度比其他离子化方法高,可对混合样品进行直接分析;易产生分子离子峰,便于光谱解析;可直接与双向凝胶电泳(2-DE)技术联用,加快了蛋白质快速鉴别及大规模筛选进程。但 MALDI-MS 存在重复性差的缺点,因此不适用于定量分析。尽管 MALDI-MS 在分析蛋白质和较小或中等片段的寡聚核苷酸方面已取得了很大进展,但由于受到基质选择的限制,它还不能成为多糖、糖蛋白、核苷酸等的有效分析手段。

6.表面增强激光解吸电离

它是激光解吸电离的另一种形式,与 MALDI 分析原理基本相同,只是在样品处理上存在差异。它是将样品经过简单的预处理后直接滴加到表面经过特殊修饰的芯片上,样品中待分析的分子通过特异的作用得到捕获。之后再经紫外激光照射离子化,最后进入质量分析器(如飞行时间质谱仪)进行分析处理。

SELDI 可比较两个样品之间的差异蛋白,也可获得样品的蛋白质谱,因此,在应用方面具有显著优势。SELDI 技术分析的样品不需用液相色谱或气相色谱预先纯化,因此可用于分析复杂的生物样品。SELDI 技术可以分析疏水性蛋白质、PI 过高或过低的蛋白质以及低分子质量的蛋白质(<25 000),还可以发现在未经处理的样品中许多被掩盖的低浓度蛋白质,增加发现生物标志物的机会。SELDI 技术只需少量样品,在较短时间内就可以得到结果,且试验重复性好,适合临床诊断及大规模筛选与疾病相关的生物标志物,特别是它可直接检测不经处理的尿液、血液、脑脊液、关节腔滑液、支气管洗出液、细胞裂解液和各种分泌物等,从而可检测到样品中目标蛋白质的分子量、PI、糖基化位点、磷酸化位点等参数。

7.电感耦合等离子体

等离子体是一种由自由电子、离子、中性原子与分子组成的具有一定电离度,但在整体上呈电中性气体。简单地说,它就是"电离气体"。

ICP 的原理是:当有高频电流通过线圈时,产生轴向磁场,用高频点火装置产生火花,以触发少量气体电离,形成的离子与电子在电磁场作用下,与其他原子碰撞并使之电离,形成更多的离子和电子。当离子和电子累积到使气体的电导率足够大时,在垂直于磁场方向的截面上就会感应出涡流,强大的涡流产生高热将气体加热,瞬间使气体形成最高温度可达 10 000 K 左右的等离子焰炬。当载气携带试样气溶胶通过等离子体时,可被加热至 6 000~8 000 K,从而进行离子化。

ICP 常与四极杆质量分析器联用,用于痕量、超痕量元素分析和同位素比值分析。

(四)质量分析器

质量分析器是质谱仪的重要组成部件,位于离子源和检测器之间,依据不同方式将离子源中生成的样品离子按质荷比 m/z 的大小分开。用于有机质谱仪的质量分析器有四极杆质量分析器、飞行时间质量分析器、磁质量分析器、离子阱质量分析器、傅里叶变换离子回旋共振质量分析器。用于无机质谱的质量分析器有四极杆质量分析器(滤质器)、飞行时间质量分析器、双聚焦质量分析器等。

1.四极杆质量分析器

四极杆质量分析器又称四极杆滤质器。四极杆是其核心,它是由四根精密加工的电极杆以及分别施加于 x、y 方向两组高压高频射频组成的电场分析器。由四根平行的截面为双曲面或圆形的不锈钢杆组成,对角电极相连构成两组,在两组电极上施加直流电压 U 和射频交流电压 $V\cos\omega t$,在极间形成一个射频场,正电极的电压为($U+V\cos\omega t$),负电极为一($U+V\cos\omega t$)。

离子被高达 20 V 的加速电压从离子源引入四极电场。进入四极场空间的正离子被瞬间带正电的极杆排斥,而被带负电的极杆吸引。因为极杆组的正负电位不断交变,所以离子沿着不规则的震荡路径在极间运动。在一定条件下,只有一种特定质荷比的离子才会通过稳定的震荡进入检测器,发出信号。其他离子则因震荡轨迹不稳定,在运动过程中撞击到电极上而被"过滤"掉,最后被真空泵抽走。

四极杆质量分析器是目前最成熟、应用最广泛的质量分析器之一。对于单一的分析任务,可用常规的 GC/MS 和 LC/MS 完成。在研究级应用中,常涉及质谱仪器多级串联 MS 系统,而四极杆质量分析器则是串联 MS 中最常用的类型。最常见的系统为三级串联四极杆质谱中,将 3 个四极杆质量分析器串联起来,组成 QqQ 序列。其中,Q(包括 Q_1 和 Q_3)是正常的质量分析器,q 上没有直流电压而只有射频成分,该射频场使所有离子聚焦并允许所有离子通过。因此,q 相当于磁质谱中的无场区,离子在其中可发生亚稳碎裂或碰撞诱导解离(CID)。Q_1 能够从离子源中选择感兴趣的离子,使其在 q_2 中发生解离反应,最后将解离产物送至 Q_3 进行常规质谱分析,从而可推断分子的组成结构。更复杂的串联系统可将 5 个四极杆组成 QqQqQ 序列,形成三个分析器和两个反应室,从而可进行 MS/MS/MS 实验。理论上最多可实现十级串联四极杆,但在实际应用中,最常用的是三级串联四极杆质量分析系统,是目前串联质谱中最主流的形式。

四极杆质量分析器应用广泛,与四极杆质量分析器联用的离子源,用于气体分析常用 EI 和 CI。其他有机物分析常用 API 和激光解吸电离(LDI)。对于无机物的分析,可与 ICP 组成电感耦合等离子体四极杆质谱仪。四极杆质量分析器还可与飞行时间质量分析器组成四极杆飞行时间串联质谱(QTOF),它可以看作是将三重四极杆质谱的第三重四极杆换为 TOF 质量分析器。它采用四极杆作为质量过滤器,以 TOF 作为质量分析器,分辨率和质量精度明显优于三重四极杆质谱,是一类能够同时定性定量的质谱。

2.飞行时间质量分析器

用一个脉冲将离子源中的离子瞬间引出,经加速电压加速,它们具有相同的动能而进入漂移管,荷质比最小的离子具有最快的速度因而首先到达检测器,而重的离子由于速度较慢会最后到达检测器。由此形成的飞行时间质量分析器(time-of-flight,TOF)的线性模式。

此外,还有 TOF 反射模式,即在原来单个飞行管的反射角度上再增加一个飞行管、检测器、反射电场,这样进一步增加了飞行距离,提高了分辨率。其原理是:初始化能量不同的相同离子,到达反射电场后,动能大的"刺"得深,动能小的"刺"得浅,反射到检测器即可实现时间聚焦。反射飞行器技术的运用进一步提高了仪器的质量精度、分辨率和灵敏度。为了进一步提高分辨率,近年在 TOF 仪上引进了一项新技术,称为"延迟引出(DE)"技术或称"脉冲离子引出(PIE)"技术。

与 TOF 联用的离子源最常见的是 MALDI,由于 MALDI 分析时激光是以脉冲方式使分子电离,恰好与 TOF 检测器相匹配,并组成了基质辅助激光解吸电离飞行时间质谱(MALDI-TOF-MS)。此外 EI、ESI 和 APCI 也可作为离子源。

3.离子阱质量分析器(ion trap,IT)

离子阱质谱仪属于动态质谱,与四极杆质量分析器有很多相似之处。在环电极上接入变化的射频电压,此时处于阱中具有合适的 m/z 离子将在环中指定的轨道上稳定旋转,若增加该电压,则较重离子转至指定稳定轨道,而轻些的离子将偏出轨道并与环电极发生碰撞。当一组由电离源(化学电离源或电子轰击源)产生的离子由上端小孔进入阱中后,射频电压开始扫描,陷入阱中离子的轨道则会依次发生变化而从底端离开环电极腔,从而被检测器检测。

与四极杆质谱类似,离子阱质量分析器也可实现多级串联质谱。它可以与四极杆联用,形成四极杆离子阱质谱仪(quadrupole ion trap,QIT),例如用胰蛋白酶酶解蛋白质,HPLC 分离酶解肽段,电喷雾四极杆离子阱质谱(ESI-QIT-MS)在线测定完整肽段的分子量,同时结合碰撞诱导解离(CID)技术获得肽段的 MS/MS 谱。

离子阱具有很多优点,如结构简单,性价比高;灵敏度高,较四极质量分析器高 10 ~ 1 000 倍;质量范围大,早期只能用于无机分析,目前采用新的离子源可用于有机物分析。这些优点使得离子阱质谱计在物理学、分析化学、医学、环境科学、生命科学等领域中获得了广泛的应用。

4.傅里叶变换离子回旋共振质量分析器

傅里叶变换离子回旋共振质量分析器(fourier transform ion cyclotron resonance,FT-ICR)简称傅里叶变换质谱仪(FT-MS)。这是一种根据给定磁场中的离子回旋频率来测量离子质荷比(m/z)的质谱分析方法。它具有几个优点:①分辨率极高,远远超过其他质量分析器;②分析灵敏度高;③可与任何离子源联用,应用范围广。缺点是仪器售价和运行费用昂贵,目前在常规分析中很少用。

(五)检测器

其作用是接收被分离的离子,放大和测量离子流的强度。最常用的是电子倍增器。为了提高分析效率,可采用隧道电子倍增器。此外,还有法拉第筒、照相版等。

三、质谱仪类型

质谱仪种类非常多,工作原理和应用范围也有很大的不同。从应用角度进行分类,视分析对象是有机物还是无机物可分为有机质谱仪和无机质谱仪。

(一)有机质谱仪

主要用于有机化合物的结构鉴定,它能提供化合物的分子量、元素组成以及官能团等结构信息。由于应用特点不同,又可分为以下几种。

1.气相色谱-质谱联用仪(GC-MS)

在这类仪器中,由于质谱仪工作原理不同,又有气相色谱-四极质谱仪、气相色谱-飞行时间质谱仪、气相色谱-离子阱质谱仪等。

2.液相色谱-质谱联用仪(LC-MS)

液相色谱-四极质谱仪、液相色谱-离子阱质谱仪、液相色谱-飞行时间质谱仪,以及各种各样的液相色谱-质谱-质谱联用仪。

3.其他有机质谱仪

主要有基质辅助激光解吸飞行时间质谱仪（MALDI-TOF-MS）、傅里叶变换质谱仪（FT-MS）等。

（二）无机质谱仪

无机质谱仪主要用于无机元素微量分析和同位素分析等方面。无机质谱仪与有机质谱仪工作原理不同的是物质离子化的方式不一样,无机质谱仪是以电感耦合高频放电（ICP）或其他的方式使被测物质离子化。包括辉光放电质谱仪（GD-MS）、二次离子质谱仪（SI-MS）、火花源质谱仪（SS-MS）、加速器质谱仪（A-MS）、激光电离质谱仪（LI-MS）、热电离质谱仪（TI-MS）、电感耦合等离子体质谱仪（ICP-MS）等。

四、串联质谱

串联质谱（tandem mass spectrometry,TMS 或 MS/MS）是在单极 MS 基础上引入第二级质谱形成。串联质谱可分为空间串联和时间串联两种。空间串联是由几个质量分析器串联而成,不同的分析器和离子源间可进行多种组合,构成不同性能的 MS 仪,如 ESI-IT-MS、MALDI-TOF-MS 等。两种不同类型的 MS 串接在一起可以形成二维 MS,如四极杆 MS 与 TOF-MS 的串联（Q-TOF-MS）。另外,为降低复杂样品的分析难度,可将具有很好分离能力的毛细管 HPLC、CE 或 CEC 与 MS 联用,从而充分利用二者的优点,既能提高分离效率,简化分析体系,又能保证分析的准确性,大大扩展了 MS 的应用范围。

目前,串联 MS 以三重四极杆串联 MS（TQ-MS）为主,它可进行二级 MS 裂解。TQ-MS 的一个显著优点是可对未知化合物进行定量和定性分析,尤其是 ESI 与 TQ-MS 联用后,可扩大 TQ-MS 的质量检测范围,但其缺点是分辨率较低。

MALDI-Q-TOF-MS 将 MALDI 离子源与四极杆和 TOF 二个质量分析器串联,既可测定肽质量指纹谱,又可通过 MS-MS 测定肽序列标签。MALDITOF-TOF-MS 则是将两个 TOF 质量分析器串联在一起,不但具有 MALDI-Q-TOF-MS 的优点,同时还具有高能碰撞诱导解离（CID）能力,使 MS 真正成为高通量的蛋白质测序工具。

傅里叶变换离子回旋共振质谱（FT-ICR-MS）是时间串联 MS,分辨率和准确度很高,并有多级 MS 功能,且可直接与 2-DE 联用。离子阱 MS 可通过改变阱里射频场达到 10 级 MS 裂解。

五、质谱在临床检验中的应用

（一）新生儿筛查

遗传代谢病就是有代谢功能缺陷的一类遗传病,多为单基因遗传病,包括代谢大分子类疾病:包括溶酶体贮积症（三十几种病）、线粒体病等,代谢小分子类疾病:氨基酸、有机酸、脂肪酸等。传统检测方法需要对每一种筛查项目进行一次单独实验,LC-MS/MS 则可对一份标本同时检测多种项目。目前已报道的遗传代谢病有 600 余种,MS/MS 的遗传代谢病筛查可以对其中约 50 种进行筛查,具体病种依不同地区而异,做到用一滴血样,在几分钟内一次分析近百种代谢物,检测多种遗传代谢病。

一般采用软电离,如电喷雾电离,结合三级串联四极杆质量分析系统,组成 ESI-QqQ 串联质谱进行检测。使用一次性采血针刺新生儿足跟,时间为出生后 72 小时至 7 天,将血滴在特殊的滤纸样本卡上,打孔后置于 96 孔板中,加入同位素内标,经甲醇抽提,氮气吹干,盐酸加热酸化、再次氮气吹干完全干燥,在有机相中溶解,进行上样测定。

(二)固醇类物质的测定

固醇类物质的特征是有一个四环的母核,其结构是环戊烷多氢菲,都是从乙酰辅酶 A 生物合成路径所衍生的。种类繁多,包括固醇类、维生素 D、胆汁酸、肾上腺皮质素、性激素以及致癌烃类等。

传统上采用免疫学方法测定,GC-MS 可用于未结合型类固醇的检测,快原子轰击离子源质谱(FAB-MS)可检测结合型类固醇,而 HPLC-MS 可同时检测结合型和未结合型类固醇。但是 HPLC 结合串联质谱具有敏感性高、重复性好、特异性强等特点,目前在临床常规生化检验中应用越来越广泛。离子化源一般采用电喷雾离子源(ESI)或大气压化学电离(APCI),结合三级串联四极杆质量分析系统组成 HPLC-MS/MS。

激素水平检测和先天性肾上腺增生等疾病的诊断。固醇类激素一般可用 GC-MS 或免疫分析方法检测,运用 LC-MS/MS 可提高特异性,并且不需要复杂的样品处理;LC-MS/MS 在药物滥用及兴奋剂检测方面也具有重要意义,它可以检测合成代谢类激素,如雄烯二酮、睾酮和双氢睾酮等,相对其他方法灵敏度更高;诊断先天性肾上腺增生通常采用免疫学方法测定 17-羟孕酮、氢化可的松、雄烯二酮,假阳性率非常高,用 LC-MS/MS,可将假阳性率降低约 85%;LC-MS/MS 的检测结果对良性前列腺增生与其他有临床表现的雄激素依赖性疾病的鉴别诊断也有重要价值,还可用于甲状腺疾病的诊断。

血液中维生素 D 的检测:维生素 D 在血液中主要以 25-(OH)-D 的形式运输,其浓度最高,最稳定,半衰期最长(两周左右),因此血清 25-(OH)-D 浓度是评价体内维生素 D 营养状况最为有效的指标。通常将 25-(OH)-D>30 ng/mL、20~30 ng/mL、<20 ng/mL 分别定义为维生素 D 充足、不足或缺乏。目前认为 LC-MS/MS 同时测定 25-(OH)-D_2 和 25-(OH)-D_3 是最理想的临床检测方法。

(三)治疗药物监测

目前治疗药物监测(TDM)主要通过免疫化学方法,简单易行但所测药物种类较少。LC-MS/MS 技术准确性更高而且可用于绝大部分药物的监测。研究证明大多数抗癌药都可以通过 LC-MS/MS 进行准确检测,比如环磷酰胺、顺铂、氟尿嘧啶等,而且还可以对多种抗癌药物进行同时检测,不仅减轻了患者负担,而且加快了临床工作效率。移植后患者需要应用大量免疫抑制剂以减少免疫排斥反应发生,免疫抑制剂只有在特定浓度范围内才能发挥理想作用。免疫抑制剂在不同个体以及人群之间的药物动力学特征差别很大,LC-MS/MS 可更加准确地进行测定。LC-MS/MS 还可以测定唾液样本中的环孢素浓度,这也是其他方法无法实现的。LC-MS/MS还可用于抗 HIV 感染的逆转录酶抑制剂拉米夫定和齐多夫定浓度监测、抗生素临床用量以及心血管药物浓度监测等方面。

(四)无机离子的检测

1.电感耦合等离子体质谱仪

电感耦合等离子体质谱仪(inductively coupled plasma mass spectrometry,ICP-MS)是以独特的接口技术将电感耦合等离子体(ICP)的高温电离特性与四极杆质谱仪的灵敏快速扫描的优点相结合而形成的一种新型的元素和同位素分析技术。该技术具有检出限极低、动态线性范围极宽、谱线简单、干扰少、分析精密度高、分析速度快以及可提供同位素信息等分析特性,是目前公认的多元素同时分析的最好技术,应用非常广泛。

构造包括进样系统、电感耦合等离子体离子源(ICP)、接口(采样锥和截取锥)、离子光学系统、四极杆质谱仪(MS)、检测器和内置于质谱仪中的真空泵系统,外部连接有循环冷却水装置、气路。整个仪器由计算机软件进行控制。

2.同位素稀释质谱法

同位素稀释质谱法(isotopic dilution mass spectrometry,ID-MS)是一种准确的化学成分定量分析方法,该方法是借助于同位素质谱的精密测量与化学计量的准确称重,来求得某一基体中的同位素、元素或分子个数。国际化学计量委员会的物质量咨询委员会(ICPM-CCQM)在1995年的会议上确认了同位素稀释-质谱法、精密库仑法、重量法、电位滴定法、凝固点下降法是具有可提供权威性的化学测量方法。其中,同位素稀释质谱法是唯一能直接提供微量、痕量和超痕量的权威方法。

同位素稀释质谱法原理:在未知样品中加入已知量的浓缩同位素(即稀释剂),在稀释剂与样品中的天然丰度同位素达到混合平衡后,用质谱测量混合样品中同位素丰度比,待测元素含量可直接由测量比值计算出来。由于被测量的同位素比值精密度很高,重复性很好。因此,可获得高精度和准确度的浓度测量结果。在临床生化检验中一般作为决定性方法。

(五)蛋白质标志物的筛查和鉴定

1.基质辅助激光解吸电离飞行时间质谱

基质辅助激光解吸电离飞行时间质谱(MALDI-TOF-MS)是用基质辅助激光解吸电离(MALDI)作为离子化源、飞行时间(TOF)作为质量分析器组成的质谱仪。MALDITOF-MS具有灵敏度高、准确度高及分辨率高等特点,为生命科学等领域提供了一种强有力的分析测试手段,并正扮演着越来越重要的作用。它可用于肽质量指纹谱分析(peptide mass fingerprinting,PMF)、肽序列标签分析(peptide sequence tag,PST)、蛋白质分子量的测定和寡核苷酸分析等。

2.表面增强激光解析电离飞行时间质谱

表面增强激光解析电离飞行时间质谱(SELDI-TOF-MS)主要由三部分组成,即蛋白质芯片、芯片阅读器和分析软件。芯片阅读器就是SELDI-TOF-MS。

(1)蛋白质芯片:SELDI-TOF-MS的核心技术。根据芯片表面修饰的不同可分为:化学表面芯片和生物表面芯片。化学表面芯片又可分为疏水(hydrophobic surface,HS)、亲水(normal phase,NP)、弱阳离子交换(weak cation exchange,WCX)、强阴离子交换(strong anion exchange,SAX)、金属离子螯合(immobilized metal affinity capture,IMAC)等。这些芯片可以根据蛋白质的化学特性如疏水或亲水性及所带电荷而选择性地捕获特异蛋白质。其优点是:①直接用体液样本进行分析,如血清、尿、脑脊液等。②样品量少,只需0.5~5 μL,或2 000个细胞即可检测。③高通量,操作自动化。④可发现低丰度、小分子量蛋白质,并能测定疏水蛋白质特别是膜蛋白质。生物表面芯片是利用特异的生物学反应从而分离某一特异蛋白质。可分为抗原-抗体、受体-配体、DNA-蛋白质、酶-底物等芯片。

其特点是:①特异性高;②可以定量,如利用单克隆抗体芯片,由于结合至芯片上的抗体是定量的,故可以测定抗原量,但一般飞行质谱不能用于定量分析;③功能广,如利用单克隆抗体芯片,可鉴定未知抗原/蛋白质,以减少测定蛋白质序列的工作量,还可替代Western Blot等。

蛋白质芯片上有8~24个上样点,根据检测目的的不同选用不同种类的芯片。将样本加到芯片上以后,经过一段时间的结合反应,芯片能和复杂样本中的特定蛋白质结合,然后用缓冲液或水洗去不结合的非特异分子,就可获得保留的高分辨率的蛋白质谱,再加上能量吸收分子溶液,当溶液干燥后,就可以把芯片放到芯片阅读器中进行质谱分析。

(2)芯片阅读器:就是激光解析电离飞行时间质谱仪。在一定强度的激光打击下,结合在芯片上的蛋白质发生电离和解吸附,不同质量的带电离子在通过电场时被加速。由于这些离子的质量电荷比不同,它们在真空场中飞行的时间长短不一致,记录仪通过检测飞行时间的长短,得出质量电荷比。被测定的蛋白质以一系列峰的形式出现,绘制成质谱图,直接显示样本中各种蛋白质的分子量、含量等信息。整个测定过程可在几十分钟内完成,方法敏感、特异性高,不会破坏所测定的蛋白质的结构。该技术可检测微量蛋白质,检测极限为 1 fmol。

(3)分析软件:SELDI 软件能快速处理、分析大量的质谱图信息。将正常人与某种疾病患者的图谱比较,就能发现和捕获疾病的特异性相关蛋白质。

(六)微生物鉴定

LC-MS/MS 可对细菌的多种成分进行分析,包括蛋白质、脂类、脂多糖(LPS)和脂寡糖(LOS)、DNA、多肽及其他可被离子化的分子。菌体内某些成分,能给出唯一的 m/z 作为生物标志特异地鉴定细菌。例如,通过对种间和株间特异保守峰如 3-羧基脂肪酸(内毒素的标志物)、麦角固醇(真菌数量的标志物)、胞壁酸(肽聚糖的标志物)等进行分析,可以进行细菌识别。蛋白质在细菌体内的含量较高,常用于细菌属、种和株的鉴定。LPS 和 LOS 是革兰阴性菌的外部细胞膜成分,是细菌毒性的主要组成部分,其混合物易于提取,去除脂肪酸残基后肼解,对产物进行质谱分析,可用于血清型分类。

(傅春花)

第六节 电 泳 技 术

一、电泳技术的基本原理和分类

(一)电泳

带电颗粒在电场作用下向着与其电性相反的电极移动的现象称为电泳。不同的带电颗粒在同一电场中的运动速度不同,其泳动速度用迁移率(或称泳动度)来表示。

迁移率 μ 指带电颗粒在单位电场强度下的泳动速度。它与球形分子的半径(r)、介质黏度(η)、颗粒所带电荷(Q)有关。

(二)分类

根据电泳是在溶液还是在固体支持物中进行,可将电泳分为自由电泳和支持物电泳。自由电泳包括显微电泳(也称细胞电泳)、移界电泳、柱电泳、等速电泳等。区带电泳则包括滤纸电泳(常压及高压)、薄层电泳(薄膜及薄板)、凝胶电泳(琼脂、琼脂糖、淀粉胶、聚丙烯酰胺凝胶)等。临床检验中常用的是区带电泳。

二、影响电泳迁移率的外界因素

(一)电场强度

电场强度是指单位长度(cm)的电位降。电场强度越高,则带电颗粒泳动越快。当电压在

500 V 以下,电场强度在 $2\sim10$ V/cm 时为常压电泳。电压在 500 V 以上,电场强度在 $20\sim200$ V/cm时为高压电泳。

(二)溶液的 pH

溶液的 pH 决定被分离物质的解离程度和质点的带电性质及所带净电荷量。例如蛋白质分子,它是既有酸性基团(—COOH),又有碱性基团(NH₂)的两性电解质。在某一溶液中所带正负电荷相等,即分子的净电荷等于零,此时,蛋白质在电场中不再移动,溶液的这个 pH 为该蛋白质的等电点(pI);若溶液 pH 处于等电点酸侧,即 pH<pI,则蛋白质带正电荷,在电场中向负极移动;若溶液 pH 处于等电点碱侧,即 pH>pI,则蛋白质带负电荷,向正极移动。溶液的 pH 离 pI 越远,质点所带净电荷越多,电泳迁移率越大。因此在电泳时,应根据样品性质,选择合适的 pH 疾缓冲液。

(三)溶液的离子强度

电泳液中的离子浓度增加时会引起电泳颗粒迁移率的降低。其原因是离子强度影响电泳颗粒的电动势。另外,离子强度过低会导致缓冲能力减弱,也会影响泳动速度。一般最适合的离子强度为 $0.02\sim0.2$。

(四)电渗现象

电场作用下液体对于固体支持物的相对移动称为电渗。其产生的原因是固体支持物多孔,且带有可解离的化学基团,因此常吸附溶液中的正离子或负离子,使溶液相对带负电或正电。因此,在电泳时,带电颗粒泳动的表观速度是颗粒本身的泳动速度和电渗携带颗粒的移动速度的矢量和。

(五)支持物的选择

一般要求支持物均匀,吸附力小,否则电场强度不均匀,影响区带的分离。

(六)焦耳热的影响

电泳过程中产生焦耳热,其大小与电流强度的平方成正比。热对电泳影响很大,温度升高时,迁移率增加,分辨率下降。可通过控制电压或电流,也可配备冷却装置以维持恒温。

三、电泳分析常用方法

(一)醋酸纤维素薄膜电泳

以醋酸纤维素薄膜为支持介质的电泳称为醋酸纤维素薄膜电泳。醋酸纤维素是将纤维素的羟基经过乙酰化而形成,是纤维素醋酸酯。由该物质制成的薄膜称为醋酸纤维素薄膜。醋酸纤维素膜经过冰醋酸乙醇溶液或其他透明液处理后可使膜透明化有利于对电泳图谱的光吸收扫描测定和膜的长期保存。

醋酸纤维素薄膜电泳具有操作简单、快速、价廉等特点,目前广泛用于分析检测血液、脑脊液、尿液中蛋白、酶等的分析检测中。

(二)琼脂糖凝胶电泳

以琼脂糖为支持物的电泳称为琼脂糖凝胶电泳。琼脂糖的结构单元是D-半乳糖和3,6-脱水-L-半乳糖。许多琼脂糖链依氢键及其他力的作用使其互相盘绕形成绳状琼脂糖束,构成大网孔型凝胶。目前,临床上常用琼脂糖作为电压支持物,用于分析血清蛋白、血红蛋白、脂蛋白、糖蛋白,以及乳酸脱氢酶、碱性磷酸酶等同工酶的分离和鉴定。

临床上常用的免疫电泳也是以琼脂糖为支持物。免疫电泳是将琼脂糖凝胶电泳和双向琼脂扩散结合起来,用于分析抗原组成的一种定性方法。此项技术既有抗原抗体反应的高度特异性,又有电泳分离技术的快速、灵敏和高分辨力。近年来本法主要用于:血清蛋白组分的分析,如多发性骨髓瘤、肝病、全身性红斑狼疮等;抗原、抗体的纯度检测;抗体各组分的研究等。也常用于检测血清中乙型肝炎表面抗原(HBsAg)、甲胎蛋白、各类免疫球蛋白的定性和半定量。

此外,以琼脂糖为支持物的电泳还可用于核酸的分离与鉴定。普通的琼脂糖凝胶电泳可以分离小于 20 kb 的 DNA。更大的 DNA 分子可用脉冲场凝胶电泳(pulsed field gel electrophoresis,PFGE)。

(三)聚丙烯酰胺凝胶电泳

聚丙烯酰胺凝胶是由丙烯酰胺单体和甲叉双丙烯酰胺交联剂在催化剂(如过硫酸铵)和加速剂作用下形成的凝胶,以此为支持物的电泳称为聚丙烯酰胺凝胶电泳(polyacrylamide gel electrophoresis,PAGE)。目前有不同类型的聚丙烯酰胺凝胶电泳。

1.连续和不连续聚丙烯酰胺凝胶电泳

根据其有无浓缩效应,将其分为连续系统和不连续系统。前者电泳体系中缓冲液 pH 及凝胶浓度相同,带电颗粒在电场作用下主要靠电荷效应和分子筛效应进行分离;后一电泳体系中,缓冲液的离子成分、pH、凝胶浓度及电位梯度均不连续,带电颗粒在电场中不仅有电荷效应、分子筛效应,还有浓缩效应,因此其分离条带的清晰度和分辨率都比前者好。

2.变性和非变性聚丙烯酰胺凝胶电泳

在电泳的过程中,非变性聚丙烯酰胺凝胶电泳中的蛋白质能够保持完整状态,并依据蛋白质的分子量大小、蛋白质的形状及其所附带的电荷量而逐渐呈梯度分开。而变性聚丙烯酰胺凝胶电泳是在电泳体系中加入了十二烷基硫酸钠(SDS),SDS 是阴离子去污剂,它能断裂分子内和分子间的氢键,使分子去折叠,破坏蛋白分子的二、三级结构。因此,SDS-PAGE 仅根据蛋白质亚基分子量的不同分离蛋白质,而与所带电荷和形状无关。SDS-PAGE 也可分为连续和不连续两种。

3.聚丙烯酰胺梯度凝胶电泳

利用梯度装置形成聚丙烯酰胺凝胶由高到低的浓度梯度,即孔径梯度(pore gradient,PG),由此形成聚丙烯酰胺梯度凝胶电泳(PG-PAGE)。浓度越大,形成的孔径越小。蛋白质的最终迁移位置仅取决于其本身分子大小。

4.聚丙烯酰胺凝胶等电聚焦电泳

等电聚焦(isoelectric focusing,IEF)是一种利用有 pH 梯度的介质分离等电点不同的蛋白质的电泳技术。利用各种蛋白质等电点(pI)不同,以聚丙烯酰胺凝胶为电泳支持物,并在其中加入两性电解质载体,在电场的作用下,蛋白质在 pH 梯度凝胶中泳动,当迁移至其 pI=pH 处,则不再泳动,而浓缩成狭窄的区带,这种分类蛋白质的方法称为聚丙烯酰胺凝胶等电聚焦电泳(IEF-PAGE)。在 IEF 的电泳中,具有 pH 梯度的介质其分布是从阳极到阴极,pH 逐渐增大。由于其分辨率可达 0.01 pH 单位,因此特别适合于分离分子量相近而等电点不同的蛋白质组分。

IEF-PAGE 操作简单,一般的电泳设备就可进行,电泳时间短,分辨率高。应用范围广,可用于分离蛋白质和 pI 测定,也可用于临床检验。

5.聚丙烯酰胺凝胶双向电泳

即二维电泳(two-dimensional electrophoresis,2DE),由两种类型的 PAGE 组合而成。样品经第一向电泳分离后,再以垂直它的方向进行第二向电泳。双向电泳目前已经发展出多种组合。例如 IEF/SDS-PAGE,就是根据生物分子间等电点及相对分子质量不同的特点,建立了以第一向为 IEF-PAGE、第二向为 SDS-PAGE 的双向电泳技术。再如 IEF/PG-PAGE,第一向为 IEF-PAGE,第二向为 PG-PAGE。

由于双向电泳具有高分辨率,在蛋白质分离鉴定,特别是蛋白质组学研究中广泛应用。

6.毛细管电泳

毛细管电泳(capillary electrophoresis,CE)又称高效毛细管电泳(high performance capillary electrophoresis,HPCE),是一类以高压直流电场为驱动力,以极细管道为分离通道,依据样品中各组分的分子质量、电荷、滴度等差异而实现分离的液相分离技术。

毛细管电泳系统的基本结构包括高压电源、毛细管柱、进样系统、两个缓冲液槽、检测器、冷却系统和数据处理系统。根据其分离介质不同,毛细管电泳可分为不同类型,如毛细管区带电泳(capillary zone electrophoresis,CZE)、毛细管凝胶电泳(capillary gel electrophoresis,CGE)、胶束电动毛细管色谱(micellar electrokinetic capillary chromatography,MECC)、毛细管等速电泳(capillary isotachophoresis,CITP)、毛细管等电聚焦(capillary isoelectric focusing electrophoresis,CIFE)、毛细管电色谱(capillary electrokinetic chromatography,CEC)和亲和毛细管电泳(affinity capillary electrophoresis,ACE)等。

毛细管电泳在生物医学领域得到广泛应用,可用于多种有机、无机离子分析,药物测定,蛋白质、多肽、核酸分析,具有分析速度快、高灵敏度、高分辨率和高重复性等优点。

四、电泳染色方法

经醋酸纤维素薄膜、琼脂糖凝胶、聚丙烯酰胺凝胶等支持物电泳分离的各种生物分子需要通过染色使其在支持物相应位置上显示出谱带,从而检测其纯度、含量及生物活性。不同的分离物质选择不同的染色方法。

(一)蛋白质染色

蛋白质染色常采用染料,各种染料染色蛋白质的原理不同,灵敏度各异,使用时根据需要加以选择。对于糖蛋白、脂蛋白需要特殊染料。

(二)同工酶染色

同工酶经电泳分离后可用不同染色法加以鉴定,常用的染色方法有以下几种。

1.底物显色法

利用酶促反应的底物本身无色,而反应后的产物显色,证实酶的存在。此法常用于水解酶的鉴定。例如酸性磷酸酶可将磷酸酚酞分解为磷酸盐和酚酞,酚酞在碱性条件下呈红色。

2.化学反应染色法

用各种化学试剂使酶促反应的产物或未分解的底物显色。如酸性磷酸酶可催化 α-萘酚磷酸盐生成磷酸盐和 α-萘酚,生成的 α-萘酚可用偶氮染料染色。

3.荧光染色法

无荧光的底物在酶促反应后产物呈荧光,或者使有荧光的底物转变成无荧光的产物。例如磷酸酶或糖苷酶可催化 4-甲基伞形基磷酸酯(或糖苷)生成 4-甲基伞形酮而呈现荧光。

4.电子转移染色法

以 NAD$^+$ 或 NADP$^+$ 为辅酶的脱氢酶,在顺向反应产生的 NADH 或 NADPH 可将氢原子转移至甲硫吩嗪(PMS),后者再将电子不可逆地转移给氯化硝基四氮唑蓝(NBT)类化合物,生成有色化合物,从而显示酶带。这种方法可显示各种脱氢酶的存在。

5.酶偶联染色法

这种方法主要用于酶促反应直接底物或产物均不显色,加入另一种指示酶则可使产物通过电子转移而显色。如用葡萄糖-6-磷酸脱氢酶(G-6-PD)为指示酶可用于己糖激酶、葡萄糖磷酸异构酶同工酶的显色,而乳酸脱氢酶为指示酶,可用于丙氨酸氨基转移酶、磷酸激酶、肌酸激酶等同工酶的显色。

(张 芬)

第七节 层析技术

层析技术又称色谱法,是一种基于被分离物质的物理、化学及生物学特性的不同,使它们在某种基质中移动速度不同而进行分离和分析的方法。例如,物质在溶解度、吸附能力、立体化学特性及分子的大小、带电情况及离子交换、亲和力的大小及特异的生物学反应等方面的差异,可以利用其在流动相与固定相之间的分配系数不同,达到彼此分离的目的。

一、层析的基本概念

(一)固定相

固定相是层析的一个基质。它可以是固体物质(如吸附剂、凝胶、离子交换剂等),也可以是液体物质(如固定在硅胶或纤维素上的溶液),这些基质能与待分离的化合物进行可逆的吸附、溶解、交换等作用。它对层析的效果起着关键的作用。

(二)流动相

在层析过程中,推动固定相上待分离的物质朝着一个方向移动的液体、气体或超临界体等,都称为流动相。柱层析中一般称为洗脱剂,薄层层析中称为展层剂。它也是层析分离中的重要影响因素之一。

(三)分配系数

分配系数是指在一定的条件下,某种组分在固定相和流动相中含量(浓度)的比值,常用 K 来表示,$K = Cs/Cm$(其中 Cs:固定相中的浓度,Cm:流动相中的浓度)。分配系数是层析中分离纯化物质的主要依据。

(四)迁移率

在一定条件下,在相同的时间内某一组分在固定相移动的距离与流动相本身移动的距离之比值。常用 Rf 来表示,$Rf \geqslant 1$。可以看出,K 增加,Rf 减少;反之,K 减少,Rf 增加。

实验中还常用相对迁移率的概念。相对迁移率是指:在一定条件下,在相同时间内,某一组分在固定相中移动的距离与某一标准物质在固定相中移动的距离之比值。它可以$\leqslant 1$,也可以> 1。用 Rx 来表示。

不同物质的分配系数或迁移率是不同的。分配系数或迁移率的差异程度是决定几种物质采用层析方法能否分离的先决条件。很显然,差异越大,分离效果越理想。

分配系数主要与下列因素有关:被分离物质本身的性质;固定相和流动相的性质;层析柱的温度。

(五)分辨率

分辨率一般定义为相邻两个峰的分开程度,用 Rs 来表示,作为衡量层析柱分离总效能的综合指标。层析峰之间距离远,层析峰峰宽窄,代表分辨率高。

二、层析技术分类

层析根据不同的标准可以分为多种类型。

(一)根据固定相基质的形式分类

层析可以分为纸层析、薄层层析和柱层析。

1.纸层析

纸层析指以滤纸作为基质的层析。

2.薄层层析

薄层层析将基质在玻璃或塑料等光滑表面铺成一薄层,在薄层上进行层析。

3.柱层析

柱层析指将基质填装在管中形成柱形,在柱中进行层析。

纸层析和薄层层析主要适用于小分子物质的快速检测分析和少量分离制备,通常为一次性使用,而柱层析是常用的层析形式,适用于样品分析、分离。生物化学中常用的凝胶层析、离子交换层析、亲和层析、高效液相色谱等都通常采用柱层析形式。

(二)根据流动相的形式分类

层析可以分为液相层析和气相层析。

1.气相层析

气相层析是指流动相为气体的层析。气相层析测定样品时需要气化,大大限制了其在生化领域的应用。

2.液相层析

液相层析指流动相为液体的层析。根据其流动相的压力大小分为普通液相层析、高压液相层析和超高压液相层析。液相层析是生物领域最常用的层析形式,适用于许多生物样品的分析、分离。

(三)根据流动相和固定性的极性分类

可分为正相色谱与反相色谱。

1.正相色谱

正相色谱是指固定相的极性高于流动相的极性,因此,在这种层析过程中,非极性分子或极性小的分子比极性大的分子移动的速度快,先从柱中流出来。

2.反相色谱

反相色谱是指固定相的极性低于流动相的极性,在这种层析过程中,极性大的分子比极性小的分子移动的速度快而先从柱中流出。

一般来说,分离纯化极性大的分子(带电离子等)采用正相色谱(或正相柱),而分离纯化极性小的有机分子(有机酸、醇、酚等)多采用反相色谱(或反相柱)。

(四)根据分离的原理不同分类

层析主要可以分为吸附层析、分配层析、凝胶过滤层析、离子交换层析、亲和层析等。

1.离子交换层析

离子交换层析是以离子交换剂为固定相,根据物质的带电性质不同而进行分离的一种层析技术。

2.分配层析

分配层析是根据在一个有两相同时存在的溶剂系统中,不同物质的分配系数不同而达到分离目的的一种层析技术。

3.吸附层析

吸附层析是以吸附剂为固定相,根据待分离物与吸附剂之间吸附力不同而达到分离目的的一种层析技术。

4.凝胶过滤层析

凝胶过滤层析是以具有网状结构的凝胶颗粒作为固定相,根据物质的分子大小进行分离的一种层析技术。

5.亲和层析

亲和层析是根据生物大分子和配体之间的特异性亲和力(如酶和底物、抗体和抗原、激素和受体等),将某种配体连接在载体上作为固定相,而对能与配体特异性结合的生物大分子进行分离的一种层析技术。亲和层析是分离生物大分子最为有效的层析技术,具有很高的分辨率。

三、主要的层析技术

(一)薄层层析

薄层层析(thin-layer chromatography,TLC)是将固定相与支持物制作成薄板或薄片,流动相流经该薄层固定相而将样品分离的层析系统。按所用固定相材料不同,有吸附、分配、离子交换、凝胶过滤等薄层层析。其特点是样品用量少、分析快速、设备简单。

(二)柱层析

柱层析是最常用的层析类型。普通柱层析装置简单,一般包括固定性、流动相、层析柱和检测器等。其过程包括:首先根据分离物质的特性,选择合适的固定性(离子交换剂、凝胶、亲和吸附剂等)和流动相;对固定性进行预处理;装柱;平衡;样品上柱及洗脱;洗脱液的检测分析等。

柱层析在临床生化检验中常用。例如用 Bio-Rex 70 阳离子交换树脂作为固定性,不同 pH 的磷酸盐缓冲液作为流动性检测糖化血红蛋白。如采用硼酸缓冲液作为流动性还可用于儿茶酚胺激素的测定。

(三)气相层析

气相层析(gas chromatography,GC)是一种特殊的柱层析,是用气体作流动相的色谱。气相层析由于所用的固定相不同,可以分为两种,用固体吸附剂作固定相的叫气固层析,用涂有固定液的单体作固定相的叫气液层析。按层析分离原理来分,气相层析法亦可分为吸附层析和分配层析两类,在气固层析中,固定相为吸附剂,气固层析属于吸附层析,气液层析属于分配层析。

气相层析一般用气相色谱仪完成。其基本构造有两部分,即分析单元和显示单元。前者主要包括气源及控制计量装置、进样装置、恒温器和色谱柱。后者主要包括检测器和自动记录仪。色谱柱(包括固定相)和检测器是气相色谱仪的核心部件,应根据被分离物质的性质来选择合适的色谱柱和检测器。通常采用的检测器有热导检测器、火焰离子化检测器、氮离子化检测器、超声波检测器、光离子化检测器、电子捕获检测器、火焰光度检测器、电化学检测器、质谱检测器等。

气相色谱法主要用于以下几方面。①临床毒物的检测:包括药物、毒物、成瘾性物质、兴奋剂等;②激素类物质:如雌三醇、孕二醇、孕三醇、睾丸激素等;③其他生化物质,如血液、尿液等体液中的脂肪酸、氨基酸、甘油三酯、糖类、维生素多肽、寡核苷酸等小分子的分析鉴定。

(四)高效液相色谱

高效液相层析(high-performance liquid chromatography,HPLC)是在经典液相层析法基础上,引进了气相层析的理论,通过高压输液系统,形成的分离能力强、测定灵敏度高分析检测技术。

典型的高效液相层析仪包括输液系统、层析柱与检测系统三部分。流动相用高压泵输入。HPLC中所用的检测器最多应用的是紫外吸收检测,灵敏度可达纳克水平。此外,还有荧光检测器、示差折光检测器、电化学检测器、质谱仪等。

HPLC应用范围极广,无论是极性还是非极性,小分子还是大分子,热稳定还是不稳定的化合物均可用此法测定。对蛋白质、核酸、氨基酸、生物碱、类固醇和类脂等尤为有利。

(五)超高效液相色谱

超高效液相色谱(ultra-high performance liquid chromatography,UHPLC)是为了提高HPLC层析柱的柱效,采用粒径低于2 μm的小颗粒形成新型液相层析柱。小颗粒层析柱要求有更高的工作压力,需要更小的系统体积(死体积),并且需要能适应可能只有几秒峰宽的高速检测器,由此构成超高效液相色谱。它具有高速度、高分离度和高灵敏度等特点。

(贺红艳)

第八节 离心技术

离心技术是根据颗粒在做匀速圆周运动时受到一个外向的离心力的行为而发展起来的一种分离技术。这项技术应用很广,诸如分离出化学反应后的沉淀物,天然的生物大分子、无机物、有机物,在生物化学以及其他的生物学领域常用来收集细胞、细胞器及生物大分子物质。

离心方式多样,目前使用得比较多的有沉淀离心、差速离心、密度梯度离心、分析型超速离心等。

一、沉淀离心

沉淀离心技术是目前应用最广的一种离心方法,一般是指介质密度约1 g/mL,选用一种离心速度,使悬浮溶液中的悬浮颗粒在离心力的作用下完全沉淀下来的方法。沉降速度与离心力和颗粒大小有关。

二、差速离心法

它利用不同的粒子在离心力场中沉降的差别,在同一离心条件下,沉降速度不同,通过不断增加相对离心力,使一个非均匀混合液内的大小、形状不同的粒子分步沉淀的方法。操作过程中一般是在离心后用倾倒的办法把上清液与沉淀分开,然后将上清液加高转速离心,分离出第二部分沉淀,如此往复加高转速,逐级分离出所需要的物质。主要是利用颗粒的大小、密度和形状差异进行分离。

三、密度梯度离心

凡使用密度梯度介质离心的方法均称为密度梯度离心，或称区带离心。密度梯度离心主要有两种类型，即速度区带离心和等密度区带离心。

(一)速率区带离心法

根据大小不同、形状不同的颗粒在梯度液中沉降速度不同建立起来的分离方法。在离心前于离心管内先装入密度梯度介质(如蔗糖、CsCl等)，待分离的样品位于梯度液的上面，同梯度液一起离心。梯度液在离心过程中以及离心完毕后，取样时起着支持介质和稳定剂的作用，避免因机械振动而引起已分层的粒子再混合。

由于此法是一种不完全的沉降，沉降受物质本身大小的影响较大，一般是应用在物质大小相异而密度相同的情况。

(二)等密度区带离心法

根据颗粒密度的差异进行分离的方法。离心时，选择相应的密度介质和使用合适的密度范围是非常重要的。在等密度介质中的密度范围正好包括所有待分离颗粒的密度。样品可以加在密度梯度介质的上面，也可以与密度介质混合在一起，待离心后形成自成型的梯度。颗粒在这两种梯度介质中，经过离心，最终都停留在与其浮力密度相等的区域中，形成一个区带。等密度区带离心法只与样品颗粒的密度有关，而与颗粒的大小和其他参数无关，因此只要转速、温度不变，则延长离心时间也不能改变这些颗粒的成带位置。

此法一般应用于物质的大小相近，而密度差异较大时。常用的梯度液是CsCl。

四、分析性超速离心

与制备性超速离心不同，分析性超速离心主要是为了研究生物大分子的沉降特性和结构，而不是专门收集某一特定组分。因此它使用了特殊的转子和检测手段，以便连续监视物质在一个离心场中的沉降过程。分析性超速离心机主要由一个椭圆形的转子、一套真空系统和一套光学系统所组成。该转子通过一个柔性的轴联接成一个高速的驱动装置，此轴可使转子在旋转时形成自己的轴。转子在一个冷冻的真空腔中旋转，其容纳两个小室：分析室和配衡室。配衡室是一个经过精密加工的金属块，作为分析室的平衡用。分析室的容量一般为1 mL，呈扇形排列在转子中，其工作原理与一个普通水平转子相同。分析室有上下两个平面的石英窗，离心机中装有的光学系统可保证在整个离心期间都能观察小室中正在沉降的物质，可以通过对紫外光的吸收(如对蛋白质和DNA)或折射率的不同对沉降物进行监视。

分析性超速离心一般应用于测定生物大分子的相对分子重量、研究生物大分子的纯度和分析生物大分子中的构象变化。

（王华丽）

第三章

红细胞检验

第一节　红细胞计数

红细胞计数（red blood cell count，RBC）可采用自动化血液分析仪或显微镜检查法进行检测，以前者最为常用。血液分析仪进行红细胞计数的原理是电阻抗原理，在仪器计数结果不可靠（如红细胞数量较低、存在干扰等）需要确认、不具备条件使用血液分析仪时，可采用显微镜检查法进行红细胞计数。

一、检测方法

（一）血液分析仪检测法

1.原理

主要使用电阻抗原理进行检测。有的仪器采用流式细胞术加二维激光散射法进行检测，全血经专用稀释液稀释后，使自然状态下的双凹盘状扁圆形红细胞成为球形并经戊二醛固定，这种处理不影响红细胞的平均体积，红细胞通过测量区时，激光束以低角度前向光散射测量单个红细胞的体积和红细胞总数，可使红细胞计数结果更加准确。

2.仪器与试剂

血液分析仪及配套试剂（如稀释液、清洗液）、配套校准物、质控物。

3.操作

使用稀释液和特定装置定量稀释血液标本；检测稀释样本中的细胞数量；将稀释样本中的细胞数量转换为最终报告结果，即每升全血中的红细胞数量。不同类型血液分析仪的操作程序依照仪器说明书规定。

4.参考区间

以仪器法，静脉采血为标准：成年男性为$(4.3\sim5.8)\times10^{12}$/L，成年女性为$(3.8\sim5.1)\times10^{12}$/L。

（二）显微镜计数法

1.原理

显微镜检查方法用等渗稀释液将血液按一定倍数稀释并充入细胞计数板（又称牛鲍计数板）的计数池，在显微镜下计数一定体积内的红细胞数，经换算得出每升血液中红细胞的数量。

2.试剂与器材

(1)赫姆(Hayem)液:氯化钠 1.0 g,结晶硫酸钠($Na_2SO_4 \cdot 10H_2O$)5.0 g(或无水硫酸钠 2.5 g),氯化汞 0.5 g,分别用蒸馏水溶解后混合,再用蒸馏水加至 200 mL,混匀、过滤后备用;如暂无赫姆(Hayem)液,可用无菌生理盐水替代。

(2)改良 Neubauer 血细胞计数板、盖玻片。

(3)普通显微镜。

3.操作

(1)取中号试管 1 支,加红细胞稀释液 2.0 mL。

(2)用清洁干燥微量吸管取末梢血或抗凝血 10 μL,擦去管外余血后加至红细胞稀释液底部,再轻吸上层清液清洗吸管 2～3 次,然后立即混匀。

(3)混匀后,用干净微量吸管将红细胞悬液充入计数池,不得有空泡或外溢,充池后静置 2～3 分钟后计数。

(4)高倍镜下依次计数中央大方格内四角和正中 5 个中方格内的红细胞。对压线红细胞按"数上不数下、数左不数右"的原则进行计数。

4.结果计算

红细胞数 $/L=$ 5 个中方格内红细胞数 $\times 5 \times 10 \times 200 \times 10^6 =$ 5 个中方格内红细胞数 $\times 10^{10} = \dfrac{5 \text{ 个中方格内红细胞数}}{100} \times 10^{12}$

式中,$\times 5$:5 个中方格换算成 1 个大方格;$\times 10$:1 个大方格容积为 0.1 μL,换算成 1.0 μL;$\times 200$:血液的实际稀释倍数应为 201 倍,按 200 是便于计算;$\times 10^6$:由 1 μL 换算成 1 L。

5.注意事项

(1)显微镜计数方法由于计数细胞数量有限,检测结果的精密度较差,适用于红细胞数量较低标本的检测。

(2)红细胞的聚集可导致计数不准确。

(3)如计数板不清洁或计数板中的稀释液蒸发,也会导致结果增高或错误。

(4)配制的稀释液应过滤,以免杂质、微粒等被误认为细胞。

二、方法学评价

临床实验室主要使用血液分析仪进行红细胞计数,不仅操作简便、检测快速、重复性好,而且能够同时得到多个红细胞相关参数。使用配套校准物或溯源至参考方法的定值新鲜血实施校准后,可确认或改善检测结果的准确性。某些病理状态下(如白细胞数过高、巨大血小板、红细胞过小、存在冷凝集素等),仪器检测结果易受干扰,需使用手工法进行确认。手工法是传统方法,无须特殊设备,但操作费时费力,结果重复性较差,在常规检测中已较少使用。

三、临床意义

(一)生理性降低

主要见于生理性贫血,如婴幼儿、妊娠中后期孕妇及造血功能减退的老年人等。

(二)病理性降低

见于各种贫血,常见原因:①骨髓造血功能障碍,如再生障碍性贫血、白血病、骨髓瘤、骨髓纤维化；②造血物质缺乏或利用障碍，如缺铁性贫血、铁粒幼细胞贫血、巨幼细胞贫血；③急慢性失血，如手术或创伤后急性失血、消化道溃疡、寄生虫病；④血细胞破坏过多，如溶血性贫血；⑤其他疾病造成或伴发的贫血。

（三）生理性增高

见于生活在高原地区的居民、胎儿及新生儿、剧烈运动或重体力劳动的健康人。

（四）病理性增高

分为相对性增高和绝对性增高。相对性增高通常是由于血浆容量减少，致使血液中有形成分相对增多形成的暂时性假象，常由严重呕吐、多次腹泻、大面积烧伤、尿崩症、大剂量使用利尿药等引起。绝对性增高多与组织缺氧、血中促红细胞生成素水平升高、骨髓加速释放红细胞有关，见于以下几种。①原发性红细胞增多症：为慢性骨髓增殖性肿瘤，临床较为常见。②继发性红细胞增多症：见于肺源性心脏病、慢性阻塞性肺气肿及异常血红蛋白病等；与某些肿瘤和肾脏疾病有关，如肾癌、肝细胞癌、卵巢癌、肾移植后；此外，还见于家族性自发性促红细胞生成素浓度增高，药物（雌激素、皮质类固醇等）引起的红细胞增多等。

（康爱芹）

第二节　血红蛋白测定

氰化高铁血红蛋白（hemoglobin cyanide，HiCN）分光光度法是世界卫生组织和国际血液学标准化委员会（International Council for Standardization in Haematology，ICSH）推荐的参考方法，该方法的测定结果是其他血红蛋白测定方法的溯源标准。常规实验室多使用血液分析仪或血红蛋白计进行测定，无论采用何种原理的测定方法，均要求实验室通过使用血液分析仪配套校准物或溯源至参考方法的定值新鲜血实施校准，以保证 Hb 测定结果的准确性。

一、检测方法

（一）氰化高铁血红蛋白分光光度法

1.原理

血红蛋白（除硫化血红蛋白外）中的亚铁离子（Fe^{2+}）被高铁氰化钾氧化成高铁离子（Fe^{3+}），血红蛋白转化成高铁血红蛋白。高铁血红蛋白与氰根离子（CN^-）结合，生成稳定的氰化高铁血红蛋白（HiCN）。用分光光度计检测时，氰化高铁血红蛋白在波长 540 nm 处有一个较宽的吸收峰，它在 540 nm 处的吸光度同它在溶液中的浓度成正比。

2.试剂

氰化钾（KCN）0.050 g、高铁氰化钾[$K_3Fe(CN)_6$]0.200 g、无水磷酸二氢钾（KH_2PO_4）0.140 g、非离子表面活性剂[可用 Triton X-100，Saponic218 等]0.5～1.0 mL 分别溶于蒸馏水中，混合，再加蒸馏水至 1 000 mL，混匀。试剂为淡黄色透明溶液，pH 在 7.0～7.4，用冰点渗透压仪测定的渗透量应在 6～7 mmol/(kg·H_2O)。血红蛋白应在 5 分钟内完全转化为高铁血红蛋白。

3.操作

(1)标准曲线制备:将氰化高铁血红蛋白(HiCN)参考液稀释为四种浓度(200 g/L,100 g/L, 50 g/L,25 g/L),然后以 HiCN 试剂调零,分别测定其在 540 nm 处的吸光值。以血红蛋白浓度 (g/L)为横坐标,其对应的吸光度为纵坐标,在坐标纸上描点。用 Y(A₅₄₀)＝a＋bX(C)进行直线 回归处理。

(2)常规检测血红蛋白:先将 20 μL 血用 5.0 mL HiCN 试剂稀释,混匀,静置 5 分钟后,测定 待检标本在 540 nm 下的吸光值,按下面公式计算,从而得出待检标本的血红蛋白浓度。

$$C = \frac{A_{540} - a}{b} = (A_{540} - a) \div b$$

式中:A_{540}为患者待测 HiCN 在波长为 540 nm 的吸光值;C 为血红蛋白浓度,g/L;a 为截 距;b 为斜率。

4.注意事项

(1)血红蛋白测定方法很多,但无论采用何种方法,都应溯源至氰化高铁血红蛋白分光光度 法的结果。

(2)试剂应贮存在棕色硼硅有塞玻璃瓶中,不能贮存于塑料瓶中,否则会使 CN^- 丢失,造成 测定结果偏低。

(3)试剂应置于 2～8 ℃保存,不可冷冻,结冰可引起高铁氰化钾破坏,使试剂失效。

(4)试剂应保持新鲜,至少 1 个月配制 1 次。

(5)氰化钾是剧毒品,配试剂时要严格按剧毒品管理程序操作。

(6)脂血症或标本中存在大量脂蛋白可产生浑浊,可引起血红蛋白假性升高。白细胞数 $>20×10^9/L$,血小板计数 $>700×10^9/L$ 及异常球蛋白增高也可出现浑浊,均可使血红蛋白假性 升高。煤气中毒或大量吸烟引起血液内碳氧血红蛋白增多,也可使测定值增高。若因白细胞数 过多引起的浑浊,可离心后取上清液比色;若因球蛋白异常增高(如肝硬化患者)引起的浑浊,可 向比色液中加入少许固体氯化钠(约 0.25 g)或碳酸钾(约 0.1 g),混匀后可使溶液澄清。

(7)测定后的 HiCN 比色液不能与酸性溶液混合(目前大都用流动比色,共用 1 个废液瓶,尤 须注意这一点),因为氰化钾遇酸可产生剧毒的氢氰酸气体。

(8)为防止氰化钾污染环境,比色测定后的废液集中于广口瓶中处理。废液处理:①首先以水 稀释废液(1：1),再按每升上述稀释废液加入次氯酸钠 35 mL,充分混匀后敞开容器口放置15 小时 以上,使 CN^- 氧化成 CO_2 和 N_2 挥发,或水解成 CO_3^{2-} 和 NH_4^+,再排入下水道;②碱性硫酸亚铁除毒: 硫酸亚铁和 KCN 在碱性溶液中反应,生成无毒的亚铁氰化钾,取硫酸亚铁($FeSO_4·7H_2O$)50 g,氢 氧化钠 50 g,加水至 1 000 mL,搅匀制成悬液。每升 HiCN 废液,加上述碱性硫酸亚铁悬液 40 mL,不时搅匀,置 3 小时后排入下水道,但该方法的除毒效果不如前者好。

(9)HiCN 参考液的纯度检查:①波长 450～750 nm 的吸收光谱曲线形态应符合文献所述; ②$A_{540 nm}/A_{504 nm}$ 的吸光度比值应为 1.59～1.63;③用 HiCN 试剂作空白,波长 710～800 nm 处, 比色杯光径 1.0 cm 时,吸光度应小于 0.002。

(10)血液标本使用静脉血,静脉血用乙二胺四乙酸二钾(EDTA-K₂)抗凝。

(二)十二烷基硫酸钠血红蛋白测定法

由于 HiCN 法会污染环境,对环境保护不利。为此各国均相继研发不含 KCN 测定血红蛋 白的方法,如十二烷基硫酸钠血红蛋白(sodium lauryl sulfate hemoglobin,SLSHb)测定方法,但其测定结果应溯源到 HiCN 分光光度法。

1.原理

除硫化血红蛋白（SHb）外，血液中各种血红蛋白均可与十二烷基硫酸钠（sodium lauryl sulfate,SLS）作用，生成 SLS-Hb 棕色化合物，SLS-Hb 波峰在 538 nm，波谷在 500 nm。本法可用 HiCN 法定值的新鲜血，对血液分析仪进行校准或绘制标准曲线。

2.试剂

（1）血液分析仪商品试剂。

（2）自配试剂。①60 g/L 十二烷基硫酸钠的磷酸盐缓冲液：称取 60 g 十二烷基硫酸钠溶解于 33.3 mmol/L 磷酸盐缓冲液（pH 7.2）中，加 Triton X-100 70 mL 于溶液中混匀，再加磷酸盐缓冲液至 1 000 mL，混匀；②SLS 应用液：将上述 60 g/L SLS 原液用蒸馏水稀释 100 倍，SLS 最终浓度为 2.08 mmol/L。

3.操作

（1）按血液分析仪操作说明书的要求进行操作。

（2）末梢血检测方法（适用于婴幼儿、采血困难的肿瘤患者等）：准确吸取 SLS 应用液 5.0 mL 置于试管中，加入待测血 20 μL，充分混匀。5 分钟后置 540 nm 下以蒸馏水调零，读取待测管吸光度值，查标准曲线即得 SLS-Hb 结果。

（3）标准曲线绘制：取不同浓度血红蛋白的全血标本，分别用 HICN 法定值。再以这批已定值的全血标本，用 SLS-Hb 测定，获得相应的吸光度值，绘制出标准曲线。

4.参考区间

以仪器法，静脉采血为标准：成年男性，130～175 g/L；成年女性，115～150 g/L；新生儿，180～190 g/L；婴儿，110～120 g/L；儿童，120～140 g/L。

5.注意事项

（1）注意选用 CP 级以上的优质十二烷基硫酸钠[$CH_3(CH_2)_3SO_4Na$，MW 288.38]。

（2）本法配方溶血力很强，不能用同一管稀释标本同时测定血红蛋白和白细胞计数。

（3）其他环保的血红蛋白测定方法还很多，如碱羟血红蛋白测定法等。

（4）建议各临床实验室对参考区间进行验证后，采纳使用。

（5）为保证结果的可靠性，应尽可能使用静脉血进行检测。

二、临床意义

（一）生理性降低

主要见于生理性贫血，如生长发育迅速而导致造血原料相对不足的婴幼儿、妊娠中后期血容量明显增加而引起血液稀释的孕妇，以及造血功能减退的老年人。

（二）病理性降低

见于各种贫血，常见原因：①骨髓造血功能障碍，如再生障碍性贫血、白血病、骨髓瘤、骨髓纤维化；②造血物质缺乏或利用障碍，如缺铁性贫血、铁粒幼细胞贫血、巨幼细胞贫血（叶酸及维生素 B_{12} 缺乏）；③急慢性失血，如手术或创伤后急性失血、消化道溃疡、寄生虫病；④血细胞破坏过多，如遗传性球形红细胞增多症、阵发性睡眠性血红蛋白尿、异常血红蛋白病、溶血性贫血；⑤其他疾病（如炎症、肝病、内分泌系统疾病）造成或伴发的贫血。

(三)生理性增高

见于生活在高原地区的居民、胎儿及初生儿、健康人进行剧烈运动或从事重体力劳动时。

(四)病理性增高

分为相对性增高和绝对性增高。相对性增高通常是由于血浆容量减少,致使血液中有形成分相对增多形成的暂时性假象,多见于脱水血浓缩时,常由严重呕吐、多次腹泻、大量出汗、大面积烧伤、尿崩症、大剂量使用利尿药等引起。绝对性增高多与组织缺氧、血中促红细胞生成素水平升高、骨髓加速释放红细胞有关,见于:①原发性红细胞增多症:为慢性骨髓增生性疾病,临床较为常见,其特点为红细胞及全血容量增加导致皮肤黏膜暗红,脾大同时伴有白细胞和血小板增多。②继发性红细胞增多症:见于肺源性心脏病、阻塞性肺气肿、发绀型先天性心脏病及异常血红蛋白病等;与某些肿瘤和肾脏疾病有关,如肾癌、肝细胞癌、子宫肌瘤、卵巢癌、肾胚胎瘤和肾积水、多囊肾、肾移植后;此外,还见于家族性自发性促红细胞生成素浓度增高,药物(雌激素、皮质类固醇等)引起的红细胞增多等。

在各种贫血时,由于红细胞内血红蛋白含量不同,红细胞和血红蛋白减少程度可不一致。血红蛋白测定可以用于了解贫血的程度,如需要了解贫血的类型,还需做红细胞计数和红细胞形态学检查,以及与红细胞其他相关的指标测定。

(康爱芹)

第三节　血细胞比容测定

血细胞比容(hematocrit,Hct)可采用离心法或血液分析仪进行测定。微量离心法是国际血液学标准化委员会(ICSH)推荐的参考方法。临床实验室主要使用血液分析仪测定Hct,血液分析仪的检测结果应通过校准溯源至参考方法。

一、检测方法

(一)血液分析仪检测法

1.原理

仪器检测Hct的原理分为两类:一类是通过累积细胞计数时检测到的脉冲信号强度得出;另一类是通过测定红细胞计数和红细胞平均体积的结果计算得出,Hct=红细胞计数×红细胞平均体积。

2.仪器与试剂

血液分析仪及配套试剂、校准物、质控物、采血管等耗材。

3.操作

按血液分析仪说明书的要求进行操作。

4.参考区间

以仪器法,静脉采血为标准:成年男性,0.40～0.50;成年女性,0.35～0.45。

5.注意事项

血标本中有凝块、溶血、严重脂血等因素可导致检测结果不可靠。

(二)毛细管离心法

1.原理

离心法是将待测标本吸入孔径一致的标准毛细玻璃管并进行离心,血细胞与血浆分离并被压紧,通过测量血细胞柱和血浆柱的长度即可计算出血细胞占全血的体积比。

2.试剂与器材

(1)抗凝剂:以 EDTA-K_2 为最好。

(2)毛细管:毛细管用钠玻璃制成,长度为 75 mm±0.5 mm;内径为 1.155 mm±0.085 mm;管壁厚度为 0.20 mm,允许范围为 0.18~0.23 mm。

(3)毛细管密封胶:应使用黏土样密封胶或符合要求的商品。

(4)高速离心机:离心半径应大于 8.0 cm,能在 30 秒内加速到最大转速,在转动圆盘周边的 RCF 为 10 000~15 000 g 时,转动 5 分钟,转盘的温度不超过 45 ℃。

(5)刻度读取器,如微分卡尺。

3.操作

(1)将血标本与抗凝剂混匀时,动作应轻柔,避免血液中产生过多气泡。

(2)利用虹吸作用将抗凝静脉血吸入毛细管内,反复倾斜毛细管,使血柱离毛细管两端的距离分别大于 0.5 cm。

(3)将毛细管未吸血液的一端垂直插入密封胶,封口。密封胶柱长度为 4~6 mm。

(4)将毛细管编号,按次序放置于离心机上。密封的一端朝向离心机圆盘的周边一侧。

(5)RCF 至少为 10 000 g,离心 5 分钟。

(6)取出毛细管,测量其中红细胞柱、全细胞柱和血浆柱的长度。红细胞柱的长度除以全细胞柱和血浆柱的长度之和,即为血细胞比容。

4.注意事项

(1)采血应顺利,防止溶血及组织液混入。

(2)同一标本的测量结果之差不可大于 0.015。

(3)测量红细胞柱的长度时,不能将白细胞和血小板层计算在内。

(4)离心机应符合要求。

二、方法学评价

临床实验室主要使用血液分析仪进行 Hct 检测,其优点是检测速度快,精密度良好,适合批量标本的检测,使用配套校准物或溯源至参考方法的定值新鲜血实施校准后,可确认或改善检测结果的准确性;常规条件使用的离心法操作简单,但检测速度较慢,结果准确性易受离心条件的影响,在临床实验室较少使用。

三、临床意义

Hct 不仅与红细胞数量的多少有关,而且与红细胞的体积大小及血浆容量的改变有关。Hct 是诊断贫血的主要实验室检查指标之一,也是影响全血黏度的重要因素和纠正脱水及酸碱平衡失调时治疗的参考指标。

(一)Hct 增高

常导致全血黏度增加,呈现血液高黏滞综合征。临床研究表明,高血细胞比容与血栓形成密切相关,在诊断血管疾病的血栓前状态中也有显著意义。Hct 增高临床常见于:①各种原因所致的血液浓缩,使红细胞数量相对增多,如严重呕吐、腹泻、大量出汗、大面积烧伤等;②真性红细胞增多症;③继发性红细胞增多(如高原病、慢性肺源性心脏病等)的患者红细胞数量绝对增多,Hct 可显著增高。

(二)Hct 减低

见于:①正常孕妇;②各种类型贫血,如急慢性出血、缺铁性贫血和再生障碍性贫血,但 Hct 减少的程度与 RBC、Hb 的减少程度并非完全一致;③继发性纤维蛋白溶解症患者;④应用干扰素、青霉素、吲哚美辛(消炎痛)、维生素 A 等药物的患者。

(康爱芹)

第四节 红细胞平均指数测定

一、原理

临床不仅要根据红细胞计数、血红蛋白浓度及血细胞比容的变化对贫血进行诊断,还要利用 RBC、Hb 及 Hct 的数值,计算出红细胞平均指数,帮助对贫血做形态学分类,初步判断贫血的原因及对贫血进行鉴别诊断。红细胞平均指数分别为平均红细胞体积(mean corpuscular volume, MCV)、平均红细胞血红蛋白量(mean corpuscular hemoglobin,MCH)和平均红细胞血红蛋白浓度(mean corpuscular hemoglobin concentration,MCHC)。

二、计算方法

(一)平均红细胞体积(MCV)

平均红细胞体积是指每个红细胞的平均体积,以飞升(fl)为单位。

$$MCV = \frac{每升血液中红细胞比容(L) \times 10^{15}}{每升血液红细胞数(个)}$$

(二)平均红细胞血红蛋白含量(MCH)

平均红细胞血红蛋白含量是指每个红细胞内所含血红蛋白的平均量,以皮克(pg)为单位。

$$MCH = \frac{每升血液中血红蛋白浓度(g) \times 10^{12}}{每升血液红细胞数(个)}$$

(三)平均红细胞血红蛋白浓度(MCHC)

平均红细胞血红蛋白浓度是指平均每升红细胞中所含血红蛋白浓度(g/L)。

$$MCHC = \frac{每升血液中血红蛋白克数(g/L) \times 10^{15}}{每升血液红细胞比容(L/L)}$$

三、参考区间及临床意义

正常人和各型贫血时,红细胞平均指数的参考区间和临床意义见表 3-1。

(一)MCV

MCV 增高见于红细胞体积增大时,见于各种造血物质缺乏或利用不良引起的巨幼细胞贫血、酒精性肝硬化、获得性溶血性贫血、出血性贫血再生之后和甲状腺功能减退等。MCV降低见于红细胞减小时，见于慢性感染、慢性肝肾疾病、慢性失血、珠蛋白生成障碍性贫血（地中海贫血）、铁缺乏及铁利用不良等引起的贫血等；其他原因引起的贫血MCV一般正常，如再生障碍性贫血、急性失血性贫血和某些溶血性贫血等。

表 3-1　正常成人静脉血红细胞平均指数的参考区间及临床意义

贫血类型	MCV(fl,82～100)*	MCH(pg,27～34)*	MCHC(g/L,316～354)*	常见原因或疾病
正常细胞性贫血	正常	正常	正常	急性失血、急性溶血、再生障碍性贫血、白血病等
大细胞性贫血	＞正常	＞正常	正常	叶酸、维生素B_{12}缺乏或吸收障碍
单纯小细胞性贫血	＜正常	＜正常	正常	慢性炎症、尿毒症
小细胞低色素性贫血	＜正常	＜正常	＜正常	铁缺乏、维生素B_6缺乏、珠蛋白肽链合成障碍、慢性失血等

注：* 引自卫生行业标准 WS/T 405—2012《血细胞分析参考区间》。

（二）MCH

增高见于各种造血物质缺乏或利用不良的大细胞性贫血（如巨幼细胞贫血）、恶性贫血、再生障碍性贫血、网织红细胞增多症、甲状腺功能减退等。MCH降低见于慢性感染、慢性肝肾疾病、慢性失血等原因引起的单纯小细胞性贫血和铁缺乏及铁利用不良等原因引起的小细胞低色素性贫血，也可见于妊娠、口炎性腹泻等，急性失血性贫血和某些溶血性贫血的MCH检测结果多为正常。

（三）MCHC

增高见于红细胞内血红蛋白异常浓缩，如烧伤、严重呕吐、频繁腹泻、慢性一氧化碳中毒、心脏代偿功能不全、遗传性球形红细胞增多症和相对罕见的先天性疾病。MCHC降低主要见于小细胞低色素性贫血，如缺铁性贫血和珠蛋白生成障碍性贫血。患者的MCHC结果通常变化较小，可用于辅助监控血液分析仪检测结果的可靠性和标本异常等情况，如MCHC高于400 g/L提示仪器检测状态可能有错误，也可能是标本出现了冷凝集。

四、注意事项

（1）由于以上三个参数都是间接算出的，因此红细胞数、血红蛋白浓度和血细胞比容的检测数据必须准确，否则误差很大。

（2）应结合红细胞形态学进行贫血种类的分析。

（康爱芹）

第四章

白细胞检验

第一节　白细胞形态学检验

一、检测原理

血涂片经染色后,在普通光学显微镜下作白细胞形态学观察和分析。常用的染色方法有瑞氏染色法、吉姆萨染色法、迈格吉染色法、詹纳染色法、李斯曼染色法等。

二、方法学评价

(一)显微镜分析法
对血液细胞形态的识别,特别是异常形态,推荐采用人工方法。

(二)血液分析仪法
不能直接提供血细胞质量(形态)改变的确切信息,需进一步用显微镜分析法进行核实。

三、临床意义

(一)正常白细胞形态
瑞氏染色正常白细胞的细胞大小、核和质的特征见表4-1。

表 4-1　外周血 5 种白细胞形态特征

细胞类型	大小(μm)	外形	细胞核		细胞质	
			核形	染色质	着色	颗粒
中性杆状核粒细胞	10～15	圆形	弯曲呈腊肠样,两端钝圆	深紫红色,粗糙	淡橘红色	量多,细小,均匀布满胞质,浅紫红色
中性分叶核粒细胞	10～15	圆形	分为 2～5 叶,以3叶为多	深紫红色,粗糙	淡橘红色	量多,细小,均匀布满胞质,浅紫红色
嗜酸性粒细胞	11～16	圆形	分为 2 叶,呈眼镜样	深紫红色,粗糙	淡橘红色	量多,粗大,圆而均匀,充满胞质,鲜橘红色

细胞类型	大小(μm)	外形	细胞核		细胞质	
			核形	染色质	着色	颗粒
嗜碱性粒细胞	10~12	圆形	核结构不清,分叶不明显	粗而不均	淡橘红色	量少,大小和分布不均,常覆盖核上、蓝黑色
淋巴细胞	6~15	圆形或椭圆形	圆形或椭圆形,着边	深紫红色,粗块状	透明淡蓝色	小淋巴细胞一般无颗粒,大淋巴细胞可有少量粗大不均匀、深紫红色颗粒
单核细胞	10~20	圆形或不规则形	不规则形,肾形,马蹄形,或扭曲折叠	淡紫红色,细致疏松呈网状	淡灰蓝色	量多,细小,灰尘样紫红色颗粒弥散分布于胞质中

(二)异常白细胞形态

1.中性粒细胞

(1)毒性变化:在严重传染病、化脓性感染、中毒、恶性肿瘤、大面积烧伤等情况下,中性粒细胞有下列形态改变。大小不均(中性粒细胞大小相差悬殊)、中毒颗粒(比正常中性颗粒粗大、大小不等、分布不均匀、染色较深、呈黑色或紫黑色)、空泡(单个或多个,大小不等)、Döhle体(是中性粒细胞胞质因毒性变而保留的嗜碱性区域,呈圆形、梨形或云雾状,界限不清,染成灰蓝色,直径为1~2 μm,亦可见于单核细胞)、退行性变(胞体肿大、结构模糊、边缘不清晰、核固缩、核肿胀、核溶解等)。上述变化反映细胞损伤的程度,可以单独出现,也可同时出现。

毒性指数:计算中毒颗粒所占中性粒细胞(100个或200个)的百分率。1为极度,0.75为重度,0.5为中度,<0.25为轻度。

(2)巨多分叶核中性粒细胞:细胞体积较大,直径为16~25 μm,核分叶常在5叶以上,甚至在10叶以上,核染色质疏松。见于巨幼细胞贫血、抗代谢药物治疗后。

(3)棒状小体(Auer小体):细胞质中出现呈紫红色细杆状物质,长为1~6 μm,1条或数条,见于急性白血病,尤其是颗粒增多型早幼粒细胞白血病(M3型),可见数条到数十条呈束棒状小体。急性单核细胞白血病可见一条细长的棒状小体,而急性淋巴细胞白血病则不出现棒状小体。

(4)Pelger-Hüet畸形:细胞核为杆状或分2叶,呈肾形或哑铃形,染色质聚集成块或条索网状。为常染色体显性遗传性异常,也可继发于某些严重感染、白血病、骨髓增生异常综合征、肿瘤转移、某些药物(如秋水仙胺、磺胺二甲基异噁唑)治疗后。

(5)Chediak-Higashi畸形:细胞质内含有数个至数十个包涵体,直径为2~5 μm,呈紫蓝、紫红色。见于Chediak-Higashi综合征,为常染色体隐性遗传。

(6)Alder-Reilly畸形:细胞质内含有巨大的、深染的、嗜天青颗粒,染深紫色。见于脂肪软骨营养不良、遗传性黏多糖代谢障碍,为常染色体隐性遗传。

(7)May-Hegglin畸形:细胞质内含有淡蓝色包涵体,为常染色体显性遗传。

2.淋巴细胞

(1)异型淋巴细胞:在淋巴细胞性白血病、病毒感染(如传染性单核细胞增多症、病毒性肺炎、病毒性肝炎、传染性淋巴细胞增多症、流行性腮腺炎、水痘、巨细胞病毒感染)、百日咳、布鲁菌病、梅毒、弓形虫感染、药物反应等情况下,淋巴细胞增生,出现某些形态学变化,称为异型淋巴细胞。

分为3型。

Ⅰ型(空泡型,浆细胞型):胞体比正常淋巴细胞稍大,多为圆形、椭圆形、不规则形。核圆形、肾形、分叶状,常偏位。染色质粗糙,呈粗网状或小块状,排列不规则。胞质丰富,染深蓝色,含空泡或呈泡沫状。

Ⅱ型(不规则型,单核细胞型):胞体较大,外形常不规则,可有多个伪足。核形状及结构与Ⅰ型相同或更不规则,染色质较粗糙致密。胞质丰富,染淡蓝或灰蓝色,有透明感,边缘处着色较深,一般无空泡,可有少数嗜天青颗粒。

Ⅲ型(幼稚型):胞体较大,核圆形、卵圆形。染色质细致呈网状排列,可见1～2个核仁。胞质深蓝色,可有少数空泡。

(2)放射线损伤后淋巴细胞形态变化:淋巴细胞受电离辐射后出现形态学改变,核固缩、核破碎、双核、卫星核淋巴细胞(胞质中主核旁出现小核)。

(3)淋巴细胞性白血病时形态学变化:在急、慢性淋巴细胞白血病,出现各阶段原幼细胞,并有形态学变化。

3.浆细胞

正常浆细胞直径为8～9 μm,胞核圆、偏位,染色质粗块状,呈车轮状或龟背状排列;胞质灰蓝色、紫浆色,有泡沫状空泡,无颗粒。如外周血出现浆细胞,见于传染性单核细胞增多症、流行性出血热、弓形体病、梅毒、结核病等。异常形态浆细胞有以下3种。

(1)Mott细胞:浆细胞内充满大小不等、直径为2～3 μm 的蓝紫色球体,呈桑葚样。见于反应性浆细胞增多症、疟疾、黑热病、多发性骨髓瘤。

(2)火焰状浆细胞:浆细胞体积大,胞质红染,边缘呈火焰状。见于IgA型骨髓瘤。

(3)Russell 小体:浆细胞内有数目不等、大小不一、直径为2～3 μm 红色小圆球。见于多发性骨髓瘤、伤寒、疟疾、黑热病等。

(韩新海)

第二节　单核细胞计数

单核细胞占白细胞总数的3%～8%,骨髓多能造血干细胞分化为髓系干细胞和粒-单系祖细胞之后进而发育为原单核细胞、幼单核细胞及单核细胞,后者可逐渐释放至外周血中。循环血内的单核细胞并非终末细胞,它在血中的停留只是暂时的,3～6天后进入组织或体腔内,可转变为幼噬细胞,再成熟为巨细胞。因此单核细胞与组织中的巨噬细胞构成单核巨噬细胞系统,而发挥防御功能。

一、原理

单核细胞具有强烈的非特异性酯酶活性,在酸性条件下,可将稀释液中 α-醋酸萘酯水解,产生 α-萘酚,并与六偶氮副品红结合成稳定的红色化合物,沉积于单核细胞内,可与其他白细胞区别。因此将血液稀释一定倍数,然后滴入计数盘,计数一定范围内单核细胞数,即可直接求得每升血液中单核细胞数。

二、参考值

参考值为$(0.196\pm0.129)\times10^9/L$。

三、临床意义

(一)单核细胞增多

1.生理性增多

正常儿童外周血中的单核细胞较成人稍多,平均为9%,出生后2周的婴儿可呈生理性单核细胞增多,可达15%或更多。

2.病理性增多

单核-巨噬细胞系统的防御作用是通过以下3个环节来完成的。

(1)对某些病原体如EB病毒、结核杆菌、麻风杆菌、沙门菌、布鲁斯菌、疟原虫和弓形体等,均有吞噬和杀灭的作用。

(2)能清除损伤或已死亡的细胞,在炎症组织中迅速出现多数中性粒细胞与单核细胞,前三天中性粒细胞占优势,以后或更晚则以单核细胞为主,由于单核细胞和巨噬吞噬残余的细菌和已凋亡的粒细胞,使炎症得以净化。

(3)处理抗原,在免疫反应的某些阶段协助淋巴细胞发挥其免疫作用等。

临床上单核细胞增多常见于:①某些感染,如亚急性感染性心内膜炎、疟疾、黑热病等;急性感染的恢复期可见单核细胞增多;在活动性肺结核如严重的浸润性的粒性结核时,可致血中单核细胞明显增多,甚至呈单核细胞类白血病反应,白细胞数常达$20\times10^9/L$以上,分类时单核细胞可达30%以上,以成熟型为主,但亦可见少数连续剧单核细胞。②某些血液病,粒细胞缺乏症的恢复期,常见单核细胞一过性增多,恶性组织细胞病、淋巴瘤时可见幼单核细胞增多,成熟型亦见增多。骨髓增生异常综合征时除贫血、白细胞数减少之外,白细胞分类时常见核细胞数增多。

(二)单核细胞减少

单核细胞减少的意义不大。

(韩新海)

第三节　淋巴细胞计数

成人淋巴细胞约占白细胞的1/4,为人体主要免疫活性细胞。淋巴细胞来源于多能干细胞,在骨髓、脾、淋巴结和其他淋巴组织生成中发育成熟者称为B淋巴细胞,在血液中占淋巴细胞的20%～30%。B细胞寿命较短,一般仅3～5天,经抗原激活后分化为浆细胞,产生特异性抗体,参与体液免疫。在胸腺、脾、淋巴结和其他组织,依赖胸腺素发育成熟者称为T淋巴细胞,在血液中占淋巴细胞的60%～70%。寿命较长,可达数月,甚至数年。T细胞经抗原体致敏后,可产生多种免疫活性物质,参与细胞免疫。此外还有少数NK细胞、(杀伤细胞)、N细胞(裸细胞)、D细胞双标志细胞。但在普通光学显微镜下,淋巴细胞各亚群形态相同,不能区别。观察淋巴细胞的数量变化,有助于了解机体的免疫功能状态。直接半数比间接推算的结果更为可靠。

一、原理

用淋巴细胞稀释液血液稀释一定倍数,同时破坏红细胞并将白细胞胞质染淡红色,使核与胞质清晰可辨。结合淋巴细胞形态特点,在中倍和低倍镜下容易识别。稀释后滴入计数盘中,计数一定范围内淋巴细胞数,即可直接求得每升血液中淋巴细胞数。

二、参考值

(1)成人:$(1.684 \pm 0.404) \times 10^9 / L$。
(2)学龄前儿童:$(3.527 \pm 0.727) \times 10^9 / L$。

(韩新海)

第四节 嗜酸性粒细胞计数

嗜酸性粒细胞起源于骨髓内 CFU-S。经过单向嗜酸性祖细胞(CFU-EO)阶段,在有关生成素诱导下逐步分化,成熟为嗜酸性粒细胞,在正常人外周血中少见,仅为 $0.5\% \sim 5\%$。

嗜酸性粒细胞有微弱的吞噬作用,但基本上无杀菌力,它的主要作用是抑制嗜碱性粒细胞和肥大细胞合成与释放其活性物质,吞噬其释出颗粒,并分泌组胺酶破坏组胺,从而起到限制变态反应的作用。此外,实验证明它还参加与对蠕虫的免疫反应。嗜酸性粒细胞的趋化因子至少有六大来源:①从肥大细胞或嗜碱性粒细胞而来的组胺;②由补体而来的 C3a、C5a、C567,其中以 C5a 最为重要;③从致敏淋巴细胞而来的嗜酸性粒细胞趋化因子;④从寄生虫而来的嗜酸性粒细胞趋化因子;⑤从某些细菌而来的嗜酸性粒细胞趋化因子(如乙型溶血性链球菌等);⑥从肿瘤细胞而来的嗜酸性粒细胞趋化因子。以上因素均可引起的嗜酸性粒细胞增多。由于嗜酸性粒细胞在外周血中百分率很低,故经白细胞总数和嗜酸性粒细胞百分率换算而来的绝对值误差较大,因此,在临床上需在了解嗜酸性粒细胞的变化时,应采用直接计数法。

一、原理

用嗜酸性粒细胞稀释液将血液稀释一定倍数,同时破坏红细胞和大部分其他白细胞,并将嗜酸性粒细胞着色,然后滴入细胞计数盘中,计数一定范围内嗜酸性粒细胞数,即可求得每升血液中嗜酸性粒细胞数。嗜酸性粒细胞稀释液种类繁多,但作用大同小异。分为保护嗜酸性粒细胞而破坏其他细胞的物质和着染嗜酸性粒细胞的物质(如溴甲酚紫、伊红、石楠红等),可根据本实验室的条件选择配制。

二、参考值

嗜酸性粒细胞参考值为 $(0.05 \sim 0.5) \times 10^9 / L$。

三、临床意义

(一)生理变化

在劳动、寒冷、饥饿、精神刺激等情况下,交感神经兴奋,通过下丘脑刺激垂体前叶,产生促肾上腺皮质激素(ACTH)使肾上腺皮质产生肾上腺皮质激素。肾上腺皮质激素可阻止骨髓释放嗜酸性粒细胞,并促使血中嗜酸性粒细胞向组织浸润,从而导致外周血中嗜酸性粒细胞减少。因此正常人嗜酸性粒细胞白天较低,夜间较高。上午波动较大,下午比较恒定。

(二)嗜酸性粒细胞增多

嗜酸性粒细胞增多可见于以下疾病。

1.过敏性疾病

如在支气管哮喘、血管神经性水肿、食物过敏、血清病时均可见血中嗜酸性粒细胞增多。肠寄生虫抗原与肠壁内结合 IgE 的肥大细胞接触时,使后者脱颗粒而释放组胺,导致嗜酸性粒细胞增多。在某些钩虫病患者,其血中嗜酸性粒细胞明显增多,白细胞总数高达数万,分类中 90% 以上为嗜酸性粒细胞,而呈嗜酸性粒细胞型类白血病反应,但其嗜酸性粒细胞均属成熟型,随驱虫及感染消除而血常规逐渐恢复正常。

2.某些传染病

一般急性传染病时,血中嗜酸性粒细胞均减少,唯猩红热时反而增高,现已知这可能因该病病原菌(乙型溶血性链球菌)所产生的酶能活化补体成分,继而引起嗜酸性粒细胞增多所致。

3.慢性粒细胞性白血病

此时嗜酸性粒细胞常可高达 10% 以上,并可见有幼稚型。罕见的嗜酸性粒细胞性白血病时其白血病性嗜酸粒细胞可达 90% 以上,以幼稚型居多,且其嗜性颗粒大小不均,着色不一,分布紊乱,并见空泡等形态学改变。某些恶性肿瘤,特别是淋巴系统恶性疾病,如霍奇金病及某些上皮系肿瘤如肺癌时,均可见嗜酸性粒细胞增多,一般在 10% 左右。

(三)嗜酸性粒细胞减少

见于伤寒、副伤寒、手术后严重组织损伤以及应用肾上腺皮质激素或促肾上腺皮质激素后。

(四)嗜酸性粒细胞计数的其他应用

1.观察急性传染病的预后

肾上腺皮质有促进抗感染的能力,因此当急性感染(如伤寒)时,肾上腺皮质激素分泌增加,嗜酸性粒细胞随之减少,恢复期嗜酸性粒细胞又逐渐增多。若临床症状严重,而嗜酸性粒细胞不减少,说明肾上腺皮质功能衰竭。如嗜酸性粒细胞持续下降,甚至完全消失,说明病情严重;反之,嗜酸性粒细胞重新出现,甚至暂时增多,则为恢复的表现。

2.观察手术和烧伤患者的预后

手术后 4 小时嗜酸性粒细胞显著减少,甚至消失,24~48 小时后逐渐增多,增多速度与病情变化基本一致。大面积烧伤患者,数小时后嗜酸性粒细胞完全消失,且持续时间较长,若大手术或面积烧伤后,患者嗜酸性粒细胞不下降或下降很少,均表明预后不良。

3.测定肾上腺皮质功能

ACTH 可使肾上腺皮质产生肾上腺皮质激素,造成嗜酸性粒细胞减少。嗜酸性粒细胞直接计数后,随即肌内注射或静脉滴注 ACTH 25 mg,直接刺激肾上腺皮质,或注射 0.1% 肾上腺素 0.5 mL,刺激垂体前叶分泌 ACTH,间接刺激肾上腺皮质。肌内注射后 4 小时或静脉滴注开始后8小时,再用嗜酸性粒细胞计数。结果判断:①在正常情况下,注射 ACTH 或肾上腺素后,嗜酸性粒细胞比注射前应减少 50% 以上;②肾上腺皮质功能正常,而垂体前叶功能不良者,则直接刺激时下降 50% 以上,间接刺激时不下降或下降很少;③垂体功能亢进时,直接和间接刺激均可下降 80%～100%;④垂体前叶功能正常,而肾上腺皮质功能不良者,则直接间接刺激时下降均不到 50%。艾迪生病,一般下降不到 20%,平均仅下降 4%。

（韩新海）

第五节　嗜碱性粒细胞计数

嗜碱性粒细胞胞质中含有大小不等的嗜碱性颗粒,这些颗粒中含有丰富的组胺、肝素,后者可以抗血凝和使血脂分散,而组按则可改变毛细血管的通透性,它反应快而作用时间短,故又称快反应物质。颗粒中还含有缓慢作用物质,它可以改变血管的通透性,并使平滑肌收缩,特别是使支气管的平滑肌收缩而引起的哮喘。近年来已证实嗜碱性粒细胞参与特殊的免疫反应,即第三者型变态反应。

一、方法学评价

嗜碱性粒细胞数量很少,通常仅占白细胞的 1/300～1/200。在一般白细胞分类计数中很难见到。自 1953 年 Moore 首次报告直接计数法以后对嗜碱性粒细胞在外周血变化的临床意义才逐渐了解。目前常用方法有两种,即甲苯胺蓝和中性红法。

此两种方法操作步骤完全相同,即分别用甲苯胺蓝稀释液或中性红稀释液将血液稀释一定倍数,同时破坏红细胞并使嗜碱性细胞分别染成紫红色或红色。然后滴入细胞计数盘,计数一定范围内嗜碱性粒细胞数,即可直接求得每升血液中嗜碱性粒细胞数。

二、参考值

嗜碱性粒细胞参考值为 $(0.02～0.05)\times10^9/L$。

三、临床意义

(一)增多
常见于慢性粒细胞性白血病、真性红细胞增多症、黏液性水肿、溃疡性结肠炎、变态反应、甲状腺功能减退等。

(二)减少
见于速发型变态反应(荨麻疹、过敏性休克等)、促肾上腺皮质激素及糖皮质激素过量、应激反应(心肌梗死、严重感染、出血等)、甲状腺功能亢进症、库欣综合征等。

在临床上嗜碱性粒细胞计数,常用于慢性粒细胞白血病与类白血病反应的鉴别和观察变态反应。

（韩新海）

第五章

凝 血 检 验

第一节 血小板形态学检验

一、原理

当血小板离体后,尚有活性时,可用活体染色法将细胞质内结构显示出来,并观察其活动能力。

二、结果

(一)正常形态

呈圆盘状、圆形或椭圆形,少数呈梭形或形态不整齐;一般有 1～3 个突起。血小板可分为透明区及颗粒区,无明显界线,颗粒呈深蓝色或蓝绿色折光;透明区为淡蓝色折光,无有形成分。大血小板(>3.4 μm)占11.1%;中型(2.1～3.3 μm)占67.5%;小型(<2.0 μm)占 21.4%,颗粒一般<7%。

(二)非典型形态

1.幼年型

大小正常,边缘清晰,浆为淡蓝色或淡紫色,个别含颗粒而无空泡,应与淋巴细胞相区别。

2.老年型

大小正常,浆较少,带红色,边缘不规则,颗粒粗而密,呈离心性,有空泡。

3.病理性幼稚型

通常较大,浆为淡蓝色,几乎无颗粒,为未成熟巨核细胞所脱落,无收缩血块作用,可见于原发性和反应性血小板疾病及粒细胞白血病。

4.病理性刺激型

血小板可达 20～50 μm,形态不一,可呈圆形、椭圆形或香肠型、哑铃形、棍棒形、香烟形、尾形、小链形等。浆蓝色或紫红色,颗粒多。见于血小板无力症。

三、临床意义

血小板形态变化可反映血小板黏附和凝聚功能。形态异常见于再生障碍性贫血、急性白血病、血小板病、血小板无力症、血小板减少性紫癜。巨大血小板综合征中50%～80%的血小板如淋巴细胞大小。

（韩新海）

第二节　血小板计数

一、血小板计数常规法

（一）原理

血小板计数（platelet count,PLT）是测定全血中的血小板数量,与血液红（白）细胞计数相同。普通显微镜直接计数法是根据使用稀释液的不同,血小板计数方法可分为破坏红细胞稀释法和不破坏红细胞稀释法。相差显微镜直接计数法是利用光线通过物体时产生的相位差转化为光强差、从而增强被检物体立体感,有助于识别血小板。

（二）器材和试剂

1.1%草酸铵稀释液

分别用少量蒸馏水溶解草酸铵1.0 g和EDTA-Na$_2$0.012 g,合并后加蒸馏水至100 mL,混匀,过滤后备用。

2.器材

显微镜、改良Neubauer计数板和盖玻片、微量吸管等。

（三）操作

（1）取清洁小试管1支,加入血小板稀释液0.38 mL。

（2）准确吸取毛细血管血20 μL。擦去管外余血,置于血小板稀释液内,吸取上清液洗3次,立即充分混匀。待完全溶血后再次混匀1分钟。

（3）取上述均匀的血小板悬液1滴,充入计数池内,静置10～15分钟,使血小板下沉。

（4）用高倍镜计数中央大方格内四角和中央共5个中方格内血小板数。

（5）计算:血小板数/L=5个中方格内血小板数×10^9/L。

（四）方法学评价

1.干扰因素

普通光学显微镜直接计数血小板的技术要点是从形态上区分血小板和小红细胞、真菌孢子及其他杂质。用相差显微镜计数经草酸铵稀释液稀释后的血小板,易于识别,还可照相后核对计数结果,因而国内外将本法作为血小板计数的参考方法。

2.质量保证

质量保证原则是避免血小板被激活、破坏,避免杂物污染。①检测前:采血是否顺利（采血时血流不畅可导致血小板破坏,使血小板计数假性减低）、选用的抗凝剂是否合适（肝素不能用于血小板计数标本抗凝;EDTA钾盐抗凝血标本取血后1小时内结果不稳定,1小时后趋向平稳)、储存时间是否适当(血小板标本应于室温保存,低温可激活血小板,储存时间过久可导致血小板计数偏低)。②检测中:定期检查稀释液质量;计数前先做稀释液空白计数,以确认稀释液是否存在细菌污染或其他杂质。③检测后:核准结果,常用同1份标本制备血涂片染色镜检观察血小板数量,用参考方法核对;同1份标本2次计数,误差小于10%,取2次均值报告,误差大于10%需做第3次计数,取2次相近结果的均值报告。

二、血小板计数参考方法

血小板计数参考方法见于国际血液学标准委员会下发的文件。

(一)血液标本

(1)用合乎要求的塑料注射器或真空采血系统采集健康人的静脉血标本。

(2)使用EDTA-K$_2$抗凝剂,浓度为每升血中含3.7~5.4 μmol(每毫升血中含1.5~2.2 mg)。

(3)盛有标本的试管应有足够的剩余空间以便于血标本的混匀操作。标本中不能有肉眼可见的溶血或小凝块。

(4)标本置于18~22 ℃室温条件下,取血后4小时之内完成检测。

(5)为了保证RBC和PLT分布的均一性,在预稀释和加标记抗体前动作轻柔地将采血管反复颠倒,充分混匀标本。

(二)试剂和器材

1.器材

为避免血小板黏附于贮存容器或稀释器皿上,在标本检测的整个过程中必须使用聚丙烯或聚苯乙烯容器,不得使用玻璃容器和器皿。

2.稀释液

用磷酸盐缓冲液(PBS)作为稀释液,浓度为0.01 mol/L,pH为7.2~7.4,含0.1%的牛血清蛋白(BSA)。

3.染色液

使用异硫氰酸荧光素标记的CD41和CD61抗体,这两种抗体可以与血小板膜糖蛋白Ⅱa/Ⅲb复合物结合,用于检测血小板。实验室应确认该批号抗体是否能得到足够的染上荧光的血小板,抗体应能得到足够高的血小板的荧光信号以便通过log FL1(528 nm处的荧光强度)对log FS(前向散射光)的图形分析,将血小板从噪声、碎片和RBC中分辨出来。

(三)仪器性能

(1)使用流式细胞仪,通过前向散射光和荧光强度来检测PLT和RBC。仪器在检测异硫氰酸荧光素标本的直径为2 μm的球形颗粒时必须有足够的敏感度。

(2)用半自动、单通道、电阻抗原理的细胞计数仪检测RBC,仪器小孔管的直径为80~100 μm,小孔的长度为直径的70%~100%,计数过程中吸入稀释标本体积的准确度在1%以内(溯源至国家或国际计量标准)。

(四)检测方法

(1)用加样器加5 μL充分混匀(至少轻柔颠倒标本管8次)的血标本于100 μL已过滤的PBS-BSA稀释液中。

(2)加5 μL CD41抗体和5 μL CD61抗体染液,在室温18~22 ℃、避光条件下放置15分钟。

(3)加 4.85 mL PBS-BSA 稀释液制备成 1∶1 000 的稀释标本,轻轻颠倒混匀以保证 PLT 和 RBC 充分混匀。

(4)用流式细胞仪检测时,应至少检测 5 000 个信号,其中 PLT 应多于 1 000,流式细胞仪的设定必须保证每秒计数少于 3 000 个信号。如果同时收集到 RBC 散射光的信号和血小板的荧光信号应被视为 RBC-PLT 重叠,计数结果将被分别计入 RBC 和 PLT。直方图或散点图均可被采用,但推荐使用散点图。检测过程中推荐使用正向置换移液器。

(5)血小板计数值的确定:使用流式细胞仪确定 RBC/PLT 的比值。R＝RBC/PLT,用 RBC 数除以 R 值得到 PLT 计数值。

三、参考值

$(100\sim300)\times10^9/L$。

四、临床意义

血小板数量随时间和生理状态的不同而变化,午后略高于早晨;春季较冬季低;平原居民较高原居民低;月经前减低,月经后增高;妊娠中晚期增高,分娩后减低;运动、饱餐后增高,休息后恢复。静脉血血小板计数比毛细血管高 10%。

血小板减低是引起出血常见的原因。当血小板在 $(20\sim50)\times10^9/L$ 时,可有轻度出血或手术后出血;低于 $20\times10^9/L$,可有较严重的出血;低于 $5\times10^9/L$ 时,可导致严重出血。血小板计数超过 $400\times10^9/L$ 为血小板增多。病理性血小板减少和增多的原因及意义见表 5-1。

表 5-1　病理性血小板减少和增多的原因及意义

血小板	原因	临床意义
减少	生成障碍	急性白血病、再生障碍性贫血、骨髓肿瘤、放射性损伤、巨幼细胞贫血等
	破坏过多	原发性血小板减少性紫癜、脾功能亢进、系统性红斑狼疮等
	消耗过多	DIC、血栓性血小板减少性紫癜
	分布异常	脾大、血液被稀释
	先天性	新生儿血小板减少症、巨大血小板综合征
增多	原发性	慢性粒细胞白血病、原发性血小板增多症、真性红细胞增多症等
	反应性	急性化脓性感染、大出血、急性溶血、肿瘤等
	其他	外科手术后、脾切除等

（韩新海）

第三节　血小板功能检验

血小板在止凝血方面具有多种功能。当血小板与受损的血管壁、血管外组织接触或受刺激剂激活,血小板被活化,产生黏附、聚集和释放反应,并分泌多种因子,在止血和血栓形成中起着非常重要的作用。血小板功能检验的各项试验,对血小板疾病的诊断和治疗以及血栓前状态与血栓性疾病的诊断、预防、治疗监测等有着重要的意义。

一、血小板黏附试验

(一)原理

血小板黏附试验(platelet adhension test,PAdT)是利用血小板在体外可黏附于玻璃的原理设计的。可用多种方法,包括玻璃珠柱法、玻球法等。方法为用一定量的抗凝血与一定表面积的玻璃接触一定时间,计数接触前、后的血中血小板数,计算出血小板黏附率。

$$血小板黏附率(\%)=\frac{黏附前血小板数-黏附后血小板数}{黏附前血小板数}\times100\%$$

(二)参考区间

玻璃珠柱法:53.9%～71.1%;旋转玻球法(12 mL玻瓶):男性为28.9%～40.9%,女性为34.2%～44.6%。

(三)临床应用

1.方法学评价

本试验是检测血小板功能的基本试验之一,用于遗传性与获得性血小板功能缺陷疾病的诊断、血栓前状态和血栓性疾病检查及抗血小板药物治疗监测。但由于特异性差,操作较复杂,且易受许多人为因素的影响,如静脉穿刺情况、黏附血流经过玻璃的时间、黏附玻璃的面积、试验过程中所用的容器性能、血小板计数的准确性等,致使其在临床的实际应用受限。

2.临床意义

(1)减低:见于先天性和继发性血小板功能异常(以后者多见),如血管性血友病、巨大血小板综合征、爱-唐综合征、低(无)纤维蛋白血症、异常纤维蛋白血症、急性白血病、骨髓增生异常综合征、骨髓增生性疾病、肝硬化、尿毒症、服用抗血小板药物等。

(2)增加:见于血栓前状态和血栓形成性疾病,如高血压病、糖尿病、妊娠期高血压疾病、肾小球肾炎、肾病综合征、心脏瓣膜置换术后、心绞痛、心肌梗死、脑梗死、深静脉血栓形成、口服避孕药等。

二、血小板聚集试验

(一)原理

血小板聚集试验(platelet aggregation test,PAgT)通常用比浊法测定(即血小板聚集仪法,分为单通道、双通道、四通道)。用贫血小板血浆(platelet poor plasma,PPP)及富含血小板血浆(platelet rich plasma,PRP)分别将仪器透光度调整为100%和0%。在PRP的比浊管中加入诱导剂激活血小板后,用血小板聚集仪测定PRP透光度的变化(即血小板聚集曲线)。通过分析血小板聚集曲线的最大聚集率(MAR)、达到最大幅度的时间、达到1/2最大幅度的时间、2分钟的幅度、4分钟的幅度、延迟时间、斜率参数判断血小板的聚集功能。

(二)参考区间

血小板聚集曲线见图5-1,血小板聚集曲线常有双峰,第一个峰反映了血小板聚集功能,第二个峰反映了血小板的释放和聚集功能。不同浓度的诱导剂诱导的血小板聚集曲线各不相同。每个实验室的参考区间相差较大,各实验室应根据自己的实验具体情况及实验结果调节诱导剂的浓度,建立自己的参考区间。中国医学科学院血液研究所常用的体外诱导剂测得的MAR为

11.2 μmol/L ADP 液 53%～87%；5.4 μmoL/L 肾上腺素 45%～85%；20 mg/L 花生四烯酸 56%～82%；1.5 g/L 瑞斯托霉素 58%～76%；20 mg/L 胶原 47%～73%。

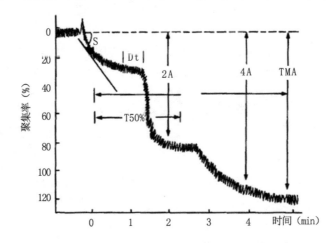

图 5-1　血小板聚集曲线的参数分析

2A：2 分钟幅度；4A：4 分钟的幅度；TMA：达到最大幅度的时间；T50%：达到 1/2 最大的时间；Dt：延迟时间；S：斜率

(三)临床应用

1.方法学评价

本试验也是检测血小板功能的基本试验之一，用于血小板功能缺陷疾病的诊断、血栓前状态和血栓性疾病检查及抗血小板药物治疗监测。

本试验在临床上开展比较广泛，简便、快速、成本低廉。但由于操作过程需对标本进行离心，可能导致血小板体外低水平活化，且易受试验过程中所用的容器性能、PRP 中血小板数量、测定温度(25 ℃)、诱导剂的质量及某些药物等影响。在一般疾病的诊断中，以至少使用两种诱导剂为宜。

2.临床意义

(1)减低：血小板无力症、血小板贮存池病(无第二个峰)、血管性血友病(瑞斯托霉素作为诱导剂时，常减低)、巨大血小板综合征、低或无纤维蛋白原血症、急性白血病、骨髓增生异常综合征、骨髓增生性疾病、肝硬化、尿毒症、服用抗血小板药物、特发性血小板减少性紫癜、细菌性心内膜炎、维生素 B_{12} 缺乏症等。

(2)增加：见于血栓前状态和血栓形成性疾病，如糖尿病、肾小球肾炎、肾病综合征、心脏瓣膜置换术后、心绞痛、心肌梗死、脑梗死、深静脉血栓形成、抗原-抗体复合物反应、高脂饮食、口服避孕药、吸烟等。

三、血块收缩试验

(一)原理

血块收缩试验(clot retraction test，CRT)分为定性法、定量法和血浆法。其原理为全血或血浆凝固后，由于血小板收缩使血清从纤维蛋白网眼中挤出而使血块缩小，观察血清占原有全血量(如定量法、试管法)或血浆量(如血浆法)的百分比(即血块收缩率)，可反映血块收缩程度。

（二）参考区间

定性法：1 小时开始收缩，24 小时完全收缩；定量法：48％～64％；血浆法：大于 40％。

（三）临床应用

（1）方法学评价：CRT 除与血小板收缩功能有关外，还与血小板数量、纤维蛋白原、纤维蛋白稳定因子量等有关，而且试管清洁度、试验温度对它影响较大，故有时试验结果与血小板功能障碍程度不一定平行，临床上已较少使用。

（2）临床意义：①下降，见于血小板减少症、血小板增多症、血小板无力症、低或无纤维蛋白原血症、严重凝血功能障碍、异常球蛋白血症、红细胞增多症（定量法及试管法）等；②增加，见于纤维蛋白稳定因子（因子Ⅷ）缺乏症、严重贫血（定量法及试管法）。

四、血小板活化指标检测

健康人循环血液中的血小板基本处于静止状态，当血小板受刺激剂激活或与受损的血管壁、血管外组织接触后，血小板被活化。活化血小板膜糖蛋白重新分布，分子结构发生变化，导致血小板发生黏附、聚集，同时发生释放反应。血小板内的储存颗粒与质膜融合，将其内容物释放入血浆。

（一）血浆 β-血小板球蛋白和血小板第 4 因子检测

1.原理

血小板活化后，α-颗粒内的 β-血小板球蛋白（β-TG）和血小板第 4 因子（PF_4）可释放到血浆中，使血浆中 β-TG 和 PF_4 的浓度增高。用双抗体夹心法（ELISA）可进行检测。将 β-TG 或抗 PF_4 抗体包被在酶标板上，加入待测标本（或不同浓度的标准液），再加入酶联二抗，最后加底物显色，显色深浅与 β-TG、PF_4 浓度呈正比。根据标准曲线可得出待测标本的 β-TG/PF_4 浓度。

2.参考区间

不同试剂盒略有不同，β-TG：$6.6～26.2\ \mu g/L$，PF_4：$0.9～5.5\ \mu g/L$。

3.临床应用

（1）方法学评价：β-TG、PF_4 的半衰期较短，且易受机体代谢功能和血小板破坏的影响，采血及后续实验步骤必须尽可能保证血小板不被体外激活或破坏。在难以确定 β-TG、PF_4 浓度增加是来自体内还是体外激活时，可计算 β-TG/PF_4 比率。一般情况下，来自体内激活者 β-TG/PF_4 之比约为 5∶1，来自体外激活者 β-TG/PF_4 之比约为 2∶1。

（2）临床意义：①减低见于先天性或获得性 α-贮存池病；②增高表明血小板活化，释放反应亢进，见于血栓前状态及血栓性疾病，如糖尿病伴血管病变、妊娠期高血压疾病、系统性红斑狼疮、血液透析、肾病综合征、尿毒症、大手术后、心绞痛、心肌梗死、脑梗死、弥散性血管内凝血、深静脉血栓形成等；③β-TG 主要由肾脏排泄，肾功能障碍时可导致血中 β-TG 明显增加，PF_4 主要由血管内皮细胞清除，内皮细胞的这种功能受肝素的影响，因此肝素治疗时血中 PF_4 增加。

（二）血浆 P-选择素检测

1.原理

P-选择素又称血小板 α-颗粒膜蛋白-140（GMP-140），是位于血小板 α-颗粒和内皮细胞 Weibel-Palade小体的一种糖蛋白，当血小板被活化后，P-选择素在血小板膜表面表达并释放到血中，故测定血浆或血小板表面的 P-选择素可判断血小板被活化的情况。血浆 P-选择素测定常用 ELISA 法，原理同血浆 β-TG 或 PF_4 测定。

2.参考区间

9.2～20.8 μg/L。

3.临床应用

(1)方法学评价:由于P-选择素也存在于内皮细胞的W-P小体中,血浆中可溶性P-选择素,除来源于活化血小板外,也可来源于内皮细胞,分析时应加以注意。测定血小板膜表面P-选择素的含量,能更真实地反映血小板在体内活化的情况。

(2)临床意义:增加见于血栓前状态及血栓形成性疾病,如心肌梗死、脑血管病变、糖尿病伴血管病变、深静脉血栓形成、自身免疫性疾病等。

(三)血浆血栓烷 B_2(TXB_2)和 11-脱氢-血栓烷 B_2(11-DH-TXB_2)检测

血小板被激活后,血小板膜磷脂花生四烯酸代谢增强。血栓烷 A_2(TXA_2)是代谢产物之一,是血小板活化的标志物。但由于 TXA_2 半衰期短,不易测定,通常通过测定其稳定代谢物 TXB_2 的血浆浓度来反映体内血小板的活化程度。DH-TXB_2 是 TXB_2 在肝脏氧化酶作用下形成的产物。

1.原理

ELISA 法(双抗夹心法)。

2.参考区间

TXB_2:28.2～124.4 ng/L;DH-TXB_2:2.0～7.0 ng/L。

3.临床应用

(1)方法学评价:血浆 TXB_2 测定是反映血小板体内被激活的常用指标(常与 6-K-$PGF_{1\alpha}$ 同时检测),但采血及实验操作过程中造成的血小板体外活化等因素会影响 TXB_2 的含量。而 DH-TXB_2 不受体外血小板活化的影响,是反映体内血小板活化的理想指标。

(2)临床意义。①减低:见于服用阿司匹林类等非甾体抗炎药物或先天性环氧化酶缺乏等;②增加:见于血栓前状态及血栓形成性疾病,如糖尿病、肾病综合征、妊娠期高血压疾病、动脉粥样硬化、高脂血症、心肌梗死、心绞痛、深静脉血栓形成、大手术后、肿瘤等。

(四)血小板第3因子有效性检测

血小板第3因子有效性检测(platelet factor 3 availability test,PF3α test)也称血小板促凝活性测定。PF_3 是血小板活化过程中形成的一种膜表面磷脂成分,是血小板参与凝血过程的重要因子,可加速凝血活酶的生成,促进凝血过程。

1.原理

利用白陶土作为血小板的活化剂促进 PF_3 形成,用氯化钙作为凝血反应的启动剂。将正常人和受检者的 PRP(富含血小板血浆)和 PPP(贫血小板血浆)交叉组合(表 5-2),测定各自的凝固时间,比较各组的时间,了解受检者 PF_3 是否有缺陷。

表 5-2　PF_3 有效性测定分组

组别	患者血浆(mL)		正常血浆(mL)	
	PRP	PPP	PRP	PPP
1	0.1			0.1
2		0.1	0.1	
3	0.1	0.1		
4			0.1	0.1

2.参考区间

第3组、第4组分别为患者和正常人(作为对照组),患者PF₃有缺陷或内源凝血因子有缺陷时,第3组凝固时间比第4组长。当第1组较第2组凝固时间延长5秒以上,即为PF₃有效性减低。

3.临床应用

(1)减低:见于先天性血小板PF₃缺乏症、血小板无力症、肝硬化、尿毒症、弥散性血管内凝血、异常蛋白血症、系统性红斑狼疮、特发性血小板减少性紫癜、骨髓增生异常综合征、急性白血病及某些药物影响等。

(2)增加:见于高脂血症、食用饱和脂肪酸、短暂性脑缺血发作、心肌梗死、动脉粥样硬化、糖尿病伴血管病变等。

五、血小板膜糖蛋白检测

血小板膜表面糖蛋白(glucoprotein,GP)是血小板功能的分子基础,主要包括GPⅡb/Ⅲa复合物(CD41/CD61)、GPIb/Ⅸ/Ⅴ复合物(CD42b/CD42a/CD42c)、GPIa/Ⅱa复合物(CD49b/CD29)、GPIc/Ⅱa复合物(CD49c/CD49f/CD29)、GPⅣ(CD36)和GPⅥ。GP分子数量或结构异常均可导致患者发生出血或血栓形成。活化血小板与静止血小板相比,膜糖蛋白的种类、结构、含量等亦呈现显著变化。

(一)原理

以往大都采用单克隆抗体与血小板膜表面糖蛋白结合后,用放免法测定血小板膜糖蛋白含量。现在由于流式细胞技术的发展以及荧光标记的各种血小板特异性单克隆抗体的成功制备,临床工作中已广泛使用流式细胞术(FCM)分析血小板膜糖蛋白。原理是选用不同荧光素标记的血小板膜糖蛋白单克隆抗体与受检者血小板膜上的特异性糖蛋白结合,在流式细胞仪上检测荧光信号,根据荧光的强弱分析,计算出阳性血小板的百分率或者定量检测血小板膜上糖蛋白含量。

(二)参考区间

GPⅠb(CD42b)、GPⅡb(CD41)、GPⅢa(CD61)、GPⅤ(CD42d)、GPⅨ(CD42a)阳性血小板百分率>98%。

定量流式细胞分析:①GPⅢa(CD61):$(53\pm12)\times10^3$ 分子数/血小板;②GPⅠb(CD42b):$(38\pm11)\times10^3$ 分子数/血小板;③GPⅠa(CD49b):$(5\pm2.8)\times10^3$ 分子数/血小板。

(三)临床应用

1.方法学评价

用FCM分析血小板的临床应用还包括:循环血小板活化分析(血小板膜CD62P(血小板膜P选择素)、CD63(溶酶体完整膜糖蛋白,LIMP)、PAC-1(活化血小板GPⅡb/Ⅲa复合物)的表达以及血小板自身抗体测定、免疫血小板计数等。

由于血小板极易受到环境因素的影响发生活化,FCM分析血小板功能时需特别注意样本的采集、抗凝剂的选择、血液与抗凝剂的混匀方式、样本的运送与贮存、固定剂的种类和时间等,尤其还要合理设定各种对照,以避免各种因素可能造成的假阳性或假阴性反应。

2.临床意义

GPⅠb(CD42b)缺乏见于巨大血小板综合征,GPⅡb/Ⅲa(CD41/CD61)缺乏见于血小板无力症。

六、血小板自身抗体和相关补体检测

在某些免疫性疾病或因服用某些药物、输血等情况下，机体可产生抗血小板自身抗体或补体（platelet associated complement，PAC），导致血小板破坏过多或生成障碍，使循环血小板数减少，从而引发出血性疾病。血小板自身抗体可分为血小板相关免疫球蛋白（platelet associated immunoglobulin，PAIg），包括 PAIgG、PAIgA、PAIgM 和特异性膜糖蛋白自身抗体、药物相关自身抗体、抗同种血小板抗体等。测定血小板自身抗体或补体的表达有助于判断血小板数减少的原因。

（一）原理

血小板免疫相关球蛋白常用的检测方法为 ELISA 及流式细胞术。抗血小板膜糖蛋白抗体一般用 ELISA 检测，FCM 分析方法尚不成熟。

（二）参考区间

ELISA 法：PAIgG（0～78.8）ng/10^7 血小板；PAIgA（0～2）ng/10^7 血小板；PAIgM（0～7）ng/10^7 血小板；PAC_3（0～129）ng/10^7 血小板。FCM 法：PAIg<10%。

（三）临床应用

（1）90％以上的特发性血小板减少性紫癜（ITP）患者 PAIgG 增加，同时测定 PAIgA、PAIgM 及 PAC_3 阳性率达 100％。治疗后有效者上述指标下降，复发则增加。ITP 患者在皮质激素治疗后，PAIgG 不下降可作为切脾的指征。其他疾病如同种免疫性血小板减少性紫癜（如多次输血）、Evans 综合征、药物免疫性血小板减少性紫癜、慢性活动性肝炎、结缔组织病、系统性红斑狼疮、恶性淋巴瘤、慢性淋巴细胞白血病、多发性骨髓瘤等 PAIg 也可增加。

（2）特异性抗血小板膜糖蛋白的自身抗体阳性对诊断 ITP 有较高的特异性，其中以抗 GPⅡb/Ⅲa、GPⅠb/Ⅸ复合物的抗体为主。

七、血小板生存时间检测

本试验可反映血小板生成与破坏之间的平衡，是测定血小板在体内破坏或消耗速度的一项重要试验。

（一）原理

阿司匹林可使血小板膜花生四烯酸（AA）代谢中的关键酶（环氧化酶）失活，致血小板 AA 代谢受阻，代谢产物丙二醛（MDA）和血栓烷 B_2（TXB_2）生成减少。而新生血小板未受抑制，MDA 和 TXB_2 含量正常。故根据患者口服阿司匹林后血小板 MDA 和 TXB2 生成量的恢复曲线可推算出血小板的生存时间。MDA 含量可用荧光分光光度计法测定，TXB2 可以用 ELISA 法测定。

（二）参考区间

MDA 法：6.6～15 天；TXB_2 法：7.6～11 天。

（三）临床应用

血小板生存期短，见于以下疾病。①血小板破坏增多性疾病：如原发性血小板减少性紫癜、同种和药物免疫性血小板减少性紫癜、脾功能亢进、系统性红斑狼疮；②血小板消耗过多性疾病：如 DIC、血栓性血小板减少性紫癜（TTP）、溶血尿毒症综合征（HUS）；③各种血栓性疾病：如心肌梗死、糖尿病伴血管病变、深静脉血栓形成、肺梗死、恶性肿瘤等。

八、血小板钙流检测

血小板活化时,储存于血小板致密管道系统和致密颗粒内的 Ca^{2+} 释放出来,胞质内 Ca^{2+} 浓度升高形成 Ca^{2+} 流。Ca^{2+} 流信号随即促进血小板的花生四烯酸代谢、信号传导、血小板的收缩及活化等生理反应。

(一)原理

利用荧光探针如 Fura2、Fluro3-AM 等标记血小板内钙离子,在诱导剂作用下,血小板的钙离子通道打开,用共聚焦显微镜或流式细胞术观察血小板荧光强度变化,以分析血小板胞内钙流的变化。

(二)参考区间

正常血小板内 Ca^{2+} 浓度为 $20\sim90$ nmol/L,细胞外钙浓度为 $1.1\sim1.3$ nmol/L。

(三)临床应用

测定血小板胞内 Ca^{2+} 的方法可用于临床诊断与 Ca^{2+} 代谢有关的血小板疾病,也可用于判断钙通道阻滞剂的药理作用。

(韩新海)

第四节　凝血系统检验

凝血系统由内源性凝血途径、外源性凝血途径和共同凝血途径三部分组成,各部分常用的凝血系统检测方法介绍如下。

一、内源凝血系统的检验

(一)全血凝固时间测定

1.原理

静脉血与异物表面(如玻璃、塑料等)接触后,因子Ⅻ被激活,启动了内源凝血系统,最后生成纤维蛋白而使血液凝固,其所需时间即凝血时间(coagulation time,CT),是内源凝血系统的一项筛选试验。目前采用静脉采血法,有 3 种检测方法。

(1)活化凝血时间(activated clotting time,ACT)法:在待检全血中加入白陶土-脑磷脂悬液,以充分激活因子Ⅻ和Ⅺ,并为凝血反应提供丰富的催化表面,启动内源凝血途径,引发血液凝固。

(2)硅管凝血时间测定(silicone clotting time,SCT)法:涂有硅油的试管加血后,硅油使血液与玻璃隔离,凝血时间比普通试管法长。

(3)普通试管法(Lee-White法):全血注入普通玻璃试管而被激活,从而启动内源性凝血。

2.参考区间

每个实验室都应建立其所用测定方法的相应参考区间。ACT 为 $1.2\sim2.1$ 分钟;SCT 为 $15\sim32$ 分钟;普通试管法为 $5\sim10$ 分钟。

3.临床应用

(1)方法学评价:静脉采血法由于血液中较少混入组织液,因此对内源凝血因子缺乏的灵敏度比毛细血管采血法要高。①普通试管法：仅能检出FⅧ促凝活性水平低于2％的重型血友病患者，本法不敏感，目前趋于淘汰；②硅管法：较敏感，可检出FⅧ促凝活性水平低于45％的血友病患者；③ACT法：是检出内源凝血因子缺陷敏感的筛检试验之一，能检出FⅧ促凝活性水平低至45％的血友病患者，ACT法也是体外监测肝素治疗用量较好的实验指标之一。

上述测定凝血时间的诸方法，在检测内源性凝血因子缺陷方面，ACT的灵敏度和准确性最好。

（2）质量控制：ACT试验不是一个标准化的试验，此试验的灵敏度与准确度受多种因素的影响，如激活剂种类、仪器判定血液凝固的原理（如电流法、光学法和磁珠法等）等。不同的激活剂如硅藻土和白陶土，凝固时间不同，较常用硅藻土作激活剂，因白陶土有抵抗抑肽酶（一种抗纤溶药物，可减低外科手术后出血）的作用，不适宜用于与此药有关的患者。各种方法之间必须与现行的标准方法进行相关性和偏倚分析，以便调节ACT监测肝素浓度所允许的测定时间。

理论上，CT能检出APTT所能检出的凝血因子及血小板磷脂的缺陷，而事实上，只要有微量的Ⅱa形成，就足以发生血液凝固；即使患者有极严重的血小板减低症，少量PF3就足以促进Ⅱa形成，故血小板减低症患者CT可正常，只在极严重的凝血因子缺乏时CT才延长。CT的改良方法如塑料试管法、硅化试管法、活化凝固时间法等，虽然灵敏度有所提高，但不能改变上述的局限性。因此，作为内源凝血筛检试验，CT测定已被更好的检测内源性凝血异常的指标APTT所替代。

（3）临床意义：CT主要反映内源凝血系统有无缺陷。①CT延长：除FⅦ和FⅩⅢ外，所有其他凝血因子缺乏，CT均可延长，主要见于FⅧ、FⅨ显著减低的血友病和FⅪ缺乏症；vWD；严重的FⅤ、FⅩ、纤维蛋白原和FⅡ缺乏，如肝病、阻塞性黄疸、新生儿出血症、吸收不良综合征、口服抗凝剂、应用肝素及低（无）纤维蛋白原血症和纤溶亢进使纤维蛋白原降解增加；DIC，尤其在失代偿期或显性DIC时CT延长；病理性循环抗凝物增加，如抗FⅧ抗体或抗FⅨ抗体、SLE等。②监测肝素抗凝治疗的用量：行体外循环时，由于APTT试验不能反映体内肝素的安全水平，因而用ACT监测临床肝素的应用。③CT缩短见于血栓前状态如DIC高凝期等，但敏感性差；血栓性疾病，如心肌梗死、不稳定型心绞痛、脑血管病变、糖尿病血管病变、肺梗死、深静脉血栓形成、妊娠期高血压疾病、肾病综合征等。

（二）活化部分凝血活酶时间测定

1.原理

37℃条件下，以白陶土（激活剂）激活因子Ⅻ和Ⅺ，以脑磷脂（部分凝血活酶）代替血小板提供凝血的催化表面，在Ca^{2+}参与下，观察贫血小板血浆凝固所需时间，即为活化部分凝血活酶时间（activatedpartial thromboplastin time，APTT），是内源凝血系统较敏感和常用的筛选试验。有手工法和仪器法。

仪器法即指血液凝固分析仪，主要有3种判断血浆凝固终点的方法。

（1）光学法：当纤维蛋白原逐渐变成纤维蛋白时，经光照射后产生的散射光（散射比浊法）或透射光（透射比浊法）发生变化，根据一定方法判断凝固终点。

（2）电流法（钩方法）：根据纤维蛋白具有导电性，利用纤维蛋白形成时的瞬间电路连通来判断凝固终点。

（3）黏度法（磁珠法）：血浆凝固时血浆黏度增高，使正在磁场中运动的小铁珠运动强度减弱，以此判断凝固终点。

还有一种适用于床边检验的血液凝固仪是采用干化学测定法,其原理是将惰性顺磁铁氧化颗粒(paramagnetic iron oxide particle,PIOP)均匀分布于产生凝固或纤溶反应的干试剂中,血液与试剂发生相应的凝固或纤溶反应时,PIOP 随之摆动,通过检测其引起的光量变化即可获得试验结果。

2.参考区间

20～35 秒(通常小于 35 秒),每个实验室应建立所用测定方法相应的参考区间。

3.临床应用

(1)方法学评价:手工法虽重复性差一点,且耗时,但操作简便,有相当程度准确性,现仍作为参考方法。仪器法快速、敏感和简便,所用配套的试剂、质控物、标准品均保证了试验的高精度;但在诊断的准确性方面,仪器法并不比手工法更高;且仪器本身也会产生一定误差。

APTT 是一个临床常用、较为敏感的检测内源凝血因子缺乏的简便试验,已替代普通试管法 CT 测定。但 APTT 对诊断血栓性疾病和血栓前状态缺乏敏感性,也无特异性,临床价值有限。

新生儿由于凝血系统尚未发育完善,多种凝血因子尤其是维生素 K 依赖凝血因子(FⅡ、FⅦ、FⅨ、FⅩ)和接触系统凝血因子(FⅪ、FⅫ、PK、HMWK)血浆水平不到成人的 50%,其 APTT 检测将延长,一般出生后半年凝血因子可达正常成人水平。

(2)质量控制:标本采集、抗凝剂用量、仪器和试剂、实验温度等均对 APTT 试验的准确性产生重要的影响,故对实验的要求基本与 PT 相同(见 PT 测定)。由于缺乏标准的试剂和技术,APTT 测定的参考区间也随所用的检测方法、仪器和试剂而变化,因此,按仪器和试剂要求进行认真检测比选择测定的方法更为重要。①激活剂和部分凝血活酶试剂:来源及制备不同,均可影响测定结果;常用的激活剂有白陶土(此时 APTT 又称为 kaolinpartial thromboplastin time,KPTT),还可以用硅藻土、鞣花酸;应根据不同目的的检验选用合理的激活剂:对凝血因子相对敏感的激活剂是白陶土,对肝素相对敏感的是硅藻土;对狼疮抗凝物相对敏感的是鞣花酸;部分凝血活酶(磷脂)主要来源于兔脑组织(脑磷脂),不同制剂质量不同,一般选用 FⅧ、FⅨ和 FⅪ 的血浆浓度为 200～250 U/L 时敏感的试剂。②标本采集和处理:基本要求同 PT 试验。注意冷冻血浆可减低 APTT 对狼疮抗凝物以及对 FⅫ、FⅪ、HMWK、PK 缺乏的灵敏度;室温下,FⅧ易失活,须快速检测;高脂血症可使 APTT 延长。

(3)临床意义:APTT 反映内源凝血系统凝血因子(Ⅻ、Ⅺ、Ⅸ、Ⅷ)、共同途径中 FⅠ、FⅡ、FⅤ 和 FⅩ 的水平。虽然,APTT 测定的临床意义基本与凝血时间相同,但灵敏度较高,可检出低于正常水平15%～30%凝血因子的异常。APTT 对 FⅧ和 FⅨ 缺乏的灵敏度比对 FⅪ、FⅫ和共同途径中凝血因子缺乏的灵敏度高。必须指出,单一因子(如因子 FⅧ)活性增高就可使 APTT 缩短,其结果则可能掩盖其他凝血因子的缺乏。

APTT 超过正常对照 10 秒即为延长。主要见于:①轻型血友病,可检出 FⅧ活性低于 15%的患者,对 FⅧ活性超过 30%和血友病携带者灵敏度欠佳;在中、轻度 FⅧ、FⅨ、FⅪ 缺乏时,APTT 可正常。②vWD,Ⅰ型和Ⅲ型患者 APTT 可显著延长,但不少Ⅱ型患者 APTT 并不延长。③血中抗凝物如凝血因子抑制物、狼疮抗凝物、华法林或肝素水平增高,FⅡ、FⅤ 及 FⅨ、FⅩ 缺乏时灵敏度略差。④纤溶亢进,大量纤维蛋白降解产物(FDP)抑制纤维蛋白聚合,使 APTT 延长,DIC 晚期时,伴随凝血因子大量被消耗,APTT 延长更为显著。⑤其他如肝病、DIC、大量输入库血等。

APTT 缩短见于血栓前状态及血栓性疾病、DIC 早期(动态观察 APTT 变化有助于 DIC 的诊断)。APTT 对血浆肝素的浓度较敏感,是目前广泛应用的肝素治疗监测指标。此时,要注意 APTT 测定结果必须与肝素治疗范围的血浆浓度呈线性关系,否则不宜使用。一般在肝素治疗期间,APTT 维持在正常对照的 1.5～3.0 倍为宜。

(三)血浆因子Ⅷ、Ⅸ、Ⅺ和Ⅻ促凝活性测定

1.原理

一期法:受检血浆中分别加入乏 FⅧ、FⅨ、FⅪ和 FⅫ的基质血浆、白陶土脑磷脂悬液和钙溶液,分别记录开始出现纤维蛋白丝所需的时间。从各自的标准曲线中,分别计算出受检血浆中 FⅧ:C、FⅨ:C、FⅪ:C 和 FⅫ:C 相当于正常人的百分率(%)。

2.参考区间

FⅧ:C,103%±25.7%;FⅨ:C,98.1%±30.4%;FⅪ:C,100%±18.4%;FⅫ:C,92.4%±20.7%。

3.临床应用

(1)方法学评价:本试验是在内源凝血筛选试验的基础上,省略以往逐级筛选和纠正试验,直接检测各相应凝血因子促凝活性的较为理想和直观的实验方法,同时也是血友病评价和分型的重要指标之一。

(2)质量控制:急性时相反应及严重肝实质损伤时,FⅧ:C 可明显增加,但在 vWF 缺陷时,FⅧ:C 降低,因此需与 vWF 含量同时测定。加入的基质血浆中缺乏因子应小于1%,而其他因子水平必须正常,放置于−80～−40 ℃冰箱中保存,每次测定都应作标准曲线,正常标准血浆要求 20 人以上混合血浆,分装冻干保存于−40～−20 ℃,可用 2～3 个月。

(3)临床意义:①增高,主要见于血栓前状态和血栓性疾病,如静脉血栓形成、肺栓塞、妊娠期高血压疾病、晚期妊娠、口服避孕药、肾病综合征、恶性肿瘤等;②减低,见于 FⅧ:C 减低见于血友病甲(其中重型≤1%;中型 2%～5%;轻型 6%～25%;亚临床型 26%～45%)、血管性血友病(尤其是Ⅰ型和Ⅲ型)、DIC、血中存在因子Ⅷ抗体(此情况少见);FⅨ:C 减低见于血友病乙(临床分型同血友病甲)、肝脏疾病、DIC、维生素 K 缺乏症和口服抗凝剂等;FⅪ:C 减低见于 FⅪ因子缺乏症、DIC、肝脏疾病等;FⅫ:C 减低见于先天性 FⅫ缺乏症、DIC 和肝脏疾病等。

二、外源凝血系统的检验

(一)血浆凝血酶原时间测定(一期法)

1.原理

在受检血浆中加入过量的组织凝血活酶(人脑、兔脑、胎盘及肺组织等制品的浸出液)和钙离子,使凝血酶原变为凝血酶,后者使纤维蛋白原转变为纤维蛋白。观察血浆凝固所需时间即凝血酶原时间(prothrombin time,PT)。该试验是反映外源凝血系统最常用的筛选试验。有手工和仪器检测两类方法。仪器法判断血浆凝固终点的方法和原理与 APTT 检测时基本相同。

2.参考区间

每个实验室应建立所用测定方法相应的参考区间。①成人:10～15 秒,新生儿延长2～3 秒,早产儿延长 3～5 秒(3～4 天后达到成人水平);②凝血酶原时间比值(prothrombin time ratio,PTR):0.85～1.15;③国际标准化比值(international normalized ration,INR):口服抗凝剂治疗不同疾病时,需不同的 INR。

3.临床应用

(1)方法学评价。①手工法:常用普通试管法,曾用毛细血管微量法,后者虽采血量少,但操作较烦琐,已淘汰;也可用表面玻皿法,尽管准确性较试管法高,但操作不如后者方便;手工法虽重复性差一些,耗时,但仍有相当程度的准确性,且操作简便,故仍在临床应用,并可作为仪器法校正的参考方法。②仪器法:血凝仪可连续记录凝血过程引起的光、电或机械运动的变化,其中,黏度法(磁珠法)可不受影响因素(黄疸、乳糜、高脂血症、溶血等)的干扰。半自动仪器法(加样、加试剂仍为手工操作)提高了 PT 测定的精确度和速度,但存在标本交叉污染的缺点。全自动仪器法(加样、加试剂全部自动化)使检测更加精确、快速、敏感和简便;同时,仪器法所用的试剂、质控物、标准品均有可靠的配套来源,保证了试验的高精度。但在临床诊断的准确性方面,仪器法并不比手工法更高。凝血仪干化学法测定,操作简单,特别有助于床边 DIC 的诊断,但价格较贵,尚未能普及。

(2)质量控制:血液标本采集、抗凝剂用量、仪器和试剂、实验温度及 PT 检测的报告方式均对 PT 试验的准确性和实用性产生重要影响。

标本采集和处理:患者应停用影响止凝血试验的药物至少 1 周。抗凝剂为 10^9 mmol/L 枸橼酸钠,其与血液的容积比为 1:9。若血标本的 Hct 异常增高或异常减低,推荐矫正公式:抗凝剂用量=0.001 85×血量(mL)×(100-患者 Hct)。在采血技术和标本处理时应注意止血带使用时间要短,采血必须顺利快捷,避免凝血、溶血和气泡(气泡可使 Fg、FV、FⅧ变性和引起溶血,溶血又可引起 FⅦ激活,使 PT 缩短);凝血检测用的血标本最好单独采集,并立即分离血浆,按规定的离心力除去血小板;创伤性或留置导管的血标本及溶血、凝血不适宜做凝血试验;对于黄疸、溶血、脂血标本如用光学法测定,结果应扣除本底干扰,标本送检时应注意储存温度和测定时间。低温虽可减缓凝血因子的失活速度,但可活化 FⅦ、FⅫ。如储存血标本,也要注意有效时间,储存时间过长,凝血因子(尤其 FⅧ)的活性明显减低,因此,从标本采集到完成测定的时间通常不宜超过 2 小时。

组织凝血活酶试剂质量:该试验灵敏度的高低依赖于组织凝血活酶试剂的质量。试剂可来自组织抽提物,应含丰富的凝血活酶(TF 和磷脂);现也用纯化的重组 TF(recombinant-tissue factor,r-TF)加磷脂作试剂,r-TF 比动物性来源的凝血活酶对 FⅡ、FⅦ、FⅩ灵敏度更高。组织凝血活酶的来源及制备方法不同,使各实验室之间及每批试剂之间 PT 结果差异较大,可比性差,特别影响对口服抗凝剂患者治疗效果的判断,因此,应使用标有国际敏感指数(international sensitivity index,ISI)的试剂。

国际敏感指数和国际标准化比值:为了校正不同组织凝血活酶之间的差异,早在 1967 年,世界卫生组织就将人脑凝血活酶标准品(批号 67/40)作为以后制备不同来源组织凝血活酶的参考物,并要求计算和提供每批组织凝血活酶的 ISI。ISI 值越低,试剂对有关凝血因子降低的敏感度越高。目前,各国大体是用国际标准品标化本国标准品。对口服抗凝剂的患者必须使用国际标准化比值(international normalization ratio,INR)作为 PT 结果报告形式,并用以作为抗凝治疗监护的指标。INR=患者凝血酶原时间/正常人平均凝血酶原时间。

正常对照:必须来自 20 名以上男女各半的混合血浆所测结果。目前,许多试剂制造商能提供 100 名男女各半的混合血浆作为对照用的标准血浆。

报告方式:一般情况下,可同时报告受检者 PT(s)和正常对照 PT(s)以及凝血酶原比率(PTR),PTR=被检血浆 PT/正常血浆 PT。当用于监测口服抗凝剂用量时,则必须同时报告 INR 值。

(3)临床意义:PT 是检测外源性凝血因子有无缺陷较为敏感的筛检试验,也是监测口服抗凝剂用量的有效监测指标之一。

PT 延长指 PT 超过正常对照 3 秒以上或 PTR 超过参考区间。主要见于:①先天性 FⅡ、FⅤ、FⅦ、FⅩ 减低(较为少见,一般在低于参考人群水平的 10% 以下时才会出现 PT 延长,PTR 增大)、纤维蛋白原缺乏(Fg<500 mg/L)或无纤维蛋白原血症、异常纤维蛋白原血症;②获得性凝血因子缺乏,如 DIC、原发性纤溶亢进症、阻塞性黄疸和维生素 K 缺乏、循环抗凝物质增多等。香豆素治疗(注意药物如氨基水杨酸、头孢菌素等可增强口服抗凝药物的药效,而巴比妥盐等可减弱口服抗凝药物的药效)时,当 FⅡ、FⅤ、FⅦ、FⅩ 浓度低于正常人水平 40% 时,PT 即延长。

PT 对 FⅦ、FⅩ 缺乏的敏感性较对 FⅠ、FⅡ 缺乏的要高,但对肝素的敏感性不如 APTT。此外,发现少数 FⅨ 严重缺乏的患者,由于 FⅦa 活化 FⅨ 的途径障碍,也可导致 PT 延长,但其延长程度不如 FⅦ、FⅩ、凝血酶原和纤维蛋白原缺乏时显著。

PT 缩短见于:①先天性 FⅤ 增多;②DIC 早期(高凝状态);③口服避孕药、其他血栓前状态及血栓性疾病。

PT 是口服抗凝药的实验室监测的首选指标。临床上,常将 INR 为 2～4 作为口服抗凝剂治疗时剂量适宜范围。当 INR 大于 4.5 时,如 Fg 和血小板数仍正常,则提示抗凝过度,应减低或停止用药。当 INR 低于 4.5 而同时伴有血小板减低时,则可能是 DIC 或肝病等所致,也应减低或停止口服抗凝剂。口服抗凝剂达有效剂量时的 INR 值:预防深静脉血栓形成为 1.5～2.5;治疗静脉血栓形成、肺栓塞、心脏瓣膜病为 2.0～3.0;治疗动脉血栓栓塞、心脏机械瓣膜转换、复发性系统性栓塞症为 3.0～4.5。

(二)血浆因子Ⅱ、Ⅴ、Ⅶ、Ⅹ 促凝活性检测

1.原理

一期法:受检血浆分别与凝血因子Ⅱ、Ⅴ、Ⅶ、Ⅹ 基质血浆混合,再加兔脑粉浸出液和钙溶液,分别作血浆凝血酶原时间测定。将受检者血浆测定结果与正常人新鲜混合血浆比较,分别计算出各自的因子FⅡ:C、FⅤ:C、FⅦ:C 和 FⅩ:C 促凝活性。

2.参考区间

FⅡ:C,97.7%±16.7%;FⅤ:C,102.4%±30.9%;FⅦ:C,103%±17.3%;FⅩ:C,103%±19.0%。

3.临床应用

(1)方法学评价:本试验是继外源凝血系统筛选试验异常,进而直接检测诸因子促凝活性更敏感、更可靠指标,也是诊断这些因子缺陷的主要依据。

(2)质量控制:同凝血因子Ⅷ、Ⅸ、Ⅺ 和Ⅻ 促凝活性测定。

(3)临床意义:活性增高主要见于血栓前状态和血栓性疾病。活性减低见于肝病变、维生素 K 缺乏(FⅤ:C 除外)、DIC 和口服抗凝剂;血循环中存在上述因子的抑制物等;先天性上述因子缺乏较罕见。

目前 FⅡ:C,FⅤ:C,FⅦ:C,FⅩ:C 的测定主要用于肝脏受损的检查,因子 FⅦ:C 下降在肝病的早期即可发生;因子 FⅤ:C 的测定在肝损伤和肝移植中应用较多。

(三)血浆组织因子活性测定

1.原理

发色底物法:组织因子(tissue factor,TF)与 FⅦ 结合形成 TF-FⅦ 复合物,激活 FⅩ 和 FⅨ,

活化的FⅩa水解发色底物(S-2222),释放出对硝基苯胺(PNA),405 nm波长下测其吸光度(A),PNA颜色的深浅与血浆组织因子活性(TF:A)成正比。

2.参考区间

81%～114%。

3.临床应用

(1)方法学评价:相比于组织因子含量的测定,组织因子活性测定更能反映组织因子在外源性凝血途径中所发挥的作用。发色底物法,技术成熟,操作简单,适用于临床检测。

(2)质量控制:对于黄疸、溶血、脂血标本,读取结果时应扣除本底吸光度值或重新抽血。每次测定前都应作标准曲线,正常标准血浆要求20人以上混合血浆,分装冻干保存于-40～-20 ℃,可用2～3个月。

(3)临床意义:组织因子活性增加见于内毒素血症、严重创伤、广泛手术、休克、急性呼吸窘迫综合征(acute respiratory distress syndrome,ARDS)、DIC、急性白血病等。

三、共同凝血途径的检查

(一)纤维蛋白原测定

1.原理

(1)Clauss法(凝血酶法):受检血浆中加入过量凝血酶,将血浆中的纤维蛋白原(fibrinogen,Fg)转变为纤维蛋白,使血浆凝固,其时间长短与Fg含量成负相关。受检血浆的Fg含量可从国际标准品Fg参比血浆测定的标准曲线中获得。

(2)免疫法。①免疫火箭电泳法(Laurell法):在含Fg抗血清的琼脂板中,加入一定量的受检血浆(抗原),在电场作用下,抗原体形成火箭样沉淀峰,峰的高度与Fg含量成正比;②酶联免疫法:用抗Fg的单克隆体、酶联辣根过氧化酶抗体显色、酶联免疫检测仪检测血浆中的Fg含量。

(3)比浊法(热沉淀比浊法):血浆经磷酸二氢钾-氢氧化钠缓冲液稀释后,加热至56 ℃,使Fg凝集,比浊测定其含量。

(4)化学法(双缩脲法):用12.5%亚硫酸钠溶液将血浆中的Fg沉淀分离,然后以双缩脲试剂显色测定。

2.参考区间

成人,2～4 g/L;新生儿,1.25～3 g/L。

3.临床应用

主要用于出血性疾病(包括肝病)或血栓形成的诊断以及溶栓治疗的监测。

(1)方法学评价:①Clauss法为功能检测,操作简单、结果可靠,故被WHO推荐为测定Fg的参考方法,当凝血仪通过检测PT方法来换算Fg浓度时,结果可疑,则应用Clauss法复核确定;②免疫法、比浊法和化学法操作较烦琐,均非Fg功能检测法,故与生理性Fg活性不一定总是呈平行关系。

(2)质量控制:Clauss法参与血浆必须与检测标本同时测定,以便核对结果;如标本中存在肝素、FDP增加或罕见的异常Fg,则Clauss法测定的Fg含量可假性减低,此时,需用其他方法核实。由于凝血酶的活性将直接影响Clauss法所测定的Fg含量,因此对凝血酶试剂应严格保存,一般应在低温保存。稀释后,在塑料(聚乙烯)试管中置4 ℃可保存活性24小时。

(3)临床意义。①增高:见于急性时相反应,可出现高纤维蛋白原血症,如炎症、外伤、肿瘤等,慢性活动性炎症反应,如风湿病、胶原病等,Fg 水平超过参考区间上限是冠状动脉粥样硬化心脏病和脑血管病发病的独立危险因素之一。②减低:见于纤维蛋白原合成减少或结构异常性疾病,如先天性低(无)蛋白原血症;异常纤维蛋白原血症(但用免疫法检测抗原可正常);严重肝实质损伤,如肝硬化、酒精中毒等;纤维蛋白原消耗增多,如 DIC(纤维蛋白原定量可作为 DIC 的筛查试验);原发性纤溶亢进,如中暑、缺氧、低血压等;药物,如雌激素、鱼油、高浓度肝素、纤维蛋白聚合抑制剂等。③可用于溶栓治疗(如用 UK、t-PA)、蛇毒治疗(如用抗栓酶、去纤酶)的监测。

(二)凝血因子Ⅷ定性试验和亚基抗原检测

1.凝血因子Ⅷ定性试验

(1)原理:受检血浆加入钙离子后,使 Fg 转变成 Fb 凝块,将此凝块置入 5 mol/L 尿素溶液或 2%单氨(碘)醋酸溶液中,如果受检血浆不缺乏因子Ⅷ,则形成的纤维蛋白凝块不溶于尿素溶液或 2%单氨(碘)醋酸溶液;反之,则易溶于尿素溶液或 2%单氨(碘)醋酸溶液中。

(2)参考区间:24 小时内纤维蛋白凝块不溶解。

(3)临床应用:①方法学评价:本试验简单、可靠,是十分实用的过筛试验,在临床上,若发现伤口愈合缓慢、渗血不断或怀疑有凝血因子 XⅢ 缺陷者,均可首先选择本试验;②质量控制:由于凝块对结果判断有直接影响,因此抽血时要顺利,不应有溶血及凝血,且采血后应立即检测,不宜久留,加入的钙离子溶液应新鲜配制;③临床意义:若纤维蛋白凝块在 24 小时内,尤其 2 小时内完全溶解,表示因子Ⅷ缺乏,见于先天性因子Ⅷ缺乏症和获得性因子Ⅷ明显缺乏,后者见于肝病、SLE、DIC、原发性纤溶症、转移性肝癌、恶性淋巴瘤以及抗 FⅧ抗体等。

2.凝血因子Ⅷ亚基抗原检测

(1)原理(免疫火箭电泳法):分别提纯人血小板和血浆中的Ⅷα亚基和Ⅷβ亚基,用以免疫家兔,产生抗体。在含 FⅧα亚基和 FⅧβ亚基抗血清的琼脂凝胶板中,加入受检血浆(抗原),在电场作用下,出现抗原抗体反应形成的火箭样沉淀峰,此峰的高度与受检血浆中 FⅧ亚基的浓度成正比。根据沉淀峰的高度,从标准曲线中计算出 FⅧα:Ag 和 FⅧβ:Ag 相当于正常人的百分率。

(2)参考区间:FⅧα 为 100.4%±12.9%;FⅧβ 为 98.8%±12.5%。

(3)临床应用:血浆凝血因子Ⅷ亚基抗原的检测,对凝血因子Ⅷ四聚体的缺陷性疾病诊断和分类具有十分重要价值。①先天性因子Ⅷ缺乏症:纯合子型者的 FⅧα:Ag 明显减低(≤1%),FⅧβ:Ag 轻度减低;杂合子型者的 FⅧα:Ag 减低(常≤50%),FⅧβ:Ag 正常。②获得性因子Ⅷ减少症:见于肝疾病、DIC、原发性纤溶症、急性心肌梗死、急性白血病、恶性淋巴瘤、免疫性血小板减少紫癜、SLE 等。一般认为,上述疾病的 FⅧα:Ag 有不同程度的降低,而Ⅷβ:Ag 正常。

(三)凝血酶生成的分子标志物检测

1.血浆凝血酶原片段 1+2(F_{1+2})测定

(1)原理(ELISA 法):以抗 F_{1+2} 抗体包被酶标板,加入标准品或待测标本后,再加入用辣根过氧化物酶标记的凝血酶抗体,与游离 F_{1+2} 抗原决定簇结合,充分作用后,凝血酶抗体上带有的辣根过氧化物酶在 H_2O_2 溶液存在的条件下分解加入的邻苯二胺,使之显色,溶液颜色的深浅与样本中的 F_{1+2} 含量成正比。

(2)参考区间:0.4~1.1 nmoL/L。

(3)临床应用。①方法学评价:凝血酶的半衰期极短,因此不能直接测定;凝血酶原被凝血酶(由F Ⅹ a、F Ⅴ a、Ca^{2+} 和磷脂组成)作用转化为凝血酶时,凝血酶原分子的氨基端(N 端)释放出 F_{1+2},通过测定 F_{1+2} 可间接反映凝血酶的形成及活性,是体内凝血酶活化的分子标志物,对血液高凝状态的检查有重要意义;但目前因采用 ELISA 法测定,一般适用于批量标本检测,而且耗时太长,使临床急诊使用时受到一定限制。②质量控制:血液采集与保存将直接影响血浆 F_{1+2} 的测定结果,且止血带太紧或压迫时间太长,都可导致采血过程的人工凝血活化,因此采血过程要求尽量顺利。③临床意义:血浆 F_{1+2} 增高见于高凝状态,血栓性疾病如 DIC、易栓症、急性心肌梗死、静脉血栓形成等;溶栓、抗凝治疗 AMI 时,若溶栓治疗有效,缺血的心肌成功实现再灌注,则 F_{1+2} 可锐减;用肝素治疗血栓性疾病时,一旦达到有效治疗浓度,则血浆 F_{1+2} 可由治疗前的高浓度降至参考区间内;口服华法林,血浆 F_{1+2} 浓度可降至参考区间以下,当用 F_{1+2} 作为低剂量口服抗凝剂治疗的监测指标时,浓度在 0.4~1.2 nmol/L 时,可达到最佳抗凝治疗效果。

2.血浆纤维蛋白肽 A 测定

(1)原理:待检血浆用皂土处理,以除去纤维蛋白原,含纤维蛋白肽 A(FPA)标本先与已知过量的兔抗人 FPA 抗体结合,部分液体被转移至预先包被 FPA 的酶标板上,上步反应中剩余的为结合 FPA 抗体可与 FPA 结合,结合于固相的兔抗人 FPA 抗体被羊抗兔(带有辣根过氧化物酶)IgG 结合,在 H_2O_2 溶液存在的条件下使邻苯二胺(OPD)基质显色,颜色的深浅与 FPA 含量呈负相关关系。

(2)参考区间:男性不吸烟者为 1.83 μg/L±0.61 μg/L;女性不吸烟、未服用避孕药者为 2.24 μg/L±1.04 μg/L。

(3)临床应用:FPA 是纤维蛋白原转变为纤维蛋白过程中产生的裂解产物之一,因此,若待检血浆中出现 FPA 则表明有凝血酶生成。FPA 升高见于深静脉血栓形成、DIC、肺栓塞、SLE、恶性肿瘤转移、肾小球肾炎等。

3.可溶性纤溶蛋白单体复合物测定

(1)原理:根据酶免疫或放射免疫的检测原理,用抗纤维蛋白单克隆抗体测定血浆中可溶性纤维蛋白单体复合物(soluble fibrin monomer complex,sFMC)的含量。

(2)参考区间:ELISA 法为 48.5 mg/L±15.6 mg/L;放射免疫法为 50.5 mg/L±26.1 mg/L。

(3)临床应用:纤维蛋白单体是纤维蛋白原转变为纤维蛋白的中间体,是凝血酶水解纤维蛋白原使其失去 FPA 和 FPB 而产生的。当凝血酶浓度低时,纤维蛋白单体不足以聚合形成纤维蛋白凝块,它们自行和纤维蛋白原或纤维蛋白降解产物结合形成复合物。sFMC 是凝血酶生成的另一标志物。sFMC 升高多见于肝硬化失代偿期、急性白血病(M_3 型)、肿瘤、严重感染、多处严重创伤、产科意外等。

(韩新海)

第五节　抗凝与纤溶系统检测

一、生理性抗凝物质检测

(一)抗凝血酶活性及抗原测定

1.抗凝血酶活性(antithrombin activity,AT:A)检测

(1)检测原理(发色底物法):受检血浆中加入过量凝血酶,使 AT 与凝血酶形成 1:1 复合物,剩余的凝血酶作用于发色底物 S-2238,释出显色基团对硝基苯胺(PNA)。显色的深浅与剩余凝血酶呈正相关,而与 AT 呈负相关,根据受检者所测得吸光度(A 值)从标准曲线计算出 AT:A。

(2)参考区间:108.5%±5.3%。

(3)临床应用:AT 活性或抗原测定是临床上评估高凝状态良好的指标,尤其是 AT 活性下降。AT 抗原和活性同时检测,是遗传性 AT 缺乏的分型主要依据。

遗传性 AT 缺乏分为两型:①交叉反应物质(cross reaction material,CRM)阴性型(CRM-)即抗原与活性同时下降;②CRM+型,抗原正常,活性下降。

获得性 AT 缺乏或活性减低主要原因:①AT 合成降低,主要见于肝硬化、重症肝炎、肝癌晚期等,可伴发血栓形成;②AT 丢失增加,见于肾病综合征;③AT 消耗增加,见于血栓前期和血栓性疾病,如心绞痛、脑血管疾病、DIC 等。在疑难诊断 DIC 时,AT 水平下降具有诊断价值。而急性白血病时 AT 水平下降更可看作是 DIC 发生的危险信号。

AT 水平和活性增高见于血友病、白血病和再生障碍性贫血等疾病的急性出血期及口服抗凝药治疗过程中。在抗凝治疗中,如怀疑肝素治疗抵抗,可用 AT 检测来确定。抗凝血酶替代治疗时,也应首选 AT 检测来监护。

2.抗凝血酶抗原(antithrombin antigen,AT:Ag)检测

(1)原理:①免疫火箭电泳法:受检血浆中 AT 在含 AT 抗血清的琼脂糖凝胶中电泳,抗原和抗体相互作用形成火箭样沉淀峰。沉淀峰的高度与血浆中 AT 的含量成正相关。从标准曲线中计算出受检血浆中 AT 抗原的含量。②酶联免疫吸附法:将抗 AT 抗体包被在固相板上,标本中的 AT 与固相的抗 AT 抗体相结合,再加入酶标的抗 AT 抗体,则形成抗体-抗原-酶标抗体的复合物,加入显色基质后,根据发色的深浅来判断标本中的 AT 含量。

(2)参考区间:(0.29±0.06) g/L。

(3)临床评价:见血浆 AT 活性检测。在免疫火箭电泳法中样品不可用肝素抗凝,只可用枸橼酸盐抗凝而且样本不可以反复冻融。

(二)凝血酶-抗凝血酶复合物(thrombin-antithrombin,TAT)测定

1.原理

酶联免疫吸附法:抗凝血酶包被于固相,待测血浆中的 TAT 以其凝血酶与固相上的 AT 结合,然后加入过氧化物酶标记的抗 AT,后者与结合于固相的 TAT 结合,并使底物显色。反应液颜色的深浅与 TAT 浓度呈正相关。

2.参考区间

健康成人枸橼酸钠抗凝血浆(n＝196):1.0～4.1 $\mu g/L$,平均为 1.5 $\mu g/L$。

3.临床应用

(1)方法学评价:TAT一方面反映凝血酶生成的量,同时也反映抗凝血酶被消耗的量。

(2)质量控制:在 2～8 ℃环境下,共轭缓冲液、工作共轭液和样本缓冲液可保存 4 周,稀释过的洗涤液可在 1 周内使用。稀释过的标准血浆和质控血浆在 15～25 ℃下,可放置 8 小时。工作共轭液须避光保存,且应在 1 小时内使用。共轭缓冲液、标准血浆、质控血浆和样本缓冲液在 －20 ℃可保存 3 个月。剩余的工作共轭液应在配置后 30 分钟内冻存,2 周内使用。血浆样本采集不当可影响检测结果,溶血、脂血、含类风湿因子的血浆样本不可使用。

(3)临床意义:血浆 TAT 含量增高,见于血栓形成前期和血栓性疾病,如 DIC、深静脉血栓形成、急性心肌梗死、白血病、肝病等。脑血栓在急性期 TAT 可较正常值升高 5～10 倍,DIC 时 TAT 升高的阳性率达 95％～98％。

二、病理性抗凝物质检测

(一)复钙交叉试验(cross recalcification test,CRT)

1.原理

血浆复钙时间延长可能是由于凝血因子缺乏或血液中存在抗凝物质所致。延长的复钙时间如能被 1/10 量正常血浆纠正,则提示受检血浆中缺乏凝血因子;如果不被纠正,则提示受检血浆中存在抗凝物质。

2.参考区间

若受检血浆与 1/10 量正常血浆混合,血浆复钙时间不在正常范围内(2.2～3.8 分钟),则认为受检血浆中存在异常抗凝物质。

3.临床应用

本试验可区别血浆复钙时间延长的原因,除可鉴别有无血液循环抗凝物质外,还可筛选内源性凝血系统的功能异常,但由于其敏感性不如 APTT,同时受血小板数量和功能的影响,目前主要用来筛检病理性抗凝物质增多。另外,复钙交叉试验对受检血浆中低浓度的肝素及类肝素物质不敏感,必要时可考虑做肝素定量试验。

血浆中存在异常的抗凝物质,见于反复输血的血友病患者、肝病患者、系统性红斑狼疮、类风湿关节炎及胰腺疾病等。

抽血应顺利,不应有溶血及凝血;取血后应立即检测,血浆在室温中放置不超过 2 小时。

(二)血浆肝素水平测定

1.原理

发色底物法:AT 是血浆中以丝氨酸蛋白酶为活性中心凝血因子(凝血酶、FⅩa 等)的抑制物,在正常情况下,AT 的抑制作用较慢,而肝素可与 AT 结合成 1:1 的复合物,使 AT 的精氨酸反应中心暴露,此反应中心与凝血酶、FⅩa 的丝氨酸活性部位相作用,从而使激活的因子灭活,这样 AT 的抑制作用会大大增强。低分子量肝素(LMWH)对 FⅩa 和 AT 间反应的催化作用较其对凝血酶和 AT 间反应的催化更容易,而标准肝素对两者的催化作用相同。在 AT 和 FⅩa 均过量的反应中,肝素对 FⅩa 的抑制速率直接与其浓度成正比,用特异性 FⅩa 发色底物法检测剩余 FⅩa 的活性,发色强度与肝素浓度成负相关。

2.参考区间

本法检测肝素的范围是 0～800 U/L,正常人的血浆肝素为 0 U/L。

3.临床应用

在用肝素防治血栓性疾病以及血液透析、体外循环的过程中,可用本试验对肝素的合理用量进行检测。在过敏性休克、严重肝病或 DIC、肝叶切除或肝移植等患者的血浆中,肝素亦增多。另需注意:①采血与离心必须细心,以避免血小板激活,导致血小板第 4 因子(PF₄)释放,后者可抑制肝素活力;②反应中温育时间和温度均应严格要求,否则将影响检测结果;③严重黄疸患者检测中应设自身对照;④制作标准曲线的肝素制剂应与患者使用的一致。

(三)凝血酶时间及其纠正试验

1.凝血酶时间(thrombin time,TT)检测

(1)原理:受检血浆中加入"标准化"的凝血酶溶液后,测定开始出现纤维蛋白丝所需要的时间为 TT。

(2)参考区间:10～18秒(手工法和仪器法有很大不同,凝血酶浓度不同差异更大),各实验室应建立适合自己的参考区间。

(3)临床应用:TT 是凝血酶使纤维蛋白原转变为纤维蛋白所需要的时间,它反映了血浆中是否含有足够量的纤维蛋白原以及纤维蛋白原的结构是否符合人体的正常生理凝血要求。在使用链激酶、尿激酶进行溶栓治疗时,可用 TT 作为监护指标,以控制在正常值的 3～5 倍。

凝血酶时间延长:即受检 TT 值延长超过正常对照 3 秒以上,以 DIC 时纤维蛋白原消耗为多见,也有部分属于先天性低(无)纤维蛋白原血症、原发性纤溶及肝脏病变,也可见于肝素增多或类肝素抗凝物质增多及 FDP 增多。

凝血酶时间缩短:主要见于某些异常蛋白血症或巨球蛋白血症时,此外,较多的是技术原因,如标本在 4 ℃环境中放置过久,组织液混入血浆等。另外,血浆在室温下放置不得超过 3 小时;不宜用 EDTA 和肝素作抗凝剂;凝血酶时间的终点,若用手工法,以出现浑浊的初期凝固为准。

2.凝血酶时间纠正试验(甲苯胺蓝纠正试验)

(1)原理:甲苯胺蓝可纠正肝素的抗凝作用,在凝血酶时间延长的受检血浆中加入少量的甲苯胺蓝,若延长的凝血酶时间恢复正常或明显缩短,则表示受检血浆中肝素或类肝素样物质增多,否则为其他类抗凝物质或者是纤维蛋白原缺陷。

(2)参考区间:在 TT 延长的受检血浆中,加入甲苯胺蓝后 TT 明显缩短,两者相差 5 秒以上,提示受检血浆中肝素或类肝素样物质增多,否则提示 TT 延长不是由于肝素类物质所致。

(3)临床应用:单纯的甲苯胺蓝纠正试验有时对肝素类物质不一定敏感,而众多的肝素类物质增多的病理状态,往往伴有高水平的 FDP、异常纤维蛋白原增多等情况,因此,最好与正常血浆、鱼精蛋白等纠正物同时检测。

血中类肝素物质增多,多见于过敏性休克、严重肝病、肝叶切除、肝移植、DIC,也可见于使用氮芥以及放疗后的患者。

凝血酶溶液在每次操作时都需要作校正实验,使正常血浆的 TT 值在 16～18 秒。

(四)凝血因子Ⅷ抑制物测定

1.原理

受检血浆与一定量正常人新鲜血浆混合,在 37 ℃温育一定时间后,测定混合血浆的Ⅷ因子活性,若受检血浆中存在Ⅷ因子抑制物,则混合血浆的Ⅷ因子活性会降低,以 Bethesda 单位来计

算抑制物的含量,1个Bethesda单位相当于灭活50％因子Ⅷ活性。

2.参考区间

正常人无因子Ⅷ抑制物,剩余因子Ⅷ：C为100％。

3.临床应用

Bethesda法不仅可用于因子Ⅷ抑制物检测,还可用于其他因子(Ⅸ、Ⅹ、Ⅺ)抑制物的检测。本法对同种免疫引起的因子抑制物测定较为敏感,对自身免疫、药物免疫、肿瘤免疫和自发性凝血因子抑制物则不敏感。Ⅷ因子抑制物的确定,最终需要进行狼疮样抗凝物质的检测进行排除。

血浆因子Ⅷ抑制物的出现常见于反复输血或接受抗血友病球蛋白治疗的血友病A患者,也可见于某些免疫性疾病和妊娠期的妇女。

三、纤维蛋白溶解活性检测

(一)组织纤溶酶原激活物活性及抗原测定

1.组织纤溶酶原激活物活性(t-PA：A)检测

(1)原理(发色底物法):在组织型纤溶酶原激活物(t-PA)和共价物作用下,纤溶酶原转变为纤溶酶,后者使发色S-2251释放出发色基团PNA,显色的深浅与t-PA：A呈正比关系。

(2)参考区间:300～600 U/L。

2.组织纤溶酶原激活物抗原(t-PA：Ag)检测

(1)原理(酶联免疫吸附法):将纯化的t-PA单克隆抗体包被在固相载体上温育,然后加含有抗原的标本,标本中的t-PA抗原与固相载体上的抗体形成复合物,此复合物与辣根过氧化物酶标记的t-PA单克隆抗体起抗原抗体结合反应,形成双抗体夹心免疫复合物,后者可使邻苯二胺基质液呈棕色反应,其反应颜色深浅与标本中的t-PA含量呈正比关系。

(2)参考区间:1～12 μg/L。

(3)临床应用:①t-PA抗原或活性增高表明纤溶活性亢进,见于原发及继发性纤溶症,如DIC,也见于应用纤溶酶原激活物类药物;②t-PA抗原或活性减低表示纤溶活性减弱,见于高凝状态和血栓性疾病。

(二)纤溶酶原活化抑制物活性及抗原测定

1.血浆纤溶酶原活化抑制物活性(PAI：A)检测

(1)原理(发色底物法):过量的纤溶酶原激活物(t-PA)和纤溶酶原加入待测血浆中,部分t-PA与血浆中的PAI作用形成无活性的复合物,剩余的t-PA作用于纤溶酶原,使其转化为纤溶酶,后者水解发色底物S-2251,释放出对硝基苯胺(PNA),显色强度与PAI活性呈负相关。

(2)参考区间:100～1 000 U/L。

(3)临床应用:目前,PAI的检测主要是为观察PAI与t-PA的比例及了解机体的潜在纤溶活性。因此,PAI与t-PA应同时检测,单纯检测PAI,不管是抗原含量还是活性,意义都不大。①增高:见于高凝状态和血栓性疾病;②减低:见于原发性和继发性纤溶。

2.血浆纤溶酶原活化抑制物抗原(PAI：Ag)检测

(1)原理。①酶联免疫吸附法:双抗体夹心法同t-PA：Ag检测;②SDS-PAGE凝胶密度法:受检血浆中加入过量纤溶酶原激活物(PA)与血浆中PAI形成PA-PAI复合物,然后将作用后的血浆于SDS凝胶平板上电泳,同时用已知标准品进行对照,确定复合物的电泳位置,电泳完毕后染色,再置于自动凝胶板密度扫描仪上扫描,可得知样品中PAI含量。

（2）参考区间：酶联免疫吸附法 4～43 g/L；SDS-PAGE 凝胶密度法＜100 U/L。

（3）临床应用：同 PAI 活性测定。酶联免疫吸附法应采用缺乏血小板血浆标本，否则将影响检测结果。SDS-PAGE 凝胶密度法试剂中丙烯酰胺、双丙酰胺、TEMED 是有毒物质，操作中应注意避免与皮肤接触。

（三）血浆纤溶酶原活性及抗原测定

1.血浆纤溶酶原活性（PLG：A）检测

（1）原理（发色底物法）：纤溶酶原在链激酶或尿激酶作用下转变为纤溶酶，纤溶酶作用于发色底物 S-2251，释放出对硝基苯胺（PNA）而显色。颜色深浅与纤溶酶活性呈正相关。

（2）参考区间：85.55％±27.83％。

（3）临床应用：PLG 测定可替代早先的优球蛋白溶解时间测定和染色法进行的纤溶酶活性测定，尤其是 PLG 活性测定，在单独选用时较为可靠。在溶栓治疗时，因使用的链激酶类不同，在治疗开始阶段 PLG 含量和活性的下降，不一定是纤溶活性增高的标志，应同时进行 FDP 的测定，以了解机体内真正的纤溶状态。先天性纤溶酶原缺乏症必须强调抗原活性和含量同时检测，以了解是否存在交叉反应物质。①增高：表示其激活物的活性（纤溶活性）减低，见于血栓前状态和血栓性疾病；②减低：表示纤溶活性增高，常见于原发性纤溶症和 DIC 外，还见于前置胎盘、胎盘早剥、肿瘤扩散、严重感染、大手术后、重症肝炎、肝硬化、肝移植、门静脉高压、肝切除等获得性纤溶酶原缺乏症；③PLG 缺陷症可分为交叉反应物质阳性（CRM＋）型（PLG：Ag 正常和 PLG：A 减低）和 CRM-型（PLG：Ag 和 PLG：A 均减低）。

2.血浆纤溶酶原抗原（PLG：Ag）检测

（1）原理（酶联免疫吸附法）：将纯化的兔抗人纤溶酶原抗体包被在酶标反应板上，加入受检血浆，血浆中的纤溶酶原（抗原）与包被在反应板上的抗体结合，然后加入酶标记的兔抗人纤溶酶原抗体，酶标抗体与结合在反应板上的纤溶酶原结合，最后加入底物显色，显色的深浅与受检血浆中纤溶酶原的含量呈正相关。根据受检者测得的 A 值，从标准曲线计算标本中 PLG 的抗原含量。

（2）参考区间：0.22 g/L±0.03 g/L。

（3）临床应用：同纤溶酶原活性测定。

四、纤维蛋白降解产物检测

（一）血浆鱼精蛋白副凝固试验（plasma protamine paracoagulation test，3P）

1.原理

在凝血酶的作用下，纤维蛋白原释放出肽 A、B 后转变为纤维蛋白单体（FM），纤维蛋白在纤溶酶降解的作用下产生纤维蛋白降解产物（FDP），FM 与 FDP 形成可溶性复合物，鱼精蛋白可使该复合物中 FM 游离，后者又自行聚合呈肉眼可见的纤维状、絮状或胶冻状，反映 FDP 尤其是碎片 X 的存在。

2.参考区间

正常人为阴性。

3.临床应用

（1）阳性：DIC 的早期或中期。本试验假阳性常见于大出血（创伤、手术、咯血、呕血）和样品置冰箱等。

（2）阴性：正常人、DIC晚期和原发性纤溶症。

（二）纤维蛋白（原）降解产物测定

1.原理

胶乳凝集法：用抗纤维蛋白（原）降解产物（FDP）抗体包被的胶乳颗粒与FDP形成肉眼可见的凝集物。

2.参考区间

小于5 mg/L。

3.临床应用

（1）原发性纤溶亢进时，FDP含量可明显升高。

（2）高凝状态、DIC、器官移植的排异反应、妊娠期高血压疾病、恶性肿瘤，以及心、肝、肾疾病和静脉血栓、溶栓治疗等所致的继发性纤溶亢进时，FDP含量升高。

另外，试剂应储存于2～8 ℃，用前取出置于室温中；包被抗体的乳胶悬液，每次用前需充分混悬状态；待测血浆用0.109 mol/L枸橼酸钠抗凝，每分钟3 000转离心15分钟。当类风湿因子强阳性存在时，可产生假阳性反应。样本保存时间为20 ℃24小时，−20 ℃1个月。

（三）D-二聚体定性及定量测定

1.原理

（1）定性测定（乳胶凝集法）：抗D-二聚体单克隆抗体包被在乳胶颗粒上，受检血浆若含有D-二聚体，通过抗原-抗体反应，乳胶颗粒发生聚集，形成肉眼可见的粗大颗粒。

（2）定量测定（酶联免疫吸附法）：一种单抗包被于聚苯乙烯塑料板上，另一种单抗标记辣根过氧化物酶。加入样品后在孔内形成特异抗体-抗原-抗体复合物，可使基质显色，显色深浅与标本中D-二聚体含量成正比。

2.参考区间

定性：正常人阴性。定量：正常为0～0.256 mg/L。

3.临床应用

（1）质量控制：定量试验需注意以下几点。①第一份样品与最后一份样品的加入时间相隔不宜超过15分钟，包括标准曲线在内不超过20分钟；②加标准品和待测样品温育90分钟后，第一次洗涤时，切勿使洗涤液漏出，以免孔与孔之间交叉污染而影响定量的准确性；③血浆样品，常温下保存8小时，4 ℃下4天，−20 ℃以下1个月，临用前37 ℃水浴中快速复溶；④所用定量移液管必须精确；⑤操作过程中尽量少接触酶标板的底部，以免影响板的光洁度而给检测带来误差，读数前用软纸轻轻擦去底部可能附着的水珠或纸痕；⑥如样品D-二聚体含量超过标准品上限值，则将样品作适当稀释后再检测，含量则需再乘稀释倍数。

（2）临床意义：①D-二聚体是交联纤维蛋白降解中的一个特征性产物，在深静脉血栓、DIC、心肌梗死、重症肝炎、肺栓塞等疾病中升高，也可作为溶栓治疗有效的观察指标；②凡有血块形成的出血，D-二聚体均呈阳性或升高，该试验敏感度高，但缺乏特异性，陈旧性血栓患者D-二聚体并不高；③大量循证医学证据表明，D-二聚体阴性是排除深静脉血栓（DVT）和肺栓塞（PE）的重要试验。

（四）纤维蛋白单体（TM）测定

1.原理

醛化或鞣酸化的"O"型人红细胞作为固相载体与特异性抗纤维蛋白单体IgG结合，形成固相抗体,加入血浆后,与可溶性纤维蛋白单体发生抗原抗体反应,使红细胞发生凝聚,从而可间接测得血浆中存在的纤维蛋白单体的含量。

2.参考区间

红细胞凝聚为阳性反应,正常人为阴性。

3.临床应用

临床各种易诱发高凝状态的疾病都可能出现阳性结果,如败血症、感染性疾病(细菌与病毒感染)、休克、组织损伤、肿瘤、急性白血病、肝坏死、急性胰腺炎及妊娠期高血压疾病等。DIC 患者为强阳性反应。

(韩新海)

第六章

排泄物检验

第一节 粪 便 检 验

一、颜色

颜色可根据观察所见报告,如黄色、灰白色、绿色、红色和柏油样等。

正常粪便因粪胆素而呈棕黄色,但可因饮食、药物或疾病影响而改变粪便颜色。灰白色见于钡餐后、服硅酸铝、阻塞性黄疸、胆汁减少或缺乏。绿色见于食用含叶绿素的蔬菜后及含胆绿素时。红色见于下消化道出血、食用西红柿、西瓜等。柏油样便见于上消化道出血等。酱色便常见于阿米巴痢疾、食用大量咖啡和巧克力等。

二、性状

性状可报告为软、硬、糊状、泡沫样、稀汁样、血水样、血样、黏液血样、黏液脓样、米泔水样和有不消化食物等。

正常时为有形软便。球形硬便可见于便秘。黏液稀便可见于肠壁受刺激或发炎时,如肠炎、痢疾和急性血吸虫病等。黏液脓性血便多见于细菌痢疾。酱色黏液(可带脓)便多见于阿米巴痢疾。稀汁样便可见于急性肠胃炎,大量时见于假膜性肠炎及隐孢子虫感染等。米泔水样便并有大量肠黏膜脱落,见于霍乱、副霍乱等。扁平带状便可能因直肠或肛门狭窄所致,如直肠癌和直肠息肉等。

三、粪便潜血试验

消化道少量出血(<5 mL),粪便无可见血液,显微镜检查也未查见红细胞,而用免疫法、化学法等其他检查方法能证实粪便有潜血的试验,称为粪便潜血试验。目前,粪便潜血试验(fecal occult blood test,FOBT)方法主要有两类:免疫(化学)法和化学法。

(一)检验原理
1.免疫法

粪便免疫化学潜血试验(fecal immunochemical test,FIT)或粪便免疫法潜血试验(immunological fecal occult blood test,iFOBT)均以抗人完整血红蛋白和球蛋白抗体为原理检测潜血。

曾有许多免疫法 FOBT,如免疫单向扩散法、对流免疫电泳、酶联免疫吸附试验、免疫斑点法、放射免疫扩散法、反向间接血凝法等。此外,还有半自动、全自动的仪器检测 FOBT。

单克隆抗体免疫胶体金法检测原理:胶体金是由氯化金和枸橼酸合成的胶体物质,呈紫红色。胶体金与羊抗人血红蛋白单克隆抗体(羊抗人 Hb 单抗)吸附在特制的乙酸纤维膜上,形成一种有标记抗体的胶体金物质,再在试带的上端涂上包被抗体(羊抗人 Hb 多抗)和羊抗鼠 IgG抗体。检测时,将试带浸入粪悬液中,悬液通过层析作用,沿着试带上行。如粪便中含有血红蛋白(Hb),则在上行过程中与胶体金标记羊抗人 Hb 单抗结合,待行至羊抗人 Hb 多抗体线时,形成金标记抗人 Hb 单抗-粪 Hb 羊抗人 Hb 多抗复合物,在试带上显现一条紫红色线;试带上无关的金标记鼠 IgG 随粪悬液上行至羊抗鼠 IgG 处时,与之结合形成另一条紫红色线,为阴性对照线(质控线)。

2.化学法

常用 FOBT 有邻甲联苯胺法、愈创木脂法、四甲基联苯胺等,基本检测原理相似,传统手工操作烦琐的 FOBT 化学法已被目前简便快速的化学试带法所替代。

化学法检测原理:血红蛋白中的亚铁血红素有类似过氧化物酶的活性,能催化过氧化氢为电子受体,使无色的受体氧化为有色的复合物(如邻甲联苯胺法:邻甲偶氮苯显蓝色)。

(二)检验方法学

1.免疫法

以单克隆抗体免疫胶体金法为例,操作如下。

(1)器材和试剂:配套免疫法 FOBT 试剂盒。

(2)操作:①取粪便标本:用采便容器上的采便棒从 6 个不同部位的粪便标本处取样,达到所取粪便全部覆盖采便棒远端螺旋状槽沟。②制备粪便混悬液:将盖拧紧,摇动采便容器,使粪便与溶液成均匀悬液状。③取出试条:撕开铝箔袋,取出试带。④加试剂:折断采便器尖端,在样品孔中滴 3 滴(或取 1 mL 滴到盛有蒸馏水的小试管内),将试带箭头所指端插入试管内,1~5 分钟内判断结果。⑤判断结果。阳性:在阅读窗口,可见控制线(C)、反应线(T)区均出现紫红色带;阴性:在阅读窗口,紫红色带只出现于控制线区(C),而未出现于反应线区(T);无效:控制线(C)和反应线(T)均未出现紫红色带,提示试带可能失效,应找出原因重新测试。

2.化学法

(1)以手工邻联甲苯胺法为例,如下。

器材和试剂:①10 g/L 邻联甲苯胺(o-tolidine,注意:不是用于血糖测定的邻甲苯胺,o-toluidine)溶液。取邻甲联苯胺 1 g,溶于冰醋酸及无水乙醇各 50 mL 混合液,置棕色瓶中,于4 ℃冰箱保存(可达12周);②3％过氧化氢液;③竹签、消毒棉签(或滤纸、或白瓷板)。

操作主要步骤:①取粪便标本。用竹签取少量粪便,涂于消毒棉签上或白瓷板上。②加试剂:加邻甲苯胺冰醋酸溶液 2 滴于粪便上,再加过氧化氢液 2 滴。③判断结果。阴性:加试剂2 分钟后仍不显色;阳性:加试剂 2 分钟内显色;1＋:加试剂 10 秒后,由浅蓝色渐变蓝;2＋:加试剂后,初显浅蓝褐色,渐呈明显蓝褐色;3＋:加试剂后,即呈蓝褐色;4＋:加试剂后,即呈蓝黑褐色。

(2)以手工愈创木脂法(guaiac fecal occult blood test,gFOBT)为例,如下。

器材和试剂:①愈创木脂饱和溶液。取愈创木酶粉末 2 g,溶于 95％乙醇100 mL内;②冰醋酸;③3%过氧化氢。

操作主要步骤:①取将少量粪便涂于白瓷板或玻片上,滴加愈创木脂饱和溶液、冰醋酸及过氧化氢各1滴。②结果判断。阳性:30秒内,显蓝色或蓝绿色;阴性:30秒后,显色或显其他颜色。

(三)方法学评价

1.免疫法

灵敏度和特异性:灵敏度高,为0.2 mg Hb/g粪便,对大肠出血敏感性好。免疫法潜血试验只对人血红蛋白敏感,不受饮食、动物(如鸡、牛、马、猪、羊、兔等)血红蛋白(500 µg/mL)、辣根过氧化物酶(200 µg/mL)和药物的干扰。目前认为,免疫法特异性等于或好于愈创木脂法,且无须禁食。免疫法最适用筛检下消化道大肠癌(潜血),而对上消化道出血不敏感。

干扰因素如下。

(1)生理因素:生理性胃肠道排出血液0.5~1.5 mL/d,马拉松长跑运动员可达4 mL/d,故试验可阳性。

(2)药物因素:如阿司匹林(2.5 g)可使消化道出血达2~5 mL/d,故试验可阳性。其他试验阳性的药物,如皮质类固醇,非类固醇抗炎药如吲哚美辛、布洛芬、舒林酸,引起肠炎药物如甲基多巴和多种抗生素。

(3)标本因素:造成试验假阴性的因素,可见于患者消化道大量出血(粪便血红蛋白浓度过高,即抗原过剩)时,虽粪便外观已明显呈柏油样,而免疫法潜血试验结果呈阴性或弱阳性,出现后带现象。假阴性还见于上消化道出血,血红蛋白经肠道消化酶降解变性、丧失免疫原性,或单克隆抗体与血红蛋白抗原不匹配所致。此外,不推荐采集直肠指检或便池标本作FOBT。

(4)器材和试剂因素:多见于FOBT试剂盒失效而使试验呈假阴性。

(5)操作因素:直接用低温(<15 ℃)保存的标本做试验,结果可呈假阴性。

2.化学法

检测灵敏度和特异性:各种化学法FOBT的检测灵敏度、特异性和临床应用特点不一。化学法适用于诊断上消化道出血,结果更可靠。

化学法干扰因素如下。

(1)标本因素:假阴性,因粪便标本中Hb破坏。假阳性,粪便中非消化道出血如齿龈、鼻、月经出血等。

(2)食物因素:假阳性,来自含血红蛋白的动物血、鱼、肉、肝,含过氧化物酶的新鲜蔬菜(萝卜、西红柿、菠菜、韭菜、芹菜、油菜、木耳、花菜、黄瓜、辣根、苹果、柑橘、香蕉、白菜等)。

(3)药物因素:假阳性,因使用铁剂、铋剂,药物如阿司匹林、皮质类固醇、非类固醇抗炎药、甲基多巴、华法林、多种抗生素、秋水仙素、萝芙木碱、中药。假阴性,因服用大量维生素C或其他具有还原作用的药物,及食用柑橘类(250 mg/d)食物。

(4)器材和试剂因素:假阳性,因器材(试管、玻片、滴管等)污染铜离子、铁离子、消毒剂(氯、碘)、溴、硼酸、过氧化物酶。假阴性,因过氧化氢浓度低或过氧化氢陈旧失效、试剂保存温度和湿度不当,如冷冻、受光、受热和受潮。

(5)操作过程因素:假阴性,因试验反应时间不足、显色判断不准。

3.其他方法

(1)血红蛋白卟啉荧光定量试验法:优点是无化学法受外源过氧化物酶、免疫法受血红蛋白降解影响检测结果的缺点,检测可自动化;但仍受外源性肉类血红素、卟啉类物质和服用阿司匹林的干扰,且试验方法复杂、需在实验室进行分析而应用有限。

(2)核素铬(^{51}Cr)法:灵敏度和特异性高于化学法,但费时、价高、有放射性,不适宜对人群筛检;与其他检查技术共用,可定位出血来源。灵敏度>5 mL/d血。

(8)转铁蛋白(transferrin,Tf)法:灵敏度 2 mg/L,稳定性比潜血试验 Hb 测定高,如联合检测 Tf 和 Hb,则假阴性减低。

FOBT 是临床上减低结直肠癌死亡率、普遍可行的非侵入性筛检方法,但灵敏度和特异性有限。目前,已用灵敏度和特异性较高的分子生物学方法筛检粪便 DNA,来反映结直肠癌的基因突变(主要与 *APC*、*p*53、*K-ras* 等基因有关)。

(四)质量保证

1.分析前

因息肉和癌症均可间歇性出血,如用化学法 FOBT,患者必须在试验前 3 天和试验当天停用引起消化道出血的药物,禁食含动物血的肉、鱼、肝和大量含过氧化物酶的蔬菜,禁用造成 FOBT 阴性的维生素 C 和柑橘类(250 mg/d)食物。连续 3 天(每天 2 份标本)检测 FOBT,可减少因肿瘤间歇性出血、做 1 次检查造成试验假阴性的概率。如临床上可行,试验前 7 天和试验当天,应避免服用非类固醇抗炎药、华法林等药物。

粪便标本应新鲜,1 小时内检查完毕。避免使用过多或过少粪便标本量,避免化学物质污染和非消化道的齿龈出血、鼻出血、月经血等混入标本。因消化道出血常间歇性,血液常隐藏于粪便内,故须指导患者从同 1 份标本的几个不同部位取样,混匀后做 FOBT,达到最大限度的阳性检出率。注意 FOBT 试剂盒有效期。

2.分析中

按试剂盒说明书强调规范操作,做好质量控制。如加热器材破坏过氧化物酶;做阴性、阳性质控对照试验;判断化学法使用过氧化氢试剂的有效性(将过氧化氢滴血片上,产生泡沫或滴加重铬酸钾硫酸液显褐色,均表示有效,否则必须重新配制);避免试剂因失效造成假阴性;保证试验反应温度。因尚无自动 gFOBT 分析方法,故解释阳性结果的色泽变化常较困难,尤其对缺乏经验者而言。

3.分析后

与临床沟通,应核实 FOBT 结果与临床诊断的符合率,提高 FOBT 的临床诊断性能。

(五)参考范围

化学法或免疫法:阴性。

(六)临床意义

FOBT 主要用于消化道出血、消化道肿瘤的筛检和辅助鉴别诊断。

1.FOBT 阳性常见疾病

消化道恶性肿瘤(特别是结直肠癌);消化性溃疡、胃炎(特别与酒精、阿司匹林或吲哚美辛相关)、胆道出血、肠结核、憩室病、消化道息肉、缺血性肠病、马-韦食管黏膜撕裂症;肠道炎症性损害如溃疡性结肠炎、克罗恩病、志贺菌病、阿米巴病、伤寒、肠套叠、食管裂孔疝、回归热、钩虫病;创伤、急性白血病、血友病、遗传性毛细血管扩张症、维生素 C 缺乏症、弹性假黄瘤、结节性多动脉炎、过敏性紫癜、淀粉样病、特纳综合征、尿毒症、放射疗法、神经纤维瘤、多发性特发性出血性肉瘤、静脉曲张出血。粪便表面如见少量鲜血,常因痔疮、肛裂、肛瘘、直肠炎、直肠息肉所致,此标本 FOBT 显然呈阳性。

2.结直肠癌(colorectal cancer,CRC)的早期筛检

FOBT 是较好的提示早期结直肠癌恶性肿瘤的简便筛检方法。有试验表明,筛检结肠癌($n=24$)的诊断灵敏度,FIT 法 87.5%,gFOBT 法 54.2%;筛检腺瘤($n=61$)的诊断灵敏度,FIT 法 42.6%,gFOBT 法 23.0%;阳性预测值,FIT 法 41.9%,gFOBT 法 40.4%。

目前,临床医学和检验医学界以循证检验医学的原则,对 FOBT 的临床意义进行了评价。主要内容有以下方面。筛检对象:年龄为 50~75 岁;筛检方法:推荐首选筛检结直肠癌的方法是用高灵敏度的免疫法(FIT)或高灵敏度的愈创木脂法(gFOBT)潜血试验;筛检时间:每年 1 次。

美国癌症学会(ACS)、美国胃肠病协会(AGA)建议对年龄>50 岁男女选用以下方法之一筛检结直肠癌:每年 1 次 FOBT,每 5 年 1 次乙状结肠镜检查,每年 1 次 FOBT 加每 5 年 1 次乙状结肠镜检查,每 5 年 1 次对比钡剂灌肠检查,每 10 年 1 次结肠镜检查。

《美国胃肠病学会(ACG)结直肠癌筛查指南》(2008 年)首推用 FIT 法每年 1 次筛检早期结直肠癌。对于一级亲属有腺瘤家族史或年龄≥60 岁时发生结肠癌或进展性腺瘤的人群,要求:①只有 1 个一级亲属在≥60 岁时发生结直肠癌或进展性腺瘤(腺瘤≥1 cm 或高度异常增生或有绒毛成分),推荐筛查频率与普通危险人群相同(从 50 岁开始,每 10 年 1 次);②只有 1 个一级亲属年龄<60 岁时被诊断为结直肠癌或进展性腺瘤,或者 2 个一级亲属患结直肠癌或进展性腺瘤,推荐从 40 岁开始筛查,或比家族中最早确诊结直肠癌的年龄提前 10 年开始,每 5 年进行 1 次结肠镜检查;③仅患有小管状腺瘤的单个一级亲属,并不增加结直肠癌风险,故筛检方式与普通危险群类似。

粪便 DNA 检测以发现肿瘤和进行性息肉为主要目的,灵敏度 52%~91%,特异性为 93%~97%,均优于粪便潜血检查;同时无须多次留取标本,避免非特异性干扰因素和间断出血对检查结果的影响。然而,其检测费用显著高于粪便潜血试验。

对 FOBT 的最新评价(2011 年)是:检查和治疗结直肠癌的金标准是"结肠镜检查加癌前期息肉切除";结直肠癌筛检项目包括 FOBT 检查、乙状结肠镜或 FOBT 单独检查、结合双对比钡剂灌肠检查、粪便 DNA 检测、CT 结肠镜检查等。目前认为,现有结直肠癌检查项目和方法虽不足以最有效筛检结直肠癌,且各权威组织的建议和指南也不一致,但均认为 FOBT 仍是一个有价值筛检方法。《美国结直肠癌筛查指南》建议无论是 gFOBT 法或免疫化学法,均应首选高灵敏度的 FOBT 法,推荐对无症状人群做 gFOBT 筛查。《英国临床循证指南》建议对有症状的患者不必做 gFOBT 试验,而应提醒临床医师让患者直接做肠镜直视检查。

关于 gFOBT。①传统 gFOBT 优点:价廉,有阴、阳性对照。Cochrane 综述表明 gFOBT 筛检结直肠癌可减少结直肠癌病死率相对危险性的 16%。gFOBT 缺点:灵敏度低、非人血液、食用过氧化酶活性高的蔬菜可致试验假阳性。②新 gFOBT 试验如 HemoccultⅡ灵敏度 80%,特异性 94%。③gFOBT 筛检结直肠癌总灵敏度 51%~100%,特异性 90%~97%,阳性预测值 2.4%~17.0%。④gFOBT 阳性并不一定是结直肠癌,也可由上消化道出血所致。

关于 FIT 法 FOBT。①美国、欧洲等多种指南提倡用 FIT 法筛检结直肠癌,有定性法和定量法两种;②FIT 定性分析优点:比 gFOBT 检出更多结直肠肿瘤;检测粪便标本只需 1~2 份;提高了患者接受试验的依从性;无饮食干扰问题;对下消化道出血更特异,检测简便可靠,有阳性质控;有自动 FIT 定性检测系统,荷兰大规模(研究 20 623 例)随机对照粪便潜血试验显示,自动 FIT 法筛检结直肠癌的阳性检出率(5.5%)高于 gFOBT 法(2.4%);高精密度、高检测量有助于

大规模筛查结直肠癌;可设置检测血红蛋白浓度临界值,满足临床筛检结直肠癌最适阳性率的需求(血红蛋白检测临界值增高,临床筛检结直肠癌特异性增高,而灵敏度减低;血红蛋白检测临界值减低,则筛检晚期腺瘤性息肉的能力增强,肠镜检查证实 FIT 法能发现更多腺瘤和癌症患者);③FIT 定性分析缺点:费用高;分析时间比 gFOBT 长;FIT 筛检出的假阳性可使大批患者继续不必要、有一定风险的结肠镜检查。

我国临床研究表明:50 岁以上成人应为 FOBT 筛检对象,采用连续性 FOBT,对早期检测结直肠癌可靠。孙建珍等认为,联合化学法和免疫法检测粪便潜血,既可消除化学法的假阳性问题,又可筛出化学法假阴性。FOBT 组合检测的结果如下。①免疫化学法(＋)、化学法(＋):提示消化道出血;②免疫化学法(＋)、化学法(－):提示消化道少量出血,大部分为下消化道出血;③免疫化学法(－)、化学法(＋):主要提示上消化道少量出血,但应了解患者的饮食情况和服药情况,以便排除假阳性反应;④免疫化学法(－)、化学法(－):仅凭任何 1 次检测结果不能排除消化道出血。

3.消化性溃疡与肿瘤出血的鉴别

通常消化道溃疡阳性率可达 50%～77%,多呈间歇性阳性;消化道溃疡治疗后,粪便颜色趋正常,但潜血试验可持续阳性 5～7 天,故临床判断出血是否完全停止,以 FOBT 结果为最可靠指标。消化道癌肿(胃癌、结肠癌等)阳性率可达 87%～95%,出血量虽少常呈持续性阳性。

4.寻找贫血原因

FOBT 也用于临床探查贫血原因。有贫血症状、血红蛋白和血细胞比容减低者,可做 FOBT 有助于发现消化道溃疡出血所致的贫血原因。

四、脂肪检查

正常人普通膳食时,粪便中的脂肪主要来源于食物,少部分来源于胃肠道分泌、细胞脱落和细菌代谢。粪便脂肪包括结合脂肪、游离脂肪酸和中性脂肪。摄入的脂肪 95% 以上被吸收,从粪便中排出的脂肪甚少。不同病因粪便脂肪增加的种类不尽一致,如胰腺分泌障碍时,中性脂肪增加,而肠吸收障碍时为脂肪酸增加。

粪便脂肪测定分为定性测定和定量测定两类。脂肪定量可分为重量法及滴定法两种。以下介绍滴定法卡梅粪便脂肪定量。

(一)检验方法学

1.原理

用中性乙醇提取粪便中脂肪酸,以麝香草酚蓝为指示剂,用已知浓度的碱溶液滴定,测定后用氢氧化钠异丁醇溶液,将脂肪皂化,再用盐酸滴定皂化后剩余的碱量,计算粪便内中性脂肪含量。

2.器材和试剂

(1)器材:三角烧瓶、蒸发皿等。

(2)试剂。①(6.8 mol/L)250 mg/L 盐酸溶液:2.5% 盐酸(比重 1.013)1 L 中加入氯化钠 250 g;②96% 乙醇:含有 0.4% 异戊醇;③96% 乙醇:中性对麝香草酚蓝指示剂(麝香草酚蓝 2 g 溶于 50% 乙醇 100 mL 中);④石油醚,沸点 40～60 ℃;⑤0.1 mol/L 氢氧化钾异丁醇溶液。

3.操作

(1)加盐酸:取粪便 5 g,置三角烧瓶内,加入盐酸溶液 22 mL,煮沸 1 分钟后静置冷却。

(2)蒸发石油醚层:加入含异戊醇的乙醚 40 mL,石油醚 50 mL,加橡皮塞用力振荡 1 分钟。

(3)留取脂肪:取石油醚层 25 mL,置于蒸发皿内,将石油醚蒸发至干。

(4)加碱滴定:加 2 mL96％中性乙醇,溶解脂肪酸,再加麝香草酚蓝数滴,用 0.1 mol/L 氢氧化钾异丁醇溶液滴定,用去量为 A。

(5)加液混合:加入 0.1 mol/L 氢氧化钾异丁醇溶液 10 mL,轻轻煮沸 15 分钟,加入加热的 96％中性乙醇 10 mL,混匀。

(6)加酸滴定:用 0.1 mol/L 盐酸溶液滴定过量的碱,用去量为 C。空白:滴定 0.1 mol/L 氢氧化钾异丁醇溶液 10 mL,所需 0.1 mol/L 盐酸溶液量为 B。

(7)计算公式如下:

脂肪酸/100 g 粪便＝$(A \times 284 \times 1.04 \times 2 \times 100)/1.0000Q = 5.907A/Q$

中性脂肪/100 g 粪便＝$[(B-C) \times 297 \times 1.01 \times 2 \times 100]/1.0000Q = 5.999(B-C)/Q$

(Q:为检测用粪便质量;1.01、1.04:为矫正石油醚量;284:为脂肪酸相对分子质量;297:为中性脂肪相对分子质量)。

(二)方法学评价

粪便脂肪常用的检查方法有粪便脂肪定量测定和显微镜定性检查法,后者虽简单易行,但准确率低,只能用作消化吸收不良的筛检试验,而不作为诊断的依据。粪便脂肪定量测定:虽是脂肪泻的确定性试验,但也不能鉴别脂肪泻的原因。

1.检测方法

(1)称量法:是用乙醚从粪便中提取脂肪,将乙醚蒸发后称其重量;其优点是方法简便,缺点为粪便中如存在矿物油类和其他可溶于乙醚的物质,也被同时合并测量。

(2)滴定法:是先加强碱使脂肪皂化(结合脂肪酸),经酸水解后,用乙醚提取脂肪酸,再用碱滴定,或根据脂肪皂化所需要的碱量计算脂肪量;其缺点是用固定的硬脂肪酸相对分子质量进行计算,而实际摄入食物中所含脂肪酸,是由种种相对分子质量构成的。利用脂肪定量还能计算脂肪吸收率,估计消化吸收功能,要求在测定前 2～3 天给予脂肪含量为 100 g/d 的标准膳食,自测定日起,仍继续给予标准膳食连续3 天,收集 24 小时粪便,测定总脂肪量。

脂肪吸收率(％)＝[(膳食总脂肪量－粪便总脂肪量)/膳食总脂肪量]×100％

2.干扰因素

(1)标本因素:粪便中脂肪测定标本的计算,分为湿式标本重量计算及干燥标本重量计算,无论用哪种计算法,若为随机取样检查是不标准的,因而必须收集 3～5 天的粪便,混匀后(因脂肪在粪便中分布不均匀)取样测定。留取标本过程中,应将粪便标本置于冰箱中保存。避免使用灌肠、泻剂和含有矿物油的粪便标本。

(2)食物因素:进食脂肪量过少时,即便消化吸收障碍,排出粪便中的脂肪量也可在 5 g 以下。进食无脂肪时,因肠黏膜上皮细胞脱落及肠内细菌的存在,每天也从粪便中排出脂肪约 2 g。故定量检查时,患者须按标准脂肪餐进食。

(三)质量保证

分析前留全部粪便,且 3 天中粪便总量应≥300 g。因脂肪在粪便中分布不均匀,故必须混匀后留取标本。

(四)参考范围

每天试验餐中含脂肪 80～100 g 时,粪便内脂肪排出量＜6 g。成人或儿童(年龄＞3 岁)脂肪吸收率≥95％。

(五)临床意义

粪便脂肪测定主要了解人体的消化或吸收功能,间接诊断消化道疾病。健康人脂肪吸收率达 95% 以上;每天进食含脂肪 100 g 的试验餐后,粪便排出脂肪量应<6 g/d,若>6 g 提示吸收异常,称为脂肪泻。粪便脂肪定量检查用以证实脂肪泻,是诊断吸收不良的前提。粪便脂肪增加的原因:肝、胆道疾病,如肝内外胆道梗阻则胆汁缺乏、病毒性肝炎、肝硬化等,使脂肪乳化能力降低;胰腺疾病,如慢性胰腺炎、胰腺癌、胰腺囊性纤维化,因胰脂酶缺乏,使脂肪消化能力降低;肠道疾病,如乳糜泻等,使脂肪吸收能力减低。乳糜泻时粪内脂肪每天排出量可达 10~30 g,胰腺功能不全和空肠旁路术后可达 50 g。

五、检验方法学

(一)直接涂片

粪便直接涂片显微镜检查,是粪便检查中最重要、最常用的检查法。其目的主要是观察虫卵、原虫等;各种消化产物如结缔组织与弹力纤维、淀粉颗粒、肌肉纤维等;各种体细胞如上皮细胞、白细胞、红细胞等。

1.原理

将粪便标本悬液制成涂片,在普通光学显微镜下观察判断是否有过多的细胞、食物残渣、结晶以及病原体等。

2.器材和试剂

普通载玻片、玻璃盖片、竹签、普通光学显微镜、生理盐水。

3.操作

(1)制备涂片:在干净载玻片上,加生理盐水 1~2 滴,用竹签取外观带病理成分(含黏液、脓、血部分的粪便)或从成形便表面、深处及多处取粪便适量,混匀,涂成面积占载玻片 2/3、厚度以能透视辨认出涂片下字迹为佳的涂片标本。

(2)加盖玻片:加合适的盖玻片 1 张。

(3)镜下观察:在镜下按"从上至下、从左至右"的有序视野(一个视野挨着一个视野,既不重复、也不遗漏)观察标本中各种细胞等有形成分,共 10 个视野。先低倍镜观察寄生虫卵、原虫和食物残渣,再高倍镜观察细胞,确认寄生虫卵、结晶等。①虫卵、原虫检查:如发现疑似包囊,则在涂片的盖玻片边缘处加 1 滴碘液,在高倍下仔细识别,如仍不能确定,再另取标本作标本浓缩法检查。虫卵报告方式:未找到时报告"未找到虫卵";找到时,报告所见虫卵名称并注明数量,以低倍或高倍视野计算,现建议逐步实施定量化报告。②细胞检查:注意红细胞、白细胞、上皮细胞、巨噬细胞等。而嗜酸性粒细胞须直接涂片干后瑞氏染色可见。③植物细胞检查:须与寄生虫、人体细胞相鉴别,并应注意有无肌纤维、结缔组织、弹力纤维、淀粉颗粒、脂肪小滴球(后者须染色检查)等。④结晶检查:须特别注意有无夏科-莱登结晶。⑤细菌检查:正常菌群消失或比例失调可因大量应用抗生素所致,除涂片染色找细菌外,应用细菌培养和鉴定法检查。

(二)脂肪染色

定性检查粪便脂肪由结合脂肪酸、游离脂肪酸和中性脂肪组成。常用粪便脂肪定性检查如下。

1.原理

苏丹Ⅲ饱和溶液能将中性脂肪染上红色。

2.器材和试剂

基本同粪便"直接涂片显微镜检查"。苏丹Ⅲ饱和染液(将苏丹Ⅲ 1~2 g,溶于 100 mL 的 70％乙醇溶液中)。

3.操作

取少量粪便涂于载玻片上,滴苏丹Ⅲ饱和溶液 1~2 滴,混匀,加盖玻片镜检。结果判断:中性脂肪呈橘红色或红色球状脂肪小滴,脂肪酸结晶与结合脂肪酸不着色。

4.鉴别粪便脂肪

可用 2 张玻片定性鉴别粪便脂肪。

(1)第 1 张玻片检查中性脂肪:在玻片粪便悬液中加 95％乙醇数滴,加染液后,观察脂肪滴。用苏丹Ⅲ染色,粪便悬液的中性脂肪(甘油三酯)呈橘红~红色而易于识别。

(2)第 2 张玻片检查总脂肪量:粪便悬液用乙酸酸化(使皂盐水解呈脂肪酸)并加热(加热使脂肪酸吸收染料),估计总脂肪成分(中性脂肪、脂肪酸和脂酸盐,即皂盐)。

(3)鉴别:正常粪便中性脂肪滴少于 60 个/HP。总脂肪成分包括中性脂肪、脂肪酸和脂酸盐(皂盐)。因正常粪便也存在脂肪酸及其盐类,故与第 1 张玻片相比,在第 2 张玻片上可见染成橘红色的脂肪滴。出现脂肪滴的数量和直径很重要,正常粪便脂肪滴直径 $<4\ \mu m$(约 1/2 红细胞直径);脂肪滴数量增多或直径增大($40\sim80\ \mu m$)常见于脂肪泻。

如第 1 张玻片中性脂肪量正常,第 2 张玻片总脂肪量增加,则表明肠吸收不良,即增加的脂肪就是不被小肠吸收的脂肪酸和皂盐;如第 1 张玻片中性脂肪增加,就表明吸收不良。

六、方法学评价

(1)灵敏度和特异性脂肪定性与定量相关性良好,但仍应做化学法定量确证脂肪泻。

(2)干扰因素:涂片时应注意标本的选择。成形粪便,应分别从粪便的深部和表面多部位取材,若粪便含有黏液、血液等病理成分时,则应取异常部分涂片检查。用竹签挑取粪便少许,混悬于载玻片上的生理盐水内,根据检查目的的不同,更可加入碘液等染料。涂片须厚度适宜,覆以盖玻片后,将全片有系统地镜检。通常先用低倍镜观察,必要时再以高倍镜详细检查。

在测定粪便脂肪前,患者应正常饮食,注意避免使用轻泻药、矿物油、铋剂、镁剂及尿液污染的粪便标本,否则会干扰检查。

七、质量保证

(一)分析前

应按不同粪便检验目的的各自要求采集标本,共同的原则是不能污染粪便标本以外的其他任何物质,保证检验的真实性。

(二)分析中

为提高阳性检出率,制备涂片时,除了规范操作之外,应提倡制备数张涂片进行镜检;镜检时,至少每张涂片观察 10 个视野,并保证有序移动视野,不遗漏、不重复;为提高镜检时对细胞等形态的识别力,还可做瑞氏染色。应特别注意检查寄生虫虫卵等病原体,如阳性结果即为临床诊断最直接的可靠证据。

(吕云霞)

第二节 尿 液 检 验

一、尿液理学检验

(一)尿量

使用量筒或其他带刻度的容器直接测定尿量。

个体尿量随气候、出汗量、饮水量等不同而异。一般健康成人为$(1.0 \sim 1.5)$L/24 h,即 1 mL/(h·kg);小儿如按体重(kg)计算尿量,则较成人多$3 \sim 4$倍。

1.增多

(1)生理性:饮水过多,饮浓茶、咖啡、酒精类或精神紧张等。

(2)病理性:常见于糖尿病、尿崩症、慢性肾炎和神经性多尿等。

2.减少

(1)生理性:饮水少和出汗多等。

(2)病理性:常见于休克、脱水、严重烧伤、急性和慢性肾炎、心功能不全、肝硬化腹水、流行性出血热少尿期、尿毒症和急、慢性肾衰竭等。

(二)尿液颜色

根据观察到的尿液颜色进行报告。

1.正常尿颜色

因尿含尿色素可呈淡黄色。尿液浓缩时,颜色可呈深黄色,并受某些食物及药物的影响。

2.病理性尿颜色

凡观察到尿液呈无色、深黄色、浓茶色、红色、紫红色、棕黑色、绿蓝色、乳白色等,均应报告。浓茶样深红色尿可见于胆红素尿;红色尿见于血尿、血红蛋白尿;紫红色尿见于卟啉尿;棕黑色尿见于高铁血红蛋白尿、黑色素尿;绿蓝色尿见于胆绿素尿和尿蓝母;乳白色尿可能为乳糜尿、脓尿。

(三)尿液透明度

根据尿液的外观理学性状,将尿液透明度分为清晰透明、微浑、浑浊、明显浑浊 4 个等级。

浑浊尿的鉴别步骤:①加热,浑浊消失,为尿酸盐结晶;②加入醋酸数滴:浑浊消失且产生气泡,为碳酸盐结晶;浑浊消失但无气泡,为磷酸盐结晶;③加入 2%盐酸数滴:浑浊消失,为草酸盐结晶;④加入 10%氢氧化钠数滴:浑浊消失,为尿酸结晶;呈现胶状,为脓尿;⑤在 1 份尿液中,加入乙醚 1 份和酒精 2 份,振荡,浑浊消失,为脂肪尿;⑥尿液经上述处理方法后:仍呈浑浊,多为菌尿。

二、尿液干化学分析

(一)尿液干化学分析仪

尿液干化学分析仪由机械系统、光学系统和电路系统 3 部分组成,采用反射光度法原理对配套尿干化学试带进行检测。发生化学反应产生颜色变化的试带,被波长不同的发光二极管照射后,产生反射光,反射光由光电管接受,光信号转化成为电信号,电信号传送至模拟数字转换器,转换成数值,经微处理控制器处理,自动显示结果。

使用尿液干化学分析仪应注意如下问题。

1.检验人员有合格的能力

检验人员必须经规范培训合格才能上岗,上岗前必须仔细阅读仪器说明书,了解仪器的测定原理,熟悉操作方法、校正方法、仪器日常维修和保养要求等。

2.仪器校正带校准

部分仪器开机后虽会自动校正,但应每天用仪器自带的校正带进行测定,观察测定结果与校正带标示结果是否一致,只有完全一致才能证明仪器处于正常运转状态,同时记录测定结果。

3.保持仪器洁净

如尿液污染,应立即进行清除。

4.执行日常保养

按厂商规定,定期对仪器光学部分和机械部分进行保养。

5.使用配套专用试带

不同型号仪器应使用各自相应的尿试带。

6.操作温度

检测时,仪器、尿干化学试带和标本的最佳温度为 $20 \sim 25\ ℃$。

(二)尿液干化学分析试带

1.试带法常用检验项目

(1)原理:尿液干化学试带是以滤纸为载体,将各种试剂成分浸渍后干燥,作为试剂层,固定在塑料底层上,并在表面覆盖一层起保护作用的尼龙膜,通常能检测8~11项尿化学试验。

(2)注意事项。①标本要求:测定尿 pH、葡萄糖、酮体、潜血、胆红素、亚硝酸盐时,标本必须新鲜;②试带保存:尿葡萄糖、胆红素试带易失效,应避光保存于室温干燥处;③尿蛋白质:通常,试带法检测结果为阴性时,应再用加热醋酸法或磺基水杨酸法复查,以免漏诊阳性结果;④尿潜血:由于红细胞易于沉淀,所以测试前标本必须混匀。为防止强氧化剂或某些产过氧化物酶细菌的干扰,可将尿液煮沸2分钟,再用试带进行检测。

(3)临床意义。

尿酸碱度:肉食者多为酸性,食用蔬菜水果可致碱性。久置腐败尿或泌尿道感染、脓血尿均可呈碱性。磷酸盐、碳酸盐结晶多见于碱性尿;尿酸盐、草酸盐、胱氨酸结晶多见于酸性尿。酸中毒及服用氯化铵等酸性药物时尿可呈酸性。

尿蛋白质:分为短暂性蛋白尿,如功能性(发热、运动、充血性心力衰竭和癫痫发作等)和体位性(仅见于直立性体位),或持续性蛋白尿,如肾前性(免疫球蛋白重链和轻链分泌、肌红蛋白尿和血红蛋白尿等)、肾性(IgA肾病、肾毒性药物所致小分子蛋白尿和进展性肾病等)和肾后性(如尿路感染、前列腺或膀胱疾病和阴道分泌物污染等)。

尿葡萄糖:阳性见于糖尿病、肾性糖尿病、甲状腺功能亢进等。内服或注射大量葡萄糖及精神激动等也可致阳性反应。

尿酮体:阳性见于妊娠剧吐、长期饥饿、营养不良、剧烈运动后。严重未治疗的糖尿病酸中毒患者,酮体可呈强阳性反应。

尿潜血:尿潜血来自两种情况。①尿红细胞:无论试验前红细胞是否破坏,只要红细胞达到一定浓度,试带检测时均可出现潜血阳性。主要见于肾小球肾炎、尿路结石、泌尿系统肿瘤、感染等。②尿血红蛋白：即含游离血红蛋白的血红蛋白尿。正常人尿液中无游离血红蛋白。当体内大量溶血，尤其是血管内溶血，血液中游离血红蛋白可大量增加。当超过 1.00 g/L 时，即出现血红蛋白尿。此种情况常见于血型不合输血、阵发性睡眠性血红蛋白尿、寒冷性血红蛋白尿症、急性溶血性疾病等。还可见于各种病毒感染、链球菌败血症、疟疾、大面积烧伤、体外循环、肾透析、手术后所致的红细胞大量破坏等。

尿胆红素：阳性见于肝实质性及阻塞性黄疸。溶血性黄疸时，一般尿胆红素阴性。

尿胆原：阴性见于完全阻塞性黄疸。阳性增强见于溶血性疾病及肝实质性病变如肝炎。

尿亚硝酸：阳性见于尿路细菌感染，如大肠埃希菌属、克雷伯菌属、变形杆菌属和假单胞菌属感染。注意，亚硝酸盐结果阳性与致病菌数量没有直接关系。

尿比密：增高见于少尿、急性肾炎、高热、心功能不全、脱水等；尿比密增高同时伴尿量增多，常见于糖尿病。尿比密减低见于慢性肾小球肾炎、肾功能不全、尿崩症等。连续测定尿比密比一次测定更有价值，慢性肾功能不全呈现持续性低比密尿。如临床怀疑肾小管疾病时建议采用冰点渗透压法测定尿渗量以明确诊断。

尿白细胞酯酶：阳性提示尿路炎症，如肾脏或下尿道炎症，表明尿液中白细胞数量每微升＞20 个；阳性也可见于前列腺炎。

尿维生素 C：主要用于排除维生素 C 对干化学分析结果的干扰，阳性提示试带尿液潜血、胆红素、亚硝酸盐和葡萄糖检测结果可能为假阴性。

（4）注意事项：①注意尿干化学分析试带测定结果与手工法化学试验测定结果的差异，如尿蛋白质试带测定的是清蛋白，对球蛋白不敏感；用葡萄糖氧化酶测定尿葡萄糖的灵敏度比班氏法高，但高浓度仅测到"3＋"为止；尿胆红素试带法结果比哈里森（Harrison）法灵敏度低；尿白细胞酯酶检测白细胞只能测出有无粒细胞，而不与淋巴细胞发生反应等。②尿干化学分析试带结果的确认检验：通常采用相同或更高灵敏度或特异度的相同或不同方法来检测同一物质。但是，采用相同干化学分析试带重复检测不能作为确证试验。③试带法检测结果宜采用显微镜检查法来加以确认：国际上普遍认为，宜采用显微镜检查法来加以确认试带法检测结果。试带法白细胞酯酶和亚硝酸盐阳性时，宜采用病原生物学检查来排除尿路感染可能，采用显微镜检查法来确认菌尿或白细胞尿。当显微镜检查提示存在异常上皮细胞时，宜做细胞病理学检查来确认结果。疑为膀胱移行上皮细胞癌时，宜采用图像流式细胞分析法和 DNA 分析法来确证。

2.常用确证试验

目前，国内常用的试带法确证试验介绍如下，包括磺基水杨酸法测定尿蛋白质、Harrison 法测定尿胆红素和显微镜法检查尿红细胞和白细胞。

（1）磺基水杨酸法尿蛋白质测定。

1）原理：磺基水杨酸为生物碱试剂，在酸性环境下，其阴离子可与带正电荷的蛋白质结合成不溶性蛋白盐而沉淀。

2）试剂。①100 g/L 磺基水杨酸乙醇溶液：取磺基水杨酸 20 g，加水至100 mL，取此液与等量 95％乙醇或甲醇液混合；②200 g/L 磺基水杨酸溶液：取磺基水杨酸 20 g，加水至 100 mL。

3）操作步骤如下。

加尿标本：取小试管加尿液 3～5 mL。

加试剂：加 100 g/L 磺基水杨酸乙醇溶液 3～4 滴或 200 g/L 磺基水杨酸溶液 1～2 滴，形成界面。

观察结果：如尿显浑浊，表示存在尿蛋白，浑浊深浅与尿蛋白量成正比。

结果判断。①阴性：尿液不显浑浊，外观仍清晰透明；②可疑（±）：轻微浑浊，隐约可见，含蛋白量为0.05～0.2 g/L；③阳性（＋）：明显白色浑浊，但无颗粒出现，含蛋白量约为 0.3 g/L；④（2＋）：稀薄乳样浑浊，出现颗粒，含蛋白量约为1 g/L；⑤（3＋）：乳浊，有絮片状沉淀，含蛋白量约为 3 g/L；⑥（4＋）：絮状浑浊，有大凝块下沉，含蛋白量≥5 g/L。

4）注意事项。①磺基水杨酸法灵敏度：0.05～0.1 g/L 尿；②浑浊尿处理：应先离心或过滤；③强碱性尿处理：应加 5％醋酸溶液数滴酸化后再作试验，否则可出现假阴性；④假阳性结果：可见于有机碘造影剂、超大剂量使用青霉素；尿含高浓度尿酸或尿酸盐（出现阳性反应与尿蛋白阳性结果不同，前者加试剂1～2分钟后出现白色点状物，向周围呈毛刺状突起，并慢慢形成雾状）。

（2）Harrison法尿胆红素测定。

1）原理：用硫酸钡吸附尿液中胆红素后，滴加酸性三氯化铁试剂，使胆红素氧化成胆绿素而呈绿色反应。

2）试剂。①酸性三氯化铁试剂（Fouchet 试剂）：称取三氯乙酸 25 g，加蒸馏水少许溶解，再加入三氯化铁 0.9 g，溶解后加蒸馏水至 100 mL；②100 g/L 氯化钡溶液；③氯化钡试纸：将优质滤纸裁成 10 mm×80 mm 大小纸条，浸入饱和氯化钡溶液内（氯化钡 30 g，加蒸馏水 100 mL）数分钟后，放置室温或 37 ℃温箱内待干，贮于有塞瓶中备用。

3）操作。①试管法：取尿液 5 mL，加入 100 g/L 氯化钡溶液约 2.5 mL，混匀，此时出现白色的硫酸钡沉淀。离心后弃去上清液，向沉淀物加酸性三氯化铁试剂数滴。若显现绿色或蓝绿色者为阳性结果。②氯化钡试纸法：将氯化钡试纸条的一端浸入尿中，浸入部分至少 50 mm 长，5～10 秒后，取出试条，平铺于吸水纸上。在浸没尿液的部位上滴加酸性三氯化铁试剂 2～3 滴，呈绿、蓝色为阳性，色泽深浅与胆红素含量成正比。

4）注意事项。①本法灵敏度：0.9 μmol/L 或 0.5 mg/L 胆红素；②胆红素在阳光照射下易分解，留尿后应及时检查；③假阳性：见于尿含水杨酸盐、阿司匹林（与 Fouchet 试剂反应）；④假阴性：加入 Fouchet 试剂过多，反应呈黄色而不显绿色。

三、尿肌红蛋白定性试验

（一）原理

肌红蛋白（Mb）和血红蛋白（Hb）一样，分子中含有血红素基团，具有过氧化物酶样活性，能催化 H_2O_2 作为电子受体使色原（常用的有邻联甲苯胺、氨基比林）氧化呈色，色泽深浅与肌红蛋白或血红蛋白含量成正比。Mb 能溶于 80％饱和度的硫酸铵溶液中，而 Hb 则不能，两者由此可予以区别。

（二）试剂

1.10 g/L 邻联甲苯胺

冰醋酸溶液取邻联甲苯胺 1 g，溶于冰醋酸和无水乙醇各 50 mL 的混合液中，置棕色瓶中，冷藏保存，可用 8～12 周，若溶液变暗色，应重新配制。

2.过氧化氢溶液

冰醋酸 1 份，加 3％过氧化氢溶液 2 份。

3.硫酸铵粉末

用化学纯制品。

(三)操作

1.测试尿标本是否存在血红素

依次在试管中加入新鲜尿液 4 滴,邻联甲苯胺(或四甲基联苯胺)溶液 2 滴,混合后,加入过氧化氢溶液 3 滴,如出现蓝色或蓝绿色,表示尿中存在 Hb 和(或)Mb。

2.尿硫酸铵沉淀反应

尿液离心或过滤使其透明;吸取上清液 5 mL,加入硫酸铵粉末 2.8 g,使之溶解混合(饱和度达 80%),静置 5 分钟,用滤纸过滤;取滤液按上述操作步骤 1 重复测试是否存在血红素,如呈蓝色,则表示尿 Mb 阳性,如不显蓝色,则表示血红素已被硫酸铵沉淀,为尿 Hb 阳性。

(四)注意事项

1.邻联甲苯胺

邻联甲苯胺亦称邻甲联苯胺,即英文 o-tolidine[3,3'-dimethyl-(1,1'-biphenyl)-4,4'-diamine, $C_{14}H_{16}N_2$,MW 212.3]。邻甲苯胺,英文 o-toluidine(2-aminotoluene,C_7H_9N,MW 107.2),可用于血糖测定。两者应予区别。

2.尿标本

尿标本必须新鲜,并避免剧烈搅拌。

3.本法为过筛试验

如少部分健康人出现假阳性,应进一步选用超滤检查法、电泳法、分光光度检查法和免疫化学鉴定法等加以鉴别。

(五)临床意义

肌红蛋白尿症可见于下列疾病。

1.遗传性肌红蛋白尿

磷酸化酶缺乏、未知的代谢缺陷,可伴有肌营养不良、皮肌炎或多发性肌炎等。

2.散发性肌红蛋白尿

当在某些病理过程中发生肌肉组织变性、炎症、广泛性损伤及代谢紊乱时,大量肌红蛋白自受损伤的肌肉组织中渗出,从肾小球滤出而成肌红蛋白尿。

四、尿乳糜定性试验

尿液混有脂肪即为脂肪尿。乳糜微粒与蛋白质混合使尿液呈乳化状态浑浊即为乳糜尿。

(一)原理

脂肪可溶解于乙醚中,而脂肪小滴可通过染色识别。

(二)试剂

(1)乙醚(AR)。

(2)苏丹Ⅲ醋酸乙醇染色液:5%乙醇 10 mL,冰醋酸 90 mL,苏丹Ⅲ粉末一药匙,先将乙醇与冰醋酸混合,再倾入苏丹Ⅲ粉末,使之充分溶解。

(3)猩红染色液:先配 70%乙醇和丙酮 1:1 溶液,然后将猩红染色液加入至饱和为止。

(三)操作

1.取尿液加乙醚

取尿 5~10 mL,加乙醚 2~3 mL,混合振摇后,使脂肪溶于乙醚。静置数分钟后,2 000 r/min离心5分钟。

2.涂片加液

吸取乙醚与尿液的界面层涂片,加苏丹Ⅲ醋酸乙醇染色液或猩红染色液1滴。

3.镜检观察

是否查见红色脂肪小滴。

4.结果判断

(1)浑浊尿液:加乙醚后而澄清,则为脂肪或乳糜尿。

(2)镜检涂片:脂肪滴呈红色。

(四)注意事项

(1)尿液中加少量饱和氢氧化钠,再加乙醚,有助于澄清。

(2)将分离的乙醚层隔水蒸干,若留有油状沉淀,也可加苏丹Ⅲ,镜检证实有无脂肪小滴。

(五)临床意义

(1)正常人为阴性。

(2)因丝虫或其他原因阻塞淋巴管,使尿路淋巴管破裂而形成乳糜尿。丝虫病患者的乳糜尿的沉渣中常见红细胞,并可找到微丝蚴。

五、尿苯丙酮酸定性试验

(一)原理

尿中的苯丙酮酸在酸性条件下与三氯化铁作用,生成 Fe^{3+} 和苯丙酮酸烯醇基的蓝绿色螯合物,磷酸盐对本试验有干扰,应先将其改变成磷酸铵镁沉淀后除去。

(二)试剂

1.100 g/L 三氯化铁溶液

称取三氯化铁 10 g,加入蒸馏水至 100 mL。

2.磷酸盐沉淀剂

氧化镁 2.2 g、氯化铵 1.4 g、280 g/L 氢氧化铵液 2 mL,加水至 100 mL。

(三)操作

1.加液过滤

尿液 4 mL 加磷酸盐沉淀剂 1 mL,混匀,静置 3 分钟,如出现沉淀,可用滤纸过滤或离心除去。

2.加试剂

滤液中加入浓盐酸 2～3 滴和 100 g/L 三氯化铁溶液 2～3 滴,每加 1 滴立即观察颜色变化。

3.结果判断

如尿滤液显蓝绿色并持续 2～4 分钟,即为阳性。如绿色很快消失,提示可能有尿黑酸,可报告苯丙酮酸阴性。本法灵敏度约为 100 mg/L;尿液做系列稀释后再测定,可粗略定量。

(四)注意事项

1.尿标本

一定要新鲜,尿中若含酚类药物(如水杨酸制剂)及氯丙嗪,也可与氯化铁结合显色,试验前应停用此类药物。胆红素也可造成假阳性。

2.用 2,4-二硝基苯肼溶液(与赖氏法测定转氨酶试剂同)试验

试剂与尿液等量混合,如显黄色浑浊为苯丙酮酸阳性。本法灵敏度为 200 mg/L。

3.儿童年龄

小儿出生后 6 周内不易查出,故宜出生 6 周后检查。

(五)临床意义

(1)正常人为阴性。

(2)大多数苯丙酮尿症患者的尿液可出现阳性;有 1/4~1/2 病例可能会漏检。

六、尿液有形成分分析仪

目前,在国内外已推出了能对部分尿液有形成分进行自动筛检分析的仪器,称尿液有形成分分析仪,这些系统多数采用电阻抗、光散射(包括对有形成分进行各种染色,如荧光染色后的流式细胞术检测)或数字影像分析术的原理,识别或分类红细胞、白细胞、上皮细胞、小圆上皮细胞、管型、细菌、精子、黏液丝、结晶等有形成分,已逐步成为尿液显微镜检查的首选筛检方法。

(一)原理

1.筛检方法一

采用流式细胞术和电阻抗法原理。先用荧光染料对尿中各类有形成分进行染色,然后经激光照射每一有形成分发出的荧光强度、散射光强度及电阻抗大小进行综合分析,得出红细胞、白细胞、上皮细胞、管型和细菌定量数据,以及各种有形成分的散射图和红细胞、白细胞直方图,尿中红、白细胞信息和病理性管型、小圆上皮细胞、结晶、酵母样细胞等信息。

2.筛检方法二

采用影像分析术和自动粒子识别系统原理。先用 CCD 数字摄像机自动捕获数百幅图像,然后进行数字化图像分析,用自动粒子识别软件进行比较,最后定量报告尿中多种有形成分的数量,包括红细胞、白细胞、白细胞聚集、透明管型、未分类管型、鳞状上皮细胞、非鳞状上皮细胞、细菌、酵母菌、结晶、黏液和精子等。

(二)试剂

按仪器分析所需试剂的说明书准备试剂。

(三)操作

各种仪器操作步骤不尽相同,操作前应首先仔细阅读仪器操作说明书。简单步骤如下。

1.准备标本

充分混匀收集的全部新鲜尿液,倒入洁净的试管中(标本量约 10 mL)。

2.启动仪器

打开仪器电源,待仪器核查通过后,进入样本分析界面。

3.进行质控

如质控通过,则可继续下一步操作;如失控,则分析并解决原因后,才能继续患者标本检测。

4.检测标本

在仪器上输入样本号,按开始键手工进样,或由自动进样架自动进样。

5.复核结果

根据实验室设定的仪器分析结果复检规则(包括显微镜复核),确认仪器分析结果。

6.发送报告

在确认仪器和复检结果的基础上,可发送检验结果报告。

(四)注意事项

1.尿标本

自动化仪器检测常采用不离心新鲜尿液标本。

2.尿容器

应确保尿容器的洁净,避免存在任何污染物。

3.干扰结果的自身因素

尿中存在大量黏液、结晶、真菌、精子、异形红细胞等会使管型、红细胞、细菌等项目计数结果假性增高或减低。

七、尿液有形成分显微镜检查

(一)尿沉渣显微镜检查

1.试验方法

(1)尿沉渣未染色检查法。

1)器材。①离心试管:可用塑料或玻璃制成;须足够长,防止离心时尿液标本溢出;须干净、透明,便于尿液外观检查;须带体积刻度(精确到 0.1 mL);容积须>12 mL而<15 mL;试管底部应为锥形,便于浓缩沉渣;无化学物质污染;试管须有盖,可防止试管内液体溅出及气溶胶形成;建议使用一次性离心试管。②移液管:必须洁净;使用一次性移液管。③尿沉渣板:须标准化,具有可定量沉渣液的计数池,并一次性使用。如采用在普通玻片上滴加尿沉渣液后加盖玻片的检查方法,则不能提供标准化、可重复的结果。④显微镜:应使用内置光源的双筒显微镜;载物台能机械移动玻片;物镜能放大 10 倍、40 倍,目镜能放大10 倍;同一实验室使用多台显微镜,其物镜及目镜的放大倍数应一致。⑤离心机:应使用水平式有盖离心机;离心时须上盖,以确保安全。离心时的相对离心力应稳定在 400 g。应每 12 个月对离心机进行一次校正。

2)操作步骤如下。

尿标本用量:应准确取尿 10 mL。如标本量<10 mL,应在结果报告单中注明。

离心留尿量:在相对离心力 400 g 条件下离心 5 分钟。离心后,一次性倾倒或吸弃上清尿液,留取离心管底部液体 0.2 mL。

尿沉渣制备:充分混匀尿沉渣液,取适量滴入尿沉渣板;或取 20 μL,滴入载玻片,加盖玻片(18 mm×18 mm)后镜检。

结果报告:①方法 1,以每微升(μL)单位体积各尿沉渣成分数量报告结果。②方法 2:管型,以低倍(10×10)镜视野全片至少 20 个视野所见的平均值报告;细胞,以高倍(40×10)镜视野至少 10 个视野所见的最低～最高数的范围报告;尿结晶等,以每高倍镜视野所见数换算为半定量的"一、±、1+、2+、3+"等级报告。

(2)尿沉渣染色检查法:有时,活体染色(如 Sternheimer-Malbin 染色或0.5%甲苯胺蓝染色)有助于细胞和管型的鉴别。但也不足以鉴别或确认尿沉渣中所有成分,如在检查下列有形成分时,可采用一种或多种特殊染色。①脂肪和卵圆脂肪小体:采用油红 O 染色和苏丹Ⅲ染色;②细菌:采用革兰染色和巴氏染色;③嗜酸性粒细胞:采用 Hansel 染色、瑞氏染色、吉姆萨染色、瑞-吉染色和巴氏染色;④含铁血黄素颗粒:采用普鲁士蓝染色。

通常,特殊染色需要制备特定涂片,如浓缩涂片、印片或细胞离心涂片。巴氏染色常用于肾小管上皮细胞、异常尿路上皮细胞、腺上皮细胞和鳞状上皮细胞的鉴别。Hansel 染色用于检测嗜酸性粒细胞尿。

2.参考区间

因各实验室所用尿标本量、离心力、尿沉渣液量、观察尿沉渣用量、尿沉渣计数板规格等均不尽相同,尿沉渣检查参考区间应由实验室通过必要的验证或评估来确定。

3.注意事项

实验室应统一尿液有形成分形态的鉴别标准和报告方式。

4.临床意义

(1)白细胞:增多表示泌尿系统有化脓性炎症。

(2)红细胞:增多常见于肾小球肾炎、泌尿系统结石、结核或恶性肿瘤。

(3)透明管型:可偶见于正常人清晨浓缩尿中;透明管型在轻度或暂时性肾或循环功能改变时可增多。

(4)颗粒管型:可见于肾实质性病变,如肾小球肾炎。

(5)红细胞管型:常见于急性肾小球肾炎等。

(6)白细胞管型:常见于急性肾盂肾炎等。

(7)脂肪管型:可见于慢性肾炎肾病型及类脂性肾病。

(8)宽形管型:可见于慢性肾衰竭,提示预后不良。

(9)蜡样管型:提示肾脏有长期而严重病变,见于慢性肾小球肾炎晚期和肾淀粉样变。

(二)1小时尿沉渣计数

目前,12小时尿沉渣计数(Addis计数)因影响结果准确性的因素很多,故在临床上已很少应用。现常采用1小时尿沉渣计数。

1.操作

(1)患者先排尿弃去,准确收集3小时尿液于清洁干燥容器内送检(如:标本留取时间5:30～8:30)。

(2)准确测量3小时尿量,充分混合。取混匀尿液10 mL,置刻度离心管中,1 500 r/min离心5分钟,用吸管吸弃上层尿液9 mL,留下1 mL,充分混匀。吸取混匀尿液1滴,注入血细胞计数板内。细胞计数10个大方格,管型计数20个大方格。

2.参考区间

(1)红细胞男性<3万个/小时,女性<4万个/小时。

(2)白细胞男性<7万个/小时,女性<14万个/小时。

(3)管型<3 400个/小时。

3.注意事项

(1)尿液应新鲜检查,pH应在6以下,若为碱性尿,则血细胞和管型易溶解。

(2)被检尿液比密最好在1.026以上,如低于1.016为低渗尿,细胞易破坏。

(3)如尿中含多量磷酸盐时,应加入少量稀醋酸液,使其溶解;但切勿加酸过多,以免红细胞及管型溶解;含大量尿酸盐时,应加温使其溶解,以便观察。

4.临床意义

(1)急性肾炎患者红细胞增加。

(2)肾盂肾炎患者白细胞可明显增加。

(三)尿液有形成分检查的推荐参考方法

2003 年,国际实验血液学学会(ISLH)提出了尿中有形成分计数的推荐参考方法,用于自动化尿液有形成分分析仪中红细胞、白细胞、透明管型和鳞状上皮细胞参考计数。

1.试剂

(1)染色储存液。①2％阿辛蓝溶液:阿辛蓝 1 mg 溶解于 50 mL 蒸馏水中。②1.5％派洛宁 B 溶液:派洛宁 B 0.75 mg 溶解于 50 mL 蒸馏水中。溶液用磁力搅拌器充分搅拌,混匀 2～4 小时,在 20 ℃过夜后过滤。并用分光光度计核查吸光度,阿辛蓝溶液的最大吸光度为 662 nm,派洛宁 B 溶液的最大吸光度为 553 nm。贮存液在 20 ℃能保存 3 个月以上。

(2)染色应用液:使用时,将 2 种储存液按 1∶1 比例混合。应用液在 20 ℃能保存 2～4 周。

2.操作

(1)器材准备:使用前,先用流水,再用乙醇冲洗并干燥计数盘和盖玻片。将 Fuchs-Rosenthal 计数盘放在显微镜载物台上,加盖玻片。

(2)尿标本染色:于试管中,将 1 份染色应用液和 9 份尿标本混匀,染色 5 分钟。

(3)混匀混合液:将试管内染色尿标本颠倒混匀 20～40 次。

(4)计数盘充液:用移液管吸取尿液,以 45°角充入计数池中。充池量 15～16 μL。充池后,静置 5 分钟。

(5)显微镜计数:先用低倍镜(10×10)扫描整个计数盘,保证颗粒分布均匀。然后,用高倍镜(10×40)计数颗粒数量。大型颗粒(管型和鳞状上皮细胞)可在低倍镜下观察并计数。

计数原则:和血细胞计数相同,颗粒计数符合泊松分布的特征,为达到颗粒计数统计学精度,必须计算足够容积中的颗粒数。通常,管型和鳞状上皮细胞至少计数 50 个,使计数 $CV<14\%$;白细胞和红细胞至少计数 200 个,使计数 $CV<7\%$。为避免颗粒重复计数或漏计数,可采用"数左不数右,数上不数下"的规则。

(6)结果报告:计数结果以"个/μL"报告。

3.注意事项

(1)计数推荐方法:使用相差显微镜和活体染色技术。

(2)尿标本:尿液有形成分检查参考方法采用不离心新鲜尿液标本。

(3)器材:标本容器须使用塑料或硅化玻璃,避免颗粒黏附;容量为 5～12 mL。使用塑料或硅化玻璃移液管,避免尿中颗粒黏附,容量误差应小于 5％;盖玻片须适用于在相差显微镜下观察,边角应呈圆形,边缘光滑。不能使用薄盖玻片(<0.4 mm)。盖玻片用 25 mm(长)×22 mm(宽),允许误差±1 mm。盖玻片置于计数盘上如能见衍射光环,则表示平整。

(4)充池要求:速度不能太快;凡充池液太多,计数区域充池不全、有气泡或有碎片等异常,均必须重新充池。

(5)计数时间:应于 1 小时内完成计数;计数时如发现计数池液体干涸,须清洗后重新充池。

八、尿乳糜定性试验

尿液中混有脂肪小滴时称为脂肪尿,尿中含有淋巴液,外观呈牛奶样乳白色称乳糜尿。乳糜尿由呈胶体状的乳糜微粒和蛋白质组成,若其中含有血液则称为乳糜血尿。

乳糜尿的形成:从肠道吸收的乳糜液未经正常的淋巴道引流入血而逆流至泌尿系统淋巴管中,引起该处淋巴管内压力增高、曲张破裂,乳糜液流入尿中所致。乳糜尿主要含卵磷脂、胆固醇、脂肪酸盐及少量纤维蛋白原、清蛋白等。若合并泌尿道感染,则可出现乳糜脓尿。

(一)检验方法学

1.乙醚萃取-苏丹Ⅲ染色法

(1)原理:根据脂肪特性,用乙醚等有机溶剂抽提、萃取乳糜微粒脂肪小滴,使乳白色尿液澄清,是其特征之一。再用脂肪性染料苏丹Ⅲ对乙醚提取物进行染色,根据较大的脂肪粒在显微镜下呈球状,易被苏丹Ⅲ染料染成橘红色为特征。

(2)器材和试剂:玻璃试管、试管盖、光学显微镜、载玻片,乙醚、饱和苏丹Ⅲ乙醇染料(将苏丹Ⅲ置于70%乙醇中,使其呈饱和状态)。

(3)操作:①取 5 mL 尿液置于玻璃试管内,加入乙醚约 2.5 mL,试管加盖后用力振摇 1~2 分钟。②将标本静置 5 分钟,观察乳白色的尿液是否被澄清。若如乳浊程度明显减轻或变为澄清可确认为乳糜尿。③取尿标本和乙醚分界面处的标本少许,滴于载玻片上,显微镜下观察,如见到大小不等的脂肪球后,加苏丹Ⅲ染料 1 滴,可见到被染成橘红色中性脂肪小滴,即可确认为乳糜试验阳性结果。

2.甘油三酯酶法

(1)原理:乳糜尿是乳糜微粒分散于尿液中而形成的乳浊状尿液,而乳糜微粒的主要化学成分甘油三酯占 80%~95%,因此采用临床生化检验中甘油三酯酶法测定试剂中酶应用液进行鉴定,具有极好的效果。

(2)器材和试剂:甘油三酯酶法测定试剂盒、玻璃试管、水浴箱、分光光度计。

(3)操作:取小试管一个,加入甘油三酯酶法测定应用液 0.5 mL,加入尿液标本 1 滴。置于37 ℃水浴中 5~10 分钟,取出后观察,如反应出现红色为阳性,不显色为阴性。甚至可根据反应颜色深浅确认阳性强弱,如阴性:无色或者淡粉色;+:浅红色;++:深红色;+++:紫红色。如需定量分析,可按照血清甘油三酯测定中的要求的样品与试剂的比值,确定尿液加入量,使用分光光度计在 550 nm 处比色,根据预先标定的标准曲线或公式,根据测定标本的吸光度得到定量分析结果。

(二)方法学评价

1.灵敏度和特异性

(1)离心沉淀法:简便,实用;可初步区分乳糜尿、脓尿、高浓度结晶尿。脓尿、高浓度结晶尿经离心沉淀后,上清液澄清,用显微镜检查沉渣可见大量白细胞、脓细胞或无定形磷酸盐结晶;乳糜尿经离心沉淀后,外观不变,而沉渣镜检只见少量红细胞及淋巴细胞等。

(2)有机溶剂抽提法:用乙醚抽提尿液后,如乳浊程度明显减轻或变为澄清可确诊为乳糜尿;将乙醚提取物经苏丹Ⅲ染色、置镜下观察,如见大小不等、橘红色脂肪球为乙醚试验阳性。该方法为定性实验,不需要专用设备,操作略为烦琐、需要接触挥发性化学试剂乙醚,需要经验且缺乏灵敏度和特异性,但是作为传统方法仍被广泛使用和介绍。该方法也可用于胸腔积液、腹水的乳糜定性试验。

(3)甘油三酯酶法:此方法具有灵敏度高、特异性强、操作简便,同时适用于胸腔积液、腹水标本,可定量分析等优点,应该是尿乳糜定性和定量试验的良好方法。但试验步骤和所用器材略为复杂,成本略高。

2.干扰因素

(1)标本因素:乳糜尿的外观可初步判断尿中淋巴液含量的多少,从轻度乳白、乳白到乳糜脓样,甚至血性乳糜样。

乳糜尿中含有足够的淋巴液时可出现如下典型的特征:①排出体外的乳糜尿,易于凝集成白色透明胶状凝块,标本静置后有凝块浮于尿液表面;②静置时间较长后可分为3层,上层为脂肪层,可出现乳酪样薄层;中层为乳白色或色泽较清的液体,并可见小凝块漂浮其中;下层为少量红色沉淀物,可见到红细胞、白细胞或病原体(如微丝蚴)等;③与脂肪尿的区别:乳糜尿中的乳糜微粒如未发生球状结合,显微镜下不能见到,而脂肪尿中的脂肪小滴可见到,呈圆形并具有很强的折光性;在偏振光显微镜下中性脂肪小滴(如甘油三酯)不能引起光的偏振,但能被脂溶性染料着色,胆固醇酯能引起光的偏振,产生双折射,镜下可见到十字交叉(马耳他十字)的小球形体,但不被脂溶性染料着色。

(2)器材和试剂因素:必须使用玻璃试管,塑料试管有可能被乙醚试剂溶解。标本加乙醚澄清后,用玻璃吸管吸取两液交界处标本,不要再次将标本重新混合。

(三)质量控制

尿中出现大量非晶形磷酸盐或尿酸盐时,外观也可呈现乳白色,易被误认为乳糜尿。可通过加热或加醋酸的方法进行排除,如果结晶体被溶解,则浑浊会消失。脓尿外观也与乳糜尿有相似的外观,通过显微镜检查可以鉴别。尽管加乙醚后标本已经澄清,但最好经苏丹Ⅲ染色后,在显微镜下来确认阳性结果。

(四)参考值

阴性。

(五)临床意义

1.累及淋巴循环系统疾病辅助诊断

如先天性淋巴管畸形、腹腔结核、肿瘤压迫、阻塞腹腔淋巴管或胸导管,胸腹创伤或手术损伤腹腔淋巴管或胸导管。

2.丝虫病诊断

丝虫在淋巴系统中引起炎症反复发作,大量纤维组织增生,使腹部淋巴管或胸导管广泛阻塞,致使较为脆弱的肾盂及输尿管处淋巴管破裂,出现乳糜尿。

3.其他

过度疲劳、妊娠及分娩后、糖尿病脂血症、肾盂肾炎、棘球蚴病、疟疾等。

九、尿苯丙酮定性试验

苯丙氨酸是人体必需的氨基酸之一,苯丙酮酸是苯丙氨酸的代谢产物。当肝脏中的苯丙氨酸羟化酶缺乏或不足,可使得代谢中苯丙氨酸不能氧化成酪氨酸,大量的苯丙氨酸在体内积聚,少部分由尿排出;而大部分苯丙氨酸可在转氨酶的作用下转变为苯丙酮酸后由尿排出。大量的苯丙酮酸在体内积聚,可损及神经系统和影响体内色素代谢。尿苯丙酮酸测定有助于新生儿苯丙酮酸尿症(PKU)的筛查。

(一)检验方法学

1.原理

尿中的苯丙酮酸在酸性条件下与三氯化铁作用,生成铁离子(Fe^{3+})与苯丙酮酸烯醇基的蓝绿色螯合物。该试验也称三氯化铁试验。

2.器材和试剂

试管、离心机、滤纸。①三氯化铁溶液:三氯化铁($FeCl_3 \cdot 6H_2O$)10.0 g,加水至100 mL,充分溶解后备用;②磷酸盐沉淀剂:氯化镁($MgCl_2 \cdot 6H_2O$)2.20 g,氯化铵(NH_4Cl)1.40 g,浓氨液2.0 mL,加蒸馏水至1 000 mL,溶解后备用;③浓盐酸。

3.操作

(1)取新鲜尿液4 mL于试管中,加磷酸盐沉淀剂1 mL,充分混匀。

(2)静置离心:静置3分钟后如出现沉淀,可用滤纸过滤或经离心除去沉淀物。

(3)滤液中加入浓盐酸2~3滴,再加三氯化铁溶液2~3滴。每加1滴三氯化铁液时均应立即观察溶液的颜色变化。

(4)结果观察:1~90秒内如尿液显示灰绿色或蓝绿色并持续2~4分钟即为阳性,颜色的深浅与尿中苯丙酮酸含量成正比。超出观察时间后颜色会逐渐褪色。

(二)方法学评价

1.灵敏度和特异性

本试验为定性试验,对苯丙酮酸的敏感度为50 g/L。由于苯丙酮尿症患者白天排出的苯丙酮酸一般在100~300 g/L,因此对苯丙酮尿症患者比较敏感。某些药物或尿中的某些成分可对本试验产生影响,造成假阳性,如含有酚类药物(如水杨酸制剂)、氯丙嗪类物质、尿黑酸、乙酰乙酸、丙酮酸、氨基比林等可与三氯化铁发生呈色反应,因此在试验前应禁止用此类药物。

本试验方法是苯丙酮酸尿症的过筛试验,必要时应进行血清苯丙氨酸定量测定可确诊。

2.干扰因素

除上述的药物和尿中的某些物质可干扰试验外,尿中磷酸盐对本试验也有干扰,试验操作中的第1、2步骤其目的在于将无形的磷酸盐成分转变成有形的磷酸铵镁后,通过过滤或沉淀法除去。尿中胆红素增高可导致假阳性结果。在判读结果时,如绿色很快消失提示可能有尿黑酸存在,可报告苯丙酮酸定性试验阴性。

3.其他方法

国外有干化学试纸法,浸入尿液后,通过比色板判读结果。操作简单快速,携带方便,是一种较好的过筛方法。

(三)质量保证

(1)采用新鲜尿液标本:因苯丙酮酸在室温条件下不稳定,故留取标本后应立即测定。如不能及时检查应加少许硫酸防腐,并置于冰箱冷藏保存,试验前将标本恢复到室温后再行检验。

(2)滤液中加入浓盐酸可调整样本的pH,本试验最佳pH为2~3。

(3)每次试验前,应取正常人尿液一份做阴性对照。

(4)新生儿出生后30~60天内进行苯丙酮酸检查比较适宜。

(四)参考值

阴性。

(五)临床意义

阳性结果见于苯丙酮尿症,常用于新生儿苯丙酮尿症的筛查,这种病可导致新生儿发生先天性痴呆。此外,还见于酪氨酸血症,苯丙氨酸代谢的其他缺陷如暂时性苯丙酮尿症、新生儿高苯丙氨酸血症等。此外,对评估母亲苯丙酮尿症或高苯丙氨酸血症的程度对胎儿所受影响,以及妊娠期治疗、控制、防止和预防对胎儿的损害有一定价值。

十、尿胱氨酸定性试验

用于胱氨酸尿症的筛查试验。胱氨酸尿症又称亚硫酸盐氧化酶缺乏,为由于亚硫酸盐氧化酶缺乏,造成体内黄嘌呤代谢成尿酸、亚硫酸转变成硫酸盐以及其他的代谢过程受阻。尿中胱氨酸增加还可因肾小管的遗传性缺陷造成,由于肾小管重吸收胱氨酸能力减低,从而引起尿中胱氨酸浓度增加,胱氨酸于酸性尿中很少溶解,当它的浓度超过其溶解度时就发生沉淀,形成结晶或结石。

(一)检验方法学

1.原理

尿中胱氨酸被碱性氰化物还原为半胱氨酸,半胱氨酸可与硝普钠作用生成一种紫红色的化合物,根据颜色变化,判断结果。

2.器材和试剂

玻璃试管、吸管、滴管。试剂:①1.50 g/L 氰化钠水溶液;②2.50 g/L硝普钠水溶液。

3.操作

(1)取新鲜尿液 5 mL 于玻璃试管中,加入浓度为 1.50 g/L 的氰化钠水溶液 2 mL,充分混匀后静置 10 分钟。

(2)用滴管逐渐滴加浓度为 2.50 g/L 的硝普钠水溶液 10～20 滴,边加边摇,并观察尿液颜色变化。

(3)判断结果,尿液出红色改变为阳性结果。

(二)方法学评价

(1)灵敏度和特异性:本法对胱氨酸检查的灵敏度为＞250 mg/L,而正常人尿液中胱氨酸含量为 40～80 mg/24 h,胱氨酸尿症患者尿胱氨酸含量为 700～1 500 mg/24 h。本试验是确认胱氨酸尿症的一种常规定性试验方法,简单易行,其尿液显色后颜色的深浅与尿中胱氨酸含量成正比。

(2)干扰因素:尿酮体对本试验有干扰。

(3)除本法外,尿胱氨酸定性检查方法还有乙酸铅法。定量方法有色谱分析法和磷钨酸还原反应法,定量法的敏感度和特异性强于定性法。

(三)质量保证

(1)应采用新鲜尿液标本。

(2)两试剂有剧毒,应采取必要的安全防护措施,并按照剧毒药品试剂管理办法安全保管、配制和应用试剂。操作过程中要注意个人安全,防止污染。

(四)参考值

阴性。

(五)临床意义

胱氨酸尿症、胱氨酸性肾结石可呈阳性反应。

十一、尿本-周蛋白定性试验

本-周蛋白(Bence-Jones protein,BJP)是游离免疫球蛋白轻链,能通过肾小球滤过膜,当浓度增高超过近曲小管重吸收的极限时,可从尿液中排出。BJP 在 pH 4.9±0.1 条件下,加热至 40～

60 ℃时可发生凝固,温度升至 90～100 ℃时可再溶解,而温度降低到 56 ℃左右,又可重新凝固,故又称为凝溶蛋白,此特点是 BJP 的重要特性之一。免疫球蛋白的轻链单体相对分子质量为 2.3 万,二聚体相对分子质量为 4.6 万,乙酸纤维素蛋白电泳时可在 α_2 至 γ 球蛋白区带间出现 "M"带,大多位于 γ 区带及 β-γ 区带之间;SDS-PAGE 蛋白电泳可见到突出的低相对分子质量蛋白区带。BJP 不能与抗重链或抗 Ig 的抗血清起反应,但能与抗 κ(Kappa)和抗 λ(Lambda)抗血清起反应,据此可将其进一步分型。BJP 主要通过两种机制损伤肾功能:肾小管对 BJP 具有重吸收及异化作用,当 BJP 通过肾脏排泄时可在肾小管内沉淀,进而引起肾小管阻塞,抑制肾小管对其他蛋白成分的重吸收,损害近曲、远曲小管,因而导致肾功能障碍及形成本-周蛋白尿;其次,κ 轻链相对分子质量小,且具有肾毒性,可直接损害肾小管细胞。

(一)检验方法学

1.原理

该试验检验方法众多,原理各异,本小节对目前常用方法进行适当的介绍。

(1)热沉淀-溶解法:基于 BJP 在 56 ℃凝固,100 ℃溶解的特性。

(2)对甲苯磺酸法(p-toluene sulfonic acid,TSA):基于对甲苯磺酸法能沉淀相对分子质量较小的 BJP,而与相对分子质量较大的清蛋白和球蛋白不起反应原理而测定。

(3)蛋白电泳法:基于蛋白电泳的基本检测原理。

(4)免疫电泳(immunoelectrophoresis,IEP):基于区带电泳原理和免疫学特异性抗原-抗体反应的原理。首先将待检标本经琼脂或琼脂糖电泳,进行初步区带分离,然后在琼脂或琼脂糖板上沿电泳方向挖一个与之平行的小槽,加入与抗原相应的抗血清,作双向免疫扩散。已分离成区带的各抗原成分与抗体在琼脂板上相遇,在两者比例恰当的位置形成免疫结合沉淀弧。

(5)免疫固定电泳(immunofixation electrophoresis,IFE):基于区带电泳原理和特异性抗原-抗体反应的原理。与免疫电泳不同之处是将抗血清直接加于电泳后蛋白质区带表面,或将浸有抗血清的滤纸贴于其上,抗原与对应抗体直接发生沉淀反应,形成的复合物嵌于固相支持物中。将未结合的游离抗原或抗体洗去,则出现被结合固定的某种蛋白。

(6)免疫速率散射浊度法(immune rate nephelometry,IRN):基于可溶性抗原-抗体反应,形成不溶性抗原-抗体复合物的免疫学原理。光沿着水平轴照射,遇到小颗粒的免疫复合物时将导致光散射,散射光的强度与复合物的含量成正比,即待测抗原越多,形成复合物越多,散射光强度越强。

2.器材和试剂

以对甲苯磺酸测定法为例,介绍其试剂、测定方法和结果判断。器材:13 mm×150 mm 玻璃试管、刻度吸管、离心机。试剂:120 g/L 对甲苯磺酸溶液(120 g 对甲苯磺酸溶于 1 000 mL 蒸馏水中),冰醋酸。

3.操作(对甲苯磺酸测定法)

(1)两支试管分别标记为测定管和对照管。在测定管和对照管内各加入离心后的澄清尿液 1 mL。

(2)测定管内加入 120 g/L 对甲苯磺酸溶液 0.5 mL,对照管内加入冰醋酸 0.5 mL。将两支试管混匀并静置 5 分钟。

(3)结果观察。BJP 阳性:测定管浑浊加重或出现沉淀,对照管清晰透明或轻度浑浊;BJP 阴性:测定管清晰透明,或与对照管相似。

(二)方法学评价

目前检测尿 BJP 有很多方法可以使用,传统的测定方法当属热沉淀-凝固法(又称 Putnum 法),而电泳法或免疫固定电泳法被认为是最佳的 BJP 检测方法。下面是对不同检测方法的评价。

1.热沉淀-溶解法

热沉淀-溶解法灵敏度不高,一般尿中 BJP>0.3 g/L,有时甚至高达 2 g/L 方可检出,因此假阴性率高。此法检测需具备 3 个条件:①标本新鲜;②尿液浑浊时需离心取上清液;③若为蛋白尿,须先用加热乙酸法沉淀普通蛋白质,然后趁热过滤,取上清液检查。本方法标本用量较大。

2.对甲苯磺酸法

对甲苯磺酸法操作简便、灵敏度高,BJP>3 mg/L 时即可检出,是较敏感的筛选试验方法,对多发性骨髓瘤诊断阳性率可达 100%。尿中存在清蛋白时不会产生沉淀反应,但若球蛋白>5 g/L,可出现假阳性,是 BJP 常用的筛检试验方法。

3.SDS-PAGE 和乙酸纤维素膜电泳法

SDS-PAGE 和乙酸纤维素膜电泳法对 BJP 的阳性检出率高达 90%。SDS-PAGE 电泳以相对分子质量大小来区分蛋白质,因此可见到突出的低分子质量蛋白区带,经乙酸纤维素膜电泳,BJP 可在 α_2 至 γ 球蛋白区带间出现"M"带,但如尿中 BJP 含量较低,需预先浓缩 10~50 倍。为便于分析,常需要做患者及正常人血清蛋白电泳及浓缩后的尿液电泳。肌红蛋白、溶菌酶、游离重链、转铁蛋白、脂蛋白或多量细菌沉淀物等也可出现类似于"M"的区带,因此当乙酸纤维素膜上出现波峰或怀疑有相关疾病时,应进行免疫电泳。

4.免疫电泳法

免疫电泳法是电泳技术与双向免疫扩散技术的组合,方法简单易行、样品用量少、分辨率高、特异性强。但不同抗原物质在溶液中含量差异较大时,不能全部显现出来,需预测抗原与抗体的最适比;电泳条件可直接影响沉淀线的分辨率;结果判断需积累一定的经验。

5.免疫固定电泳法

采用特异抗体为鉴别同区带电泳分离出的蛋白,比区带电泳和免疫电泳更敏感。

6.免疫速率散射浊度法

在抗原-抗体反应的最高峰测定其复合物形成量,该方法具有测试速度快、灵敏度高、精确度高、稳定性好的优点,是目前免疫学分析中比较先进的方法,能定量分析 κ 和 λ 轻链的浓度,测定结果可靠。

(三)质量保证

充分了解各种不同检测方法的特异性和敏感性,根据情况选择试验方法和应用试验结果。

标本需要新鲜或低温保存,除去其他蛋白质的干扰。其他蛋白质分解变性可导致结果出现假阳性。尿中球蛋白>5.0 g/L 时,可出现假阳性,需要用确证试验鉴别,如免疫速率散射浊度法。

电泳法或免疫法测定时,如果尿中 BJP 含量低,需要预先进行浓缩标本。为便于分析常需要做患者和正常人血清蛋白电泳机浓缩尿电泳对比。

服用利福平类抗结核药的患者,可导致尿 BJP 出现假阳性,需要引起临床医师注意。

尿免疫电泳或免疫固定电泳可发现 50%~80% 的患者尿 BJP 阳性,而用干化学试带法筛检蛋白尿时可漏检 BJP。

(四)参考值

阴性。

(五)临床意义

尿 BJP 检测主要用于多发性骨髓瘤(MM)、原发性淀粉样变性、巨球蛋白血症及其他恶性淋巴增殖性疾病的诊断和鉴别诊断。

1.多发性骨髓瘤

患者尿中可出现 BJP 单克隆轻链。κ/λ 的比率为 2:1。99% 的多发性骨髓瘤患者在诊断时有血清 M-蛋白或尿 M-蛋白。早期尿 BJP 可呈间歇性排出,50% 病例每天排出量>4 g,最多可达 90 g。

2.巨球蛋白血症

80% 的患者尿中有单克隆轻链。

3.原发性淀粉样变性

70% 以上的患者血和尿中发现单克隆蛋白,89% 患者诊断时血或尿中有单克隆蛋白。

4.其他疾病

μ 重链病 2/3 病例会出现 BJP 尿。此外,恶性淋巴瘤、慢性淋巴细胞白血病、转移癌、慢性肾炎、肾盂肾炎、肾癌等患者尿中偶见 BJP。20% 的"良性"单克隆免疫球蛋白血症病例可查出BJP,但尿中含量低,多数<60 mg/L;经长期观察即使是稳定数年的良性 BJP 患者,仍有发展为多发性骨髓瘤或淀粉样变性病的可能性。也有良性 BJP 尿个例。例如,一些患者有稳定的血清M 蛋白和尿 BJP,长达 15 年也未发展为多发性骨髓瘤或有关疾病。

十二、尿肌红蛋白定性试验

肌红蛋白(myoglobin,Mb)是横纹肌、心肌细胞内的一种含亚铁血红素单链的蛋白质,相对分子质量为 1.6 万~1.8 万,其结构及特性与血红蛋白相似。当肌肉组织受损伤时,肌红蛋白可大量释放至细胞外进入血液循环,因其相对分子质量较小,可迅速通过肾小球滤过而由肾脏排出。尿中肌红蛋白检查阳性,称肌红蛋白尿,其外观呈深红、不透明的酱油色、深褐色等,镜检无红细胞,但潜血试验阳性。

(一)检验方法学

饱和硫酸铵溶解试验如下。

1.原理

肌红蛋白在 80% 饱和硫酸铵浓度作用下可被溶解,而血红蛋白和其他蛋白被沉淀。在尿液中加入 80% 饱和硫酸铵试剂可分离出肌红蛋白再进行潜血试验,若呈阳性则为肌红蛋白尿。

2.器材和试剂

玻璃试管,离心机;硫酸铵(CP),化学法所用隐血试剂。

3.操作

(1)取约 5 mL 新鲜尿液放于试管内,缓慢加入约 2.8 g 的硫酸铵,振摇后使其溶解,此时硫酸铵的浓度约为 80%,基本呈饱和状态。

(2)静止 5 分钟后离心沉淀,除掉血红蛋白和其他蛋白质成分。

(3)用一次性吸管将上清液取出,用化学法(如氨基比林法、邻联甲苯胺法或愈创木树脂法)测定上清液的血红蛋白,出现阳性反应即为尿肌红蛋白阳性。

（二）方法学评价

1.灵敏度和特异性

硫酸铵肌红蛋白溶解试验,方法简单但操作较麻烦。可利用正铁血红蛋白与正铁肌红蛋白的氧化物在 $580\sim600$ nm 处吸收光谱完全不同的特点,对肌红蛋白与血红蛋白并存的尿液加以区别,但灵敏度较差。目前,多采用抗肌红蛋白的单克隆抗体进行酶联免疫吸附或放射免疫法测定,其灵敏度、特异性均较好。

2.干扰因素

标本因素:标本必须新鲜,以免氧合肌红蛋白被还原而被沉淀;防止肌红蛋白变性。若沉淀后的上清液和沉淀物同时出现阳性,表明该标本同时含有血红蛋白和肌红蛋白。

（三）质量保证

氧合肌红蛋白久置后可被还原,在应用硫酸铵肌红蛋白溶解试验时可被沉淀而引起假阴性,因此应使用新鲜尿标本。

认真询问病史、血清(浆)生化检查、尿液理学检查、尿液化学检查和尿沉渣检查等,有助于区别血尿、血红蛋白尿和肌红蛋白尿。国外学者曾经提出通过比较血液和血浆的颜色来进行区分,如果尿液和血浆同为红色,可能为血红蛋白尿;而尿液红色,血浆颜色正常则可疑为肌红蛋白尿。而通过血尿、血红蛋白尿和肌红蛋白尿的其他特点也可对其进行初步鉴别。

（四）参考值

阴性。

（五）临床意义

肌红蛋白尿检测主要用于鉴别机体是否发生肌肉损伤。常见于以下疾病。

(1)阵发性肌红蛋白尿:易见于剧烈运动后,如马拉松长跑、空手道等,典型者有肌肉疼痛或痉挛,1～2 天内排出棕红色尿,试带法血红蛋白测定即可呈阳性,并可出现尿蛋白、少量红细胞,血清清晰,但肌酸激酶增高。

(2)创伤:挤压综合征、子弹伤、烧伤、电击伤、手术创伤等。

(3)组织局部缺血:心肌梗死早期、动脉阻塞缺血。

(4)代谢性肌红蛋白尿:酒精中毒、砷化氢、一氧化碳中毒、巴比妥中毒、肌糖原积累等。

(5)原发性(遗传性)肌肉疾病:皮肌炎、多发性肌炎、肌肉营养不良等。

十三、尿酪氨酸定性试验

酪氨酸代谢病是一种罕见的遗传性疾病。由于缺乏对羟基苯丙酮酸氧化酶和酪氨酸转氨酶,尿中对羟基苯丙酮酸和酪氨酸显著增加,临床表现为结节性肝硬化、腹部膨大、脾大、多发性肾小管功能障碍等。该试验是一种尿中酪氨酸定性检查的过筛性试验。

（一）检验方法学

1.原理

尿中酪氨酸与硝酸亚汞和硝酸汞反应,生成一种红色的沉淀物[米伦(millon)反应]。根据颜色变化判断结果。

2.器材和试剂

器材:酒精灯、试管和试管夹。试剂:汞 1 mL,浓硝酸 9 mL,混合加热助溶后,再加入蒸馏水 10 mL,静置数小时,备用。

3.操作

(1)取尿液 2 mL 加入试管内,再加入等量的试剂,混合均匀。

(2)在酒精灯上加热煮沸,并观察颜色改变情况。

(3)观察结果:出现红色沉淀物即为阳性结果。

(二)方法学评价

该方法为简单的定性试验,其应用价值有限。目前已经出现具有定量分析的尿酪氨酸检测方法,如分光光度法、化学发光法、荧光分析法、气相色谱法以及专用尿液酪氨酸检测试剂盒等,应该是此项检查最好的检查法。

(三)质量保证

(1)应采用新鲜尿液进行测定。

(2)尿蛋白增高可导致本试验出现假阳性结果,因此蛋白尿患者不适宜此项检查。

(3)巴比妥、水杨酸可导致黄色沉淀出现,对结果的判断产生干扰。

(四)参考值

阴性。

(五)临床意义

酪氨酸代谢病是一种罕见的遗传性疾病,由于缺乏酪氨酸转氨酶和对羟基苯丙酮酸氧化酶,使尿中酪氨酸和对羟基苯丙酮酸显著增加,出现酪氨酸尿症,本试验可呈阳性反应。当酪氨酸尿症合并肾功能不全时,尿中酪氨酸排泄发生障碍,可导致本试验出现阴性结果。

急性磷、氯仿或四氯化碳中毒,暴发性肝衰竭或重症肝硬化、白血病、糖尿病性昏迷或伤寒等可出现阳性结果。

此外,尿酪氨酸检查有助于癌症的早期筛查和诊断。

(吕云霞)

第七章

体液与分泌物检验

第一节　脑脊液检验

一、颜色检查

(一)适应证
用于中枢神经系统疾病的辅助诊断、鉴别诊断和监测。

(二)参考区间
无色、透明的液体。

(三)临床意义
病理状态下脑脊液颜色可能发生变化,不同颜色常反映一定的疾病。但是脑脊液颜色正常不能排除神经系统疾病。脑脊液可有如下颜色改变。

1.红色

因出血引起,主要见于穿刺损伤、蛛网膜下腔或脑室出血。前者在留取 3 管标本时,第 1 管为血性,以后 2 管颜色逐渐变浅,离心后红细胞全部沉至管底,上清液则无色透明。如为蛛网膜下腔或脑室出血,3 管均呈血性,离心后上清液为淡红色或黄色。

2.黄色

常因脑脊液中含有变性血红蛋白、胆红素或蛋白量异常增高引起,见于蛛网膜下腔出血,进入脑脊液中的红细胞溶解、血红蛋白破坏,释放氧合血红蛋白而呈现黄变;血清中胆红素超过 256 μmol/L 或脑脊液中胆红素超过 8.6 μmol/L 时,可使脑脊液黄染;椎管阻塞(如髓外肿瘤)、多神经炎和脑膜炎时,由于脑脊液中蛋白质含量升高(>1.5 g/L)而呈黄变症。

3.乳白色

因白细胞增多所致,常见于各种化脓性菌引起的化脓性脑膜炎。

4.微绿色

见于铜绿假单胞菌、肺炎链球菌、甲型链球菌引起的脑膜炎等。

5.褐色或黑色

见于脑膜黑色素瘤等。

二、透明度检查

(一)适应证
用于中枢神经系统疾病的辅助诊断、鉴别诊断和监测。

(二)参考区间
正常脑脊液清晰透明。

(三)临床意义
病毒性脑膜炎、流行性乙型脑膜炎、中枢神经系统梅毒等由于脑脊液中细胞数仅轻度增加,脑脊液仍清晰透明或微浊;结核性脑膜炎时细胞数中度增加,呈毛玻璃样浑浊;化脓性脑膜炎时,脑脊液中细胞数极度增加,呈乳白色浑浊。

三、凝块或薄膜检查

(一)适应证
用于中枢神经系统疾病的辅助诊断、鉴别诊断和监测。

(二)参考区间
放置 24 小时后不形成薄膜及凝块。

(三)临床意义
当有炎症渗出时,因纤维蛋白原及细胞数增加,可使脑脊液形成薄膜及凝块。急性化脓性脑膜炎时,脑脊液静置 1～2 小时即可出现凝块或沉淀物;结核性脑膜炎的脑脊液静置 12～24 小时后,可见液面有纤细的薄膜形成,取此膜涂片检查结核分枝杆菌阳性率极高。蛛网膜下腔阻塞时,由于阻塞远端脑脊液蛋白质含量常高达 15 g/L,使脑脊液呈黄色胶冻状。

四、蛋白质测定

(一)适应证
用于中枢神经系统疾病的辅助诊断、鉴别诊断和监测。

(二)参考区间
1.潘迪(Pandy)试验

阴性或弱阳性。

2.定量测定腰椎穿刺

0.20～0.45 g/L;小脑延髓池穿刺:0.10～0.25 g/L;脑室穿刺:0.05～0.15 g/L。

(三)临床意义
在生理状态下,由于血-脑屏障的作用,脑脊液中蛋白含量甚微,不到血浆蛋白含量的 1%,主要为清蛋白。病理情况下脑脊液中蛋白质含量增加,通过对脑脊液中蛋白质的测定,有助于对神经系统疾病的诊断。

蛋白含量增高见于脑膜炎(化脓性脑膜炎时显著增加,结核性脑膜炎时中度增加,病毒性脑膜炎时轻度增加)、出血(蛛网膜下腔出血和脑出血等)、内分泌或代谢性疾病(糖尿病性神经病变,甲状腺及甲状旁腺功能减退,尿毒症及脱水等)、药物中毒(乙醇、吩噻嗪、苯妥英钠中毒等)、脑部肿瘤或椎管内梗阻(脊髓肿瘤、蛛网膜下腔粘连等)、鞘内免疫球蛋白合成增加伴血-脑屏障通透性增加(如格林-巴利综合征、胶原血管疾病、慢性炎症性脱髓鞘性多发性神经根病等)。

五、葡萄糖测定

(一)适应证
用于中枢神经系统疾病的辅助诊断、鉴别诊断和监测。

(二)参考区间
成年人:2.8~4.5 mmol/L;儿童:3.1~4.4 mmol/L;婴儿:3.9~5.0 mmol/L。

(三)临床意义
脑脊液中葡萄糖主要来自血糖,其含量约为血糖的 60%,它受血糖浓度、血-脑屏障通透性及脑脊液中糖酵解速度的影响。较理想的脑脊液中糖检测应在禁食 4 小时后做腰穿检查。

1.降低

见于化脓性脑膜炎、结核性脑膜炎、脑膜的肿瘤(如脑膜白血病)、结节病、梅毒性脑膜炎、风湿性脑膜炎、症状性低血糖等。

2.增高

见于病毒性神经系统感染、脑出血、下丘脑损害、糖尿病等。

六、氯化物测定

(一)适应证
用于中枢神经系统疾病的辅助诊断、鉴别诊断和监测。

(二)参考区间
成人:120~130 mmol/L;儿童:111~123 mmol/L;婴儿:110~122 mmol/L。

(三)临床意义
由于正常脑脊液中的蛋白质含量较少,为了维持脑脊液和血液渗透的平衡,脑脊液中氯化物的含量较血浆高 20% 左右。病理情况下脑脊液中氯化物含量可发生变化。

1.降低

见于结核性脑膜炎(脑脊液中氯化物明显减少,可降至 102 mmol/L 以下)、化脓性脑膜炎(减少不如结核性脑膜炎明显,多为 102~116 mmol/L)、非中枢系统疾病(如大量呕吐、腹泻、脱水等造成血氯降低时,脑脊液中氯化物也可减少)。

2.增高

见于慢性肾功能不全、肾炎、尿毒症、呼吸性碱中毒等。

七、蛋白电泳

(一)适应证
用于中枢神经系统疾病的辅助诊断、鉴别诊断和监测。

(二)参考区间
前清蛋白:0.02~0.07(2%~7%);清蛋白:0.56~0.76(56%~76%);α_1-球蛋白:0.02~0.07(2%~7%);α_2-球蛋白:0.04~0.12(4%~12%);β-球蛋白:0.08~0.18(8%~18%);γ-球蛋白:0.03~0.12(3%~12%)。

（三）临床意义

1.前清蛋白增加

见于脑积水、脑萎缩及中枢神经系统变性疾病。

2.清蛋白增加

见于脑血管病变、椎管阻塞及脑肿瘤等。

3.α_1-球蛋白和 α_2-球蛋白增加

见于急性化脓性脑膜炎、结核性脑膜炎急性期、脊髓灰质炎等。

4.β-球蛋白增加

见于动脉硬化、脑血栓等脂肪代谢障碍性疾病；若同时伴有 α_1-球蛋白明显减少或消失，多见于中枢神经系统退行性病变，如小脑萎缩或脊髓变性等。

5.γ-球蛋白增加

见于脱髓鞘病，尤其是多发性硬化症。寡克隆蛋白带大多见于多发性硬化症、亚急性硬化性全脑炎、病毒性脑炎等。

八、谷氨酰胺定量测定

（一）适应证

用于中枢神经系统疾病的辅助诊断、鉴别诊断和监测。

（二）参考区间

谷氨酰胺定量测定参考区间为 $0.40 \sim 0.96$ mmol/L。

（三）临床意义

增高见于肝硬化晚期，进入肝昏迷期时可高达 3.4 mmol/L，出血性脑膜炎患者呈轻度增高。

九、乳酸脱氢酶测定

（一）适应证

用于中枢神经系统疾病的辅助诊断、鉴别诊断和监测。

（二）参考区间

成年人乳酸脱氢酶参考区间为 $3 \sim 40$ U/L。

（三）临床意义

LDH 活性增高见于细菌性脑膜炎、脑血管病、脑瘤及脱髓鞘病等有脑组织坏死时。

十、细胞总数检查

（一）适应证

用于中枢神经系统疾病的辅助诊断、鉴别诊断和监测。

（二）参考区间

成年人：$(0 \sim 8) \times 10^6$/L；儿童：$(0 \sim 15) \times 10^6$/L；新生儿：$(0 \sim 30) \times 10^6$/L。

（三）临床意义

正常脑脊液中无红细胞，仅有少量白细胞，当穿刺损伤引起血性脑脊液时，白细胞计数须经校正后才有价值。

1.细胞数明显增高(>200×10⁶/L)

见于化脓性脑膜炎、流行性脑脊髓膜炎。

2.中度增高(<200×10⁶/L)

见于结核性脑膜炎。

3.正常或轻度增高

见于浆液性脑膜炎、流行性脑炎(病毒性脑炎)、脑水肿等。

十一、白细胞计数

(一)适应证

用于中枢神经系统疾病的辅助诊断、鉴别诊断和监测。

(二)参考区间

成年人:(0~8)×10⁶/L;儿童:(0~15)×10⁶/L;新生儿:(0~30)×10⁶/L。

(三)临床意义

1.各种脑膜炎、脑炎

化脓性脑膜炎细胞数显著增加,白细胞总数常在(1 000~20 000)×10⁶/L,以中性粒细胞为主;结核性和真菌性脑膜炎时亦增高,但多不超过500×10⁶/L,早期以中性粒细胞为主,后期以淋巴细胞为主;病毒性脑膜炎细胞数仅轻度增加,一般不超过100×10⁶/L,以淋巴细胞为主,其中流行性乙型脑炎的早期以中性粒细胞为主。

2.脑出血或蛛网膜下腔出血

亦见白细胞增多,但其来源于血液。对于血性脑脊液,白细胞计数须经校正后才有价值。

3.中枢神经系统肿瘤性疾病

细胞数可正常或稍高,以淋巴细胞为主,脑脊液中找到白血病细胞,可诊断为脑膜白血病。

4.脑寄生虫病或过敏性疾病

脑脊液中细胞数可升高,以嗜酸性粒细胞增高为主。脑脊液离心沉淀镜检可发现血吸虫卵、阿米巴原虫、弓形体、旋毛虫的幼虫等。

十二、细胞分类计数

(一)适应证

用于中枢神经系统疾病的辅助诊断、鉴别诊断和监测。

(二)参考区间

红细胞:无或少量;淋巴及单核细胞:少量;间皮细胞:偶见;其他细胞:无。

(三)临床意义

1.红细胞增多

见于脑出血、蛛网膜下腔出血、脑血栓、硬膜下血肿等。

2.淋巴细胞增多

见于结核性脑膜炎、真菌性脑膜炎、病毒性脑膜炎、乙型脑炎后期、脊髓灰质炎、脑肿瘤、脑出血、多发性神经炎等。

3.中性粒细胞增多

见于化脓性脑膜炎、流行性脑脊髓膜炎、流行性脑炎、脑出血、脑脓肿、结核性脑膜炎早期。

4.嗜酸性粒细胞增多

见于寄生虫性脑病等。

5.单核细胞增多

见于浆液性脑膜炎。

6.吞噬细胞

见于麻痹性痴呆、脑膜炎。

7.肿瘤细胞

见于脑、脊髓肿瘤。

8.白血病细胞

见于中枢神经系统白血病。

十三、肿瘤细胞检查

(一)适应证

用于中枢神经系统肿瘤性疾病的辅助诊断、鉴别诊断和监测。

(二)参考区间

肿瘤细胞检查参考区间为阴性。

(三)临床意义

脑脊液中发现肿瘤细胞,对诊断中枢神经系统肿瘤或转移性肿瘤有重要临床价值。

十四、细菌及真菌检查

(一)适应证

用于中枢神经系统疾病的辅助诊断、鉴别诊断和监测。

(二)参考区间

细菌及真菌检查参考区间为阴性。

(三)临床意义

脑脊液中有细菌,可引起细菌性脑膜炎。如急性化脓性脑膜炎常由脑膜炎奈瑟菌、肺炎链球菌、溶血性链球菌、葡萄球菌等引起;病程较慢的脑膜炎常由结核分枝杆菌、新型隐球菌等引起。

十五、寄生虫检查

(一)适应证

用于中枢神经系统寄生虫疾病的辅助诊断、鉴别诊断和监测。

(二)参考区间

寄生虫检查参考区间为阴性。

(三)临床意义

脑脊液中若发现血吸虫卵或肺吸虫卵等,可诊断为脑型血吸虫病或脑型肺吸虫病等。

(徐勤凤)

第二节 痰 液 检 验

一、量测定

（一）适应证

用于呼吸系统疾病的辅助诊断和监测。

（二）参考区间

无痰或仅有少量泡沫痰。

（三）临床意义

当呼吸道有病变时痰量增多，见于慢性支气管炎、支气管扩张、肺脓肿、肺结核等。在疾病过程中如痰量逐渐减少，表示病情好转；反之，则表示病情有所发展。痰量突然增加并呈脓性，见于肺脓肿或脓胸破入支气管腔。

二、颜色检查

（一）适应证

用于呼吸系统疾病的辅助诊断和监测。

（二）参考区间

无色或灰白色。

（三）临床意义

病理情况下痰色改变如下。

1.红色或棕红色

见于痰液中含有血液或血红蛋白。血性痰见于肺癌、肺结核、支气管扩张等；粉红色泡沫样痰见于急性肺水肿；铁锈色痰是由于血红蛋白变性所致，见于大叶性肺炎、肺梗死等。

2.黄色或黄绿色

黄痰见于呼吸道化脓性感染，如化脓性支气管炎、金黄色葡萄球菌肺炎、支气管扩张、肺脓肿及肺结核等。黄绿色见于铜绿假单胞菌感染或干酪性肺炎。

3.棕褐色

见于阿米巴肺脓肿及慢性充血性心力衰竭肺淤血。

4.灰色、黑色

见于矿工及长期吸烟者。

三、黏稠度检查

（一）适应证

用于呼吸系统疾病的辅助诊断和监测。

（二）参考区间

无色或灰白色黏液痰。

（三）临床意义

1.黏液性痰

黏稠外观呈灰白色,见于支气管炎、支气管哮喘和早期肺炎等。

2.浆液性痰

稀薄而有泡沫,是肺水肿的特征,或因血浆由毛细血管渗入肺泡内致痰液略带淡红色,见于肺淤血。

3.脓性痰

将痰液静置,分为三层,上层为泡沫和黏液,中层为浆液,下层为脓细胞及坏死组织。见于呼吸系统化脓性感染,如支气管扩张、肺脓肿及脓胸向肺组织溃破等。

4.血性痰

痰中混有血丝或血块。如咳出纯粹的血液或血块称为咯血,外观多为鲜红色泡沫状,陈旧性痰呈暗红色凝块。血性痰常提示肺组织有破坏或肺内血管高度充血,见于肺结核、支气管扩张、肺癌、肺吸虫病等。

四、气味检查

（一）适应证

用于呼吸系统疾病的辅助诊断和监测。

（二）参考区间

无特殊气味。

（三）临床意义

血性痰可带有血腥气味,见于各种原因所致的呼吸道出血。肺脓肿、支气管扩张合并厌氧菌感染时痰液有恶臭,晚期肺癌的痰液有特殊臭味。

五、异物检查

（一）适应证

用于呼吸系统疾病的辅助诊断和监测。

（二）参考区间

异物检查无参考区间。

（三）临床意义

痰中可见的异物主要如下所示。

（1）支气管管型:见于支气管炎、纤维蛋白性支气管炎、大叶性肺炎等。

（2）干酪样小块:见于肺结核、肺坏疽等。

（3）硫黄样颗粒:见于放线菌感染。

（4）虫卵或滋养体:可见相应的寄生虫感染。

六、结石检查

（一）适应证

用于呼吸系统疾病的辅助诊断和监测。

(二)参考区间

结石检查正常人为阴性。

(三)临床意义

阳性:见于肺石。肺石为淡黄色或白色的碳酸钙或磷酸钙结石小块,表面不规则,呈丘状凸起。可能为肺结核干酪样物质的钙化产生,亦可由侵入肺内的异物钙化而成。

七、白细胞检查

(一)适应证

用于呼吸系统疾病的辅助诊断和监测。

(二)参考区间

白细胞检查正常值为 $0\sim5/HP$。

(三)临床意义

(1)中性粒细胞增多:见于呼吸系统有细菌感染时,常成堆存在。

(2)淋巴细胞增多:见于肺结核。

(3)嗜酸性粒细胞增多:见于支气管哮喘、过敏性支气管炎、肺吸虫病。

八、红细胞检查

(一)适应证

用于呼吸系统疾病的辅助诊断和监测。

(二)参考区间

红细胞检查无参考区间。

(三)临床意义

红细胞增多:见于支气管扩张、肺癌及肺结核。

九、上皮细胞检查

(一)适应证

用于呼吸系统疾病的辅助诊断和监测。

(二)参考区间

偶见。

(三)临床意义

急性喉炎、咽炎和支气管黏膜发炎时可有大量上皮细胞混入痰液;当肺组织遭到严重破坏时还可出现肺泡上皮细胞。

十、肿瘤细胞检查

(一)适应证

用于呼吸系统恶性肿瘤的诊断、鉴别诊断和监测。

(二)参考区间

肿瘤细胞检查无参考区间。

（三）临床意义

肺癌及其他肺部转移性肿瘤时可检出肿瘤细胞。

十一、吞噬细胞检查

（一）适应证

用于呼吸系统疾病的辅助诊断和监测。

（二）参考区间

吞噬细胞检查无参考区间。

（三）临床意义

吞噬细胞增多可见于肺炎、肺梗死及肺出血等。

十二、结晶检查

（一）适应证

用于呼吸系统疾病的辅助诊断和监测。

（二）参考区间

结晶检查无参考区间。

（三）临床意义

1.夏科-莱登结晶

见于支气管哮喘、肺吸虫病。

2.胆固醇结晶

见于肺结核、肺脓肿、肺部肿瘤。

十三、病原体检查

（一）适应证

用于呼吸系统感染性疾病的辅助诊断和监测。

（二）参考区间

病原体检查无参考区间。

（三）临床意义

相应病原体感染时，可在显微镜下观察到相应病原体，如金黄色葡萄球菌、链球菌、放线菌、结核分枝杆菌、寄生虫等。

（徐勤凤）

第三节 胃液检验

一、量测定

(一)适应证
用于胃、十二指肠等疾病的辅助诊断、鉴别诊断和监测。

(二)参考区间
正常空腹 12 小时后胃液残余量约为 50 mL。

(三)临床意义

1.增多
胃液量大于 100 mL,多见于十二指肠溃疡、卓-艾综合征、胃蠕动功能减退及幽门梗阻。

2.减少
胃液量少于 10 mL,主要见于胃蠕动功能亢进、萎缩性胃炎等。

二、颜色检查

(一)适应证
用于胃、十二指肠等疾病的辅助诊断、鉴别诊断和监测。

(二)参考区间
无色透明液体。

(三)临床意义
胃液如有大量黏液,则呈浑浊灰白色。如有鲜红血丝,多系抽胃液时伤及胃黏膜所致。病理性出血时,血液与胃液均匀混合,且多因胃酸作用及出血量多少而呈深浅不同的棕褐色,可见于胃炎、溃疡、胃癌等。咖啡残渣样外观提示胃内有大量陈旧性出血,常见于胃癌,可用隐血试验证实。插管时引起恶心呕吐、幽门闭锁不全、十二指肠狭窄等均可引起胆汁逆流。胃液混有新鲜胆汁呈现黄色,放置后则变为绿色。

三、黏液检查

(一)适应证
用于胃、十二指肠等疾病的辅助诊断、鉴别诊断和监测。

(二)参考区间
正常胃液含有少量分布均匀的黏液。

(三)临床意义
黏液增多提示胃可能有炎症。

四、食物残渣检查

(一)适应证
用于胃、十二指肠等疾病的辅助诊断、鉴别诊断和监测。

(二)参考区间
无食物残渣及微粒。

(三)临床意义
空腹胃液中出现食物残渣及微粒,提示胃蠕动功能不足,如胃下垂、幽门梗阻、胃扩张等。

五、酸碱度测定

(一)适应证
用于胃、十二指肠等疾病的辅助诊断、鉴别诊断和监测。

(二)参考区间
pH 为 0.9～1.8。

(三)临床意义
胃液 pH 3.5～7.0 时,见于萎缩性胃炎、胃癌、继发性缺铁性贫血、胃扩张、甲状腺功能亢进等。pH 大于 7 时,见于十二指肠壶腹部溃疡、胃泌素瘤、幽门梗阻、慢性胆囊炎、十二指肠液反流等。

六、组织碎片检查

(一)适应证
用于胃、十二指肠等疾病的辅助诊断、鉴别诊断和监测。

(二)参考区间
组织碎片检查正常人为阴性。

(三)临床意义
胃癌、胃溃疡患者胃液中可见多少不等的组织碎片。

七、胃酸分泌量测定

(一)适应证
用于胃、十二指肠等疾病的辅助诊断、鉴别诊断和监测。

(二)参考区间
(1)基础胃酸排泌量(BAO):(3.9±2.0)mmol/h,很少超过 5 mmol/h。

(2)最大胃酸分泌量(MAO):3～23 mmol/L,女性略低。

(3)高峰胃酸分泌量(PAO):(20.6±8.4)mmol/h。

(4)BAO/MAO 比值:0.2。

(三)临床意义
1.胃酸分泌增加

见于十二指肠溃疡。高酸是十二指肠溃疡的临床特征,其 BAO 与 MAO 多明显增高。BAO 超过 40 mmol/h 时对十二指肠溃疡有诊断意义。胃泌素瘤或称卓-艾综合征以 BAO 升高为特征,可以高达10～100 mmol/h 或更高,MAO 一般比 BAO 高出 40％～60％。胃已经接近于最大的被刺激状态。BAO/MAO 比值大于 0.6 是胃泌素瘤病理表现之一。此外在诊断胃泌素瘤时还应测定血中胃泌素浓度。

2.胃酸分泌减少

与胃黏膜受损害的程度及范围有关。胃炎时 MAO 轻度降低,萎缩性胃炎时可明显下降,严重者可无酸,部分胃溃疡患者胃酸分泌也可降低。胃癌时胃酸分泌减少或缺如,但胃酸测定对鉴别良性溃疡或胃癌意义不大。胃酸减少还可见于恶性贫血。

八、乳酸测定

(一)适应证

用于胃、十二指肠等疾病的辅助诊断、鉴别诊断和监测。

(二)参考区间

乳酸测定参考区间为<5 g/L。

(三)临床意义

增高见于胃癌、幽门梗阻、萎缩性胃炎、慢性胃炎、慢性胃扩张等。

九、隐血试验

(一)适应证

用于胃、十二指肠等疾病的辅助诊断、鉴别诊断和监测。

(二)参考区间

隐血试验参考区间为阴性。

(三)临床意义

胃炎、胃溃疡、胃癌时可因不同程度的出血而使隐血试验呈阳性。

十、胆汁检查

(一)适应证

用于胃、十二指肠等疾病的辅助诊断、鉴别诊断和监测。

(二)参考区间

胆汁检查参考区间为阴性。

(三)临床意义

阳性:见于幽门闭锁不全、十二指肠乳头以下梗阻等。

十一、尿素检查

(一)适应证

用于胃幽门螺杆菌感染的辅助诊断、鉴别诊断和监测。

(二)参考区间

尿素检查参考区间为>1 mmol/L。

(三)临床意义

幽门螺杆菌是人胃内唯一产生大量尿素酶的细菌。利用尿素酶可以分解尿素的原理,测定胃液中尿素浓度可以判断是否感染幽门螺杆菌。感染幽门螺杆菌的患者胃液中尿素浓度明显降低。如胃液中尿素浓度低于 1 mmol/L 提示有感染,尿素浓度为"0"时可以确诊。

十二、红细胞检查

(一)适应证

用于胃、十二指肠等疾病的辅助诊断、鉴别诊断和监测。

(二)参考区间

红细胞检查参考区间为阴性。

(三)临床意义

出现大量红细胞时,提示胃部可能有溃疡、恶性肿瘤等。

十三、白细胞检查

(一)适应证

用于胃、十二指肠等疾病的辅助诊断、鉴别诊断和监测。

(二)参考区间

少量(100～1 000 个/μL),多属中性粒细胞。

(三)临床意义

胃液白细胞增加＞1 000 个/μL 时多属病理现象,见于胃黏膜各种炎症时。鼻咽部分泌物和痰液混入时可见成堆白细胞,同时还可见柱状上皮细胞,无临床意义。胃酸高时细胞质被消化只剩裸核,低酸或无酸时其白细胞形态完整。

十四、上皮细胞检查

(一)适应证

用于胃、十二指肠等疾病的辅助诊断、鉴别诊断和监测。

(二)参考区间

可见少量鳞状上皮细胞,不见或偶见柱状上皮细胞。

(三)临床意义

胃中鳞状上皮细胞来自口腔、咽喉、食管黏膜,无临床意义。柱状上皮细胞来自胃黏膜,胃炎时增多。胃酸高时上皮细胞仅见裸核。

十五、肿瘤细胞检查

(一)适应证

用于胃恶性肿瘤的诊断、鉴别诊断和监测。

(二)参考区间

肿瘤细胞检查参考区间为阴性。

(三)临床意义

镜检时如发现有成堆的大小不均、形态不规则、核大、多核的细胞时,应该高度怀疑是癌细胞,需做染色等进一步检查。

十六、细菌检查

(一)适应证
用于胃、十二指肠等疾病的辅助诊断、鉴别诊断和监测。

(二)参考区间
细菌检查参考区间为阴性。

(三)临床意义
胃液有高酸性不利于细菌生长,正常胃液中检不出确定的菌群。胃液中能培养出的细菌,通常反映是吞咽的唾液或鼻咽分泌物中的细菌,无临床意义。在低酸、有食物滞留时可出现一些有意义的细菌,如八叠球菌可见于消化性溃疡及幽门梗阻时;博-奥杆菌可见于胃酸缺乏合并幽门梗阻时,对胃癌诊断有一定的参考价值;抗酸杆菌多见于肺结核患者;化脓性球菌培养阳性,若同时伴有胃黏膜柱状上皮细胞增多时,提示胃黏膜有化脓性感染;若伴有胆道上皮细胞则可能有胆道炎症。

(徐勤凤)

第四节　精液检验

一、量测定

(一)适应证
用于男性不育症、生殖系统疾病的诊断、鉴别诊断和监测。

(二)参考区间
一次射精量为 2~5 mL。

(三)临床意义
1.减少

(1)精液减少:数天未射精而精液量少于 1.5 mL 者。可致不育,但不能肯定为男性不育症的原因。

(2)无精液症:精液量减少至 1~2 滴,甚至排不出。精液量减少常见于睾丸功能不全、睾丸炎、精囊炎、淋病、前列腺切除等。

2.增多

一次射精的精液量超过 8 mL,称为精液过多。精液过多可导致精子数量相对减少,影响生育。常由于垂体促性腺激素分泌功能亢进,雄激素水平增高所致,也可见于长时间禁欲者。

二、外观检查

(一)适应证
用于男性不育症、生殖系统疾病的诊断、鉴别诊断和监测。

灰白色或乳白色黏稠状，久未射精者可呈淡黄色。

（三）临床意义

1.血性

见于前列腺和精囊的非特异性炎症、生殖系统结核、肿瘤、结石，也可见于生殖系统损伤等。

2.脓性

呈黄色或棕色，常见于精囊炎、前列腺炎等。

三、液化时间检查

（一）适应证

（1）用于男性不育症、生殖系统疾病的诊断、鉴别诊断和监测。

（2）用于计划生育、科研、精子库筛选优质精子。

（二）参考区间

室温下＜60 分钟。

（三）临床意义

精液不液化见于前列腺炎。

四、黏稠度检查

（一）适应证

（1）用于男性不育症、生殖系统疾病的诊断、鉴别诊断和监测。

（2）用于计划生育、科研、精子库筛选优质精子。

（二）参考区间

精液拉丝长度不超过 2 cm 或在移液管口形成连续的小滴。

（三）临床意义

1.增高

与附属性腺功能异常有关。见于前列腺炎、附睾炎。

2.降低

刚射出的精液黏稠度低，似米汤，可能为先天性精囊缺如、精囊液流出受阻所致，也可见于生殖系统炎症所致的精子数量减少或无精子症。

五、酸碱度检查

（一）适应证

（1）用于男性不育症、生殖系统疾病的诊断、鉴别诊断和监测。

（2）用于计划生育、科研、精子库筛选优质精子。

（二）参考区间

$7.2\sim8.0$。

（三）临床意义

弱碱性的精液射入阴道后可中和阴道分泌物中的有机酸，利于精子游动。当 pH＜7 并伴少精子症，可能是由于输精管、精囊或附睾发育不全所致。当 pH＞8 时，可能为急性附属性腺炎或附睾炎所致。

六、精子活动率检查

(一)适应证

(1)用于男性不育症、生殖系统疾病的诊断、鉴别诊断和监测。

(2)用于计划生育、科研、精子库筛选优质精子。

(二)参考区间

射精30～60分钟内应＞60％。

(三)临床意义

精子活动率和精子活动力与受精关系密切。当精子活动率＜40％,可致不育。

下降:常见于精索静脉曲张、生殖系统感染(如淋病、梅毒等)、物理因素(如高温环境、放射线因素等)、化学因素(如应用某些抗代谢药物、抗疟药、雌激素、氧氮芥、乙醇等)、免疫因素(如存在抗精子抗体)等。

七、精子存活率检查

(一)适应证

(1)用于男性不育症、生殖系统疾病的诊断、鉴别诊断和监测。

(2)用于计划生育、科研、精子库筛选优质精子。

(二)参考区间

射精30～60分钟内应＞50％。

(三)临床意义

下降:见于精索静脉曲张、生殖道非特异性感染,以及使用某些抗代谢药、抗疟药、雌激素、氧氮芥时。

八、精子活动力检查

(一)适应证

(1)用于男性不育症、生殖系统疾病的诊断、鉴别诊断和监测。

(2)用于计划生育、科研、精子库筛选优质精子。

(二)参考区间

射精后60分钟内,精子总活动力(前向运动和非前向运动)≥40％,前向运动≥32％。

(三)临床意义

精子活动力减弱或死精子过多是导致不育的主要原因。精子活动力下降,主要见于以下几种情况。

(1)睾丸生精上皮不完全成熟或受损,产生的精子质量差,活动能力弱。

(2)精液量少。

(3)精浆变异,如附睾、精囊、前列腺等有炎症时,酸碱度、供氧、营养、代谢等均不利于精子的活动和存活;若存在抗精子抗体,可以使精子凝集,从而失去了活动能力。

九、精子数量检查

(一)适应证

(1)用于男性不育症、生殖系统疾病的诊断、鉴别诊断和监测。

(2)用于计划生育、科研、精子库筛选优质精子。

(二)参考区间

精子浓度$\geqslant 15 \times 10^9/L$;精子总数$\geqslant 39 \times 10^6$。

(三)临床意义

正常人的精子数量存在着明显的个体差异。精子浓度持续$< 15 \times 10^9/L$时为少精子症,连续3次检查(离心沉淀物)无精子时为无精子症。少精子症、无精子症常见于精索静脉曲张,先天性或后天性睾丸疾病(如睾丸畸形、萎缩、结核、炎症、肿瘤等),理化因素损伤(如抗癌药、重金属、乙醇、放射线等损伤),输精管、精囊缺陷,长期食用棉酚等,内分泌疾病(如垂体、甲状腺、性腺功能亢进或减退、肾上腺病变等)。

十、精子形态检查

(一)适应证

(1)用于男性不育症、生殖系统疾病的诊断、鉴别诊断和监测。

(2)用于计划生育、科研、精子库筛选优质精子。

(二)参考区间

精子形态检查参考区间为$> 4\%$。

(三)临床意义

正常精子由头部、体部和尾部组成。凡是精子头部、体部和尾部任何部位出现变化,均为异常精子。正常形态精子低于15%时,体外受精率降低。

异常形态精子增多:常见于精索静脉曲张,睾丸、附睾功能异常,生殖系统感染,应用某些化学药物(如卤素、乙二醇、重金属、雌激素等),放射线损伤等。

十一、非精子成分检查

(一)适应证

用于男性不育症、生殖系统疾病的诊断、鉴别诊断和监测。

(二)参考区间

未成熟生殖细胞$< 1\%$;红细胞:偶见;白细胞:少量($< 5/HP$);上皮细胞:少量。

(三)临床意义

1.未成熟生殖细胞

即生精细胞。增多见于睾丸曲细精管受到某些药物或其他因素影响或损害时。

2.红细胞增多

常见于睾丸肿瘤、前列腺癌等,此时精液中还可出现肿瘤细胞。

3.白细胞

当白细胞$> 5/HP$时为异常,常见于前列腺炎、精囊炎和附睾炎等。当精液中白细胞$> 1 \times 10^9/L$,称为脓精症或白细胞精液症。白细胞通过直接吞噬作用或释放和分泌细胞因子、蛋白酶以及自由基等破坏精子,引起精子的活动率和活动力降低,导致男性不育。

十二、精子凝集检查

(一)适应证

用于男性不育症、生殖系统疾病的诊断、鉴别诊断和监测。

(二)参考区间

阴性。

(三)临床意义

凝集的精子数超过 10 个为阳性。阳性提示可能存在免疫性不育。

十三、精子低渗肿胀试验

(一)适应证

用于男性不育症、生殖系统疾病的诊断、鉴别诊断和监测。

(二)参考区间

精子低渗肿胀率＞60％。

(三)临床意义

精子低渗肿胀试验(HOS)可作为体外精子膜功能及完整性的评估指标,预测精子潜在的受精能力。精子尾部肿胀现象是精子膜功能的正常表现,不育症男性的精子肿胀试验肿胀率明显降低。

十四、病原微生物检查

(一)适应证

用于男性生殖系统感染性疾病的诊断、鉴别诊断和监测。

(二)参考区间

阴性。

(三)临床意义

阳性提示存在生殖系统感染。

十五、精浆果糖测定

(一)适应证

用于精囊腺炎、无精子症的辅助诊断、鉴别诊断和监测。

(二)参考区间

9.11～17.67 mmol/L。

(三)临床意义

精液中的果糖由精囊产生,为精子的代谢提供营养,供给精子能量,维持精子的活动力。同时,它与雄性激素相平行,可间接反映睾酮水平。果糖阴性可见于先天性双输精管完全阻塞及精囊缺如时;精浆果糖含量降低,见于精囊腺炎时。

对于无精子症和射精量少于 1 mL 者,若精浆中无果糖为精囊阻塞;有果糖,则为射精管阻塞。

十六、精浆 α-葡糖苷酶测定

（一）适应证

用于无精子症、远端输精管阻塞的辅助诊断、鉴别诊断和监测。

（二）参考区间

35.1～87.7 U/mL。

（三）临床意义

α-葡糖苷酶主要由附睾上皮细胞分泌，该酶对鉴别输精管阻塞和睾丸生精障碍所致的无精子症有一定意义。当输精管结扎后，该酶活力显著降低；阻塞性无精子症时，该酶活性下降。

十七、精浆游离左旋卡尼汀测定

（一）适应证

用于附睾功能评价和监测。

（二）参考区间

（461.56±191.63）nmol/L。

（三）临床意义

精浆卡尼汀是评价附睾功能的指标。精浆卡尼汀含量正常，表明附睾功能正常。精浆中卡尼汀含量下降，表示附睾功能发生障碍。若将精浆卡尼汀与果糖联合检测，对附睾和精囊腺功能判断更有价值。

十八、精浆乳酸脱氢酶同工酶 X 测定

（一）适应证

用于男性不育症、生殖系统疾病的诊断、鉴别诊断和监测。

（二）参考区间

LDH-X1：248～1 376 U/L；LDH-X2：10.96～32.36 mU/10^6 精子。精浆/全精子 LDH-X 比值：0.21～0.56。

（三）临床意义

LDH-X 活性与精子浓度，特别是活精子浓度呈良好的正相关，活性降低可致生育力下降，是评价睾丸生精功能的良好指标。

LDH-X 活性下降：见于睾丸萎缩、精子生成缺陷及少精或无精子症患者。精子发生障碍时，则无 LDH-X 形成。

十九、精浆酸性磷酸酶测定

（一）适应证

用于前列腺疾病的辅助诊断和监测。

（二）参考区间

48.8～208.6 U/mL。

（三）临床意义

（1）酸性磷酸酶（ACP）活性降低见于前列腺炎。另外，ACP 有促进精子活动的作用。精浆

中 ACP 降低,精子活动力减弱,可使受孕率下降。

(2)ACP 活性增高见于前列腺癌和前列腺肥大。

二十、精子顶体酶活性测定

(一)适应证

用于男性不育症的辅助诊断和监测。

(二)参考区间

$48.2\sim218.7\ \mu U/10^6$ 精子。

(三)临床意义

顶体酶对于精子的运动和受精过程都是不可缺少的,顶体酶活力不足可导致男性不育。因此精子顶体酶活性测定可作为精子受精能力和诊断男性不育症的参考指标。

二十一、精浆锌测定

(一)适应证

用于男性不育症、睾丸萎缩等疾病的辅助诊断和监测。

(二)参考区间

一次射精 $\geqslant2.4\ \mu mol$。

(三)临床意义

1.缺乏

可影响性腺的发育,使性功能减退,睾丸萎缩,精子数目减少、弱精、死精等。

2.严重缺乏

可使精子发生处于停顿状态,造成不育。

3.青春期缺锌

影响男性生殖器官和第二性征的发育。

此外,锌含量与前列腺液杀菌能力和抗菌机制有关,前列腺能合成具有抗菌作用的含锌多肽。

二十二、精浆抗精子抗体检查

(一)适应证

用于男性免疫性不育的辅助诊断和监测。

(二)参考区间

阴性。

(三)临床意义

抗精子抗体的出现及滴度升高无论在男性或女性,均可导致不育。因此,抗精子抗体的检测可以作为不育症患者临床治疗及预后判断的重要指标。阳性:提示存在免疫性不育。

二十三、精浆免疫抑制物测定

(一)适应证

用于男性免疫性不育的辅助诊断和监测。

(二)参考区间

(430±62)U/mL。

(三)临床意义

精浆免疫抑制物活性降低与不育、习惯性流产、女性对配偶精液过敏的发生有密切关系。

二十四、精浆免疫球蛋白测定

(一)适应证

用于男性免疫性不育的辅助诊断和监测。

(二)参考区间

IgA(90.3±57.7)mg/L;IgG(28.6± 16.7)mg/L;IgM(90.3±57.7)mg/L;IgA(2.3±1.9)mg/L;补体 C3、C4 无。

(三)临床意义

抗精子抗体浓度增高者,其精浆免疫球蛋白也升高;生殖系统感染者精浆免疫球蛋白升高。

(徐勤凤)

第五节　前列腺液检验

一、量测定

(一)适应证

用于前列腺疾病的辅助诊断。

(二)参考区间

数滴至 1 mL。

(三)临床意义

减少见于前列腺炎。多次按摩无前列腺液排出,提示前列腺分泌功能严重不足,见于前列腺的炎性纤维化和某些功能低下。

二、外观检查

(一)适应证

用于前列腺疾病的辅助诊断。

(二)参考区间

稀薄、不透明、乳白色液体。

(三)临床意义

(1)黄色浑浊,呈脓性或脓血性,见于严重的化脓性前列腺炎。

(2)血性,见于精囊炎、前列腺炎、前列腺结核、结石和肿瘤等,也可为按摩前列腺用力过重所致。

三、酸碱度测定

(一)适应证

用于前列腺疾病的辅助诊断。

(二)参考区间

弱酸性,pH 6.3～6.5。

(三)临床意义

增高见于 50 岁以上者或混入较多精囊液时。

四、红细胞检查

(一)适应证

用于前列腺疾病的辅助诊断。

(二)参考区间

偶见(＜5/HP)。

(三)临床意义

增多见于前列腺结核、结石和恶性肿瘤等,也可为按摩前列腺用力过重所致。

五、白细胞检查

(一)适应证

用于前列腺疾病的辅助诊断。

(二)参考区间

＜10/HP,散在。

(三)临床意义

增多见于前列腺炎。若 WBC＞10/HP,成簇分布,即可诊断为前列腺炎。

六、磷脂酰胆碱小体检查

(一)适应证

用于前列腺疾病的辅助诊断。

(二)参考区间

数量较多,分布均匀。

(三)临床意义

前列腺炎时磷脂酰胆碱小体减少,分布不均,有成簇分布现象;严重者磷脂酰胆碱小体可消失。

七、前列腺颗粒细胞检查

(一)适应证

用于前列腺疾病的辅助诊断。

(二)参考区间

＜1/HP。

（三）临床意义

增多见于老年人或前列腺炎。

八、淀粉样小体检查

（一）适应证

用于前列腺疾病的辅助诊断。

（二）参考区间

少量。

（三）临床意义

前列腺液中的淀粉样小体随年龄增长递增,一般无临床意义。

（徐勤凤）

第六节　阴道分泌物检验

一、外观检查

（一）适应证

用于女性生殖系统疾病的辅助诊断、鉴别诊断。

（二）参考区间

白色、糊状,无气味;近排卵期:清澈透明,稀薄似蛋清,量多;排卵期 2～3 天后:浑浊黏稠,量减少;经前:量增加;妊娠期:量较多。

（三）临床意义

阴道分泌物是女性生殖系统分泌的液体,又称为白带。

1.黄色脓性

见于滴虫性阴道炎、化脓性细菌感染、慢性子宫颈炎、老年性阴道炎、子宫内膜炎和阴道内有异物等。

2.红色血性

见于肿瘤、息肉、子宫黏膜下肌瘤、老年性阴道炎、严重的慢性子宫颈炎和子宫内节育器产生的不良反应等。

3.豆腐渣样

见于真菌性阴道炎。

4.黄色水样

见于子宫黏膜下肌瘤、子宫颈癌、子宫癌和输卵管癌等。

5.大量、无色透明

见于卵巢颗粒细胞瘤或女性激素分泌功能异常。

6.脓血样白带

为阿米巴性阴道炎的特征。

二、pH 测定

(一)适应证
用于女性生殖系统疾病的辅助诊断、鉴别诊断。

(二)参考区间
3.8～4.5。

(三)临床意义
增高见于以下情况。①阴道炎:病原生物消耗糖原,阴道杆菌酵解糖原减少所致;②幼女和绝经期女性:由于缺乏雌激素,阴道上皮变薄,且上皮细胞不含糖原,以及阴道内无阴道杆菌所致。

三、清洁度检查

(一)适应证
(1)用于女性生殖系统疾病的辅助诊断、鉴别诊断。
(2)用于雌激素水平的判断。

(二)参考区间
Ⅰ～Ⅱ度。

(三)临床意义
阴道清洁度是阴道炎症和生育期女性卵巢性激素分泌功能的判断指标。

当卵巢功能低下,雌激素水平降低时,阴道上皮细胞增生较差,阴道分泌物中的阴道杆菌减少,易感染杂菌,使阴道清洁度分度增高。当阴道分泌物清洁度为Ⅳ、Ⅲ度,且有大量病原生物,如细菌、真菌或寄生虫时,见于各种原因的阴道炎。

四、阴道毛滴虫检查

(一)适应证
(1)用于女性生殖系统疾病的辅助诊断、鉴别诊断。
(2)用于性传播疾病的诊断和监测。

(二)参考区间
阴性。

(三)临床意义
阳性见于滴虫性阴道炎。

五、真菌检查

(一)适应证
(1)用于女性生殖系统疾病的辅助诊断、鉴别诊断。
(2)用于性传播疾病的诊断和监测。

(二)参考区间
阴性。

（三）临床意义

阳性见于真菌性阴道炎。真菌性阴道炎的阴道分泌物呈凝乳状或"豆腐渣"样。

六、加德纳菌检查

（一）适应证

（1）用于女性生殖系统疾病的辅助诊断、鉴别诊断。

（2）用于性传播疾病的诊断和监测。

（二）参考区间

阴性。

（三）临床意义

阳性见于由阴道加德纳菌（GV）和某些厌氧菌共同引起的细菌性阴道病。除引起阴道病外，尚可引起早产、产褥感染、新生儿败血症、绒毛膜羊膜炎、产后败血症和脓毒血症等。寻找阴道分泌物中的线索细胞，是诊断加德纳菌性阴道病的重要指标。

七、淋病奈瑟菌检查

（一）适应证

（1）用于女性生殖系统疾病的辅助诊断、鉴别诊断。

（2）用于性传播疾病的诊断和监测。

（二）参考区间

阴性。

（三）临床意义

阳性见于淋病患者。

八、衣原体检查

（一）适应证

（1）用于女性生殖系统疾病的辅助诊断、鉴别诊断。

（2）用于性传播疾病的诊断和监测。

（二）参考区间

阴性。

（三）临床意义

阳性见于沙眼衣原体感染引起的急性阴道炎和子宫颈炎。

九、病毒检查

（一）适应证

（1）用于女性生殖系统疾病的辅助诊断、鉴别诊断。

（2）用于性传播疾病的诊断和监测。

（二）参考区间

阴性。

（三）临床意义

阳性见于由单纯疱疹病毒（HSV）、人巨细胞病毒（HCMV）、人乳头状瘤病毒（HPV）引起的生殖道感染。

十、梅毒螺旋体检查

（一）适应证

（1）用于女性生殖系统疾病的辅助诊断、鉴别诊断。

（2）用于性传播疾病的诊断和监测。

（二）参考区间

阴性。

（三）临床意义

阳性见于梅毒螺旋体感染所致的梅毒。可引起胎儿死亡或流产。

十一、阴道分泌物五联试验

（一）适应证

用于阴道炎性疾病的辅助诊断、鉴别诊断。

（二）参考区间

干化学酶法 pH 为 3.8～4.5。过氧化氢：阴性。白细胞酯酶：阴性。唾液酸苷酶：阴性。脯氨酸氨基肽酶：阴性。乙酰氨基葡萄糖苷酶：阴性。

（三）临床意义

1. pH

pH＞4.5,提示细菌性阴道炎；pH＞5,提示滴虫性阴道炎；pH 4.0～4.6,提示真菌性阴道炎。

2. 过氧化氢

阴性：表示乳酸杆菌多；阳性：提示阴道环境处于病理或亚健康状态。

3. 白细胞酯酶

阳性：表示白细胞多于 15/HP,提示有阴道炎。

4. 唾液酸苷酶

阳性：提示为细菌性阴道炎。

5. 脯氨酸氨基肽酶

阳性：提示为细菌性阴道炎。

6. 乙酰氨基葡萄糖苷酶

阳性：若同时 pH≥4.8,提示滴虫感染；若同时 pH≤4.6,提示真菌感染。

（徐勤凤）

第八章

肝功能检验

第一节 血清总胆红素和结合胆红素检验

正常人血液中的胆红素,绝大部分是衰老的红细胞在单核-巨噬细胞系统中受到破坏,产生出来的血红蛋白逐步衍化而成;另外还有10%～20%的胆红素是由血红蛋白以外的肌红蛋白、游离血红素等在肝中生成,这种胆红素称为分路胆红素。胆红素每天约生成250～300 mg,这是一种非极性的游离胆红素(非结合胆红素),在血液中与清蛋白相结合而转运。到达肝脏后,在肝细胞膜上与清蛋白分离后,胆红素被肝细胞摄取又和肝细胞中的 Y、Z 受体蛋白相结合,移至内质网,借助于核糖体中胆红素二磷酸尿苷葡萄糖酸转移酶,使胆红素与葡萄糖醛酸结合,成为水溶性的结合胆红素,排至胆汁中,结合胆红素在小肠下部和结肠中,经肠道菌的作用而脱结合,胆红素经过几个阶段的还原作用成为尿胆原,然后随尿胆原自胆道被吸收进入门静脉,其中大部分被肝细胞摄取再排至肠道中(肝肠循环),一部分从门静脉进入体循环,经肾自尿中排出。

因此,当胆红素生成过多或肝细胞摄取、结合、转运、排泄等过程中发生障碍,均可引起血中结合或非结合胆红素增高,从而发生黄疸。临床中通常将黄疸分为溶血性、肝细胞性和阻塞性黄疸三大类。通过胆红素测定有助于判断黄疸的程度与类型。

一、咖啡因法(改良 Jendrassik-Grof 法)

(一)原理

血清中结合胆红素可直接与重氮试剂反应,产生偶氮胆红素。在同样条件下,游离胆红素须有加速剂使胆红素氢键破坏后与重氮试剂反应。咖啡因、苯甲酸钠为加速剂,醋酸钠维持 pH 同时兼有加速作用。抗坏血酸(或叠氮钠)破坏剩余重氮试剂,中止结合胆红素测定管的偶氮反应。加入碱性酒石酸钠使最大吸光度由 530 nm 转移到 598 nm,非胆红素的黄色色素及其他红色与棕色色素产生的吸光度降至可忽略不计,使灵敏度和特异性增加。最后形成的绿色是由蓝色的碱性偶氮胆红素和咖啡因与对氨基苯磺酸之间形成的黄色色素混合而成。

(二)正常参考值

血清总胆红素:5.1～19 μmol/L(0.3～1.1 mg/dL)。

血清结合胆红素:1.7～6.8 μmol/L(0.1～0.4 mg/dL)。

二、胆红素氧化酶法测定

应用胆红素氧化酶(BOD)测定血清胆红素是 20 世纪 80 年代中期发展起来的新方法,操作简单,特异性高,又能应用于自动分析仪,国内已有胆红素氧化酶试剂盒供应。

(一)原理

胆红素氧化酶(BOD)催化胆红素氧化,生成胆绿素;后者进一步氧化,生成性质尚未清楚的无色或淡紫色的化合物。胆红素$+1/2O_2$ BOD 胆绿素$+H_2O$ 胆绿素$+O_2$ 淡紫色化合物测定 460 nm 下吸光度的下降值反应血清中胆红素含量。

(二)临床应用

1.判断有无黄疸及黄疸的程度

血清总胆红素(seru m total bilirubin,STB)17～34 $\mu mol/L$ 为隐性黄疸;4～170 $\mu mol/L$ 为轻度黄疸;170～340 $\mu mol/L$ 为中度黄疸;＞340 $\mu mol/L$ 为重度黄疸。

2.判断黄疸的类型

STB 在 340～510 $\mu rhol/L$ 者为阻塞性(完全梗阻)黄疸;不完全性梗阻为 170～265 $\mu mol/L$。肝细胞性黄疸为 17～200 $\mu mol/L$;溶血性黄疸很少超过 85 $\mu mol/L$。

3.结合血清胆红素分类判断黄疸类型

STB 和非结合胆红素增高为溶血性黄疸;STB 和结合胆红素增高为阻塞性黄疸;STB、结合胆红素及非结合胆红素皆增高为肝细胞性黄疸。

(康爱芹)

第二节　血浆氨检验

一、原理

NH_4^+ 与过量 α-酮戊二酸、NADPH 在谷氨酸脱氢酶作用下,生成谷氨酸和 $NADP^+$,NADPH(在340 nm波长处有最大吸收峰)转变成 $NADP^+$,使 340 nm 吸光度的下降率与反应体系中氨的浓度呈正比关系。通过与同样处理的标准液比较即可计算出样品中氨的浓度。

二、患者准备与标本处理

(1)空腹采血,饭后血氨结果增高。

(2)因红细胞中氨浓度为血浆的 2.8 倍。溶血标本结果增高,故应防止溶血。

(3)血浆氨测定的准确性在很大程度上取决于标本收集是否符合要求。用 EDTA · Na_2 抗凝,静脉采血与抗凝剂充分混匀后立即置冰水中,尽快分离血浆,加塞置 2～4 ℃保存,在 2～3 小时内分析。以防血中脱氨作用而使结果偏高,炎热季节需加冰降温以减慢脱氨作用。

(4)试验用水、玻璃器材必须作无氨处理,并防止环境中氨污染。

(5)氨易逸出,故标本和实验全过程应注意密闭。

(康爱芹)

第三节　血清总胆汁酸检验

　　胆汁酸是胆汁中存在的一类胆烷酸的总称。胆汁酸按其在体内来源的不同分为初级胆汁酸和次级胆汁酸。在肝细胞内以胆固醇为原料经羟化、还原、侧链氧化合成初级胆汁酸(包括胆酸及鹅脱氧胆酸),而后在肠管内经肠菌中酶作用形成次级胆汁酸(包括脱氧胆酸、石胆酸及熊脱氧胆酸等)。胆汁酸主要以结合型形式从肝分泌入胆汁。结合型即胆汁酸与甘氨酸或牛磺酸结合而成的结合胆汁酸。较大量存在的结合胆汁酸有甘氨胆酸,甘氨鹅脱氧胆酸、甘氨脱氧胆酸、牛磺胆酸、牛磺鹅脱氧胆酸及牛磺脱氧胆酸等。无论游离的或结合型胆汁酸,其分子内部都是既含有亲水基团(羟基、羧基、磺酰基),又含有疏水基团(甲基及烃核),故胆汁酸的立体构型具有亲水和疏水两个侧面,因而使胆汁酸表现出很强的界面活性,它能降低脂水两相之间的表面张力,促进脂类形成混合微团,这对脂类物质的消化吸收以维持胆汁中胆固醇的溶解都起重要作用。由于胆汁酸在肝内合成、分泌、摄取、加工转化,所以当肝细胞损伤或胆道阻塞时都会引起胆汁酸代谢障碍,首先表现出的是患者血清胆汁酸增高。测定总胆汁酸方法有气-液色谱法;高效液相色谱法;放免法;酶法。酶法不需特殊仪器,比较简单,易于推广。

一、原理

　　在 3α-羟类固醇脱氢酶(3α-HSD)作用下,各种胆汁酸 C3 上 α 位的羟基(3α-OH)脱氢形成羰基(3α-O),同时氧化型 MAD＋还原成 NADH。随后,NADH 上的氢由黄递酶催化转移给硝基四氮唑蓝(NBT),产生甲月替。用磷酸中止反应。甲月替的产量与总胆汁酸成正比,在 540 nm 波长比色。

二、临床应用

　　(1)测定血清中胆汁酸可提供肝胆系统是否正常,肝、胆疾病时周围血循环中的胆汁酸水平明显升高。急性肝炎早期和肝外阻塞性黄疸时可增至正常值的 100 倍以上。对肝胆系统疾病的诊断具有特异性。

　　(2)可敏感地反映肝胆系统疾病的病变过程。肝胆疾病时血清胆汁酸浓度的升高与其他肝功能试验及肝组织学变化极为吻合,在肝细胞仅有轻微坏死时,血清胆汁酸的升高,常比其他检查更为灵敏。据报道,急性肝炎、肝硬化、原发性肝癌、急性肝内胆汁郁滞、原发性胆汁性肝硬化以及肝外阻塞性黄疸,其血清胆汁酸均 100％出现异常。上述疾病时均有血清胆汁酸含量的增高。

　　(3)应用熊脱氧胆酸(UDCA)负荷试验,即口服 UDCA 后测定负荷前后患者血清总胆汁酸含量,结果发现慢性活动性肝炎、肝硬化及脂肪肝患者在负荷后血清总胆汁酸显著增高,表明此类患者清除胆汁酸的能力显著下降。

　　　　　　　　　　　　　　　　　　　　　　　　　　　　　　　　　　　　　(康爱芹)

第四节　单胺氧化酶检验

一、苄醛偶氮萘酚法

(一)原理

本法以苄胺偶氮-β-萘酚作为基质,在 O_2 和 H_2O 参与下,经单胺氧化酶(MAO)作用生成氨、过氧化氢及对苄醛偶氮-β-萘酚,后者用环己烷抽提后直接比色测定,提取物与 MAO 活性成正比,与标准液比较求出 MAO 活力单位。

(二)患者准备与标本处理

无特殊要求。

二、醛苯腙法

(一)原理

底物苄胺在 MAO 作用下氧化生成苄醛,苄醛与二硝基苯肼反应生成醛苯腙,在碱性溶液中呈红棕色,在 470 nm 比色测定。

正常参考值:<36 U/mL。

(二)单位定义

在 37 ℃,1 mL 血清中 MAO1 小时催化底物产生 1 nmol 苄醛为 1 单位。

(康爱芹)

第五节　血清胆碱酯酶检验

人的胆碱酯酶分两类。一类是分布于红细胞及脑灰质中,专一作用于乙酰胆碱,称为真性乙酰胆碱酯酶(AchE);另一种存在于肝、脑白质及血清等中,除可作用于乙酰胆碱外,还可作用于其他胆碱酯类,对乙酰胆碱水解的特异性要比 AchE 差,称假性或拟胆碱酯酶(PchE)。

一、比色法

(一)原理

血清中胆碱酯酶(ChE)催化乙酰胆碱水解成胆碱和乙酸。未被水解的剩余乙酰胆碱与碱性羟胺作用,生成乙酰羟胺。乙酰羟胺在酸性溶液中与高铁离子作用,形成棕色复合物。用比色法测定,计算剩余乙酰胆碱含量,从而推算出胆碱酯酶活力。

正常参考值:130~310 U。

(二)患者的准备与标本处理

采血时避免溶血,以免红细胞内的 ChE 逸出影响结果。

(三)试验说明

(1)加入碱性羟胺后需待 1 分钟以上再加盐酸以保证与乙酰胆碱充分作用。

(2)某些患者滤液混浊不清,比色困难,此类现象见于肝脓肿、败血症,可能是由于患者血清粘蛋白含量高,蛋白沉淀不完全所致,在有些方法中加磷酸可克服此缺点。

(3)此法显色不稳定,室温 20 ℃以上时影响明显,比色应在 5～10 分钟内完成。

二、速率法

(一)原理

血浆胆碱酯酶又称拟胆碱酯酶(PChE)催化丙酰硫代胆碱水解,生成丙酸与硫代胆碱,后者与无色的 5,5'-二硫代双(2-硝基苯甲酸)反应,形成黄色的 5-硫基-2-硝基苯甲酸(5-MNBA)。在 410 nm 处测吸光度,410 nm/min 与 PChE 活力成正比。

正常参考值:5 000～12 000 U/L。

(二)患者的准备与标本处理

采血时避免溶血,以免红细胞内的 ChE 逸出影响结果。

(康爱芹)

第六节　血清 5'-核苷酸酶检验

血清 5'-核苷酸酶(5'-NT)存在于肝脏和各种组织中。催化 5'-核苷酸水解,5'-NT 是一种对底物特异性要求不高的酶,可作用于多种核苷酸,最常用的底物为-磷酸腺苷(或 5' 磷酸腺苷 AMP),无疑碱性磷酸酶也能水解上述化合物,因此在 5'-NT 测定时必须考虑如何除去碱性磷酸酶的干扰。

一、原理

5'-核苷酸酶(5'-NT)催化 5'-磷酸腺苷(AMP)水解,生成腺苷和磷酸。测定产物无机磷的含量,代表 5'-NT 的活力。因碱性磷酸酶(ALP)亦催化 AMP 水解,利用 5'-NT 被镍离子(Ni^{2+})抑制,而 ALP 不被 Ni^{2+} 抑制的特点去除 ALP 的干扰。测定管不含 Ni^{2+},产生的磷由 5'-NT 及 ALP 活力所致;对照管含 Ni^{2+},产生的磷仅由 ALP 活力所致。测定管与对照管产生磷的差值代表 5'-NT 的活力。锰离子(Mn^{2+})为激活剂,铜离子(Cu^{2+})可促进呈色反应。

正常参考值:2～17 U/L,儿童结果稍低。

二、临床应用

5'-NT 广泛存在于肝脏和各种组织中。血清中此酶活力增高主要见于肝胆系统疾病,如阻塞性黄疸、原发及继发性肝癌等,且通常其活力变化与 ALP 的活力变化相平行。但在骨骼系统的疾病,如肿瘤转移、畸形性骨炎、甲状旁腺功能亢进、佝偻病等,通常 ALP 活力增高,而 5'-NT 正常。所以,对 ALP 活力增高的患者,测定 5'-NT 有助于临床判断 ALP 活力增高是肝胆系统疾病还是骨骼系统疾病所引起。

(康爱芹)

第七节　血清Ⅲ型前胶原肽检验

Ⅲ型胶原报道最早,至今被临床广泛应用的Ⅲ型前胶原肽(PⅢP)。它是Ⅲ型前胶原经氨基端内切肽酶作用切下来的多肽。

一、原理

以人 PCⅢ(hpcⅢ)为抗原,免疫家兔得到高特异性、高效价抗体。用 ^{125}I 标记 hpcⅢ;采用双抗体加 PEG 非平衡 RIA 法测定人血清中的 PCⅢ 含量。

正常参考值:0.6 μg/mL。

二、临床应用

1979 年国外已建立测定血清 PⅢP 的放射免疫法(RIA),并证实肝纤维化时血清 PⅢP 含量与肝炎症,坏死和肝纤维化有关,但以肝纤维化相关为主,因此血清 PⅢP 仍然是肝纤维化的重要标记物。PⅢP 对于诊断儿童肝疾病没有意义,它随儿童年龄的增长有所升高。许多学者报道,血清 PⅢP 是反应成人肝纤维化活动的良好指标,可弥补肝活检不能动态观察等不足。肝硬化患者明显升高,但在肝硬化晚期,因Ⅲ型前胶原肽合成率降低,血清中 PⅢP 反而低于早期。PⅢP 在区别慢性活动性肝炎与慢性迁延性肝炎有良好的帮助,慢性活动性肝炎 PⅢP 水平明显升高,而在慢性迁延性肝炎其含量与正常人无明显差别。

(康爱芹)

第八节　血清Ⅳ型胶原检验

胶原是一种纤维状糖蛋白,它是由三股螺旋体形成的 α-肽链网状结构。目前已发现胶原达 10 种之多,存在于不同组织。Ⅳ型胶原是构成基底膜的重要成分。正常肝内基底膜主要存在于血管、淋巴管、胆管周围,肝窦壁处缺乏。在肝病时随炎症发展,纤维组织增生活跃,纤维组织生成过程中有大量胶原沉积,各种胶原均有所增加,但其中最为重要的就是构成基底膜的Ⅳ型胶原的增加。目前认为,Ⅳ型胶原的测定可作为检查肝纤维化的近代指标。

一、原理

采用竞争性放射免疫分析方法,固相第二抗体做分离剂,测定血清,体液及组织中的Ⅳ含量。

正常参考值:<140 ng/mL。

二、临床应用

Ⅳ型胶原是主要用于观察肝硬化的指标,其浓度与肝纤维化程度相关,可由血清Ⅳ型胶原浓度推测肝硬化的程度。

（1）急性肝炎时，虽然有大量肝细胞破坏，但因无明显结缔组织增生，故血清Ⅳ型胶原浓度与健康人无显著差异。

（2）慢性肝炎、肝硬化、肝癌患者，血清Ⅳ型胶原均明显增高，其增高程度依此为原发性肝癌、肝硬化、慢性活动性肝炎、慢性迁延性肝炎、急性病毒性肝炎。

（康爱芹）

第九节　血清层粘连蛋白检验

层粘连蛋白又称板层素，其分子量为 805 kD，由一个 400 kD 的 α 链和两条 200 kD 左右的 β 链组成。它是构成细胞间质的一种非胶原糖，在肝内主要由内皮细胞及贮脂细胞合成，与胶原一起构成基底膜的成分。其生物功能是细胞粘着于基质的介质，并与多种基底膜成分结合，调节细胞生长和分化。

一、原理

采用放射免疫分析法、第二抗体做分离剂，测定血清、体液及组织中的 LN 含量。

正常参考值：<115.7±17.3 ng/mL。

二、临床应用

血清 LN 水平常与Ⅳ型胶原、HA 等相平行，在肝纤维化尤其门脉高压诊断方面有重要价值。另外还发现 LN 与肿瘤浸润转移、糖尿病等有关。慢性肝炎（中度）＞140 ng/mL，肝硬化＞160 ng/mL。

（康爱芹）

第十节　透明质酸检验

HA 是肝脏细胞外基质中蛋白多糖的一个组成成分，它由肝内间质细胞合成，内皮细胞摄取降解少量小分子亦由肾小球滤过，其血清中的含量对判断肝病的严重程度，鉴别有无肝硬化及预测肝病预后均有一定意义。

一、原理

同 LN 测定。

正常参考值如下。①青年：47.6±22.5 ng/mL（放免法）。②中年：76.1±51.8 ng/mL。③老年：108.5±74.6 ng/mL。

二、临床应用

(1)肝炎患者随着急性肝炎向慢性迁延性肝炎、慢性活动性肝炎及肝硬化发展时,血清HA可逐步升高。其机制可能与肝损害时累及内皮细胞功能,使摄取与分解 HA 的能力下降有关。

(2)早期肝硬化时血清 PⅢP 显著增高,HA 不一定高。其机制可能在早期肝硬化时常伴有活动性纤维化,但肝损害尚不严重。

(3)晚期肝硒化时多属陈旧性肝纤维化,血清 PⅢP 可不高,但肝损害严重,血清 HA 可显著增高。

(康爱芹)

第九章

肾功能检验

第一节 血清尿素检验

尿素是人体蛋白质代谢的终末产物。体内氨基酸经脱氨基作用分解成 α-酮酸和 NH_3，NH_3 在肝细胞内进入尿素循环与 CO_2 生成尿素。尿素的生成量取决于饮食蛋白质的摄入量、组织蛋白质的分解代谢和肝功能状况。生成的尿素经血液循环主要由肾脏排出，小部分经皮肤由汗液排出。经唾液、胃液、胆汁及肠液排至消化道内的尿素，绝大部分分解成 NH_3 吸收后又经肝脏合成尿素仍从肾脏排泄。

尿素的分子量小(60)。血浆中的尿素可全部从肾小球滤过，正常情况下 30%～40% 被肾小管重吸收，肾小管亦可少量排泌尿素。血浆尿素浓度在一定程度上可反映肾小球的滤过功能，但只有当肾小球滤过功能下降到正常的 1/2 以上时，血浆尿素浓度才会升高，故血浆尿素测定不是反映肾小球功能损伤的灵敏指标。此外，肾外因素如组织分解代谢加快、消化道出血、摄食过多蛋白质等都可引起血浆尿素浓度升高，因而血浆尿素测定亦不是肾功能损伤的特异指标。尽管如此，因为尿素是由肾脏排泄的低分子含氮废物的主要成分，血浆尿素浓度对慢性肾脏疾病的病程、病情观察及预后判断均有意义，且血浆尿素测定方法比较成熟、简便，所以血浆尿素测定仍是目前肾脏疾病的主要检查项目之一。

尿素的测定方法主要分为两大类：一类是利用尿素酶(亦称脲酶)水解尿素生成氨和 CO_2 而测定，被认为是间接测定法。另一类是尿素与某些试剂如二乙酰一肟、二苯吡喃醇、邻苯二甲醛等直接反应，测定其产物。

一、二乙酰一肟法

(一)原理

在酸性反应环境中加热，尿素与二乙酰缩合成色素原二嗪化合物，称为 Fearon 反应。因为二乙酰不稳定，故通常由反应系统中二乙酰一肟与强酸作用，产生二乙酰。二乙酰和尿素反应，缩合成红色的二嗪。试剂主要有以下几种。

1.酸性试剂

在三角烧瓶中加蒸馏水约 100 mL，然后加入浓硫酸 44 mL 及 85% 磷酸 66 mL。冷至室温，加入氨基硫脲 50 mg 及硫酸镉($CdSO_4 \cdot 8H_2O$)2 g,溶解后用蒸馏水稀释至 1 L,置棕色瓶中冰箱保存,可稳定半年。

2.二乙酰一肟溶液

称取二乙酰一肟 20 g,加蒸馏水约 900 mL,溶解后,再用蒸馏水稀释至 1 L,置棕色瓶中,贮放冰箱内可保存半年不变。

3.尿素标准贮存液(100 mm/L)

称取干燥纯尿素(MW=60.06)0.6 g,溶解于蒸馏水中,并稀释至 100 mL,加 0.1 g 叠氮钠防腐,置冰箱内可稳定 6 个月。

4.尿素标准应用液(5 mmol/L)

取 5.0 mL 贮存液用无氨蒸馏水稀释至 100 mL。

(二)操作

按表 9-1 进行。

表 9-1　测定尿素操作步骤(mL)

加入物	测定管	标准管	空白管
血清	0.02	—	—
尿素标准应用液	—	0.02	—
蒸馏水	—	—	0.02
二乙酰一肟溶液	0.5	0.5	0.5
酸性试剂	5	5	5

混匀后,置沸水浴中加热 12 分钟,置冷水中冷却 5 分钟后,用分光光度计波长 540 nm,以空白管调零,比色读取标准管及测定管的吸光度。

(三)计算

$$血清尿素(mmol/L)=\frac{测定管吸光度}{标准管吸光度}\times5$$

$$血清尿素氮(mg/L)=尿素(mmol/L)\times28$$

(四)附注

(1)本法线性范围达 14 mmol/L 尿素,如遇高于此浓度的标本,必须用生理盐水做适当的稀释后重测,然后乘以稀释倍数报告之。

(2)试剂中加入硫胺脲和镉离子,增进显色强度和色泽稳定性,但仍有轻度褪色现象(每小时<5%)。加热显色冷却后应及时比色。

(3)吸管必须校正,使用时务必注意清洁干净,加量务必准确。

(4)尿液尿素也可用此法进行测定,由于尿液中尿素含量高,标本需要用蒸馏水做 1:50 稀释,如果显色后吸光度仍超过本法的线性范围,还需要将尿再稀释,重新测定,结果乘以稀释倍数。

二、酶偶联速率法

(一)原理

尿素在脲酶催化下,水解生成氨和二氧化碳,氨在 α-酮戊二酸和还原型辅酶Ⅰ存在下,经谷氨酸脱氢酶(GLDH)催化生成谷氨酸,同时,还原辅酶Ⅰ被氧化成氧化型辅酶Ⅰ。还原型辅酶Ⅰ在 340 nm 波长处有吸收峰其吸光度下降的速度与待测样品中尿素的含量成正比,其反应如下:

$$尿素 + 2H_2O \xrightarrow{\text{尿素酶}} 2NH_4^+ + CO_3^{2-} \ NH_4^+ \ \alpha\text{-酮戊二酸} + NDAH + H^+ \xrightarrow{\text{GLDH}} 谷氨酸 + NAD^+ + H_2O$$

(二)试剂

pH 8.0。尿素酶 8 000 U/L。还原型辅酶Ⅰ(NADH)0.3 mmol/L。ADP 1.5 mmol/L。Tris-琥珀酸缓冲液 150 mmol/L。谷氨酸脱氢酶(GLDH)700 U/L。α-酮戊二酸 15 mmol/L。

以上酶试剂可以自配或购买试剂盒。液体酶试剂在冰箱存放可稳定 10 天,室温(15～25 ℃)只能存放 3 天。

尿素标准应用液同二乙酰一肟法。

(三)操作

1.自动生化分析仪

二点法,温度 37 ℃,波长 340 nm,延迟时间 30 秒,读数时间 60 秒。详细操作程序按照仪器和试剂盒说明书。

2.手工法

取 4 支试管标明测定、标准、空白、质控,按表 9-2 操作。

表 9-2 酶法测定尿素

加入物	测定管	质控管	标准管	空白管
血清(μL)	15	—	—	—
质控血清(μL)	—	15	—	—
尿素标准液(μL)	—	—	15	—
无氨蒸馏水(μL)	—	—	—	15
酶试剂(mL)	1.5	1.5	1.5	1.5

以上各管依次逐管加入酶试剂,混匀后立即在分光光度计上监测其吸光度的变化($\triangle A/min$)。

(四)计算

$$尿素(mmol/L) = \frac{测定\triangle A/min - 空白\triangle A/min}{标准\triangle A/min - 空白\triangle A/min} \times 5$$

本法适用于各种类型的自动生化分析仪,其测定程序及其参数可参照原仪器所附的说明。

(五)附注

(1)在测定过程中,各种器材和蒸馏水应无氨离子污染,否则结果偏高。

(2)标本最好用血清。

(3)血氨升高可使尿素测定结果偏高,标本溶血对测定有干扰。

(六)参考值

3.57～14.28 mmol/L。

三、脲酶-波氏比色法

(一)原理

测定分两个步骤,首先用尿素酶水解尿素,产生 2 分子氨和 1 分子二氧化碳。然后,氨在碱性介质中与苯酚及次氯酸反应,生成蓝色的吲哚酚,此过程需用硝普钠催化反应。蓝色吲哚酚的生成量与尿素含量成正比,在 630 nm 波长比色测定。

(二)试剂

1.显色剂

苯酚 10 g,硝普钠(含 2 分子水)0.05 g,溶于 1 000 mL 去氨蒸馏水中,存放冰箱中,可保存 60 天。

2.碱性次氯酸钠溶液

NaOH 5 g 溶于去氨蒸馏水中,加"安替福民"8 mL(相当于次氯酸钠 0.42 g),再加蒸馏水至 1 000 mL,置棕色瓶内冰箱存放,稳定 2 个月。

3.尿素酶贮存液

尿素酶(比活性 3 000~4 000 U/g)0.2 g,悬浮于 20 mL 50%(V/V)甘油中,置冰箱内可保存 6 个月。

4.尿素酶应用液

尿素酶贮存液 1 mL 加 10 g/L EDTA·2Na 溶液(pH6.5)至 100 mL,置冰箱保存可稳定 1 个月。

5.尿素标准应用液

同二乙酰一肟法。

(三)操作

取 16 mm×150 mm 试管,标记测定管、标准管和空白管,按表 9-3 操作混匀,37 ℃水溶 15 分钟,向各管迅速加入酚显色剂 5 mL,混匀,再加入碱性次氯酸钠溶液 5 mL,混匀。各管置 37 ℃水溶 20 分钟,使呈色反应完全。

表 9-3　尿素测定操作步骤

加入物	测定管	标准管	空白管
尿素酶应用液(mL)	1.0	1.0	1.0
血清(μL)	10	—	—
尿素标准应用液(μL)	—	10	—
蒸馏水(μL)	—	—	10

分光光度计波长 560 nm,比色杯光径 1.0 cm,用空白管调零,读取各管吸光度。

(四)计算

$$尿素(mmol/L) = \frac{测定管吸光度}{标准管吸光度} \times 5$$

(五)参考值

2.9~8.2 mmol/L(以尿素计)。

（六）附注

（1）本法亦能测定尿液中的尿素，方法如下：1 mL尿标本，加入人造沸石（需预处理）0.5 g，加去氨蒸馏水至25 mL，反复振摇数次，吸附尿中的游离氨盐，静置后吸取稀释尿液1.0 mL，按上述操作方法进行测定。所测结果乘以稀释倍数25。

（2）误差原因：空气中氨气对试剂或玻璃器皿的污染或使用铵盐抗凝剂可使结果偏高。高浓度氟化物可抑制尿素酶，引起结果假性偏低。

四、临床意义

（一）血浆尿素浓度的生理变化

男性血浆尿素浓度略高于女性；新生儿稍高于成人，出生60天以后与成人无明显差异，60岁以后多略增高；在剧烈运动和高蛋白饮食后，血浆尿素浓度可增高；妊娠妇女由于血容量增加，尿素浓度可降低。

（二）血浆尿素浓度的病理变化

1.肾脏疾病

如慢性肾炎、肾动脉硬化症、严重肾盂肾炎、肾结核和肾肿瘤的晚期等，肾功能轻度受损时，尿素可无变化。当其高于正常时，说明有效肾单位的60%～70%已受到损害。因此血浆尿素测定不能作为肾脏疾病的早期功能测定的指标，但对肾衰竭，尤其是尿毒症的诊断有特殊价值。其增高的程度与病情严重性成正比，故对病情判断和预后的估价有重要意义。如慢性肾衰竭可根据尿素等的测定来决定其程度，可分为：①肾衰竭代偿期，内生肌酐清除率下降。血肌酐不升高（在179.8 μmol/L以下），血尿素正常或轻度升高（在9 mmol/L以下）。②肾衰竭失代偿期，又称氮质血症期（或尿毒症前期）。此时内生肌酐清除率下降明显，为50 mL/min以下，血肌酐超过176.8 μmol/L、血尿素超过9 mmol/L。③尿毒症期，此时内生肌酐清除率下降至20 mL/min以下，血肌酐超过445 μmol/L，血尿素超过20 mmol/L。

2.肾前或肾后因素引起尿量显著减少或尿闭

如脱水、水肿、腹水、循环功能衰竭、尿路结石或前列腺肿大引起的尿路梗阻等。

3.体内蛋白质分解过多

如急性传染病、上消化道出血、大面积烧伤、大手术后和甲状腺功能亢进等。虽然血尿素增高，此时其他肾功能试验结果一般均正常。

（杨翠云）

第二节　血清肌酐检验

肌酐（Cr）是一种低分子量含氮化合物，分子量为116。它是肌酸脱水或磷酸肌酸脱磷酸的产物，肌酸是由精氨酸、甘氨酸和蛋氨酸在肝脏和肾脏中合成，经由血液循环，在肌肉组织中以肌酸及肌酸磷酸的形式存在。肌酐是小分子物质，可以顺利通过肾小球滤过。在原尿中肾小管基本上不重吸收，近曲小管尚能分泌，尤其当血浆肌酐浓度升高时，肾小管对肌酐的分泌作用明显增强。因此，血浆肌酐浓度及尿液肌酐排泄量是肾小球滤过功能的有用指标。

肌酐的测定方法有两大类,即化学方法和酶学方法。大多数化学方法是根据 1886 年 Jaffe 建立的碱性苦味酸反应,肌酐与苦味酸反应生成橘红色的化合物。由于许多化合物如蛋白质、葡萄糖、维生素 C、丙酮、乙酰乙酸等也可生成 Jaffe 样色原,故 Jaffe 反应并非仅对肌酐特异,但根据肌酐与非肌酐物质的 Jaffe 反应动力学特点,利用"窗口期"肌酐动力学反应,可有效地提高测定特异性,操作简便,适用于各种自动分析仪。肌酐的酶学测定方法,主要有三种类型:①肌酐氨基水解酶法(也叫肌酐酶法)。②肌氨酸氧化酶法。③肌酐亚氨基水解酶法(即肌酐脱氨酶)法。酶学方法特异性高,结果准确,适用于各种自动分析仪。

一、肌氨酸氧化酶法

(一)原理

样品中的肌酐在肌酐酶的催化下水解生成肌酸。在肌酸酶的催化下肌酸水解产生肌氨酸和尿素。肌氨酸在肌氨酸氧化酶的催化下氧化成甘氨酸、甲醛和 H_2O_2,最后偶联 Trinder 反应,比色法测定。

(二)试剂

1.试剂 1

TAPS 缓冲液(pH8.1):30 mmol/L。

肌酸酶(微生物):≥333 μKat/L。

肌氨酸氧化酶(微生物):≥133 μKat/L。

维生素 C 氧化酶(微生物):≥33 μKat/L。

HTIB:5.9 mmol/L。

2.试剂 2

TAPS 缓冲液(pH8.0):50 mmol/L。

肌酐酶(微生物):≥500 μKat/L。

过氧化物酶(辣根):≥16.7 μKat/L。

4-氨基安替比林:2.0 mmol/L。

亚铁氰化钾:163 μmol/L。

(三)操作

按照表 9-4 所示进行操作。

表 9-4 血清肌酐酶法测定操作步骤(μL)

加入物	测定管(U)	校准管(s)
样品	6	—
校准液	—	6
试剂 1	250	250
混匀,37 ℃恒温 5 分钟,主波长 546 nm,次波长 700 nm,测定各管吸光度 A1		
试剂 2	125	125

表 9-4 中各管混匀,37 ℃孵育 5 分钟,主波长 546 nm,次波长 700 nm,再测定各管吸光度 A_2。

（四）计算

$$血清肌酐（\mu mol/L）=\frac{A_{U2}-A_{U1}}{A_{S2}-A_{S1}}\times 校准物浓度（\mu mol/L）$$

（五）参考值

1.男性

59～104 $\mu mol/L$。

2.女性

45～84 $\mu mol/L$。

（六）附注

（1）肌酐酶法因特异性好，其参考值略低于苦味速率法。建议各实验室最好建立本地区的参考值。

（2）肌酐的酶法分析是解决肌酐测定中非特异性干扰的根本途径。肌酐酶法分析中以肌酐酶偶联肌氨酸氧化酶法较为常用。

（3）肌酐酶偶联肌氨酸氧化酶法为了消除样品中肌酸的干扰，利用自动分析中双试剂法的特点，在第一试剂中加入了肌酸酶，二步反应可以消除内源性肌酸的干扰。

（4）肌酐酶偶联肌氨酸氧化酶法，以 Trinder 反应为指示系统。不同的色原物质其灵敏度差异很大，各试剂厂商都竞相研究并使用新型灵敏的色原物质。目前常用的色原物质有 3,5-二氯-2-羟基苯磺酸（DHBA）；N-乙基-（2-羟-3-磺丙基）-3,5-二甲氧基-4-氟苯胺（F-DAOS）；N-（2-羟-3-磺丙基）-3,5 二甲氧基苯胺（HDAOS）等。

（5）Trinder 反应受胆红素和维生素 C 的干扰，可在试剂 1 中加入亚铁氰化钾（或者亚硝基铁氰化钾）和维生素 C 氧化酶消除之。

（6）肝素、枸橼酸、EDTA、氟化钠等在常规用量下对本测定无干扰。

（七）临床意义

（1）急性、慢性肾小球肾炎等肾小球滤过功能减退时，由于肾的储备力和代偿力很强，故肾小球受损的早期或轻度损害时，血中浓度可正常，只有当肾小球滤过功能下降到正常人的 1/3 时，血中肌酐才明显上升。因此血中肌酐测定不能代表内生肌酐清除率测定，也不能反映肾早期受损的程度。

（2）肾源性或非肾源性血肌酐增高程度有所不同，如肾衰竭患者是由于肾源性所致，血肌酐常超过 200 $\mu mol/L$。心力衰竭时血流经肾减少属非肾源性的，血肌酐浓度上升不超过 200 $\mu mol/L$。

（3）血肌酐和尿素氮同时测定更有意义，如两者同时增高，表示肾功能已严重受损。如肌酐浓度超过 200 $\mu mol/L$，病情继续恶化，则有发展成尿毒症的危险，超过 400 $\mu mol/L$，预后较差，如仅有尿素升高，而血肌酐在正常范围内，则可能为肾外因素引起，如消化道出血或尿路梗阻等。

二、去蛋白终点法

（一）原理

血清（浆）中的肌酐与碱性苦味酸盐反应，生成黄色的苦味酸肌酐复合物，在 510 nm 波长比色测定。

（二）试剂

1.0.04 mol/L 苦味酸溶液

苦味酸（AR）9.3 g，溶于 500 mL 80 ℃蒸馏水中，冷却至室温。加蒸馏水至 1 L，用 0.1 mol/L 氢氧化钠滴定,以酚酞作指示剂。根据滴定结果,用蒸馏水稀释至 0.04 mol/L,贮存于棕色瓶中。

2.0.75 mol/L 氢氧化钠

氢氧化钠(AR)30 g,加蒸馏水使其溶解,冷却后用蒸馏水稀释至 1 L。

3.35 mmol/L 钨酸溶液

(1)取聚乙烯醇 1 g 溶解于 100 mL 蒸馏水中,加热助溶(不要煮沸),冷却。

(2)取钨酸钠 11.1 g 溶解于 300 mL 蒸馏水中,使完全溶解。

(3)取 300 mL 蒸馏水慢慢加入 2.1 mL 浓硫酸,冷却。将(1)液加入(2)液中于 1 L 容量瓶中,再与(3)液混匀,再加蒸馏水至刻度,置室温中保存,至少稳定一年。

4.10 mmol/L 肌酐标准贮存液

肌酐(MW113.12)113 g 用 0.1 mol/L 盐酸溶解,并移入 100 mL 容量瓶中,再以 0.1 mol/L 盐酸稀释至刻度,保存于冰箱内,稳定 1 年。

5.10 μmol/L 肌酐标准应用液

准确吸取 10 mmol/L 肌酐标准贮存液 1.0 mL,加入 1 000 mL 容量瓶内,以 0.1 mol/L 盐酸稀释至刻度,贮存于冰箱内。

(三)操作

于 16 mm×100 mm 试管中,置血清(或血浆)0.5 mL 加入 35 mmol/L 钨酸溶液 4.5 mL,充分混匀,3 000 r/min,离心 10 分钟,取上清液,按表 9-5 测定(尿液标本用蒸馏水做1:200稀释)。

表 9-5　肌酐终点法测定操作步骤

加入物(mL)	测定管	标准管	空白管
血清无蛋白滤液或稀释尿液	3.0	—	—
肌酐标准应用液	—	3.0	—
蒸馏水	—	—	3.0
0.04 mol/L 苦味酸溶液	1.0	1.0	1.0
0.75 mol/L NaOH	1.0	10.0	1.0

混匀后,室温放置 15 分钟,分光光度计 510 nm 波长,比色杯光径 1.0 cm,以空白管调零比色,读取各管吸光度。

(四)计算

$$血清(浆)肌酐(mmol/L)=\frac{标准管吸光度}{测定管吸光的}×100$$

$$尿液肌酐(mmol/L)=\frac{标准管吸光度}{测定管吸光的}×100×200×24 小时尿量(L)$$

(五)参考值

1.男性

44～133 μmol/L(0.5～1.5 mg/dL)。

2.女性

70～106 μmol/L(0.8～1.2 mg/dL)。

(六)附注

(1)温度升高时,可使碱性苦味酸溶液显色增深,但标准管与测定管的加深程度不成比例。

因此,测定时各管温度均须到室温。

(2)血清(血浆)标本如当天不测定,可于冰箱保存 3 天,若要保持较长时间,宜－20 ℃保存,轻微溶血标本对肌酐无影响,但可使肌酸结果偏高。

(3)肌酐测定的回收率受无蛋白滤液的 pH 影响,滤液 pH 在 3～4.5 时,回收率为 85%～90%;pH 在 2 以下时,回收率为 100%。

(七)临床意义

同肌氨酸氧化酶法。

三、速率法

(一)原理

肌酐的化学速率法测定是根据肌酐与苦味酸反应,生成橘红色的苦味酸肌酐复合物的反应速率。该反应拟一级反应动力学。在碱性反应环境中,样品中的肌酐或干扰物质和苦味酸的反应速度不同,选择适宜的速率监测时间,可以提高肌酐测定的特异性。

(二)试剂

(1)0.04 mol/L 苦味酸溶液。

(2)0.32 mol/L 氢氧化钠溶液。

(3)碱性苦味酸溶液:根据工作用量,将 0.04 mol/L 苦味酸和 0.32 mol/L 氢氧化钠等体积混合,可加适量的表面活性剂(如 Triton-X-100),放置 20 分钟以后即可应用。

(4)100 μmol/L 肌酐标准应用液。

(三)操作

按表 9-6 所示进行操作。

表 9-6　肌酐速率法测定操作步骤

加入物	标准管	测定管
肌酐标准应用液(μL)	100	—
样品(μL)	—	100
碱性苦味酸溶液(mL)	1.0	1.0

分析仪波长 510 nm,比色杯光径 1.0 cm,反应温度(37 ℃),样品体积 100 μL,试剂体积 1 000 μL。在试剂与样品(或标准液)混合后准确反应 20 秒,读取吸光度 $A_{1测}$ 和 $A_{1标}$,待反应进行至准确 60 秒,读取吸光度 $A_{2测}$ 和 $A_{2标}$。

(四)计算

$$肌酐(\mu mol/L) = \frac{A_{2测定} - A_{1测定}}{A_{2测定} - A_{1测定}} \times 100$$

(五)参考值

1.男性

62～115 μmol/L(0.7～1.3 mg/dL)。

2.女性

53～97 μmol/L(0.6～1.1 mg/dL)。

(六)附注

(1)干扰速率法测定的非肌酐色原性物质有二类:一类为快速反应假肌酐物质,在样品与碱性苦味酸混合后 20 秒内迅速出现反应,产生非肌酐的有色化合物。测定时设置 20 秒延迟期,可以排除此类干扰。另一类为慢速反应假肌酐物质,一般在样品和碱性苦味酸混合后 80～100 秒才开始反应。这样在 20～80 秒,出现"窗口期",此时肌酐与苦味酸的呈色反应占主导地位。有研究者发现,"窗口期"的上限为 60 秒。为了提高速率法测定的特异性,速率测定时间选择在 25～60 秒期间。有学者对速率法进行严格评价后指出,速率法仍受到 α-酮酸的正干扰和胆红素的负干扰。

(2)速率法线性范围可达 2 000 $\mu mol/L$。血清样本值过高可用盐水稀释;尿液标本用蒸馏水做 20～50 倍稀释。测定结果乘以稀释倍数。

(3)温度对呈色反应速度影响较大,标准管与测定管的温度必须保持一致。

(七)临床意义

同肌氨酸氧化酶法。

四、内生肌酐清除率测定

(一)原理

通过测定血液和尿液中肌酐的含量来计算 24 小时或每分钟血液中肌酐被肾脏清除的量(清除值),与正常人内生肌酐清除值相比较,求得内生肌酐清除率。

(二)操作

(1)受检者应禁食肉类 3 天,不饮咖啡和茶,停用利尿剂,试验前避免剧烈运动。饮足量的水,使尿量不少于 1 mL/min。

(2)准确收集 24 小时尿液,测定尿液肌酐含量(测定方法见血清肌酐测定)。

(3)于收集尿样的同时,抽静脉血 3 mL,测定血清肌酐含量。

(三)计算

$$内生肌酐清除值(L/24\ h)=\frac{尿液肌酐(\mu mol/L)}{血清肌酐(\mu mol/L)}\times 24\ 小时尿量(L)$$

$$校正的内生肌酐清除值(L/24\ h)=内生肌酐清除值\times\frac{1.73}{体表面积(m^2)}$$

[注:以正常人 24 小时内生肌酐清除值 128 L(即 24 小时内有 128 L 血液中的肌酐通过肾脏清除)作为 100%,则内生肌酐清除率(%)=校正的内生肌酐清除值×100/200(或 0.78)。]

(四)参考值

男(105±20) mL/min,女(95±20) mL/min。

(五)附注

(1)体表面积计算方法是根据患者的身高(cm)和体重(kg)按图 9-1 和图 9-2 查找。公式中 1.73 是一个标准身高体重人的体表面积(m²)。

(2)体表面积计算图用法:在图两边纵线中找到患者的身高(左)和体重(右)所在的两点,并将此两点连成直线,与中间纵线相交处的数值即为患者体表面积(m²)。

(3)肌酐清除率随着年龄的增长而下降(表 9-7)。

(六)临床意义

同肌氨酸氧化酶法。

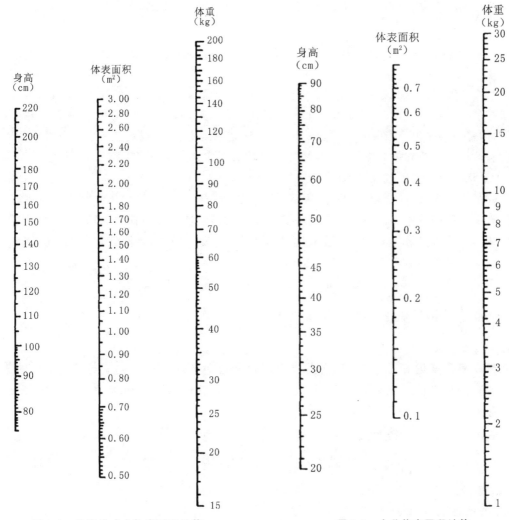

图 9-1　儿童及成人体表面积计算　　　　　图 9-2　小儿体表面积计算

表 9-7　不同年龄组的肌酐清除值[mL(min·1.73 m²)]

年龄（岁）	男（均值）	女（均值）
20～30	117	107
30～40	110	102
40～50	104	96
50～60	97	90
60～70	90	84
70～80	84	78

（康爱芹）

第三节 血清尿酸测定

尿酸(UA)是核酸(RNA 与 DNA)的分解代谢产物,嘌呤碱经水解、脱氨、氧化等作用生成的最终产物,经肾脏排出。当嘌呤代谢紊乱时,血中尿酸浓度增高,并以钠盐的形式沉着于关节、耳垂、皮肤,可引起结节和关节痛,临床上称为痛风病。正常成年人每天尿液排泄约 210 mg/d 尿量,如含量增高可在泌尿道沉淀而形成结石。

尿酸的测定方法有磷钨酸还原法、尿酸氧化酶法和 HPLC 法。干化学方法也是应用尿酸氧化酶的方法。尿酸氧化酶法分为一步法和偶联法。目前最流行的方法是尿酸氧化酶-过氧化物酶反应体系。该法灵敏且不需要去蛋白,主要干扰物质是维生素 C 和胆红素。在反应体系中加入维生素 C 氧化酶和胆红素氧化酶,可以消除这两种物质的干扰。HPLC 方法利用离子交换树脂柱将尿酸纯化,在 293 nm 检测柱流出液的吸光度,计算尿酸浓度。

一、尿酸氧化酶-过氧化物酶偶联法

(一)原理

尿酸在尿酸氧化酶催化下,氧化生成尿囊素和过氧化氢。过氧化氢与 4-氨基安替比林(4-AAP)和 3,5-二氯 2-羟苯磺酸(DHBS)在过氧化物酶的作用下,生成有色物质(醌亚胺化合物),其色泽与样品中尿酸浓度成正比。反应式如下:

$$尿酸 + O_2 + H_2O \xrightarrow{\text{尿酸酶}} 尿囊素 + CO_2 + H_2O_2$$

$$2H_2O_2 + 4\text{-}AAP + DHBS \xrightarrow{\text{过氧化物酶}} 有色物质 + H_2O$$

(二)试剂

(1)酶混合试剂(见表 9-8)。

表 9-8 酶混合试剂成分表

试剂成分	在反应液中的参考浓度
尿酸氧化酶	160 U/L
过氧化物酶	1 500 U/L
4-AAP	0.4 mmol/L
DHBS	2 mmol/L
磷酸盐缓冲液(pH7.7)	100 mmol/L

以上各试剂为混合干粉试剂,在应用前用蒸馏水复溶,加水量根据干粉的分量而决定,复溶后的试剂在室温可稳定 48 小时,在 2~6 ℃可稳定 2 周,若发现干粉受潮结块或有颜色出现以及复溶后与定值质控血清测定值不符,说明试剂已变质,应弃去不用。

(2)300 μmol/L 尿酸标准应用液。

(三)操作

(1)试剂准备:将干粉试剂按规定加入一定量蒸馏水复溶,在实验前半小时准备好。

（2）取 12 mm×100 mm 试管 4 支,标明测定、质控、标准和空白管,然后操作。混合,室温放置 10 分钟,分光光度计波长 520 nm,比色杯光径 1.0 cm,以空白管调零,读取各管的吸光度。

（四）计算

血清尿酸(μmol/L)＝测定管吸光度/标准管吸光度×300。

（五）参考值

1.男性

208～428 μmol/L。

2.女性

155～357 μmol/L。

（六）附注

（1）本试剂适用于各种类型生化自动分析仪,测定程序和参数应参阅仪器说明所附的说明书。

（2）酶法测定尿酸特异性高,可分为紫外分光光度法和酶偶联法。二者共同特点是均应用尿酸氧化酶,氧化尿酸生成尿囊素和过氧化氢。然后可用 3 类方法进行测定。①紫外分光光度法测定:尿酸在波长 293 nm 有吸收峰,而尿囊素则没有,因此在 293 nm 波长的吸光度下降值与样品中尿酸含量呈正比。②尿酸氧化酶、过氧化物酶偶联反应法测定。③尿酸氧化酶、过氧化物酶和乙醛脱氢酶三联反应法测定:过氧化氢和乙醇在过氧化氢酶催化下,氧化生成乙醛;乙醛和 NAD^+ 在醛脱氢酶催化下生成乙酸和 NADH;在 340 nm 波长监测样品管和标准管吸光度升高值,计算样品中尿酸的含量。

（3）偶高浓度维生素 C 的标本,可使测定结果偏低,故不少试剂盒中加入维生素 C 氧化酶,防止维生素 C 的干扰。

（七）临床意义

（1）血清尿酸测定对痛风诊断最有帮助,痛风患者血清中尿酸增高,但有时亦会出现正常尿酸值。

（2）在核酸代谢增加时,如白血病、多发性骨髓瘤、真性红细胞增多症等血清尿酸值亦常见增高。

（3）在肾功能减退时,常伴有血清尿酸增高。

（4）在氯仿中毒,四氯化碳中毒及铅中毒、子痫、妊娠反应及食用富含核酸的食物等,均可引起血中尿酸含量增高。

二、磷钨酸还原法

（一）原理

无蛋白血滤液中的尿酸在碱性溶液中被磷钨酸氧化成尿囊素及二氧化碳,磷钨酸在此反应中则被还原成钨蓝。钨蓝的生成量与反应液中尿酸含量呈正比,可进行比色测定。

（二）试剂

1.磷钨酸贮存液

称取钨酸钠 50 g,溶于约 400 mL 蒸馏水中,加浓磷酸 40 mL 及玻璃珠数粒,煮沸回流 2 小时,冷却至室温,用蒸馏水稀释至 1 L,贮存在棕色试剂瓶中。

2.磷钨酸应用液

取 10 mL 磷钨酸贮存液,以蒸馏水稀释至 100 mL。

3.0.3 mol/L 钨酸钠溶液

称取钨酸钠($Na_2WO_4 \cdot 2H_2O$,MW329.86)100 g,用蒸馏水溶解后并稀释到 1 L。

4.0.33 mol/L 硫酸

取 18.5 mL 浓硫酸加入 500 mL 蒸馏水中,然后用蒸馏水稀释至 1 L。

5.钨酸试剂

在 800 mL 蒸馏水中,加入 50 mL 0.3 mol/L 钨酸钠溶液、0.05 mL 浓磷酸和 50 mL 0.33 mol/L硫酸,混匀,在室温中可稳定数月。

6.1 mol/L 碳酸钠溶液

称取 106 g 无水碳酸钠,溶解在蒸馏水中,并稀释至 1 L,置塑料试剂瓶内,如有浑浊,可过滤后使用。

7.6.0 mmol/L 尿酸标准贮存液

取 60 mg 碳酸锂(AR)溶解在 40 mL 蒸馏水中,加热至 60 ℃,使其完全溶解,精确称取尿酸(MW168.11)100.9 mg,溶解于热碳酸锂溶液中,冷却至室温,移入 100 mL 容量瓶中,用蒸馏水稀释至刻度,贮存在棕色瓶中。

8.300 μmol/L 尿酸标准应用液

在 100 mL 容量瓶中,加尿酸标准贮存液 5 mL,加乙二醇 33 mL,然后以蒸馏水稀释至刻度。

(三)操作

于 3 支 16 mm×100 mm 试管(测定、标准和空白)中各加 4.5 mL 钨酸试剂,分别加入 0.5 mL血清、0.5 mL 标准应用液和 0.5 mL 蒸馏水,混匀后静止数分钟,测定管离心沉淀后按表 9-9操作。

表 9-9　尿酸测定操作步骤

加入物(mL)	测定管	标准管	空白管
测定管上清液	2.5	—	—
标准管上清液	—	2.5	—
空白管上清液	—	—	2.5
碳酸钠溶液	0.5	0.5	0.5
混匀后放置 10 分钟			
磷钨酸应用液	0.5	0.5	0.5

混匀,室温放置 20 分钟后,用分光光度计在波长 660 nm,比色杯光径 1.0 cm,以空白管调零,读取各管吸光度。

(四)计算

血清尿酸(μmol/L)＝测定管吸光度/标准管吸光度×300。

(五)参考值

1.男性

262～452 μmol/L(4.4～7.6 mg/dL)。

2.女性

137～393 μmol/L(2.3～6.6 mg/dL)。

(六)附注

(1)红细胞内存在多种非特异性还原物质,因此,用血清或血浆测定比用全血好。

(2)因草酸钾与磷钨酸容易形成不溶性磷钨酸钾,造成显色液浑浊。因此不能用草酸钾做抗凝剂。

(3)血清与尿液标本中的尿酸在室温可稳定3天;尿液标本冷藏后,可引起尿酸盐沉淀,此时可调节pH至7.5～8.0,并将标本加热到50 ℃,待沉淀溶解后再进行测定。

(4)尿酸在水中溶解度极低,但易溶于碱性碳酸盐溶液中,配制标准液时,加碳酸锂并加热助溶。如无碳酸锂,可用碳酸钾或碳酸钠代替。

(5)用钨酸沉淀蛋白时,会引起尿酸与蛋白共沉淀,而且随滤液pH不同而变化。如滤液pH在3以下,尿酸回收明显减低。用1/2浓度的沉淀剂,滤液pH在3.0～4.3,回收率为93%～103%;用全量沉淀剂时,滤液pH在2.4～2.7,回收率为74%～97%。此外不能用氢氧化锌做蛋白沉淀剂,锌与尿酸形成不溶性的尿酸锌。

(6)以甲醛为防腐剂的商品尿酸标准液,仅可用于磷钨酸还原法,不能用于尿酸氧化酶法。

(七)临床意义

在肾功能减退时,常伴有血清尿酸的增高。另外,血清尿酸测定对痛风的诊断最有帮助。痛风患者血清中尿酸增高,但有时也会呈现正常尿酸值。核酸代谢增高时,如白血病、多发性骨髓瘤、真性红细胞增多症等血清尿酸值亦常见增高。氯仿中毒、四氯化碳中毒及铅中毒、妊娠反应及食用富含核酸的食物等,均可引起血中尿酸含量增高。

(康爱芹)

第四节　肾小球滤过功能检验

肾小球的主要功能为滤过作用,反映其滤过功能的客观指标主要是肾小球滤过率(GFR)。正常成人每分钟流经肾的血液量为1 200～1 400 mL,其中血浆量为600～800 mL,有20%的血浆经肾小球滤过后,产生的滤过液为120～160 mL/min。在单位时间内(分钟)经肾小球滤出的血浆液体量,称肾小球滤过率,为测定肾小球滤过率,临床上设计了各种物质的血浆清除率试验。

肾清除率指肾在单位时间(分钟)内,能将若干毫升血浆中所含的某物质全部加以清除而言,结果以mL/min表示,计算公式为:

$$清除率=\frac{某物质每分钟在尿中排出的总量}{某物质在血浆的浓度} \quad 或 \quad C=\frac{U\times V}{P}$$

式中:C为清除率(mL/min),U为尿中某物质的浓度(g/L),V为每分钟尿量(mL/min),P为血浆中某物质的浓度(g/L)。利用清除率可分别测定肾小球滤过率、肾血流量、肾小管对各种物质的重吸收和分泌作用。

各种物质经肾排出的方式大致分四种:①全部由肾小球滤出,肾小管不吸收、不分泌,如菊粉,可作为肾小球滤过率测定的理想试剂,能完全反映肾小球滤过率。②全部由肾小球滤过并被肾小管排泌,如尿素、肌酐等,不如菊粉清除率能准确反映肾小球滤过率。③全部由肾小球滤过后又被肾小管全部吸收,如葡萄糖,可作为肾小管最大吸收率测定。④除肾小球滤出外,大部分通过肾小管周围毛细血管向肾小管分泌后排出,如对氨马尿酸、碘锐特可作为肾血流量测定试剂。

一、内生肌酐清除率测定

(一)原理

肌酐是肌酸的代谢产物,在成人体内含肌酐约 100 g,其中 98% 存在于肌肉,每天约更新 2%,肌酸在磷酸肌酸激酶作用下,形成带有高能键的磷酸肌酸,为肌肉收缩时的能量来源和储备形式,磷酸肌酸放出能量经脱水而变为肌酐,由肾排出,人体血液中肌酐的生成可有内、外源性两种,如在严格控制饮食条件和肌肉活动相对稳定的情况,血浆肌酐的生成量和尿的排出量较恒定,其含量的变化主要受内源肌酐的影响,而且肌酐大部分是从肾小球滤过,不被肾小管重吸收,排泌量很少,故肾单位时间内,把若干毫升血浆中的内生肌酐全部清除出去,称为内生肌酐清除率(Ccr)。

(二)方法

(1)患者连续进食低蛋白饮食 3 天,每天蛋白质应少于 40 g,并禁食肉类(无肌酐饮食),试验当日不要饮茶或咖啡,停止用药,避免剧烈运动。

(2)于第 4 天早晨 8:00 时将尿液排净,然后收集 24 小时尿液,并加入甲苯 4～5 mL 以防腐。在 4 天内(任何时候均可),采取抗凝血 2～3 mL,与 24 小时尿同时送检。

(3)测定尿及血浆中肌酐浓度,并测定 24 小时尿量。

(三)计算

应用下列公式计算 24 小时的内生肌酐清除率。

$$24\text{ 小时内生肌酐清除率}(\%) = \frac{\text{尿肌酐浓度}(\mu mol/L) \times 24\text{ 小时尿量}(L)}{\text{血浆肌酐浓度}(\mu mol/L)} \times 100\%$$

因在严格控制条件下,24 小时内血浆和尿液肌酐含量较恒定。为了临床应用方便,用 4 小时尿及空腹一次性取血进行肌酐测定,先计算每分钟尿量(mL),再按下列公式计算清除率。

$$\text{每分钟肌酐清除率}(\%) = \frac{\text{尿肌酐浓度}(\mu mol/L) \times \text{每分钟尿量}(mL)}{\text{血浆肌酐浓度}(\mu mol/L)} \times 100\%$$

由于每人肾的大小不尽相同,每分钟排尿能力也有所差异,为排除这种个体差异可进行体表面积的校正,因每人的肾大小与其体表面积成正比,可代入以下公式酌情参考应用。

$$\text{矫正清除率}(\%) = \frac{\text{实际清除率} \times \text{标准体表面积}(1.73\text{ m}^2)}{\text{受试者的体表面积}} \times 100\%$$

(四)体表面积计算

$A = H^{0.725} \times W^{0.425} \times 71.84$

式中:A 为体表面积(cm²),H 为身高(cm),W 为体重(kg)。

例如,某人身高 150 cm,体重 60 kg,体表面积计算:①$A = 150^{0.725} \times 60^{0.425} \times 71.84$。②两边取常用对数求 LogA 的数值后,再求反对数得 $A = 1\ 547$ cm²。

(五)参考值

男性清除率 105 ± 20 mL/min;女性是 95 ± 20 mL/min。清除率随年龄而减低(表 9-10)。

表 9-10　肌酐清除率 mL/(min · 1.73 m²)

年龄(岁)	男	$\overline{X}$	女	$\overline{X}$
20～30	88～146	117	81～134	107
30～40	82～140	110	75～128	102
40～50	75～133	104	69～122	96
50～60	68～126	97	64～116	90
60～70	61～120	90	58～110	84
70～80	55～113	84	52～105	78

（六）误差分析

(1)最常见误差来源是尿液收集时间记录不准,或部分尿液丢失。

(2)收集尿样期间做剧烈运动。

(3)尿液有膀胱内潴留造成负误差。

（七）临床意义

1.判断肾小球滤过功能的敏感指标

多数急性肾小球肾炎内生肌酐清除率低到正常值的 80% 以下,但血清尿素氮、肌酐测定仍在正常范围,故是较早的反映肾小球滤过功能。

2.初步估价肾功能的损害程度

轻度损害 Ccr 在 70～51 mL/min;中度损害在 50～31 mL/min;<3 mL/min 为重度损害,慢性肾衰竭患者若清除率 20～11 mL/min 为早期肾衰竭;10～61 mL/min 为晚期肾衰竭;<5 mL/min为终末期肾衰竭。

3.指导治疗

内生肌酐清除率<30～40 mL/min,应限制蛋白质摄入;<30 mL/min 噻嗪类利尿剂治疗常无效;<10 mL/min 应结合临床进行透析治疗,对利尿剂(如呋塞米、利尿酸钠)的反应已极差。此外,肾衰竭时凡由肾代谢或以肾排出的药物也可根据 Ccr 降低的程度来调节用药和决定用药的时间。

4.慢性肾炎临床分型的参考

如慢性肾炎普通型 Ccr 常降低。而肾病型由于肾小管基底膜通透性增加,内生肌酐可从肾小管排泄,其 Ccr 结果相应的偏高。

二、菊粉清除率测定

（一）原理

菊粉是由果糖构成一种多糖体,静脉注射后,不被机体分解、结合、利用和破坏。因其分子量小为 5 000,它可自由地通过肾小球,既不被肾小管排泄,也不被其重吸收,故能准确反映肾小球滤过率。

（二）方法

(1)试验时患者保持空腹和静卧状态。

(2)晨 7:00 时饮 500 mL 温开水,放入留置导尿管,使尿液不断流出。

(3)7:30 取 10 mL 尿液和 4 mL 静脉血作为空白试验用,接着静脉输入溶于 150 mL 生理盐水的菊粉 5 g。溶液需加温到 37 ℃,在 15 分钟内输完,然后再以菊粉 5 g 溶于 400 mL 温生理盐水中进行维持输液,以每分钟 4 mL 的速度输注。

(4)8:30 将导尿管夹住,8:50 取静脉血 4 mL,随后放空膀胱,测定尿量。用 20 mL 温生理盐水冲洗膀胱,并注入 20 mL 空气,使膀胱内的流体排尽,将排出的液体加入尿液标本内。充分混匀后取出 10 mL 进行菊粉含量测定。

(5)9:10 第 1 次重复取血和尿标本,9:30 第 2 次重复取血和尿标本,其操作同(4)。

(6)将 4 次血与尿标本测定其菊粉含量。按下列公式进行计算:

$$\frac{尿的菊粉含量}{血浆菊粉含量\times稀释倍数\times尿量(mL)}\times100\%$$

$$稀释倍数=\frac{实际尿量+冲洗液量}{实际尿量}$$

(三)参考值

2.0~2.3 mL/s。

(四)临床意义

急性肾小球肾炎、慢性肾衰竭、心力衰竭时其葡粉清除率显著降低;慢性肾炎、肾动脉硬化、高血压晚期等可有不同程度的降低。由于本法操作步骤较繁杂,既需持续静脉滴注(口服会水解为单糖而被吸收,肌内注射又很难吸收)和多次抽血,又需置导尿管,因而不够方便;菊粉有时可引起发热反应故目前临床上尚不能常规使用,多用于临床实验研究工作。

三、尿素清除试验

(一)原理

尿素是蛋白质代谢产生的氨在肝脏经鸟氨酸循环生成的最终产物,由肾脏排出体外。血液中的尿素通过肾小球滤过而进入肾小管。经过肾小管的尿素大部分被排出,还有一部分被肾小管重吸收而返回血流。所以尿素通过肾小球滤过并未完全被清除,尿素清除率较内生肌酐清除率要小,但仍是临床上简单而实用的肾功能试验之一。

尿素清除率随尿量多少而变。尿量越少,肾小管对尿素回收越多。尿量超过 2 mL/min 时,尿素排泄量和尿素清除率达最大值。

(二)操作

1.标本收集

进行试验前受试患者可正常饮食,但不做剧烈运动,不饮茶或咖啡。采样前嘱患者饮水 300 mL,半小时后令其排空尿液,弃去,记录时间。1 小时后收集第 1 次尿液,令患者务必排尽尿液,记录时间。随即采血数毫升,置抗凝管内。同时嘱患者再饮水 300 mL。在记时起的准 2 小时,再收集第 2 次尿液。

2.测定

准确计量两次尿量,计算每分钟尿量(mL/min)V_1 和 V_2。对两次尿样及血浆做尿素测定(测定方法见尿素测定),分别为 U_1、U_2 和 P。

(三)计算

(1)若 V_1 和 $V_2 \geq 2$ mL/min,则尿素 U 和 P 之比较稳定。且与尿量成比例。

尿素最大清除率：

$$C_m = \frac{U}{P} \times V \times \frac{1.73}{A}(mL/1.73 \ m^2)(其中 A 为体表面积)$$

健康人最大清除率均数为 75 mL/(min·1.73 m²)，折算为健康人清除百分率：

$$C_m = \frac{U}{P} \times V \times \frac{1.73}{A} \times \frac{100}{75}(\%)$$

(2)若尿量<2 mL/min,则尿素标准清除率(Cs)：

$$C_s = \frac{U}{P}\sqrt{V \times \frac{1.73}{A}}[mL/(min·1.73 \ m^2)]$$

健康人标准清除率均为 54 mL/(min·1.73 m²)，折算为健康人清除百分率：

$$C_s = \frac{U}{P}\sqrt{V \times \frac{1.73}{A}} \times \frac{100}{54}(\%)$$

(四)参考值

尿素最大清除率(Cm)为 0.58~0.91 mL/(S·m²)[60~95 mL/(min·1.73 m²)]；尿素标准清除率(Cs)为 0.36~0.63 m²/(S·m²)[40~65 mL/(min·1.73 m²)]。尿素清除率为60%~125%。

(五)附注

(1)若患者之体表面积接近 1.73 m²,可以不进行校正,误差不大。

(2)收集尿液标本时,每次都必须要求患者尽力排空尿液,而且计时准确。

(3)将前后两次收集尿液计算的清除率取均数报告结果。若每小时排尿量<25 mL;两次清除率相差在 30%以上,说明试验未做好,应重做。

(六)临床意义

(1)病理变化的清除率 60%~40%,肾轻度损害;40%~20%,肾中度损害;20%~5%,肾重度损害;5%以下,见于尿毒症昏迷时。

(2)其他临床意义参见"内生肌酐清除试验"。

(康爱芹)

第十章

蛋白质检验

第一节　血清总蛋白检验

一、双缩脲常规法

（一）原理

凡分子中含有两个氨基甲酰基(-CONH$_2$)的化合物都能与碱性铜溶液作用,形成紫色复合物,这种反应称双缩脲反应。蛋白质分子中有许多肽键都能起此反应,而且各种血浆蛋白显色程度基本相同,因此,在严格控制条件下,双缩脲反应可作为血浆蛋白总量测定的理想方法,从测定的吸光度值计算出蛋白含量。

（二）试剂

1.6 mol/L 氢氧化钠

溶解 240 g 优质纯氢氧化钠于新鲜制备的蒸馏水或刚煮沸冷却的去离子水中,稀释至 1 L。置聚乙烯瓶内盖紧保存。

2.双缩脲试剂

称取未风化、没有丢失结晶水的硫酸铜(CuSO$_4$ · 5H$_2$O)3 g,溶于 500 mL 新鲜制备的蒸馏水或刚煮沸冷却的去离子水中,加酒石酸钾钠 9 g,碘化钾 5 g,待完全溶解后,加入 6 mol/L 氢氧化钠 100 mL,并用蒸馏水稀释至 1 L。置聚乙烯瓶内盖紧保存。

3.双缩脲空白试剂

溶解酒石酸钾钠 9 g,碘化钾 5 g,于新鲜制备的蒸馏水中。加 6 mol/L 氢氧化钠 100 mL,再加蒸馏水稀释至 1 L。

4.蛋白标准液

收集混合血清,用凯氏定氮法测定蛋白含量,亦可用定值参考血清或清蛋白标准血清。

（三）操作

见表 10-1。

混匀,置 25 ℃水浴中 30 分钟(或 37 ℃ 10 分钟),在波长 540 nm 处,以空白调零,读取各管的吸光度。

表 10-1 血清总蛋白测定

单位:mL

加入物	测定管	标准管	空白管
待测血清	0.1	—	—
蛋白标准	—	0.1	—
蒸馏水	—	—	0.1
双缩脲试剂	5.0	5.0	5.0

高脂血症、高胆红素血症及溶血标本,应做"标本空白管",即血清 0.1 mL 加双缩脲空白试剂 5 mL,以测定管吸光度减去标本空白管吸光度为测定管的标准吸光度。

$$血清总蛋白(g/L)=\frac{测定管(或校正)吸光度}{标准管吸光度}×标准蛋白液浓度(g/L)$$

(四)参考值

健康成人走动后血清总蛋白浓度为 64~83 g/L;静卧时血清总蛋白浓度为 60~78 g/L。

(五)附注

(1)血清蛋白质的含量一般用 g/L 表示,因为各种蛋白质的分子量不同,不能用 mol/L 表示。

(2)酚酞、溴磺肽钠在碱性溶液中呈色,影响双缩脲测定的结果;右旋糖酐可使测定管浑浊影响结果。理论上这些干扰均可用相应的标本空白管来消除,但如标本空白管吸光度太高,可影响结果准确度。

(3)含脂类极多的血清,呈色后浑浊不清,可用乙醚 3 mL 抽提后再进行比色。

二、双缩脲比吸光度法

(一)原理

按照 Doumas 方法所规定的配方配制双缩脲试剂,在控制反应条件和校准分光光度计的情况下,双缩脲反应的呈色强度是稳定的,可以根据蛋白质双缩脲复合物的比吸光度,直接计算血清总蛋白质浓度。

(二)试剂

同双缩脲法。

(三)操作

(1)取试管 2 支,标明"测定管"及"试剂空白管",各管准确加入双缩脲试剂 5.0 mL。

(2)于"测定管"中准确加 100 μL 血清,于"试剂空白管"中加入蒸馏水 100 μL。

(3)另取第 3 支试管做"标本空白"管,加入双缩脲空白试剂 5.0 mL 及血清 100 μL。

(4)各管立即充分混匀后,置(25±1)℃水浴中保温 30 分钟。

(5)用经过校准的高级分光光度计,在波长 540 nm、比色杯光径 1.0 cm 处读取各管吸光度。读"测定管"及"试剂空白管"吸光度时,用蒸馏水调零点;读"标本空白管"吸光度时,用双缩脲空白试剂调零点。

(四)计算

校正吸光度$(Ac)=A_t-(A_r+A_s)$。式中,A_t 为测定管吸光度;A_r 为试剂空白管吸光度;

A_s 为标本空白管吸光度。

如测定所用的分光光度计波长准确,带宽≤2 nm、比色杯光径准确为 1.0 cm 时,血清总蛋白含量可以根据比吸光度直接计算。

$$血清总蛋白(g/L) = \frac{Ac}{0.298} \times \frac{5.1}{0.1} = \frac{Ac}{0.298} \times 51$$

式中,0.298 为蛋白质双缩脲复合物的比吸光系数,是指按 Doumas 双缩脲试剂的标准配方,在上述规定的测定条件下,双缩脲反应溶液中蛋白质浓度为 1.0 g/L 时的吸光度。

检查比色杯的实际光径可按下述方法进行。

(1)每升含 $(NH_4)_2Co(SO_4)_2 \cdot 6H_2O$ 43 g 的水溶液,在比色杯光径 1.0 cm、波长 510 nm 处,吸光度应为 0.556。

(2)每升含重铬酸钾 0.050 g 的水溶液(溶液中含数滴浓硫酸)在比色杯光径 1.0 cm、波长 350 nm 处,吸光度应为 0.535。

(3)如测出的吸光度与上述不符,表示比色杯光径并非 1.0 cm,计算结果时需进行校正。校正系数 $F = A_s/A_m$,A_s 为钴盐的吸光度(0.556)或重铬酸钾的吸光度(0.535),A_m 为实测的吸光度。F 可取两个校正系数的均值,用下式计算蛋白的含量。

$$血清总蛋白(g/L) = \frac{Ac}{0.298} \times 51 \times F$$

三、临床意义

(一)血清总蛋白浓度增高

(1)血清中水分减少,而使总蛋白浓度相对增高。凡体内水分排出大于水分的摄入时,均可引起血液浓缩,尤其是急性失水时(如呕吐、腹泻、高热等)变化更为显著,血清总蛋白浓度有时可达 100~150 g/L。又如休克时,由于毛细血管通透性的变化,血液也可发生浓缩。慢性肾上腺皮质功能减退患者,由于钠的丢失而致继发性水分丢失,血浆也可出现浓缩现象。

(2)血清蛋白合成增加,大多数发生在多发性骨髓瘤患者,此时主要是球蛋白增加,其量可超过 50 g/L,总蛋白可超过 100 g/L。

(二)血清总蛋白浓度降低

(1)合成障碍,主要为肝功能障碍。肝脏是合成蛋白质的唯一场所,肝功能严重损害时,蛋白质的合成减少,以清蛋白的下降最为显著。

(2)蛋白质丢失。如严重灼伤时,大量血浆渗出;或大出血时,大量血液的丢失;肾病综合征时,尿液中长期丢失蛋白质;溃疡性结肠炎可从粪便中长期丢失一定量的蛋白质,这些可使血清总蛋白浓度降低。

(杨翠云)

第二节 血清黏蛋白检验

血清黏蛋白占血清总蛋白量的 1%~2%,是体内一种黏多糖与蛋白质分子结合成的耐热复合蛋白质,属于体内糖蛋白的一种,电泳时与 α 球蛋白一起泳动,主要存在于 α₁ 和 α₂ 球蛋白部分。其黏多糖往往是由氨基葡萄糖、氨基半乳糖、甘露糖、岩藻糖及涎酸等组成。黏蛋白成分复杂,分类和命名尚未一致。Meyer 将糖与蛋白质的复合物以氨基己糖的含量进行分类,氨基己糖含量>4%的称黏蛋白,<4%的称糖蛋白。

黏蛋白不易发生热变性,也不易被通常的蛋白沉淀剂(如高氯酸、磺基水杨酸等)沉淀,但可被磷钨酸沉淀。临床检验中利用此特性将它与其他蛋白质分离后,再用蛋白试剂或糖试剂进行测定。目前测定黏蛋白的方法很多,其结果有以氨基己糖、己糖、酪氨酸及蛋白质四种类型的表示方法,无论以何种方式表示结果,均需说明所采用的方法及参考值。

一、原理

以 0.6 mmol/L 过氯酸沉淀血清中蛋白质时,黏蛋白不被沉淀,而存留在滤液中,再加磷钨酸使黏蛋白沉淀,然后以酚试剂沉淀其中蛋白质的含量。

二、试剂

(1)154 mmol/L 氯化钠溶液。

(2)1.8 mmol/L 过氯酸:取含量为 70%～72% 过氯酸 28 mL,加蒸馏水稀释至 200 mL,并标定。

(3)17.74 mmol/L 磷钨酸溶液:称取磷钨酸 5 g 溶于 2 mmol/L 盐酸中,并加至 100 mL。

(4)酚试剂:于 1 500 mL 球形烧瓶中加入钨酸钠($Na_2MoO_4 \cdot 2H_2O$)25 g,水 700 mL,浓磷酸 50 mL,浓盐酸 100 mL,缓缓回流蒸馏 10 小时。取下冷凝管,加硫酸锂 75 g,蒸馏水 50 mL,并加溴水 2～3 滴,再煮沸 15 分钟,以除去多余的溴,冷却后稀释至 1 000 mL。制成的酚试剂应为鲜亮黄色,置棕色瓶保存,用前取出一部分,以等量蒸馏水稀释。

(5)1.88 mmol/L 碳酸钠溶液。

(6)标准酪氨酸溶液(0.05 mg/mL):精确称取酪氨酸 5 mg,以 0.1 mol/L 盐酸溶解并稀释至 100 mL。

三、操作

血清 0.5 mL,加 154 mmol/L 氯化钠 4.5 mL,混匀,滴加 1.8 mol/L 过氯酸溶液 2.5 mL,静止 10 分钟,用定量滤纸过滤或离心。取滤液 2.5 mL,加 17.74 mmol/L 磷钨酸 0.5 mL 混匀,静止 10 分钟,以 3 000 r/min 离心 10 分钟。倾去上清液并沥干,再加磷钨酸溶液 2 mL 悬浮沉淀物,同法离心后弃去上清液,沥干,取沉淀物备用。按表 10-2 测定。

表 10-2　血清黏蛋白测定

单位:mL

加入物	测定管	标准管	空白管
蒸馏水	1.75*	1.5	1.75
酪氨酸标准液	—	0.25	—
碳酸钠溶液	0.5	0.5	0.5
酚试剂	0.25	0.25	0.25

注:* 为溶解蛋白沉淀物。

混匀，放置 37 ℃水浴 15 分钟，取出，用分光光度计 650 nm，比色杯光径 1.0 cm，以空白调零，读取各管吸光度。

四、计算

(一)血清黏蛋白[以蛋白计(g/L)]

$$血清黏蛋白(g/L)=\frac{测定管吸光度}{标准管吸光度}\times0.0125\times\frac{7.5}{2.5}\times\frac{1\,000}{0.5}\times\frac{23.8}{1\,000}=\frac{测定管吸光度}{标准管吸光度}\times1.785$$

式中，23.8 为酪氨酸转换成黏蛋白的系数。

(二)血清黏蛋白[以酪氨酸计(mg/L)]

$$血清黏蛋白(mg/L)=\frac{测定管吸光度}{标准管吸光度}\times0.0125\times\frac{7.5}{2.5}\times\frac{1\,000}{0.5}=\frac{测定管吸光度}{标准管吸光度}\times75$$

五、参考值

(1)以蛋白计为 0.75～0.87 g/L。

(2)以酪氨酸计为 31.5～56.7 mg/L。

六、附注

(1)黏蛋白是一种糖蛋白，其蛋白质分子中酪氨酸含量为 4.2%，因此两种报告方式可互相换算。

(2)加过氯酸沉淀蛋白后，需放置 10 分钟后进行过滤。加磷钨酸后，也需放置 10 分钟后再离心。弃去上清液时，须细心操作，不能使沉淀丢失否则结果偏低。

七、临床意义

血清黏蛋白增高常见于肿瘤(尤其是女性生殖器肿瘤)、结核、肺炎、系统性红斑狼疮、风湿热、风湿性关节炎等。血清黏蛋白减少常见于广泛性肝实质性病变。血清黏蛋白的连续测定对于同一病例的病程转归(病变的扩大或缩小、肿瘤有无转移、肿瘤手术切除或其他治疗效果)的判断有一定的参考价值。

(康爱芹)

第三节　血清清蛋白检验

本节主要介绍溴甲酚绿法。

一、原理

在 pH 4.2 的缓冲液中，清蛋白分子带正电荷，与带负电荷的溴甲酚绿(BCG)生成蓝绿色复合物，在波长 628 nm 处有吸收峰。复合物的吸光度与清蛋白浓度成正比，与同样处理的清蛋白标准比较，可求得血清中清蛋白的浓度。

二、试剂

(1)BCG 试剂:向约 950 mL 蒸馏水中加入 0.105 g BCG(或 0.108 g BCG 钠盐),8.850 g 琥珀酸,0.100 g 叠氮钠和 4 mL 聚氧化乙烯月桂醚(Brij-35,300 g/L)。待完全溶解后,用 6 mol/L 氢氧化钠溶液调节至 pH 4.15～4.25。最后,用蒸馏水加至 1 L。贮存于聚乙烯塑料瓶中,密塞。该试剂置室温中至少可稳定 6 个月。

BCG 试剂配成后,分光光度计波长 628 nm,用蒸馏水调节零点,测定 BCG 试剂的吸光度,应在 0.150 A 左右。

(2)BCG 空白试剂:除不加入 BCG 外,其余成分和配制程序完全同 BCG 试剂的配制方法。

(3)40 g/L 清蛋白标准液,也可用定值参考血清作清蛋白标准,均需置冰箱保存。以上试剂建议应用批准文号的优质商品试剂盒。

三、操作

按表 10-3 进行操作。

表 10-3　血清清蛋白测定操作步骤

单位:mL

加入物	测定管	标准管	空白管
待测血清	0.02	—	—
清蛋白标准液	—	0.02	—
蒸馏水	—	—	0.02
BCG 试剂	5.0	5.0	5.0

分光光度计波长 628 nm,用空白管调零,然后逐管定量地加入 BCG 试剂,并立即混匀。每份血清标本或标准液与 BCG 试剂混合后(30±3)秒,读取吸光度。

如遇脂血标本,可加做标本空白管:血清 0.02 mL,加入 BCG 空白试剂 5.0 mL,分光光度计波长 628 nm,用 BCG 空白试剂调节零点,读取标本空白管吸光度,用测定管吸光度减去标本空白管吸光度后的净吸光度,计算血清清蛋白浓度。

四、计算

$$血清清蛋白(g/L) = \frac{测定管吸光度}{标准管吸光度} \times 清蛋白标准液的浓度(g/L)$$

目前,生化自动分析仪同时测定血清总蛋白(双缩脲法)和清蛋白(BCG 法),并自动计算出球蛋白浓度和白/球蛋白比值。

五、参考值

4～14 岁儿童,血清清蛋白浓度为 38～54 g/L;健康成人血清清蛋白浓度为 34～48 g/L。清蛋白/球蛋白(A/G)=(1.5～2.5):1

六、附注

(1)BCG 染料结合法测定血清清蛋白,用什么蛋白质作标准是一个复杂的问题。实验证明:

BCG 不但与清蛋白呈色,而且与血清中多种蛋白成分呈色,其中以 α_1 球蛋白、转铁蛋白、触珠蛋白更为显著,但其反应速度较清蛋白稍慢。实际上,当血清与 BCG 混合时,"慢反应"已经发生,不过实验证明,"慢反应"持续 1 小时才完成。因此,有人主张用定值参考血清作标准比较理想。BCG 与血清混合后,在 30 秒读取吸光度,可明显减少非特异性结合反应。

(2)当 60 g/L 清蛋白标准液与 BCG 结合后,比色杯光径 1.0 cm,在 628 nm 测定的吸光度应为 0.811 ± 0.035,如达不到比值,表示灵敏度较差。

(3)此法测定正常血清标本的批间变异系数为 6.3% 左右。

(4)试剂中的聚氧化乙烯月桂醚也可用其他表面活性剂代替,如吐温-20 等,用量为 2 mL/L。

七、临床意义

(1)血清清蛋白在肝脏合成。血清清蛋白浓度增高常见于严重失水,血浆浓缩,此时并非蛋白绝对量增多。临床上,尚未发现单纯清蛋白浓度增高的疾病,而以清蛋白浓度降低为多见。

(2)清蛋白浓度降低与总蛋白浓度降低的原因相同。但有时总蛋白浓度接近正常,而清蛋白浓度降低,同时又伴有球蛋白浓度增高。急性清蛋白浓度降低主要由于急性大量出血或严重灼伤时血浆大量丢失。慢性清蛋白浓度降低主要由于肝脏合成清蛋白功能障碍、腹水形成时清蛋白的丢失和肾病时尿液中的丢失,严重时清蛋白浓度可低于 10 g/L。清蛋白浓度低于 20 g/L 时,由于胶体渗透压的下降,常可见到水肿等现象。

(3)妊娠,尤其是妊娠晚期,由于体内对蛋白质需要量增加,又同时伴有血浆容量增高,血清清蛋白可明显下降,但分娩后可迅速恢复正常。

(4)球蛋白浓度增高。临床上常以 γ 球蛋白增高为主。球蛋白增高的原因,除水分丢失的间接原因外,主要有下列因素:①炎症反应:如结核病、疟疾、黑热病、血吸虫病、麻风病等;②自身免疫性疾病:如播散性红斑狼疮、硬皮病、风湿热、类风湿性关节炎、肝硬化等;③骨髓瘤和淋巴瘤:此时 γ 球蛋白可增至20~50 g/L。

(5)球蛋白浓度降低主要是合成减少。正常婴儿出生后至 3 岁内,由于肝脏和免疫系统尚未发育完全,球蛋白浓度较低,此属于生理性低球蛋白血症。肾上腺皮质激素和其他免疫抑制剂有抑制免疫功能的作用,会导致球蛋白合成减少。

(杨翠云)

第四节　血清前清蛋白检验

前清蛋白(PA)分子量 54 000,由肝细胞合成。PA 除了作为组织修补的材料外,可视为一种运载蛋白,它可结合 T_4 与 T_3,而对 T_3 的亲和力更大。PA 还可与维生素 A 结合蛋白形成复合物,具有运载维生素 A 的作用。在电泳分离时,PA 常显示在清蛋白的前方,其半衰期很短,约 12 小时。因此,测定其在血浆中的浓度对于了解蛋白质的营养状况、肝脏功能,比清蛋白和转铁蛋白具有更高的灵敏度。

测定血清前清蛋白大都用免疫化学技术,常用的方法有免疫扩散法、散射比浊法和透射比浊法。其中免疫扩散法简单、方便,不需特殊设备,适合所有单位使用,但精密度和准确性均较差。散射比浊法灵敏度较高,但需要专用免疫分析仪(如特种蛋白分析仪)和配套的试剂盒。透射比浊法的灵敏度可满足常规工作的要求,且可在 340 nm 波长的任何生化分析仪上进行,适用性较广。

一、方法

透射比浊法。

二、原理

血清中的 PA 与抗 PA 抗体在液相中反应生成抗原-抗体复合物,使反应液呈现浊度。当一定量抗体存在时,浊度与血清中 PA(抗原)的含量呈正比。利用散射比浊或透射比浊技术,与同样处理的 PA 标准比较,求得样品中的 PA 含量。

三、试剂

(1)抗 PA 抗体血清工作液。
(2)PA 标准血清(冻干品)根据说明书指定的量,加蒸馏水复溶。
以上试剂均需置 2～8 ℃冰箱保存,在有效期内使用。

四、操作

(1)手工、半自动生化分析仪按表 10-4 进行操作。
混匀,置 37 ℃保温 10 分钟,波长 340 nm,以空白管调零,读取各管吸光度。
(2)如用全自动生化分析仪测定,必须按照仪器说明书设定参数和操作程序进行测定(表 10-4)。

表 10-4　血清 PA 测定操作程序

加入物	测定管	标准管	空白管
待检血清/μL	20	—	—
PA 标准液/μL	—	20	—
生理盐水/μL	—	—	20
PA 抗体工作液/ mL	1.0	1.0	1.0

五、计算

$$血清 PA(mg/L) = \frac{测定管吸光度}{标准管吸光度} \times PA 标准液浓度(mg/L)$$

六、参考值

健康成人血清 PA 浓度为 250～400 mg/L;儿童水平约为成人水平的一半,青春期则急剧增加达成人水平。散射比浊法结果稍低,为 160～350 mg/L。也可根据本单位条件建立本实验室的参考值。

七、临床意义

(一)血清前清蛋白浓度降低

(1)血清前清蛋白是一种负急性时相反应蛋白,在炎症和恶性疾病时其血清水平下降。据报告,手术创伤后 24 小时即可见血清前清蛋白水平下降,2~3 天时达高峰,其下降可持续 1 周。

(2)前清蛋白在肝脏合成。各类肝炎、肝硬化致肝功能损害时,由于合成减少,血清前清蛋白水平降低,是肝功能障碍的一个敏感指标,对肝病的早期诊断有一定的价值。

(3)前清蛋白和维生素 A 结合蛋白可作为蛋白质营养状况的指征。由于它们的半衰期短,对蛋白摄入量的改变很敏感,一旦体内出现营养不良,血清前清蛋白即迅速下降,严重营养不良时可完全缺如。其他营养素的状况也影响血清前清蛋白浓度,如缺锌时前清蛋白可降低,短期补锌后,其值即升高。

(4)蛋白消耗性疾病或肾病时,血清前清蛋白浓度下降。

(5)妊娠或高雌激素血症时,血清前清蛋白浓度也下降。

(二)血清前清蛋白浓度增高

可见于霍奇金病。肾病综合征患者在蛋白食物充足时血清前清蛋白可轻度升高。

(杨翠云)

第五节　血清肌红蛋白检验

血清肌红蛋白(Mb)存在于心肌与其他肌肉组织中,其分子量为 17 500。血清肌红蛋白是急性心肌梗死(AMI)患者升高的最早标志物之一。血清肌红蛋白测定方法有很多,由于分光光度法、电泳法及层析法不能测定低于微克水平的 Mb,现已不使用。免疫化学法较灵敏,但抗血清必须是对 Mb 特异的。对流免疫电泳是一种定性方法,且灵敏度较低,不适宜检测心肌梗死。乳胶凝集试验是个半定量试验,用肉眼判断终点,具有一定的主观性,而且一些含有高浓度类风湿因子的血清会产生干扰。放射免疫试验灵敏度高,特异性强,但使用放射性核素,现已少用。胶乳增强透射比浊法灵敏度高,特异性好,测定速度快,适用于各型生化自动分析仪,现已在临床上普遍采用。

一、原理

Mb 致敏胶乳颗粒是大小均一的聚苯丙烯乳胶颗粒悬液,颗粒表面包被有兔抗人 Mb 抗体。样本中的 Mb 与胶乳颗粒表面的抗体结合后,使相邻的胶乳颗粒彼此交联,发生凝集反应产生浊度。该浊度与样本中的 Mb 浓度呈正比,在 570 nm 处测定吸光度,可计算样本中 Mb 的浓度。

二、试剂

(1)试剂Ⅰ:甘氨酸缓冲液(pH 9.0),NaN_3 1.0 g/L。

(2)试剂Ⅱ:致敏胶乳悬液,兔抗人 Mb IgG 致敏胶乳颗粒,NaN_3 1.0 g/L。

(3)Mb 校准品。

三、操作

(一)测定条件

温度:37 ℃。波长:570 nm。比色杯光径:1.0 cm。反应时间:5 分钟。

(二)进行操作

按表 10-5 进行操作。

表 10-5 血清 Mb 测定

单位:mL

测定管	标准管	空白管	
试剂 I	200	200	200
待检血清	20	—	—
Mb 校准品	—	20	—
蒸馏水	—	—	20
混匀,保温 5 分钟,以空白管调零,测得各管吸光度为 A_1			
试剂 II	150	150	150
混匀,保温 5 分钟,以空白管调零,测得各管吸光度为 A_2			

四、计算

$\Delta A = A_2 - A_1$。采用非线性多点定标模式,以不同浓度标准品的 ΔA,绘制校正曲线,测定管 ΔA 从校正曲线上查出测定结果。

五、参考值

(1)健康成年人肌红蛋白<70 μL/L。

(2)建议各实验室根据自己的条件建立本地的参考值。

六、附注

(1)本法适用于各种类型的半自动、全自动生化分析仪,严格按照仪器说明书设定参数进行操作。

(2)本法试剂应避光,于 2~8 ℃可保存 12 个月,−20 ℃可保存更长时间,但不宜反复冻融。

七、临床意义

(1)血清肌红蛋白是早期诊断 AMI 的敏感指标,AMI 发作后 1~2 小时,在患者血清中的浓度即迅速增加。6~9 小时几乎所有的 AMI 患者 Mb 都升高。Mb 在血液中清除的速度很快,在发病 24 小时内可恢复到正常,所以连续检测血清中的 Mb 对评价患者在治疗期间是否有心肌梗死再次发生的状况具有很重要的意义。患者在发作后第 1 天内血清肌红蛋白即可返回到基线浓度,当有再梗死时,则又迅速上升,形成"多峰"现象,可以反映局部缺血心肌周期性自发的冠脉再梗死和再灌注。

(2)心脏外科手术患者血清肌红蛋白升高,可以作为判断心肌损伤程度及愈合情况的一个重要客观指标。

(3)在临床肌病研究中发现,假性肥大型肌营养不良患者血清肌红蛋白也升高。

(杨翠云)

第六节 血清肌钙蛋白检验

肌钙蛋白是肌肉收缩的调节蛋白,由三个结构不同的亚基组成,即肌钙蛋白 T(TnT)、肌钙蛋白I(TnI)和肌钙蛋白 C(TnC),它附在收缩的横纹肌细微组织上。TnI 是一种结构蛋白,它与肌动蛋白及原肌球蛋白互相作用。TnI 与肌动球蛋白在静止状态时相结合,抑制肌动球蛋白的ATP 酶(ATPase)活性。TnC 有四个能结合钙离子的结合点,当它与细胞内的钙离子结合时,能导致整个肌钙蛋白构造上的变化。肌钙蛋白放松了肌动球蛋白,让肌动球蛋白与肌浆球蛋白互起作用,而造成肌肉收缩。肌钙蛋白具有的三种同分异构体,其中两种同分异构体是骨骼肌所特有的,一种同分异构体是心肌所特有的,这三种肌钙蛋白的同分异构体存在着结构上的差异。心肌中的 T 和 I 亚基结构不同于其他肌肉组织,心肌钙蛋白 T、I(cTnT、cTnI)由于分子量小,分别为 37 000 和 24 000,所以发病后血中浓度迅速升高。

应用免疫层析与酶免技术可进行快速检测与定量测定,具有快速、灵敏、特异的特点。但对于单个标本检查有不便之处。胶乳增强透射比浊法,目前已有试剂盒供应,可在各型自动生化分析仪上使用,通用性强,已在临床上使用。不同型号的生化分析仪应严格按照说明书设定参数和进行操作。

一、心肌钙蛋白 T、I 的快速检测

(一)原理

应用免疫层析方法测定样品中的特异抗原(cTnT、cTnI)。测试时滴加血清样品于样品槽,样品通过毛细管效应沿试纸膜运动,如果样品中含有特异抗原,试验部位就出现色带,在对照区域内应该有另一颜色条带作为实验对照。

(二)试剂

(1)cTnT 免疫层析试纸条。

(2)cTnI 免疫层析试纸条。

(三)操作

(1)将包装纸打开,标记上样品编号。

(2)加 5～6 滴血清样品到样品槽中。

(3)在 10～15 分钟内观察色带出现情况。

(四)结果判断

(1)阳性:在试验区和对照区均有色带出现。

(2)阴性:仅在对照区有色带出现。

(3)无效:试验区和对照区都没有色带出现。

(五)附注

(1)试纸条只能用 1 次,重复使用无效。

(2)试纸条试验区和对照区均不出现色带,取另一试纸条重复检测仍无结果,则表示试纸条失效。

(3)免疫层析技术测定 cTnT、cTnI 适合床边快速试验,但只是定性或半定量,要真正了解病情严重程度及治疗措施的选择还需定量测定。

二、心肌钙蛋白 T 的 ELISA 法测定

(一)原理

生物素与亲和素作用下的双抗体夹心 ELISA,用链霉亲和素-生物素化的抗 TnT 单克隆抗体作包被物,依次与样品中 TnT 抗原和酶标 TnT 单克隆的抗体反应,然后加入底物色原。酶催化底物显色,由系列 TnT 标准制定的校正曲线,定量测定 cTnT 含量。

(二)试剂

(1)生物素-亲和素 cTnT 单克隆抗体包被板。

(2)孵育缓冲液。

(3)浓缩洗涤液。

(4)酶标结合物。

(5)cTnT 标准品。

(6)底物色原:二铵 2.2 叠氮(ABTS)。

(三)操作

(1)在包被板中分别加入标准血清、对照血清和患者标本于相应的孔内各 50 μL。

(2)每孔各加孵育缓冲液 50 μL,并轻轻混匀。

(3)室温下孵育 60 分钟后洗涤 3 次,10 分钟内完成。在吸水纸上用力拍打微孔,以除去残留水滴。

(4)每孔各加入酶结合物 100 μL,轻轻混匀。

(5)倒空微孔板中的孵育液,用洗涤液将微孔洗 3 次,在吸光纸上用力拍打微孔,以除去残留水滴。

(6)将 200 μL 色原底物溶液加入相应的孔中,避光直射,轻轻混匀,静置 30 分钟。

(7)用酶标仪在 10 分钟内,于 405 nm 和 630 nm 双波长下测定吸光度值(OD 值)。

(四)计算

(1)计算每一标准品、对照血清和患者标本的平均 OD 值。

(2)以标准品 OD 值对 cTnT 浓度绘制校正曲线。

(3)根据校正曲线计算未知样品中 cTnT 浓度。

(五)附注

(1)cTnT 待测标本最好用血清,不要用抗凝血浆,因为抗凝剂如肝素、EDTA 等对 cTnT 有影响。

(2)由于 cTnT 是心肌细胞损伤释放出来的指标,所以尽量避免标本溶血,如果标本溶血很可能造成检测结果增高。

(3)配制好孵育液不要冷冻保存,应放在 2~8 ℃冷藏。

(4)实验前应注意试剂有无失效,比如底物色原液如变质,其颜色加深。

(5)为了提高 cTnT 检测的可靠性,应注意加样及其他操作过程,比色最好选用双波长。

(六)参考值

<0.1 μg/L。

三、心肌钙蛋白Ⅰ的 ELISA 法测定

(一)原理

双抗体夹心 ELISA 法。先将抗 cTnI 单抗包被于微孔板上,加入标准品、患者血清和孵育缓冲液,如果血清中有 cTnI,则将与孔中的抗体结合,然后将孔中剩余的样品洗去,加入辣根过氧化物酶标记的 cTnI 抗体,让酶联抗体与孔中的 cTnI 结合。这样,cTnI 分子就被固相抗体和酶联抗体夹在中间。孵育和洗涤之后,酶反应显色,吸光度 OD 值与血清 cTnI 浓度成正比。

(二)试剂

(1)抗 cTnI 抗体包被板。

(2)孵育缓冲液。

(3)浓缩洗液。

(4)抗体和酶结合物。

(5)cTnT 标准品。

(6)显色剂 A、显色剂 B。

(7)2N HCl 终止剂。

(三)操作

(1)将 50 μL 标准品、对照血清和患者标本加入相应孔内。

(2)将 50 μL 孵育液加入相应的孔中,轻轻混合 30 秒,此步混匀是关键。

(3)将微孔板放在室温孵育 30 分钟。

(4)倒空微孔中的孵育混合液,用洗液将微孔洗 5 次,在吸水纸上用力拍打,以除去残留水滴。

(5)将 100 μL 酶结合物加入相应的孔中,轻摇混匀。

(6)将微孔板放在室温孵育 30 分钟。

(7)倒空微孔中的孵育液,用洗液将微孔洗 5 次,在吸水纸上用力拍打微孔,以除去残留水滴。

(8)将 20 μLTMB 底物溶液加入相应的孔中,轻轻混合 5 秒,在室温避光条件下静置 20 分钟。

(9)每孔加入 50 μL 2 mol/L HCl,终止反应,轻轻混合 5～30 秒以保证蓝色转变成黄色。

(10)用酶标仪在 10 分钟内,于 450 nm 波长下测定吸光度 OD 值。

(四)计算

(1)计算每一对标准品、对照血清和患者标本的平均 OD 值。

(2)在坐标纸上绘制吸光度(OD)与 cTnI 浓度的校正曲线(查看试剂盒内说明书注明的实际 cTnI 浓度)。

(3)根据校正曲线计算未知样品中 cTnI 浓度。

(五)附注

(1)一套试剂盒最多可做 4 次检测。

(2)本试剂盒可用于检测血清样品,但不能使用出现肉眼可见的溶血、脂血或浑浊的血清标本。

(3)利用血清标本,应在采集标本后 6 小时内进行检测,也可将血清冷冻保存于-20 ℃或更

低温度,这样至少可保存 3 个月,应注意切勿进行反复冻融。

(4)将浓缩的洗液稀释后备用,稀释的洗液可在 4 ℃下贮存两周。

(5)在孵育缓冲液中稀释具有预期浓度的心肌钙蛋白 I 的血清进行检测。

(6)用 10 个孔建立标准品的校准曲线。

(7)全部试剂包括启封的微孔都必须在使用前恢复全室温,未使用的试剂必须贮存于 4 ℃。

(六)参考值

1.5～3.1 $\mu g/L$。

(七)临床意义

(1)急性心肌梗死(AMI),发病后血中浓度很快增高,cTnT 和 cTnI 3～6 小时超过参考值上限值;cTnT 10～24 小时达峰值,10～15 天恢复正常;cTnI 14～20 小时达峰值,5～7 天恢复正常。据报道 cTnT 在诊断 AMI 时比 CK-MB 更为灵敏,但有报道在肾脏疾病患者血样中发现 cTnT,所以特异性较差。而 cTnI 在诊断 AMI 中更为灵敏,且在肾病及其他疾病患者血液中未发现 cTnI,所以 cTnI 是心脏受损的特异性标志物,可用于评价不稳定心绞痛。另外,cTnI 水平升高可预示有较高的短期死亡危险性,连续监测 cTnI 有助于判断血栓溶解和心肌再灌注。由于 cTnT 和 cTnI 消失慢,所以,可作为心肌梗死后期标志物。

(2)cTnT 和 cTnI 可作为心脏手术中的心肌梗死症状出现的指示物。当患者接受动脉搭桥手术时,若 cTnT 和 cTnI 含量增加,表明出现心肌梗死,而此时 CK-MB 含量并无变化。

(杨翠云)

第七节　血清铁蛋白检验

铁蛋白(Ft)是一种分子量较大的含铁蛋白质,分子量 19 kD。其主要作用是贮存铁和在需要合成含铁物质时供应。其测定的主要用途是作为衡量体内有无严重铁代谢失调和体内铁贮存水平的一项重要指标,当铁代谢失衡时,即可引起 Ft 发生相应的变化。

一、原理

吸附于聚苯乙烯上的铁蛋白抗体与样品中的铁蛋白结合,形成铁蛋白-抗铁蛋白抗体复合物,再与酶标记铁蛋白抗体结合形成铁蛋白抗体-铁蛋白-酶标铁蛋白抗体复合物,其复合物中的辣根过氧化物酶作用于邻苯二胺-H_2O_2 底物产生有色物质,与标准铁蛋白比较求得血清中铁蛋白含量。

二、试剂

(1)9 g/L NaCl 溶液。

(2)洗涤液:0.05 mol/L PB(pH 7.2),内含 0.05％Tween 20。

(3)稀释液:上洗涤液中含 5 g/L 牛血清蛋白。

(4)系列铁蛋白标准:铁蛋白标准品(可购买)用稀释液配成 5、15、25、35、45 ng/mL。

(5)抗铁蛋白血清:用铁蛋白标准物免疫动物制成,有商品供应。

(6)酶标记抗体:辣根过氧化物酶(HRP)与抗铁蛋白抗体的结合物,有商品供应。

(7)底物溶液:取 0.1 mol/L Na$_2$HPO$_4$ 5.14 mL,加 0.05 mol/L 枸橼酸 4.86 mL 和邻苯二胺(OPD) 4 mg 混匀溶解,临用前加 3% H$_2$O$_2$ 0.05 mL。

三、操作

取清洁干燥过的聚苯乙烯微孔反应板,按以下进行操作。

(1)测定、标准、空白各孔均加 10 μL 抗铁蛋白血清,放置 4 ℃ 过夜,各孔用洗涤液洗 3 次,每次放室温 3 分钟。

(2)标准和测定孔内分别加 100 μL 系列铁蛋白标准液和样品(用稀释液稀释 10 倍),置 37 ℃ 50 分钟,各孔用 9 g/L NaCl 洗 3 次,洗法同上。

(3)各孔均加 100 μL 酶标记抗体,置 37 ℃ 50 分钟,再用 9 g/L NaCl 洗 3 次。

(4)每孔加 100 μL 底物溶液,置 37 ℃ 30 分钟显色。

(5)最后每孔加 50 μL 2 mol/L H$_2$SO$_4$,以终止反应,492 nm 比色,读取各孔吸光度。

四、计算

用每块板上的系列标准孔吸光度和相应浓度制备校正曲线,测定孔吸光度在标本曲线上求得相应铁蛋白含量,再乘以样品稀释倍数即得样品中铁蛋白含量。

五、附注

(1)洗涤过程中避免用力过猛,以防将吸附于聚苯乙烯上的结合物冲洗掉。

(2)可改用聚乙烯试管法,此时试剂的用量要适当加大,最后用分光光度计比色。

六、参考值

(1)成年男性:12~245 μg/L。

(2)成年女性:5~130 μg/L。

(3)男性高于女性,成人高于儿童,个体群体差异较大。

七、临床意义

(1)血清铁蛋白是体内含铁量最丰富的一种蛋白质。肝、脾、红骨髓及肠黏膜是铁储备的主要场所,约占全身的 66%,测定血清铁蛋白是判断体内铁贮存量的重要指标:①在诊断缺铁性贫血时,铁蛋白值减少;②铁负荷过重、溶血性贫血、铁粒幼细胞性贫血、原发性血色病等,铁蛋白值升高。

(2)铁蛋白作为一种肿瘤标志物,对临床某些恶性肿瘤的诊断具有一定参考价值:①血清铁蛋白含量升高的程度与肿瘤的活动度及临床分期有关。肿瘤越到晚期,病情越重,Ft 值越高,见于鼻咽癌、卵巢癌、肝癌、肾细胞癌等。②尿液铁蛋白测定对鉴别泌尿系统恶性肿瘤有一定价值。③胸腔积液和腹水铁蛋白测定有助于良恶性积液的鉴别。铁蛋白＞500 μg/L 时考虑恶性,＞1 000 μg/L 则高度怀疑恶性积液。

(康爱芹)

第八节　血清转铁蛋白检验

血清转铁蛋白(Tf)是一种重要的 β_1-球蛋白,分子量为 77 000,含 6％糖类的化合物,具有运输铁的功能,每个分子的转铁蛋白可运载 2 个铁原子,每毫克转铁蛋白能结合 1.25 μg 的铁。

一、免疫散射比浊法

(一)原理
以聚乙烯二醇(PEG)与兔抗人 Tf 血清结合后,再与待测血清中的 Tf 发生特异性抗原-抗体反应。所形成极细的乳白色抗原-抗体复合物颗粒,悬浮于溶液中,利用散射比浊原理,与标准浓度管相比较,求得未知血清中 Tf 含量。

(二)试剂
(1)4％PEG 盐水溶液:称取 PEG(6000)40 g,NaCl 9 g,溶于去离子水 1 000 mL 中,调 pH 至 4.5。

(2)工作抗血清溶液:用 4％PEG 盐水溶液稀释商品化抗血清。一般以 1∶60 稀释,可根据抗血清效价而定。配制后静置 30 分钟,经直径 450 nm 微孔膜过滤。

(3)Tf 标准液(52.5 mg/L):取商品标化 Tf(42 g/L)液 1 μL,用生理盐水稀释至 800 μL(可根据商品化 Tf 的浓度酌情稀释)。

(三)操作
待测血清用生理盐水稀释 100 倍,以表 10-6 操作。

表 10-6　Tf 比浊法操作步骤

单位:mL

加入物	稀释空白管	抗体空白管	标准管	测定管
工作抗血清	—	2.0	2.0	2.0
4％PEG 盐水溶液	2.0	—	—	—
Tf 标准液	—	—	0.04	—
1∶100 待测血清	—	—	—	0.04
生理盐水	0.04	0.04	—	—

混匀,置室温 30 分钟,激发光和散射光均为 450 nm,以稀释空白管校正荧光度为零,分别读取各管荧光读数。

(四)计算

$$血清转铁蛋白(mg/L) = \frac{测定管读数 - 抗体空白管读数}{标准管读数 - 抗体空白管读数} \times 52.5 \times 100$$

(五)参考值
2～4 g/L。

(六)附注

(1)本法用血量少,可用末梢血测定,标本溶血、黄疸、脂血无干扰。

(2)形成浊度后 0.5～1 小时内读取荧光读数,否则会影响结果。

(3)在 20 g/L 内线性良好,回收率为 92％～102％。

二、血清总铁结合量计算

(一)原理

先测血清总铁结合量,再根据 Tf 分子量和 Tf 中铁原子量(56×2)求得 Tf 含量。

(二)试剂

见总铁结合量测定。

(三)操作

按血清总铁结合量测定操作,最后换算成 Tf 含量。

(四)计算

血清总铁结合量(mg/L)＝血清总结合量(mg/L)×687.5

(五)临床意义

蛋白丢失性疾病如肾病综合征,随血清清蛋白的下降血清转铁蛋白也下降(可降至 0.4 g/L),严重肝病(如肝硬化)可显著下降。严重缺铁性贫血时血清转铁蛋白明显升高,提示血清铁缺乏。

(康爱芹)

第十一章

脂代谢检验

第一节　胆固醇检验

一、概述

（一）生化特性及病理生理

胆固醇（CHO）是人体的主要固醇，是非饱和固醇，基本结构为环戊烷多氢体（甾体）。正常人体含胆固醇量约为 2 g/kg 体重。外源性 CHO（约占 1/3）来自食物经小肠吸收，内源性 CHO（约占 2/3）由自体细胞合成。人体胆固醇除来自食物以外，90% 的内源性胆固醇在肝内由乙酰辅酶 A 合成，且受食物中胆固醇多少的制约。CHO 是身体组织细胞的基本成分，除特殊情况外（如先天性 β 脂蛋白缺乏症等），人体不会缺乏 CHO。除脑组织外，所有组织都能合成 CHO。在正常情况下，机体的 CHO 几乎全部由肝脏和远端小肠合成，因此临床和预防医学较少重视研究低胆固醇血症。一般情况下，血清 CHO 降低临床表现常不明显，但长期低 CHO 也是不正常的，能影响生理功能，如记忆力和反应能力降低等。

胆固醇的生理功能：主要用于合成细胞浆膜、类固醇激素和胆汁酸。

血浆胆固醇主要存在于低密度脂蛋白（LDL）中，其次存在于高密度脂蛋白胆固醇（HDL）和极低密度脂蛋白（VLDL）中，而乳糜微粒（CM）中含量最少。胆固醇主要是以两种脂蛋白形式（LDL 和 HDL）进行转运的，它们在脂类疾病发病机制中作用相反。

个体内胆固醇平均变异系数（CV）为 8%。总胆固醇浓度提供一个基值，它提示是否应该进一步进行脂蛋白代谢的实验室检查。一般认为在胆固醇水平＜4.1 mmol/L（160 mg/dL）时冠心病不太常见；同时将 5.2 mmol/L（200 mg/dL）作为阈值，超过该值时冠心病发生的危险性首先适度地增加，当胆固醇水平高于 5.4 mmol/L（250 mg/dL）时其危险性将大大增加。弗雷明翰（Framingham）的研究结果表明，与冠心病危险性相关的总胆固醇浓度其个体预期值则较低。总胆固醇浓度只有在极值范围内才有预测意义，即＜4.1 mmol/L（160 mg/dL）和＞8.3 mmol/L（320 mg/dL）。临床对高胆固醇血症极为重视，将其视为发生动脉粥样硬化最重要的原因和危险因素之一。

(二)总胆固醇检测

1.测定方法

采用胆固醇氧化酶——过氧化物酶耦联的 CHOD-PAP 法。

(1)检测原理:胆固醇酯被胆固醇酯酶分解成游离胆固醇和脂肪酸。游离胆固醇在胆固醇氧化酶的辅助下消耗氧,然后被氧化,导致 H_2O_2 增加。应用 Trinder 反应,即出酚和 4-氨基安替比林形成的过氧化物酶的催化剂形式的红色染料,通过比色反应检验胆固醇浓度。

(2)稳定性:血浆或血清样本在 4 ℃时可保存 4 天。长期保存应置于-20 ℃。

2.参考范围

我国血脂异常防治对策专题组 1997 年提出的《血脂异常防治建议》有以下规定。

理想范围<5.2 mmol/L,边缘性增高 5.23～5.69 mmol/L,增高>5.72 mmol/L。

美国胆固醇教育计划(NCEP)成人治疗组(ATP)1994 年提出的医学决定水平如下:①理想范围<5.1 mmol/L;②边缘性增高:5.2～6.2 mmol/L;③增高:>6.21 mmol/L。

据欧洲动脉粥样硬化协会的建议,血浆 CHO>5.2 mmol/L 时与冠心病发生的危险性增高具有相关性。CHO 越高,这种危险增加得越大,它还可因其他危险因素如抽烟、高血压等而增强。

3.检查指征

以下疾病应检测血清胆固醇:①动脉粥样硬化危险性的早期确诊;②使用降脂药治疗后的监测反应;③高脂蛋白血症的分型和诊断。

二、血清胆固醇异常常见原因

见表 11-1。

表 11-1　胆固醇增高与减低的常见原因

增高	减低
原发性	原发性
家族性高胆固醇血症[低密度脂蛋	无 β 脂蛋白血症
白受体(LDL-R)缺陷]	低 β 脂蛋白血症
混合性高脂蛋白血症	α 脂蛋白缺乏症
家族性Ⅲ型高脂蛋白血症	家族性卵磷脂-胆固醇酯酰基转移酶(LCAT)缺乏病
继发性	继发性
内分泌疾病	严重肝脏疾病
甲状腺功能减退	暴发性肝衰竭
糖尿病(尤其昏迷时)	肝硬化
库欣综合征	内分泌疾病
肝脏疾病	甲状腺功能亢进
阻塞性黄疸	艾迪生病
肝癌	严重营养不良
肾脏疾病	吸收不良综合征
肾病综合征	严重贫血

续表

增高	减低
慢性肾炎肾病期	白血病
类脂性肾病	癌症晚期
药物性	
应用固醇类制剂	

三、临床思路

见图11-1。

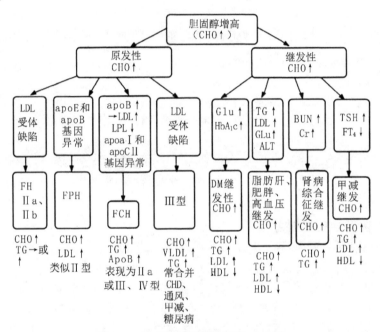

图11-1 血清胆固醇分析临床思路图

(一)非疾病因素

血清CHO水平受年龄、家族、民族、性别、遗传、饮食、工作性质、劳动方式、精神因素、饮酒、吸烟和职业的影响。

1.性别和年龄

血浆胆固醇水平,男性较女性高,两性的CHO水平都随年龄增加而上升,但70岁后下降,中青年女性低于男性。女性在绝经后CHO可升高,这与妇女绝经后雌激素减少有关。美国妇女绝经后,血浆CHO可增高大约0.52 mmol/L(20 mg/dL)。

2.妊娠

女性妊娠中、后期可见生理性升高,产后恢复原有水平。

3.体重

有研究提示:血浆CHO增高可因体重增加所致,并且证明肥胖是血浆CHO升高的一个重要因素。一般认为体重增加,可使人体血浆CHO升高0.65 mmol/L(25 mg/dL)。

4.运动

体力劳动较脑力劳动为低。血浆 CHO 高的人可通过体力劳动使其下降。

5.种族

白种人较黄种人高。正常水平较高的人群往往有家族倾向。

6.饮食

临界 CHO 升高的一个主要原因是较高的饱和脂肪酸的饮食摄入。一般认为,饱和脂肪酸摄入量占总热量的 14%,可使血浆 CHO 增高大约 0.52 mmol/L(20 mg/dL),其中多数为 LDL-C。但是 CHO 含量不像 TG 易受短期食物中脂肪含量的影响而上升,一般讲,短期食用高胆固醇食物对血中 CHO 水平影响不大,但长期高 CHO、高饱和脂肪酸和高热量饮食习惯可使血浆 CHO 上升。素食者低于非素食者。

7.药物

应用某些药物可使血清胆固醇水平升高,如环孢霉素、糖皮质激素、苯妥英钠、阿司匹林、某些口服避孕药、β-肾上腺素能阻滞剂等。

8.血液的采集

静脉压迫 3 分钟可以使胆固醇值升高 10%。在受试者站立体位测得的值相对于卧位也出现了相似的增加。在进行血浆检测时推荐使用肝素或 EDTA 作为抗凝剂。

9.干扰因素

血红素 >2 g/L 和胆红素 700 μmol/L(42 mg/dL)时,会干扰全酶终点法测定。抗坏血酸和 α-甲基多巴或 Metamizol 等类还原剂会引起胆固醇值假性降低,因为它们能和过氧化氢反应,阻断显色反应(即阻断 Trinder 反应过程)。

(二)血清胆固醇病理性增高

临界高胆固醇血症的原因:除了其基础值偏高外,主要是饮食因素即高胆固醇和高饱和脂肪酸摄入以及热量过多引起的超重,其次包括年龄效应和女性的更年期影响。

轻度高胆固醇血症原因:轻度高胆固醇血症是指血浆胆固醇浓度为 6.21~7.49 mmol/L(240~289 mg/dL),大多数轻度高胆固醇血症,可能是上述临界高胆固醇血症的原因所致,同时合并有基因的异常。已知有几种异常原因能引起轻度高胆固醇血症:①LDL-C 清除低下和 LDL-C 输出增高;②LDL-C 颗粒富含胆固醇酯,这种情况会伴有 LDL-C 与 apoB 比值(LDL-C/apoB)增高。

重度高胆固醇血症原因:重度高胆固醇血症是指 CHO>7.51 mmol/L(290 mg/dL)。许多重度高胆固醇血症是由于基因异常所致,绝大多数情况下,重度高胆固醇血症是下列多种因素共同所致:①LDL-C 分解代谢减低,LDL-C 产生增加;②LDL-apoB 代谢缺陷,LDL-C 颗粒富含胆固醇酯;③上述引起临界高胆固醇血症的原因。大多数重度高胆固醇血症很可能是多基因缺陷与环境因素相互作用所致。

1.成人胆固醇增高与冠心病

血清胆固醇的水平和发生心血管疾病危险性间的关系,在年轻男性和老年女性有相关性,女性出现冠心病的临床表现和由冠心病导致死亡的年龄一般比男性晚 15 年。因此,区分未绝经和已绝经的妇女尤为重要。对成人高脂血症的筛选是针对心血管危险因素的常规检查程序的一部分。

2.儿童期胆固醇增高与冠心病

成人血清胆固醇水平升高和冠心病死亡率增加间的密切关系已经明确,儿童时期还不确定,因为儿童期胆固醇增高不会维持到成人期,相反,儿童期的低水平到成人期以后可能变为较高的水平。

儿童期的研究有助于识别和治疗那些很有可能发展成为高脂血症和冠心病高危因素的人群。欧洲动脉粥样硬化协会提出了以下建议来识别儿童的脂质紊乱。

以下情况需测定血清胆固醇水平:①父母或近亲中有人 60 岁以前就患有心血管疾病的儿童和青少年;②父母中的一方有高胆固醇血症,胆固醇水平＞7.8 mmol/L(300 mg/dL)的家族史的儿童,胆固醇水平＞5.2 mmol/L(200 mg/dL),年龄在 2 到 19 岁之间的儿童和青少年则考虑为高水平且将来需要复查。

3.高胆固醇血症病理状态

高胆固醇血症有原发性与继发性两类。原发性见于家族性高胆固醇血症、多基因家族性高胆固醇血症、家族性 apoB 缺陷症、混合性高脂蛋白血症等基因遗传性疾病。继发性见于如动脉粥样硬化、冠心病、糖尿病、肾病综合征、甲状腺功能减退和阻塞性黄疸等疾病在病理改变过程中引发脂质代谢紊乱时所形成的异常脂蛋白血症。

(1)家族性高胆固醇血症:原发性高胆固醇血症主要见于家族性高胆固醇血症(FH)。家族性高胆固醇血症是单基因常染色体显性遗传性疾病,由于 LDL-C 受体先天缺陷造成体内 LDL-C 清除延缓而引起血浆胆固醇水平升高,患者常有肌腱黄色瘤。在心肌梗死存活的患者中占 5%。家族性高胆固醇血症患者发生动脉粥样硬化的危险性与其血浆胆固醇水平升高的程度和时间有着密切关系。

家族性高胆固醇血症的临床特征可分为四方面:高胆固醇血症、黄色瘤及角膜环、早发的动脉粥样硬化和阳性家族史。①血浆胆固醇增高:高胆固醇血症是该病最突出的血液表现,即在婴幼儿时期即已明显。杂合子患者血浆胆固醇水平为正常人的 2～3 倍,多超过 7.76 mmol/L(300 mg/dL);纯合子患者为正常人的 4～6 倍,多超过 15.5 mmol/L(600 mg/dL)。血浆 TG 多正常,少数可有轻度升高。因此患者多属Ⅱa 型高脂蛋白血症,少数可为Ⅱb 型高脂蛋白血症。②黄色瘤和角膜环:黄色瘤是家族性高胆固醇血症常见而又重要的体征。依其好发部位、形态特征可分为腱黄瘤、扁平黄瘤和结节性黄瘤。其中腱黄瘤对本病的诊断意义最大。杂合子型患者黄色瘤多在 30 岁以后出现,纯合子型患者常在出生后前 4 年出现,有的出生时就有黄色瘤。角膜环合并黄色瘤常明显提示本病的存在。③早发的动脉粥样硬化:由于血浆胆固醇异常升高,患者易早发动脉粥样硬化。杂合子型患者冠心病平均发病年龄提前 10 岁以上,纯合子型患者多在 30 岁前死于冠心病,文献报告曾有年仅 18 个月幼儿患心肌梗死的报告。④阳性家族史:家族性高胆固醇血症是单基因常染色体显性遗传性疾病,因此杂合子患者的父母至少有一个是该病的患者,而家族性高胆固醇血症仅占高胆固醇血症的大约 1/20,并且不是所有的病例均有特征性的黄色瘤,故家系分析对该病的诊断是十分重要和必不可少的,对年轻的杂合子患者的诊断尤其是如此。

(2)多基因家族性高胆固醇血症:在临床上这类高胆固醇血症相对来说较为常见,其患病率可能是家族性高胆固醇血症的 3 倍。

该病是由多种基因异常所致,研究提示可能相关的异常基因包括 apoE 和 apoB。更为重要的是这些异常基因与环境因素相互作用,引起血浆胆固醇(CHO)升高。环境因素中以饮食的影响最明显,经常进食高饱和脂肪酸、高 CHO 和高热量饮食者是血浆 CHO 升高的主要原因。由于是多基因缺陷所致,其遗传方式也较为复杂,有关的基因缺陷尚不清楚。这类患者的 apoE 基因型多为 E4 杂合子或 E4 纯合子。其主要的代谢缺陷是 LDL-C 过度产生或 LDL-C 降解障碍。多基因家族性高胆固醇血症的临床表现类似于 II 型高脂蛋白血症,主要表现为血浆胆固醇水平轻度升高,偶可中度升高。患者常无黄色瘤。

诊断:在家族调查中,发现有两名或两名以上的成员血浆胆固醇水平升高,而家庭成员中均无黄色瘤。

(3)家族性混合型高脂蛋白血症(FCH):为常染色体遗传,在 60 岁以下患有冠心病者中,这种类型的血脂异常最常见(占 11.3%),在一般人群中 FCH 的发生率为 1%~2%。另有研究表明,在 40 岁以上原因不明的缺血性脑卒中患者中,FCH 为最多见的血脂异常类型。

有关 FCH 的发病机制尚不十分清楚,目前认为可能与以下几方面有关:①apoB 产生过多,因而 VLDL 的合成是增加的,这可能是 FCH 的主要发病机制之一。②小而密颗粒的 LDL-C 增加,LDL-C 颗粒中含 apoB 相对较多,因而产生小颗粒致密的 LDL-C。这种 LDL-C 颗粒的大小是与空腹血浆 TG 浓度呈负相关,而与 HDL-C 水平呈正相关。③酯酶活性异常和脂质交换障碍,脂蛋白酯酶(LPL)是脂蛋白代谢过程中一个关键酶。LPL 活性下降引起血浆 VLDL 清除延迟,导致餐后高脂血症。④apoA I 和 apoC III 基因异常。⑤脂肪细胞脂解障碍。

临床表现与诊断:FCH 的血脂异常特点是血浆 CHO 和 TG 均有升高,其生化异常类似于 IIb 型高脂蛋白血症,临床上 FCH 患者很少见到各种类型的黄色瘤,但合并有早发性冠心病者却相当常见。FCH 的临床和生化特征及提示诊断要点如下:①第一代亲属中有多种类型高脂蛋白血症的患者;②早发性冠心病的阳性家族史;③血浆 TG、CHO 和 apoB 水平升高;④第一代亲属中无黄色瘤检出;⑤家族成员中 20 岁以下者无高脂血症患者;⑥表现为 IIa、IIb、IV 或 V 型高脂蛋白血症;⑦LDL-C/apoB 比例降低。一般认为,只要存在第①、②和③点就足以诊断 FCH。

4.继发性高胆固醇血症

(1)血浆胆固醇增高与动脉粥样硬化:CHO 高者发生动脉硬化、冠心病的频率高,但冠心病患者并非都有 CHO 增高。高血压与动脉粥样硬化是两种不同,又可互为因果、相互促进的疾病,高血压病时,血浆 CHO 不一定升高,升高可能伴有动脉粥样硬化。因此高胆固醇作为诊断指标来说,它不够特异,也不够敏感,只能作为一种危险因素。因此血浆 CHO 测定最常用作动脉粥样硬化的预防、发病估计、疗效观察的参考指标。

(2)血浆胆固醇增高与糖尿病:胰岛素的生理功能是多方面的,它可以促进脂蛋白酯酶(LPL)的活性,抑制激素敏感脂肪酶的活性,此外它还能促进肝脏极低密度脂蛋白胆固醇(VLDL)的合成与分泌,促进 LDL-C 受体介导的 LDL-C 降解等。由于胰岛素可通过多种方式和途径影响和调节脂质和脂蛋白代谢,据统计大约 40% 的糖尿病患者并发有异常脂蛋白血症,其中 80% 左右表现为高甘油三酯血症即 IV 型高脂蛋白血症。患者血脂的主要改变是 TG、CHO 和 LDL-C 的升高及 HDL-C 的降低。WHO 分型多为 IV 型,也可为 IIb 型,少数还可表现为 I 或 V 型。流行病学调查研究发现,糖尿病伴有继发性异常脂蛋白血症的患者比不并发的患者冠心病的发病率高 3 倍,因此有效地防治糖尿病并发异常脂蛋白血症是降低糖尿病并发冠心病的关键之一。值得注意的是,并非发生于糖尿病患者的异常脂蛋白血症均是继发性的,其中一部分可能是糖尿病并发原发性异常脂蛋白血症。单纯的血脂化验很难完成对两者的鉴别,主要的鉴别还是观察对糖尿病治疗的反应。

(3)血浆胆固醇增高与甲状腺功能减退:甲状腺素对脂类代谢的影响是多方面的,它既能促进脂类的合成,又能促进脂质的降解,但综合效果是对分解的作用强于对合成的作用。该病患者的血脂改变主要表现为 TG、CHO 和 LDL-C 水平的提高。血脂变化的严重程度主要与甲状腺素的缺乏程度平行,而不依赖于这种缺乏的病理原因。甲状腺素能激活胆固醇合成的限速酶——HMG-CoA 还原酶,也可促进 LDL 受体介导的 LDL-C 的降解,还能促进肝脏胆固醇向胆汁酸的转化。这些作用的综合是降解和转化强于合成,故甲亢患者多表现为 CHO 和 LDL-C 降低,而甲状腺功能减退者表现为二者升高。

(4)血浆胆固醇增高与肾病综合征:肾病综合征血脂的主要改变为胆固醇和甘油三酯(TG)显著升高。血浆胆固醇与血浆清蛋白的浓度呈负相关。如果蛋白尿被纠正,肾病的高脂蛋白血症是可逆的。肾病综合征并发脂蛋白异常的机制尚不完全清楚,多数学者认为是由于肝脏在增加清蛋白合成的同时,也刺激了脂蛋白尤其是 VLDL 的合成。VLDL 是富含 TG 的脂蛋白,它又是 LDL-C 的前体。另一可能原因是 VLDL 和 LDL-C 降解减慢。由于 VLDL 和 LDL-C 合成增加,降解减慢,故表现为 CHO 和 TG 的明显升高。

(5)血浆胆固醇增高与肝脏疾病:肝脏是机体 LDL-C 受体最丰富的器官,也是机体合成胆固醇最主要的场所,它还能将胆固醇转化为胆汁酸。由于肝脏在脂质和脂蛋白的代谢中发挥多方面的重要作用,因此许多肝病并发有异常脂蛋白血症。

(三)血浆胆固醇病理性降低

低胆固醇血症较高胆固醇血症为少,低胆固醇血症也有原发与继发,前者如家族性 α 和 β 脂蛋白缺乏症;后者如消耗性疾病、恶性肿瘤的晚期、甲状腺功能亢进、消化和吸收不良、严重肝损伤、巨幼红细胞性贫血等。低胆固醇血症易发生脑出血,可能易患癌症(未证实)。雌激素、甲状腺激素、钙离子通道拮抗剂等药物使血浆胆固醇降低。此外,女性月经期可降低。

(杨翠云)

第二节 甘油三酯检验

一、概述

(一)生化特征及病理生理

和胆固醇一样,由于甘油三酯(TG)低溶解度,它们和载脂蛋白结合在血浆中运送。富含甘油三酯的脂蛋白是乳糜微粒(来源于饮食的外源性甘油三酯)和极低密度脂蛋白(内源性甘油三酯)。

血浆 TG 来源有二:一为外源性 TG,来自食物;二是内源性 TG,是在肝脏和脂肪等组织中合成。主要途径有:①摄入的高热量食物中的葡萄糖代谢提供多余的甘油和脂肪酸,身体将其以脂肪形式贮存;②外源性 TG 超过机体能量需要,过剩的甘油和脂肪酸在组织(主要是脂肪组织)中再酯化为甘油三酯。肝脏合成 TG 的能力最强,但不能贮存脂肪,合成的 TG 与 $apoB_{100}$、apoC 等,以及磷脂、胆固醇结合为 VLDL,由细胞分泌入血而至其他组织。如有营养不良、中毒、缺乏必需脂肪酸、胆碱与蛋白时,肝脏合成的 TG 不能组成 VLDL,而聚集在胞质,形成脂肪肝。

甘油三酯是一种冠心病危险因素,当 TG 升高时,应该给予饮食控制或药物治疗。另一方面,TG 具有促血栓形成作用和抑制纤维蛋白溶解系统,TG 的促凝作用使体内血液凝固性增加,与冠心病(CHD)的发生有一定的关系,TG可能通过影响血液凝固性而成为CHD的危险因素。

血浆TG升高一般没有CHO升高那么重要,对于TG是不是CHD的危险因子还有不同意见,TG浓度和HDL-C浓度关系呈负相关。其显著增加(11.3 mmol/L)时易发生间歇性腹痛、皮肤脂质沉积和胰腺炎。大多数TG增高是由饮食引起。许多器官的疾病如肝病、肾脏病变、甲状腺功能减退、胰腺炎可并发继发性高甘油三酯血症。

(二)甘油三酯的检测

1.测定方法

TG测定方法主要分化学法和酶法两大类,目前酶法测定为推荐方法。

TG酶法的测定原理:TG的测定首先用酯酶将TG水解为脂肪酸和甘油,再用甘油激酶催化甘油磷酸化为甘油-3-磷酸,后者可耦联甘油磷酸氧化酶-过氧化物酶的GPOPAP比色法或丙酮酸激酶-乳酸脱氢酶的动力学紫外测定法检测。

稳定性:血清置密闭瓶内4～8 ℃可贮存1周,如加入抗生素和叠氮钠混合物保存,可存放1～2周,−20 ℃可稳定数月。脂血症血清浑浊时可用生理盐水稀释后测定。

2.参考范围

正常人TG水平受生活条件的影响,个体间TG水平差异比CHO大,呈明显正偏态分布。我国关于《血脂异常防治建议》中提出:理想范围≤1.7 mmol/L(150 mg/dL);边缘增高1.7～2.25 mmol/L(150～200 mg/dL);增高2.26～5.64 mmol/L(200～499 mg/dL);很高≥5.65 mmol/L(500 mg/dL)。

3.检查指征

(1)早期识别动脉粥样硬化的危险性和高脂蛋白血症的分类。

(2)对使用降脂药物治疗的监测。

二、引起TG病理性异常的常见疾病

(一)引起TG病理性增高的常见疾病

(1)饮食性:高脂肪高热量饮食、低脂肪高糖饮食、饮酒等。

(2)代谢异常:糖尿病、肥胖症、动脉粥样硬化、痛风等。

(3)家族性高甘油三酯血症。

(4)内分泌疾病:甲状腺功能减退症、Cushing综合征、肢端肥大症等。

(5)肝胆道疾病:梗阻性黄疸、脂肪肝、Zieve综合征。

(6)胰腺疾病:急性、慢性胰腺炎。

(7)肾疾病:肾病综合征。

(8)药物影响:ACTH、可的松、睾酮、利尿剂等。

(二)引起TG病理性降低的常见疾病

(1)内分泌疾病:甲状腺功能亢进症、Addison病、垂体功能减退症。

(2)肝胆道疾病:重症肝实质性损害(肝硬化等)。

(3)肠疾病:吸收不良综合征。

(4)恶病质:晚期肿瘤、晚期肝硬化、慢性心功能不全终末期。

(5)先天性β-脂蛋白缺乏症。

三、临床思路

见图 11-2。

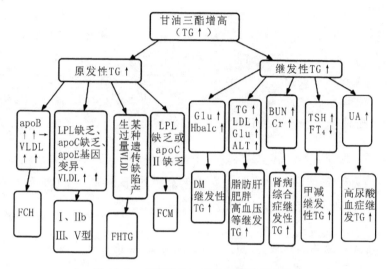

图 11-2　血清甘油三酯分析临床思路图

(一)非疾病因素

健康人群 TG 水平受生活习惯、饮食条件、年龄等影响,TG 水平在个体内和个体间的波动均较大。

1.营养因素

许多营养因素均可引起血浆甘油三酯水平升高,大量摄入单糖亦可引起血浆甘油三酯水平升高,这可能与伴发的胰岛素抵抗有关;也可能是由于单糖可改变 VLDL 的结构,从而影响其清除速度。因我国人群的饮食脂肪量较西方国家为低,所以血清 TG 水平较欧美为低,与日本较接近。饭后血浆 TG 升高,并以 CM 的形式存在,可使血浆浑浊,甚至呈乳糜样,称为饮食性脂血。因此,TG 测定标本必须在空腹12～16 小时后静脉采集。进食高脂肪后,外源性 TG 可明显上升,一般在餐后 2～4 小时达高峰,8 小时后基本恢复至空腹水平,有的甚至在 2～3 天后仍有影响;进高糖和高热量饮食,因其可转化为 TG,也可使 TG 升高,故在检查时要排除饮食的干扰,一定要空腹采集标本。较久不进食者也可因体脂被动员而使内源性 TG 上升。

2.年龄与性别

儿童 TG 水平低于成人。30 岁以后,TG 可随年龄增长稍有上升。成年男性稍高于女性,60 岁以后可有下降,更年期后女性高于男性。

3.血液的采集

静脉压迫时间过长和将带有血凝块的血清保存时间太长都会造成 TG 升高。

4.干扰因素

血红蛋白＞2 g/L 时会刺激甘油三酯增高。抗坏血酸＞30 mg/L 和胆红素＞342 μmol/L(20 mg/dL)时会引起甘油三酯假性降低,因为它们能和过氧化氢反应,阻断显色反应。

5.药物

某些药物会导致某些个体的异常脂蛋白血症。如果怀疑有这些影响,应考虑暂时停止使用相关药物并且要监测它对脂类的作用。常见有β肾上腺素能受体阻断剂、利尿药、糖皮质激素及口服避孕药等可对异常脂蛋白血症形成影响。

6.酒精

过度饮酒是造成高甘油三酯血症的最常见的原因之一,常伴酒精性脂肪肝,均呈现Ⅳ型和Ⅴ型高脂蛋白血症,有时还并发胰腺炎和暴发性黄色瘤。在少数病例发生高脂血症的同时还伴发黄疸和溶血性贫血(Zieve综合征)。即使是适度持续饮酒也会导致甘油三酯有明显升高,高甘油三酯血症的影响在Ⅳ型出现前最明显,且由于同时摄入了饮食中脂肪而进一步加重。肝脏中的乙醇代谢抑制了脂肪酸的氧化,还导致了甘油三酯合成中游离脂肪酸的有效利用。特异的病征是脂质和GGT同时升高。戒酒会造成甘油三酯快速下降。

7.生活方式

习惯于静坐的人血浆甘油三酯浓度比坚持体育锻炼者要高。无论是长期或短期体育锻炼均可降低血浆甘油三酯水平。锻炼尚可增高脂蛋白酯酶活性,升高 HDL 水平,并降低肝酯酶活性。长期坚持锻炼,还可使外源性甘油三酯从血浆中清除增加。

8.吸烟

吸烟可增加血浆甘油三酯水平。流行病学研究证实,与正常平均值相比较,吸烟可使血浆甘油三酯水平升高9.1%。然而戒烟后多数人有暂时性体重增加,这可能与脂肪组织中脂蛋白酯酶活性短暂上升有关,此时应注意控制体重,以防体重增加而造成甘油三酯浓度的升高。

(二)血清 TG 病理性增高

血浆中乳糜微粒(CM)的甘油三酯含量达 90%～95%,极低密度脂蛋白(VLDL)中甘油三酯含量也达 60%～65%,因而这两类脂蛋白统称为富含甘油三酯的脂蛋白。血浆甘油三酯浓度升高实际上是反映了 CM 和(或)VLDL 浓度升高。凡引起血浆中 CM 和(或)VLDL 升高的原因均可导致高甘油三酯血症。病理性因素所致的 TG 升高称为病理性高脂血症。通常将血脂高于 2.2 mmol/L(200 mg/dL)称为高脂血症。我国关于《血脂异常防治建议》中提出,TG 升高是指 TG 大于 1.65 mmol/L。研究证实:富含 TG 的脂蛋白是 CHD 独立的危险因素,TG 增高表明患者存在代谢综合征,需进行治疗。

高甘油三酯血症有原发性和继发性两类,前者多有遗传因素,包括家族性高甘油三酯血症与家族性混合型高脂蛋白血症等。继发性见于肾病综合征、甲状腺功能减退、失控的糖尿病。但往往不易分辨原发或继发。高血压、脑血管病、冠心病、糖尿病、肥胖与高脂蛋白血症等往往有家族性积聚现象。例如,糖尿病患者胰岛素抵抗和糖代谢异常,可继发 TG(或同时有胆固醇)升高,但也可能同时有糖尿病和高 TG 两种遗传因素。

1.原发性高甘油三酯血症

通常将高脂蛋白血症分为Ⅰ、Ⅱa、Ⅱb、Ⅲ、Ⅳ、Ⅴ六型,除Ⅱa型外,都有高 TG 血症。原发性高脂蛋白血症Ⅰ和Ⅲ型,TG 明显升高;原发性高脂蛋白血症Ⅳ和Ⅴ型,TG 中度升高。这些患者多有遗传因素。

(1)Ⅰ型高脂蛋白血症:是极为罕见的高乳糜微粒(CM)血症,为常染色体隐性遗传。正常人禁食12小时后,血浆中已几乎检测不到 CM。但是,当有脂蛋白酯酶和(或)apoCⅡ缺陷时,将引起富含甘油三酯的脂蛋白分解代谢障碍,且主要以 CM 代谢为主,造成空腹血浆中出现 CM。

病因:①脂蛋白酯酶(LPL)缺乏,影响了外源性 TG 的分解代谢。血浆 TG 水平通常在11.3 mmol/L(1 000 mg/dL)以上。由于绝大多数的 TG 都存在于 CM 中,因而血浆 VLDL 水平可正常或稍有增高,但是 LDL-C 和 HDL-C 水平是低下的。CM 中所含 CHO 很少,所以血浆 CHO 并不升高或偏低。②apoCⅡ缺乏。apoCⅡ是 LPL 的激活剂,LPL 在 TG 的分解代谢中起重要作用,需要 apoCⅡ的同时存在。

临床特征:外源性脂蛋白代谢障碍,血浆中 CM 浓度显著升高。乳糜微粒(CM)血症患者常诉有腹痛发作,多在进食高脂或饱餐后发生。严重的高乳糜微粒(CM)血症时常伴有急性胰腺炎的反复发作。

(2)Ⅱb 型高脂蛋白血症:此型同时有 CHO 和 TG 增高,即混合型高脂蛋白血症。

(3)Ⅲ型高脂蛋白血症:亦称为家族性异常 B 脂蛋白血症,是由于 apoE 的基因变异,apoE 分型多为 E2/E2 纯合子,造成含 apoE 的脂蛋白如 CM、VLDL 和 LDL-C 与受体结合障碍,因而引起这些脂蛋白在血浆中聚积,使血浆 TG 和 CHO 水平明显升高,但无乳糜微粒血症。

(4)Ⅳ型高脂蛋白血症:此型只有 TG 增高,反映 VLDL 增高。但是 VLDL 很高时也会有 CHO 轻度升高,所以Ⅳ型与Ⅱb 型有时难以区分,主要是根据 LDL-C 水平作出判断。家族性高 TG 血症属于Ⅳ型。

(5)Ⅴ型高脂蛋白血症:与Ⅰ型高脂蛋白血症相比较,TG 和 CHO 均升高,但以 TG 增高为主,Ⅰ型高脂蛋白血症患者的空腹血浆中乳糜微粒升高的同时伴有 VLDL 浓度升高。鉴别Ⅰ型和Ⅴ型高脂蛋白血症很困难,最大的区别是Ⅴ型高脂蛋白血症发生年龄较晚,且伴有糖耐量异常。此型可发生在原有的家族性高 TG 血症或混合型高脂血症的基础上,继发因素有糖尿病、妊娠、肾病综合征、巨球蛋白血症等,易于引发胰腺炎。

(6)家族性高甘油三酯血症(FHTG):该病是常染色体显性遗传。原发性高甘油三酯血症是因过量产生 VLDL 引起。

原因:某种独特遗传缺陷干扰体内 TG 的代谢。

临床表现:①FHTG 易发生出血性胰腺炎,这与血浆中乳糜微粒浓度有直接的关系,推测是由于乳糜微粒栓子急性阻塞胰腺的微血管的血流;②FHTG 患者常同时合并有肥胖、高尿酸血症和糖耐量异常;③高 TG,若血浆甘油三酯浓度达到 11.3 mmol/L(1 000 mg/dL)或更高时,常可发现脾大,伴有巨噬细胞和肝细胞中脂肪堆积;④严重的高甘油三酯血症患者,空腹血浆中亦可存在乳糜微粒血症,而血浆 TG 浓度可高达 56 mmol/L(5 000 mg/dL);中度高甘油三酯血症患者合并糖尿病时,常引起血浆中 VLDL 明显增加,并会出现空腹乳糜微粒血症;轻到中度高甘油三酯血症患者常无特别的症状和体征;⑤在躯干和四肢近端的皮肤可出现疹状黄色瘤。

(7)家族性混合型高脂血症:这是一种最常见的高脂血症类型,主要表现为血浆胆固醇和甘油三酯浓度同时升高,其家族成员中常有多种不同的高脂蛋白血症表型存在。该症的主要生化特征是血浆 apoB 水平异常升高。

(8)HDL 缺乏综合征:见于一组疾病,如鱼眼病、apoAⅠ缺乏或丹吉尔(Tangier)病。大多数受累患者中,血浆甘油三酯仅轻度升高[2.26~4.52 mmol/L(200~400 mg/dL)],而血浆 HDL-C 浓度则显著降低。患者都有不同程度的角膜浑浊,其他临床表现包括黄色瘤(apoAⅠ缺乏症)、肾功能不全、贫血、肝脾大、神经病变。

(9)家族性脂质异常性高血压:这是近年来提出的一个新的综合病症,主要表现为过早发生家族性高血压、高血压伴富含甘油三酯的脂蛋白代谢异常。

(10)家族性脂蛋白酯酶缺乏病:家族性 LPL 缺乏病是一种较罕见的常染色体隐性遗传性疾病。儿童期间发病,显著的特征为空腹血存在明显的乳糜微粒,TG 极度升高,表现为Ⅰ型高脂蛋白血症。临床特点为经常的腹痛和反复的胰腺炎发作,皮疹性黄色瘤及肝脾肿大等。特异性检查显示肝素后血 LPL 活性极度降低,不足正常人的 10％,而 apoCⅡ正常。

2.基因异常所致血浆 TG 水平升高

(1)CM 和 VLDL 装配的基因异常:人类血浆 apoB 包括两种,即 $apoB_{48}$ 和 $apoB_{100}$,这两种 apoB 异构蛋白是通过 apoB mRNA 的单一剪接机制合成。$apoB_{100}$ 通过肝脏以 VLDL 形式分泌,而 $apoB_{48}$ 则在肠道中合成,并以 CM 的形式分泌。由于 apoB 在剪接过程中有基因缺陷,造成 CM 和 VLDL 的装配异常,由此而引起这两种脂蛋白的代谢异常,引起高 TG 血症。

(2)脂蛋白酯酶和 apoCⅡ基因异常:血浆 CM 和 VLDL 中的甘油三酯有效地水解需要脂蛋白酯酶(LPL)和它的复合因子 apoCⅡ参与。脂蛋白酯酶和 apoCⅡ的基因缺陷将导致甘油三酯水解障碍,因而引起严重的高甘油三酯血症。部分 apoCⅡ缺陷的患者可通过分析肝素化后脂蛋白酯酶活性来证实。

(3)apoE 基因异常:apoE 基因异常可使含有 apoE 的脂蛋白代谢障碍,这主要是指 CM 和 VLDL。CM 的残粒是通过 apoE 与 LDL 受体相关蛋白结合而进行分解代谢,而 VLDL 则是通过 apoE 与 LDL 受体结合而进行代谢。apoE 基因有三个常见的等位基因即 E2、E3 和 E4。apoE2 是一种少见的变异,由于 E2 与上述两种受体的结合力都差,因而造成 CM 和 VLDL 残粒的分解代谢障碍。所以 apoE2 等位基因携带者血浆中 CM 和 VLDL 残粒浓度增加,因而常有高甘油三酯血症。

3.继发性高甘油三酯血症

许多代谢性疾病,某些疾病状态、激素和药物等都可引起高甘油三酯血症,这种情况一般称为继发性高甘油三酯血症。继发性高 TG 血症见于肾病综合征、甲状腺功能减退、失控的糖尿病、饥饿等。

(1)高甘油三酯血症与糖尿病:糖尿病患者胰岛素抵抗和糖代谢异常,可继发 TG(或同时有胆固醇)升高,这主要决定于血糖控制情况。由于病程及胰岛素缺乏程度不同,有较多的研究观察到高 TG 血症与胰岛素抵抗(IR)综合征之间存在非常密切的关系。青少年的 1 型糖尿病、重度胰岛素缺乏常伴有显著的高 TG 血症,这是由于胰岛素不足和来自脂肪组织的脂肪酸增加引起脂蛋白酯酶(LPL)缺乏,使 CM 在血浆中聚积。这促进了 TG 的合成。HDL-C 通常降低,LDL-C 升高。胰岛素治疗后很快恢复到正常水平。在Ⅱ型糖尿病患者(T_2DM)的高胰岛素血症常引起内源性胰岛素过度分泌以补偿原有的胰岛素抵抗,大多数胰岛素抵抗综合征患者合并 TG 水平升高。同样部分高 TG 血症患者同时有肥胖及血浆胰岛素水平升高。更重要的是,胰岛素抵抗综合征也可引起 LDL-C 结构异常,若与高 TG 血症同时存在时,具有很强的致动脉粥样硬化作用。2 型糖尿病时 TG 和 VLDL(50％～100％)会出现中度增高,特别在肥胖患者尤为明显,可能是由于 VLDL 和 $apoB_{100}$ 合成的多,血浆 LDL-C 水平通常正常,但 LDL-C 富含甘油三酯。HDL-C 通常会减少且富含甘油三酯。

(2)高甘油三酯血症与冠心病:冠心病患者血浆 TG 偏高者比一般人群多见,但这种患者 LDL-C 偏高与 HDL-C 偏低也多见,一般认为单独的高甘油三酯血症不是冠心病的独立危险因素,只有伴以高胆固醇、高 LDL-C、低 HDL-C 等情况时,才有意义。

(3)高甘油三酯血症与肥胖:在肥胖患者中,由于肝脏过量合成 apoB,因而使 VLDL 的产生明显增加。此外肥胖常与其他代谢性疾病共存,如肥胖常伴有高甘油三酯血症、葡萄糖耐量受损、胰岛素抵抗和血管疾病,这些和 2 型糖尿病类似。腹部肥胖者比臀部肥胖者 TG 升高更为明显。

(4)高甘油三酯血症与肾脏疾病:高脂血症是肾病综合征主要临床特征之一。肾脏疾病时的血脂异常发生机制,主要是因 VLDL 和 LDL-C 合成增加,但也有人认为可能与这些脂蛋白分解代谢减慢有关。低清蛋白血症的其他原因也会产生相同的结果。中度病例通常会出现低水平的高胆固醇血症(Ⅱa 型),严重病例会出现高甘油三酯血症(Ⅱb 型)。如果蛋白尿被纠正,肾病的高脂蛋白血症是可逆的。

高脂蛋白血症在慢性肾衰包括血液透析中常见,但和肾病综合征不同的是,它以高甘油三酯血症为主。其原因是脂肪分解障碍,推测可能是由于尿毒症患者血浆中的脂蛋白酯酶被一种仍然未知的因子所抑制,血液透析后患者会表现出 CM 浓度升高和 HDL-C 水平下降。接受过慢性流动腹膜透析(CAPD)治疗的患者也常出现高脂蛋白血症。肾移植以后接受血液透析更容易出现 LDL-C 和 VLDL 的升高。此时免疫抑制药物起主要作用。

(5)高甘油三酯血症与甲状腺功能减退症:此症常合并有血浆 TG 浓度升高,这主要是因为肝脏甘油三酯酶减少而使 VLDL 清除延缓所致。

(6)高甘油三酯血症与高尿酸血症:大约有 80% 的痛风患者有高 TG 血症,反之,高 TG 血症患者也有高尿酸血症。这种关系也受环境因素影响,如过量摄入单糖、大量饮酒和使用噻嗪类药物。

(7)异型蛋白血症:这种情况可见于系统性红斑狼疮或多发性骨髓瘤的患者,由于异型蛋白抑制血浆中 CM 和 VLDL 的清除,因而引起高甘油三酯血症。

4.TG 的病理性降低

低 TG 血症是指 TG 低于 0.55 mmol/L(50 mg/dL)。见于遗传性原发性无或低 β 脂蛋白血症;继发性 TG 降低常见于代谢异常、吸收不良综合征、慢性消耗、严重肝病、甲状腺功能亢进、恶性肿瘤晚期和肝素应用等。

(杨翠云)

第三节 高密度脂蛋白检验

一、概述

(一)生化特征和病理生理

高密度脂蛋白(HDL)是血清中颗粒最小、密度最大的一组脂蛋白。高密度脂蛋白胆固醇(HDL-C)的主要蛋白质是 apoAⅠ。血清总胆固醇中大约有 25% 是以 HDL-C 的形式运送的。

HDL-C 的合成有三条途径:①直接由肝和小肠合成,由小肠合成分泌的 HDL-C 颗粒中主要含apoAⅠ,而肝脏合成分泌的 HDL-C 颗粒则主要含 apoE;②由富含甘油三酯脂蛋白、乳糜微粒和 VLDL 发生脂溶分解时衍生而来;③周围淋巴中亦存在磷脂双层结构,可能是细胞膜分解衍生而来。

HDL-C 生理功能:HDL-C 是把外周组织过剩的胆固醇重新运回肝脏,或者将其转移到其他脂蛋白,如乳糜微粒、VLDL 残粒上,然后这些物质又被肝摄取,进行代谢,因此称为胆固醇的逆向转运。在肝内,胆固醇或者是直接分泌入胆汁,变成胆汁酸,或者在合成脂蛋白时又被利用。HDL-C 可以促进和加速胆固醇从细胞和血管壁的清除以及将它们运送到肝脏。因此,它们的功能在很多方面和 LDL-C 相反。一般认为 HDL-C 有抗动脉粥样硬化(AS)形成作用。除上述功能外,HDL-C 的重要功能还包括作为 apoC 和 apoE 的储存库。它们的 apoC 和 apoE 不断地穿梭于 CM、VLDL 和 HDL-C 之间。如前所述,这不仅对 CM 和 VLDL 的甘油三酯水解,而且对这些脂蛋白的代谢,特别是为肝细胞结合和摄取都发挥重要作用。

(二)HDL-C 的检测

近年来关于 HDL-C 测定的方法进展很快,从各种沉淀法已发展到化学修饰、酶修饰、抗体封闭、化学清除等多种方法。目前主要测定方法为匀相测定法,测定胆固醇的酶只和 HDL-C 反应,使 HDL-C 测定更加方便准确。

1.测定方法——匀相测定法

(1)HDL-C 测定反应原理:①PEG 修饰酶法(PEG 法);②选择性抑制法(SPD 法);③抗体法(AB 法);④过氧化氢酶法(CAT 法)。

基本原理:首先向标本中加入表面活性剂将非 HDL-C 的脂蛋白结构破坏,使其中所含 CHO 与相应的酶反应而消耗,其后加入第二试剂,试剂中的表面活性剂破坏留下的 HDL-C 结构,使其中 CHO 得以和酶及显色剂反应而测得 HDL-C。

(2)稳定性:在存储过程中,由于脂蛋白间的相互作用,血清和血浆中的 HDL-C 会发生改变。因此,血清标本在 2~8 ℃可稳定 3 天,−20 ℃可稳定数周,长期保存样本应放在−70 ℃贮存。

2.参考范围

我国《血脂异常防治建议》提出的判断标准:理想范围>1.04 mmol/L(>40 mg/dL);减低≤0.91 mmol/L(≤35 mg/dL)。

美国胆固醇教育计划(NCEP)成人治疗组(ATP)1994 年提出的医学决定水平如下:HDL-C<1.03 mmol/L(40 mg/dL)为降低,CHD 危险增高;HDL-C≥1.55 mmol/L(≥60 mg/dL)为负危险因素。

NCEP、ATPⅢ将 HDL-C 从原来的≤0.91 mmol/L(≤35 mg/dL),提高到<1.03 mmol/L(40 mg/dL),是为了让更多的人得到预防性治疗。

3.检查指征

(1)早期识别动脉粥样硬化的危险性(非致动脉粥样硬化胆固醇成分的检测)。

(2)使用降脂药治疗反应的监测(在使用降脂药治疗的过程中应避免 HDL-C 的下降)。

二、HDL-C 异常常见原因

见表 11-2。

表 11-2　HDL-C 减低和增高常见原因

HDL-C 减低	HDL-C 增高
遗传性	原发性
Tanger 病	CETP 缺乏症
LCAT 缺陷症	HTGL 活性低下(角膜浑浊)

续表

HDL-C 减低	HDL-C 增高
apoAⅠ异常	apoAⅠ合成亢进
家族性高胆固醇血症	HDL-C-R 异常
家族性混合型高脂血症	继发性
急性疾病	长期大量饮酒
急性心肌梗死	慢性肝炎
手术	原发性胆汁性肝硬化
烧伤	CETP 活性增加
急性炎症	HTGL 活性降低
低脂肪高糖饮食	药物
吸烟	肾上腺皮质激素
雌激素减少	胰岛素
药物	烟酸及其诱导剂
β 受体阻断剂	雌激素
肥胖	还原酶阻断剂
运动不足	β 羟 β 甲戊二酰辅酶 A(HMG-CoA)

三、临床思路(图 11-3)

总胆固醇浓度超过 5.2 mmol/L(200 mg/dL)的边缘性增高值时,就必须同时进行 HDL-C 的浓度测定。冠心病的发病和 HDL-C 之间存在负相关。HDL-C≤0.91 mmol/L(≤35 mg/dL) 是 CHD 的危险因素,HDL-C≥1.55 mmol/L(≥60 mg/dL)被认为是负危险因素。HDL-C 降低 多见于心、脑血管病、肝炎和肝硬化等患者。因此低 HDL-C 值便构成了一个独立的危险因素。

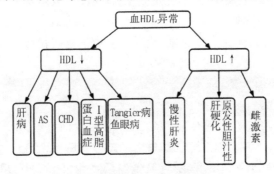

图 11-3　血清 HDL 分析临床思路

(一)非疾病因素
影响 HDL-C 水平的因素很多,主要有以下几个。

1.年龄

儿童时期,男女 HDL-C 水平相同,青春期男性开始下降,至 18～20 岁达最低点。

2.性别

冠心病发病率有性别差异,妇女在绝经期前冠心病的发病率明显低于同年龄组男性,绝经期后这种差别趋于消失。这是由于在雌激素的作用下,妇女比同年龄组男性有较高 HDL-C。随着雌激素水平的不断降低,男女 HDL-C 水平趋向一致,冠心病发病率的差异也就不复存在。

3.种族

黑种人比白种人高,中国人比美国人高。

4.饮食

高脂饮食可刺激肠道 apoA I 的合成,引起血浆 HDL-C 水平升高,尤其是饱和脂肪酸的摄入增加,可使 HDL-C 和 LDL-C 水平均升高,多不饱和脂肪酸(如油酸)并不降低 HDL-C 水平,却能使血浆 LDL-C 水平降低,故有益于减少 CHD 的危险。

5.肥胖

肥胖者常有 HDL-C 降低,同时伴 TG 升高。体重每增加 $1 kg/m^2$,血浆 HDL-C 水平即可减少 0.02 mmol/L(0.8 mg/dL)。

6.饮酒与吸烟

多数资料表明:吸烟者比不吸烟者的血浆 HDL-C 浓度低 0.08~0.13 mmol/L(3~5 mg/dL),即吸烟使 HDL-C 减低。适度饮酒使 HDL-C 和 apoA I 升高,与血浆 HDL-C 水平呈正相关,但取决于正常肝脏合成功能,长期饮酒损害肝脏功能,反而引起 HDL-C 水平下降。而少量长期饮酒因其血浆 HDL-C 和 apoA I 水平相对较高,所以患 CHD 的危险性低于不饮酒者。

7.运动

长期足够量的运动使 HDL-C 升高。

8.药物

降脂药中的普罗布考、β受体阻滞剂(普萘洛尔)、噻嗪类利尿药等,使 HDL-C 降低。

9.外源性雌激素

文献报道:接受雌激素替代疗法的妇女患 CHD 的危险性明显降低,这部分与雌激素能改善血脂代谢紊乱有关。雌激素可刺激体内 apoA I 合成,使其合成增加 25%,分解代谢无变化。孕激素可部分抵消雌激素升高血浆 HDL-C 水平的作用。然而,长期单用雌激素却有可能增加子宫内膜癌和乳腺癌的危险性,因此绝经后雌/孕激素干预试验需权衡到最佳的雌/孕激素配方,以发挥最大保护作用。

(二)血清 HDL-C 病理性降低

1.HDL-C 与动脉粥样硬化

血浆 HDL-C 浓度每降低 1%,可使冠心病(CHD)发生的危险升高 2%~3%,血浆 HDL-C 水平每升高 0.03 mmol/L(1 mg/dL),患 CHD 的危险性即降低 2%~3%,这种关系尤以女性为明显。绝经前女性 HDL-C 水平较高,与男性及绝经后女性相比 CHD 患病率低。

2.HDL-C 与高脂蛋白血症

高脂蛋白血症时,HDL-C 有病理性降低。Ⅰ型高脂蛋白血症,血脂测定 LDL-C、HDL-C 均降低,CHO 多正常,TG 极度升高,可达 11.3~45.2 mmol/L(1 000~4 000 mg/dL)。

3.家族遗传性低 HDL-C

即家族性低 α-脂蛋白血症,临床很常见,为常染色体显性遗传,其主要特征为血浆 HDL-C 水平低下,通常还合并血浆 TG 升高。

4.肝脏疾病

近年来特别值得注意的是肝脏疾病中 HDL-C 的改变。连续监测急性肝炎患者血浆中 HDL-C 胆固醇的水平,发现 HDL-C 水平与病程有关:在发病的第一周末,HDL-C 水平极度降低,脂蛋白电泳几乎检不出 α 脂蛋白带,此后随着病程的发展 HDL-C 逐渐升高直至正常。在病毒性肝炎和肝硬化患者,HDL-C 的降低主要表现为 HDL$_3$ 的降低,HDL-C 的变化较少,而且 HDL$_3$ 越低,预后越差,因此 HDL$_3$ 水平可作为一个评估某些肝脏疾病患者功能状态及转归预后的一项参考指标。

5.其他

HDL-C 降低还可见于急性感染、糖尿病、慢性肾衰竭、肾病综合征等。β 受体阻滞剂、黄体酮等药物也可导致 HDL-C 降低。

(三)血清 HDL-C 病理性增高

HDL-C 增加可见于慢性肝炎、原发性胆汁性肝硬化。有些药物如雌性激素、苯妥英钠、HMG-CoA 还原酶抑制剂、烟酸等可以使 HDL-C 升高。绝经的妇女常用雌激素做替代疗法有升高 HDL-C 和降低 CHD 危险性的作用。

（吕云霞）

第四节　低密度脂蛋白检验

一、概述

(一)生化特性和病理生理

低密度脂蛋白(LDL)是富含胆固醇(CHO)的脂蛋白,其组成中 45％为 CHO,其蛋白成分为 apoB$_{100}$。血浆中 LDL 来源有两个途径:一是由 VLDL 异化代谢转变;二是由肝脏合成、直接分泌入血。LDL 是在血液中由 VLDL 经过中间密度胆固醇(IDL)转化而来的。

LDL 的主要生理功能:将内源性 CHO 从肝脏运向周围组织细胞,在动脉内膜下沉积脂质,促进动脉粥样硬化形成。由于血浆中胆固醇大约 75％以 LDL 的形式存在,所以可代表血浆胆固醇水平。

LDL 组成发生变化,形成小而密的 LDL(SLDL),易发生氧化修饰,形成氧化型 LDL(Ox-LDL)或称变性 LDL。清道夫受体对 Ox-LDL 的摄取和降解速度比 LDL 快 3～10 倍,与 Ox-LDL的结合不受细胞内 CHO 浓度的影响,只有使胆固醇浓度升高的单向调节,而没有下调作用,且随着 Ox-LDL 氧化修饰程度的升高,动脉内膜和内皮细胞对 LDL 的摄取和降解也升高,从而形成了大量的泡沫细胞,促进了动脉粥样硬化的发生。LDL 经化学修饰(氧化或乙酰化)后,其中 apoB$_{100}$变性,通过清道夫受体被巨噬细胞摄取,形成泡沫细胞停留在血管壁内,导致大量的胆固醇沉积,促使动脉壁形成粥样硬化斑块。

(二)LDL-C 的检测

1.测定方法

匀相测定法:①增溶法(SOL 法);②表面活性剂法(SUR 法);③保护法(PRO 法);④过氧化

氢酶法(CAT法);⑤紫外法(CAL法)。

基本原理:首先向标本中加入表面活性剂将非LDL-C的脂蛋白结构破坏,使其中所含CHO与相应的酶反应而消耗,其后加入第二试剂,试剂中的表面活性剂破坏留下LDL-C结构,使其中CHO得以和酶及显色剂反应而测得LDL-C。

过去常通过Friedewald公式计算法间接推算LDL-C的量。

$$LDL\text{-}C(mg/dL)=CHO-(HDL\text{-}C+TG/5)$$

$$LDL\text{-}C(mmol/L)=CHO-(HDL\text{-}C+TG/2.2)$$

按此公式计算求得LDL-C含量时,要求CHO、HDL-C和TG测定值必须准确,方法必须标准化,才能得到LDL-C的近似值;也有人在应用上述公式后再减去Lp(a)中胆固醇值予以校正。Friedewald公式只适用于TG小于4.52 mmol/L时。

稳定性:血清样本必须放在密闭容器中,在2～4 ℃条件下可稳定7天,－70 ℃可稳定30天。

2.参考范围

LDL-C水平随年龄增高而上升,青年与中年男性高于女性,更年期女性高于男性。中老年为2.73～3.25 mmol/L(105～125 mg/dL)。

我国《血脂异常防治建议》提出的判断标准如下:理想范围<3.12 mmol/L(120 mg/dL);边缘升高3.15～3.61 mmol/L(121～139 mg/dL);升高>3.64 mmol/L(140 mg/dL)。

美国胆固醇教育计划(NCEP)成人治疗组第三次报告(ATPⅢ)提出的医学决定水平如下:理想水平<2.58 mmol/L(100 mg/dL);接近理想2.58～3.33 mmol/L(100～129 mg/dL);边缘增高3.64～4.11 mmol/L(130～159 mg/dL);增高4.13～4.88 mmol/L(160～189 mg/dL);很高≥4.91 mmol/L(≥190 mg/dL)。

3.检查指征

早期识别动脉粥样硬化的危险性,使用降脂药治疗过程中的监测反应。

二、LDL-C升高常见原因

见表11-3。

表11-3 LDL-C增高与降低常见原因

LDL-C增高	LDL-C降低
动脉粥样硬化	急性病(可下降40%)
冠心病	无β脂蛋白血症
高脂蛋白血症	甲状腺功能亢进
甲状腺功能减退	消化吸收不良
肾病综合征	营养不良
梗阻性黄疸	肝硬化
慢性肾衰竭	急性肿瘤

三、临床思路

见图11-4。

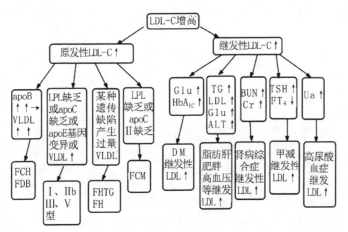

图 11-4 血清 LDL-C 测定临床思路图

（一）非疾病因素

1.饮食

高脂肪饮食会使血浆 LDL-C 增高,低脂肪饮食和运动可使其降低。

2.肥胖

肥胖者 LDL-C 常增高。

3.妊娠

妊娠早期开始缓慢升高,至妊娠后 3 个月时可高于基线的 50%,产后可恢复至原水平。

4.年龄与性别

成年人 LDL-C 逐渐升高,女性更年期后高于男性。

5.药物

如雄激素、β 受体阻滞剂、环孢霉素、糖皮质激素都可使 LDL-C 升高,而使用雌激素和甲状腺素可使 LDL-C 下降。

（二）血浆 LDL-C 病理性增高

LDL-C 是所有血浆脂蛋白中首要的致动脉粥样硬化(AS)脂蛋白。已经证明,粥样硬化斑块中的 CHO 来自血液循环中的 LDL-C。LDL-C 致 AS 作用与其本身的一些特点有关,即 LDL-C相对较小,能很快穿过动脉内膜层,经过氧化或其他化学修饰后的 LDL-C,具有更强的致 AS 作用。由于小颗粒LDL-C易被氧化,所以比大颗粒 LDL-C 更具致 AS 作用。

血浆 LDL-C 升高的原因是来源增多或分解减少。血中 LDL-C 是 CHO 的主要携带者,升高主要反映 CHO 增加。血中 LDL-C 上升已成为动脉粥样硬化重要的危险因素,故称为致动脉粥样硬化因子。

（三）血浆 LDL-C 病理性降低

Ⅲ型高脂蛋白血症特征性血浆脂蛋白谱改变如下:①VLDL 水平显著升高,包括大颗粒的 VLDL1 和小颗粒 VLDL2 均升高。②IDL 也明显升高。③LDL 水平降低,但 LDL 的结构却有某种异常,主要表现为 LDL 中 TG 含量相对较多,其颗粒较小。LDL 这种结构改变与高甘油三酯血症时 LDL 结构变化类似,所以有人认为Ⅲ型高脂蛋白血症的 LDL 结构改变,可能与其同时存在的高甘油三酯血症有关,而 HDL 水平降低或无明显变化。

（姜　艳）

第五节　载脂蛋白 A 检验

一、概述

(一)生化特性和病理生理

组成脂蛋白中的蛋白部分称为载脂蛋白(apo)。apo 是决定脂蛋白性质的主要蛋白成分。各种 apo 主要是在肝合成,小肠也可合成少量。近年发现除肝外,脑、肾、肾上腺、脾、巨噬细胞也能合成 apo。在不同的脂蛋白中,apo 的种类、含量和功能也不同。

apo 的主要生理功能有:①构成脂蛋白,使血浆脂质成为可溶性;②激活或抑制脂蛋白代谢有关的酶;③识别脂蛋白受体,与特异性脂蛋白受体结合;④结合和转运脂质,稳定脂蛋白结构等。在与临床联系上,apoB 和 apoAⅠ是最重要的。许多研究指出作为主要的蛋白成分,它们与 LDL-C 和 HDL-C 相比,有相同或更好地预测冠心病发生危险性的价值。因为 LDL-C 和 HDL-C 的主要蛋白成分就是 apoB 和 apoAⅠ。

(二)apoA 检测

1.检测方法

主要采用速率散射免疫浊度法和免疫透射比浊法。

检测原理:血清 apoAⅠ与试剂中的特异性抗人 apoAⅠ抗体相结合,形成不溶性免疫复合物,使反应液产生浊度,在波长 340 nm 测定吸光度,吸光度反映血清标本中 apoAⅠ的浓度。

稳定性:血清可以在 4 ℃条件下保存至少 3 天。在-20 ℃条件下,使用抗生素和抗氧化剂可以使 apoAⅠ保持稳定至少 6 个月。最好在-80 ℃冷冻保存。

2.参考范围

apoAⅠ:1.05～1.72 g/L(男);1.17～1.74 g/L(女)。

3.检查指征

(1)早期识别冠心病的危险性,对具有早期动脉粥样硬化发生家族史者进行发病危险性估计。

(2)使用调节血脂药治疗过程中的反应监测。

二、血清 apoA 异常常见原因

(一)apoA 升高

apoA 升高的疾病较为少见,见于肝脏疾病、肝外胆道阻塞、人工透析。

(二)apoA 减低

常见于动脉粥样硬化、冠心病、脑血管病、肝功能降低、糖尿病、酒精性肝炎等。家族性混合型高脂血症时,apoA 和 HDL-C 都会轻度下降,CHD 危险性高。apoA 缺乏症(Tangier 病)、家族性低 α-脂蛋白血症、鱼眼病等,血清中 apoA 与 HDL-C 水平极低。

三、临床思路

见图 11-5。

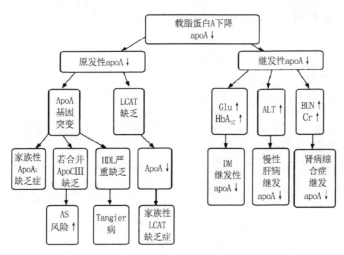

图 11-5　血清载脂蛋白 A 分析临床思路图

（一）非疾病因素

apoAⅠ随年龄波动较小,女性稍高于男性,但差异不明显,80 岁以后,男女 apoAⅠ均下降。apoAⅠ是 HDL-C 中的主要载脂蛋白,影响其血浆水平的因素同 HDL-C。

中国人的 apoAⅠ水平与美国人接近,和黑人水平相似。

（二）apoA 病理性下降

在病理状态下,HDL-C 的脂类与组成往往发生变化。所以 apoAⅠ的升降不一定与HDL-C成比例。同时测定 apoAⅠ与 HDL-C 对病理生理状态的分析更有帮助。比如冠心病(CHD)者,apoAⅠ偏低,脑血管患者 apoAⅠ也明显降低。家族性高甘油三酯血症患者,HDL-C 往往偏低,但 apoAⅠ不一定低,并不增加 CHD 危险,但家族性混合型高脂血症患者,apoAⅠ与 HDL-C 都有轻度下降,CHD 危险性高。apoAⅠ缺乏症、家族性低α脂蛋白血症、鱼眼病等患者,apoAⅠ与HDL-C 极低。

1.apoAⅠ和 CHD

用 HDL-C 水平来预测 CHD 的危险性已经比较肯定。apoAⅠ和 apoAⅡ是构成 HDL-C 的主要结构蛋白,占 HDL-C 蛋白质的 90%,所以测定 apoA 应该和测定 HDL-C 有相同的作用。从理论上来说测定 apoAⅠ可能比 HDL-C 更为精确,更能反映脂蛋白状态。apoAⅠ可以用于预测 CHD 及用于评价 CHD 危险性,并与动脉粥样硬化呈负相关,而 apoAⅡ作为冠心病危险因子没有价值。

2.家族性 apoAⅠ缺乏症

这一类 apoAⅠ降低的患者都合并 HDL-C 降低,其 apoAⅠ降低的原因可能是因为apoAⅠ基因突变所致。此症属常染色体显性遗传,但并不是所有这类患者都发展成 CHD。有些人在 apoAⅠ缺乏的同时合并有 apoCⅢ的缺乏时,会出现大面积的动脉粥样硬化损害。血脂水平随其表型而变化,一般患者都有轻度 TG 升高,但很少有 CHO 升高。

3.血浆高密度脂蛋白缺乏症(Tangier 病)

Tangier 病是一种少见的常染色体隐性遗传疾病,其特点为血浆 CHO 和 HDL-C 降低,而组织,特别是在单核-巨噬细胞系统胆固醇酯聚积。血浆 apoAⅠ在纯合子只有正常的 1%～3%;而杂合子者则为正常的一半。其生化缺陷的机制还不明了,但根据胆固醇酯的聚积和 HDL-C

降低来推论,可能是细胞 CHO 的储存和处置发生了问题。

4.家族性卵磷脂-胆固醇酯酰基转移酶(LCAT)缺乏症

本病是由于 LCAT 缺乏引起。血浆 apoA I 可降到正常的 5%～30%;HDL-C 降到正常的 10%,病程长者可有蛋白尿和肾衰竭。

5.引起 apoA I 继发性下降的病因

未控制的糖尿病、慢性肝病、肾病综合征、慢性肾衰竭等都可以引起 apoA I 降低。

(三)apoA I 病理性增高

高 α 脂蛋白血症:发生于某些家族,其 HDL-C 持续明显升高,apoA I 升高的情况和 HDL-C 平行。本病的基因情况尚不清楚,重要的是应除外引起继发性 HDL-C 升高的因素。

(姜　艳)

第六节　载脂蛋白 B 检验

一、概述

(一)生化特性和病理生理

载脂蛋白 B(apoB)也是一种重要的载脂蛋白,apoB 是一类在相对分子质量、免疫性和代谢上具有多态性的蛋白质,依其相对分子质量及所占百分比可分为 B_{100}、B_{48}、B_{74}、B_{26} 及少量 B_{50},它们都是 B_{100} 的降解物。正常情况下,以 $apoB_{100}$ 和 $apoB_{48}$ 较为重要。$apoB_{100}$ 或称大 B,在肝脏合成,存在于由肝合成的脂蛋白中,主要转运内源性 CHO,结合于周围组织细胞表面的 LDL 受体,与 CHO 在细胞内沉积关系密切。另外一种为 $apoB_{48}$,或称小 B,其相对分子质量为 $apoB_{100}$ 的 48%,来源于小肠,可能由小肠壁细胞合成,参与外源性 CHO 转运,不与 LDL 受体结合。

apoB 生理功能:①参与 VLDL 的合成、装配和分泌;②$apoB_{100}$ 是 VLDL、IDL、和 LDL 的结构蛋白,参与脂质转送;③70%LDL 经受体途径清除,$apoB_{100}$ 是介导 LDL-C 与相应受体结合必不可少的配体;④$apoB_{48}$ 为 CM 合成和分泌所必需,参与外源性脂质的消化吸收和运输。

$apoB_{100}$ 主要分布于血浆 VLDL、IDL 和 LDL 中,占这 3 类脂蛋白中蛋白含量的 25%、60%、95%,而 $apoB_{48}$ 则分布于 CM 中,占其蛋白含量的 5%。正常人空腹所测 apoB 为 $apoB_{100}$。正常情况下,apoB 水平随 CHO 和 LDL-C 水平变动。每一个 LDL、IDL、VLDL 与 Lp(a)颗粒中均含有一分子 $apoB_{100}$,因 LDL 颗粒居多,大约有 90%的 apoB 分布在 LDL 中,故血清 apoB 主要代表 LDL 水平,它与 LDL 呈显著正相关,但当高甘油三酯血症时(VLDL 极高),apoB 也会相应地增高。

$apoB_{100}$ 也有多态性的特点,$apoB_{100}$ 基因突变所引起的疾病有:家族性低 β 脂蛋白血症与家族性 $apoB_{100}$ 缺陷症,后者由于 $apoB_{100}$ 3500 位上的精氨酸被谷氨酸所置换,临床表现为高胆固醇血症。

(二)apoB 的检测

1.检测方法

主要采用速率散射免疫浊度法和免疫透射比浊法。

检测原理:血清 apoB 与试剂中的特异性抗人 apoB 抗体相结合,形成不溶性免疫复合物,使反应液产生浊度,在波长 340 nm 测定吸光度,吸光度反映血清标本中 apoB 的浓度。

稳定性:血清可以在 4 ℃条件下保存至少 3 天。在−20 ℃条件下,使用抗生素和抗氧化剂可以使apoB保持稳定至少 6 个月。最好在−80 ℃冷冻保存。

2.参考范围

男性:apoB 合适范围为 0.59~1.43 g/L。

女性:apoB 合适范围为 0.61~1.56 g/L。

3.检查指征

(1)早期识别冠心病的危险性,对具有早期动脉粥样硬化发生家族史者进行发病危险性估计。

(2)使用调节血脂药治疗过程中的反应监测。

(3)高脂蛋白血症分型与诊断。

二、血清 apoB 异常常见原因

apoB 增高见于动脉粥样硬化、肥胖、Ⅱ型高脂血症、胆汁淤滞、肾病、甲状腺功能减退等。

apoB 减低见于肝脏疾病和甲状腺功能亢进等。

三、临床思路

见图 11-6。

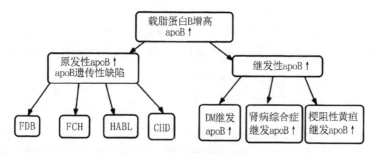

图 11-6 血清载脂蛋白 B 增高思路

(一)非疾病因素

血浆中 apoB 水平均随年龄增高而上升,至 70 岁以后,apoB 不再上升或开始下降,50 岁以前男性高于女性,50 岁以后女性高于男性。

中国人的 apoB 水平低于欧美人。

(二)apoB 病理性异常

1.apoB 病理性增高

(1)家族性载脂蛋白 B_{100} 缺陷症(FDB)病因:①由于 2 号染色体上 apoB 基因突变造成 $apoB_{100}$ 上 3500 位的氨基酸被置换,影响了 LDL-C 的分解代谢,导致家族性载脂蛋白 B_{100} 缺陷症;②受遗传和环境因素相互作用影响。

临床表现:主要是血浆 CHO 和 LDL-C 浓度中等或重度升高,这类患者的血浆胆固醇水平虽较家族性高胆固醇血症(FH)患者低,但两者在临床上很难区别。

FDB 和家族性高胆固醇血症(FH)都是由于 LDL-C 分解代谢障碍而引起的高胆固醇血症,然而两者所致高胆固醇血症的病理生理机制不同。FDB 是 apoB 遗传缺陷即配体的缺陷所致,而 FH 则是 LDL-C 受体的遗传缺陷所致。

FDB 患者合并冠心病的危险性与 FH 者相类似。60 岁以前发生冠心病者大约占 1/3。肌腱黄色瘤发现率 38%,脂质角膜弓 28%,颈动脉粥样硬化斑块 48%。大多数 FDB 者若伴周围血管疾病则常合并有高血压。

(2)apoB 增高和家族性混合型高脂血症:受累者可表现为弗雷德里克森分型的Ⅱa 型(以LDL-C 升高为主)、Ⅱb 型(LD-C 和 VLDL 同时升高)或Ⅳ型高脂血症(以 VLDL 升高为主或伴有 LDL-C 升高)。

(3)apoB 增高和高 β 载脂蛋白血症(HABL):此类患者 LDL-C 常在参考值范围内,但 apoB浓度升高。患者多半有轻、中度高 TG 血症或饭后 TG 的清除延迟,发生 CHD 的危险性增加。HABL 的这些特点和那些总 CHO 和 LDL-C 都升高的家族高脂血症相似,所以要想鉴别这两种情况,测定 apoB 就至关重要了,但必须同时用同一样品测定 CHO、LDL-C,apoB 才能鉴别。有报道指出患 CHD 的患者中 HABL 占 18.9%,而无 CHD 的对照组中只有 8.4%。

(4)apoB 增高和 CHD:流行病学与临床研究中已确认,高 apoB 是 CHD 的危险因素,并且apoB 是各项血脂指标中较好的动脉粥样硬化(AS)标志物。在高 apoB 的 CHD 患者的药物干预实验中表明,降低 apoB 可以减少 CHD 发病及促进粥样斑块的消退。

apoB 和 LDL-C 同样是 CHD 的危险因素,可用于估计 CHD 的危险性、降脂治疗效果等。有人认为 apoB 在评定 CHD 的危险性方面优于血脂和脂蛋白,因此建议用 apoB 浓度来评定CHD 的危险性。测定 apoB 优于计算法求得的 LDL-C。

(5)apoB 增高和糖尿病:对于糖耐量降低和 2 型糖尿病患者,apoB 的测定也是有价值的,因为这两种患者 CHD 的发病率明显升高,患者有低 HDL-C、高 TG 血症,但血清 CHO 和非糖尿病患者无大区别,所以 apoB 可以是一个有用的指标。

(6)其他:甲状腺功能减退、肾病综合征、肾衰竭、梗阻性黄疸,apoB 都可能升高。

2.apoB 病理性降低

(1)无 β 脂蛋白血症(ABL):一种常染色体隐性遗传疾病,apoB 合成、分泌缺陷,使含 apoB的脂蛋白,如 CM、VLDL、LDL 合成代谢障碍,伴随脂肪吸收和代谢紊乱。无 β 脂蛋白血症可能是由 TG 微粒体脂转移蛋白缺陷引起,这种患者血浆 CHO 和 TG 明显降低,确诊则需要根据临床表现、肠黏膜的变化和无血浆 apoB 进行判断。

临床特征:①胃肠道症状,在小肠和肝内没有 apoB,其结果就是引起食物中脂肪在肠管堆积而导致吸收不良。②血液异常。ABL 患者有轻至中度贫血,引起大多数循环红细胞为棘形红细胞。患者明显缺乏脂溶性维生素 A、维生素 E,导致神经系统和视网膜的病损,如色素性视网膜炎、共济失调等症状。③血脂异常。ABL 患者胆固醇水平很低,其范围为 0.5~1.3 mmol/L,TG也很低,HDL 下降,血中检测不到 apoB、CM、VLDL 和 LDL。

治疗:限制饮食中脂肪摄入,尤其是长链饱和脂肪酸,这可在很大程度上缓解吸收障碍症状。对 ABL 患者,目前推荐从饮食中另外补充多不饱和脂肪酸,如多进食玉米等。大量补充脂溶性维生素 E、维生素 A、维生素 K。

(2)低 β 脂蛋白血症。①病因:一种常染色体显性遗传疾病。和无 β 脂蛋白血症一样,其血浆 apoB 分泌速度降低,较大的不完整的 apoB 分子可能促进 LDL 受体清除血浆 LDL,造成较低的 CHO 水平,但除非是纯合子患者,它不会像无 β 脂蛋白血症患者那么低。由于 apoB 基因缺陷,患此病时所产生的异常 apoB 不能和脂质结合。杂合子时血浆 apoB 浓度不会超过正常水平的 1/4～1/2,而纯合子的临床表现和无 β 脂蛋白血症不易区别。这两种情况都可以通过测定血清 apoB 来确定,但变性的 apoB 用常规方法可能检测不出来。②临床特征和治疗同 ABL 患者,但对于低 β 脂蛋白血症的诊断,其家族调查有助于诊断,因为和无 β 脂蛋白血症不同,本病患者通常较易发现患同样病的亲属。

(3)其他:恶性肿瘤、营养不良、甲状腺功能亢进都可能使血浆 apoB 水平降低。

(三)载脂蛋白 AⅠ(apoAⅠ)/蛋白 B(apoB)比值

测定 apoAⅠ 和 apoB 能直接反映 HDL-C 和 LDL-C 水平。脂蛋白中的 CHO 含量在病理情况下可发生变化,因而 HDL-C 和 LDL-C 不能代替 apoAⅠ 和 apoB 测定。一般认为,动脉粥样硬化和冠心病时,apoAⅠ 下降,apoB 升高,特别是冠心病时,apoB 升高比 CHO、LDL-C 升高更有意义。脑血管病时,apoAⅠ 和 HDL-C 下降更明显,而 apoB 往往正常,脑出血时,apoB 还可能偏低。有人主张用 apoB/apoAⅠ 比值代替 LDL-C/HDL-C 比值作为动脉粥样硬化的指标。

参考值:1.0～2.0。

临床意义:比值随年龄增长而降低,动脉粥样硬化、冠心病、糖尿病、高脂血症、肥胖等可明显降低。

(姜　艳)

第七节　载脂蛋白 E 检验

一、概述

(一)生化特性和病理生理

载脂蛋白 E(apoE)主要存在于 CM、VLDL、IDL 和部分 HDL 中。apoE 来源于多种组织,如肝、小肠、肾、脑星状细胞、巨噬细胞等。

apoE 的生理功能:①组成脂蛋白,是 CM、VLDL、IDL 和部分 HDL 的结构蛋白;②作为配体与 LDL 受体和 apoE 受体结合;③具有某种免疫调节作用;④参与神经细胞的修复。

apoE 是一个多态蛋白,有三种异构体,即 E2、E3、E4,而且以六种等位基因形式存在,即 apoE2/2、E2/3、E2/4、E3/3、E3/4、E4/4。人群中以 E3/3 最多(60%),E3/4、E3/2 次之(两者之和为 25%),E2/4、E4/4 较少,E2/2 最少(<1%)。在血脂正常人群中,各 apoE 表型者的血浆胆固醇(CHO)水平高低依次是 E4/4＞E4/3＞E4/2＞E3/3＞E3/2＞E2/2。这种 apoE 表型影响个体间血浆胆固醇水平的作用并不受环境和其他遗传背景的干扰,并且 apoE2 的降 CHO 作用是 apoE4 升 CHO 作用的 2～3 倍。apoE 表型也可影响个体间血浆 TG 水平,即 apo E2/2、E2/3、E2/4、E3/4 者的血浆 TG 水平明显高于 E3/3,同时发现 E4/4 者,HDL-C 浓度明显低于 E3/3 者。apoE 和 LDL 受体的结合是从血循环中除去富含 apoE 的脂蛋白(乳糜微粒残核、

VLDL、IDL)的必需机制,它决定了胆固醇和甘油三酯的自体调节。apoE2 不和 LDL 受体结合。含有 apoE2 的 VLDL 和残骸清除缓慢,引起肝脏 LDL 受体的激活,而 apoE4 颗粒则作用相反。因此,apoE4 有潜在的致动脉粥样硬化作用,而 apoE2 则具有保护作用。

临床可见 apoE4 伴以较高的血清 CHO 水平,apoE4 等位基因多见于家族性及迟发的阿尔茨海默(Alzheimer)病(老年性痴呆),E2/2 可见于Ⅲ型高脂蛋白血症。这些等位基因在胆固醇的自体调节中起主要作用,因此,apoE 基因变异在Ⅲ型高脂血症(Remnant 病)和在 Alzheimer 病中也有潜在的临床价值。

(二)apoE 的检测

1.检测方法

(1)apoE 的定量检测:免疫化学法,特别是免疫散射和免疫比浊检测法。

(2)apoE 的表现型:等电聚集后的免疫印迹法。

(3)apoE 的基因型:DNA 杂交(已有商品化的寡核苷酸)。

2.检查指征

apoE 及 apoE 的基因型检查指征:①Ⅲ型高脂蛋白血症(HLP)的诊断,特别是 apoE2 的纯合子和 apoE/apoB 的比值;②Alzheimer 病(老年性痴呆)。

3.参考值

apoE:0.03～0.06 g/L。

二、apoE 基因异常常见原因

(1)apoE2/2 表型是家族性异常 B 脂蛋白血症(FD)的发病条件和高甘油三酯血症的主要原因。

(2)apoE4/4 表型患 CHD 和缺血性脑血管疾病的危险性增加,与老年性痴呆显著相关。

三、临床思路

见图 11-7。

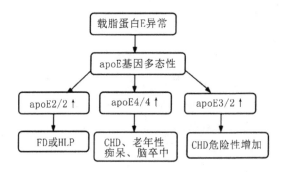

图 11-7　血清 apoE 分析临床思路图

apoE 基因多态性是决定血 CHO 及 LDL-C 的遗传因素,大量流行病学资料证明,apoE 基因多态性对正常人群血脂水平、高脂血症和 CHD 有十分明显的影响,如与 apoE3/3 相比,发现 apoE4 携带者 LDL-C 升高,apoE2 与 apoE4 者 TG 升高,apoE4/3 表型者易患 CHD,与其他致脂蛋白代谢异常的基因相比，apoE4 者发现 CHD 的危险性更高。

（一）apoE 基因多态性与家族性异常 β 脂蛋白血症

家族性异常 β 脂蛋白血症（FD）又名Ⅲ型高脂蛋白血症，曾称为结节性黄色瘤。是由于 apoE 基因的变异而影响乳糜微粒和 VLDL 残粒的分解代谢，该症较为少见。此类患者极低密度脂蛋白（VLDL）电泳时常移至 β 位置，而不是正常的前置 β 位置，这种 VLDL 为 β-VLDL。由于 β-VLDL 是Ⅲ型高脂蛋白血症的最突出表现，且具有明显的家族聚集性，所以称为家族性异常 β 脂蛋白血症。

1.病因

apoE 基因的多态性也可影响各类高脂蛋白血症患者的血脂和脂蛋白水平，尤其是 apo E2/2 表型与 FD 相伴随，绝大多数的 FD 患者为 apoE2/2 表型，故 apoE2/2 被认为是 FD 发病的必备条件。有研究表明，apoE2/2 者无论其血浆 CHO 浓度高低，都伴有 VLDL 结构异常（富含胆固醇酯）、血浆 IDL 浓度升高和 LDL-C 浓度降低。apoE 缺乏可能会和 Fredrickson 分类的Ⅲ型高脂蛋白血症（HLP）同时发生。apoE 基因变异是Ⅲ型高脂蛋白血症发病的必备条件之一。apoE4 携带者，小肠吸收 CHO 增加，所以 apoE4 携带者采用饮食疗法治疗高脂血症效果最明显。apoE2 携带者体内脂肪酸合成明显高于 apoE3 者，这种体内脂肪酸合成增加是 apoE2 者易伴发高甘油三酯血症的主要原因。

2.生化和临床特征

Ⅲ型高脂蛋白血症患者的血脂改变表现为血浆胆固醇和甘油三酯浓度同时升高。血浆胆固醇浓度通常高于 7.77 mmol/L（300 mg/dL），可高达 26.00 mmol/L。血浆甘油三酯浓度升高的程度（若以 mg/dL 为单位）与血浆胆固醇水平大体相当或更高。若血浆胆固醇和甘油三酯浓度同时升高，且两者相当时，应考虑到Ⅲ型高脂蛋白血症的可能。

Ⅲ型高脂蛋白血症的特征性血浆脂蛋白谱改变使 VLDL 水平显著升高，中间密度脂蛋白（IDL）也明显升高，低密度脂蛋白（LDL）水平降低，高密度脂蛋白（HDL）水平降低或无明显变化。其中 VLDL 水平升高包括大颗粒 VLDL（VLDL1）和小颗粒 VLDL（VLDL2）均升高。

多年来，一直认为富含胆固醇的 β-VLDL 是Ⅲ型高脂蛋白血症具有诊断意义的特征。1973 年哈韦尔（Havel）等首先发现这类患者血浆中有一种富含精氨酸的载脂蛋白（现称为载脂蛋白 E，apoE），且其浓度很高。近年来有关 apoE 与Ⅲ型高脂蛋白血症关系的研究取得了深入的进展。

所以，apoE 基因分析对Ⅲ型高脂蛋白血症的诊断具有重要意义。凡有 apoE 基因异常并存在 β-VLDL 者，即可诊断 FD；若同时伴有血浆胆固醇和甘油三酯水平升高，则称为Ⅲ型高脂蛋白血症。

（二）apoE 基因多态性与 CHD

各种 apoE 表型者患 CHD 的危险性不同。芬兰人心肌梗死的患病率居世界首位，其 apoE4 频率（0.227）分布较高，而 apoE2 频率（0.041）分布较低；亚洲人 CHD 患病率较低，而 apoE4 等位基因频率（0.064）也较低。有研究发现，CHD 组 apoE3/3 频率分布（0.462）显著低于对照组（0.670）。提示 apo E3/3 表型者不易患 CHD，具有一定的保护作用。apoE3/2、apoE4/3、apo E4/4 表型者患 CHD 的危险性增加，国内外的研究结果亦支持 CHD 患者中 apoE4/4 的频率分布较高。无论性别,凡 apoE4 携带者 CHD 危险性均上升,且这种关系不受高血压、吸烟、肥胖与糖尿病等危险因素的影响。

(三)apoE 基因多态性与脑卒中

临床研究表明:缺血性脑卒中的患者其 apoE4 等位基因的频率明显高于对照组,故认为 apoE4 等位基因携带者很可能具有缺血性脑血管疾病的遗传易感性。

(四)apoE 基因多态性与老年性痴呆

在老年性痴呆患者中 apoE4/4 表型者频率异常高。提示:apoE 基因多态性也可能与神经系统疾病之间存在一定的关系。

总之,apoE4 是脂质代谢紊乱和心、脑血管疾病的重要遗传标志,与其他致脂蛋白代谢异常的基因相比,apoE4 者发现 CHD 的危险性更高。

(姬常龙)

第十二章

糖类及其代谢产物检验

第一节 血糖测定

一、概念

血糖是指血清(或血浆)中的葡萄糖含量,通常以 mmol/L(mg/dL)计。血糖测定是诊断糖尿病(diabetes mellitus,DM)的主要方法和依据,空腹血糖浓度反映胰岛 β 细胞分泌胰岛素的能力。部分患者尤其是疑有 T_2DM 患者,如果空腹血糖不高,应测定餐后 2 小时血糖或行口服葡萄糖耐量试验(OGTT)。

二、方法

血糖测定分为空腹血糖与餐后血糖,空腹血糖测定要求隔夜空腹(至少 8 小时未进食任何糖类,饮水除外),餐后血糖指从第一口进餐开始计算时间到 2 小时准时抽血测定血糖值。

三、正常参考值

(一)空腹血糖
葡萄糖氧化酶法:3.9~6.1 mmol/L;邻甲苯胺法:3.9~6.4 mmol/L。
(二)餐后血糖
餐后血糖<7.8 mmol/L。

四、注意事项

(一)取样时间及取样部位
测静脉血糖一般从肘静脉取血,止血带压迫时间不宜过长,应在几秒钟内抽出血液,以免血糖数值不准。若用血浆或全血,将血样品放入含有枸橼酸钠及氟化钠混合物的试管中,以防止血液凝固及红细胞内葡萄糖的分解。血标本最好立即测定,若要过夜,需将血浆样品冰冻。毛细血管血糖测定一般从耳垂、手指或足趾由针刺取血。毛细血管血的成分与动脉血相近,其血糖含量在清晨空腹时与静脉血基本相符;而在进食碳水化合物后 2 小时内比静脉血高,因此时组织正在利用餐后升高的血糖。正常人口服葡萄糖 100 g 后，毛细血管血和静脉血葡萄糖含量的差值为 0.4～3.4 mmol/L(8～61 mg/dL)，平均为 1.33 mmol/L(24 mg/dL)。在口服葡萄糖 3 小时后一般两者差别很小，但也有报道称空腹时两者的差别也很大[范围为 0～1.1 mmol/L(0～20 mg/dL)]。

(二)全血与血浆血糖、血清糖

因葡萄糖只能溶于水，红细胞含水量比血浆少，因此红细胞内的葡萄糖含量比血浆要低。而且红细胞又占据一定的容积，故全血糖含量受血细胞比容的影响。血细胞比容下降 10%，血糖值增加 0.17～0.22 mmol/L(3～4 mg/dL)；相反，如血细胞比容增高，测得的结果相反。若采用血浆则没有这种影响。用全血糖折算成血浆糖时，可将全血血糖数值增加 15%(注意不是 15 mg/dL)。血浆与血清糖数值相等，但血浆比血清稳定。如用枸橼酸钠及氟化钠抗凝，则离心后血浆含有除血细胞以外的全部物质。当血浆通过自动分析仪时，纤维蛋白容易沉淀使管道阻塞。若用血清不会出现此种现象。在收集血清时，全血的凝固和血凝块收缩需 2～3 小时，在此期间有 1.7～2.2 mmol/L(30～40 mg/dL)的血糖降解而损失。为避免这种损失，取血后应迅速冰冻。最好在 30 分钟内(最多不超过 1 小时)离心取出血清。若用肝素或 EDTA 抗凝，血浆也要迅速离心，以减少糖的自然降解所产生的误差。

(三)引起血糖变化的药物

引起血糖升高的药物主要有 TRH、ACTH、GH、甲状腺激素、糖皮质激素、儿茶酚胺、可乐定、可的松、咖啡因、氯噻酮、二氯甲嗪、呋塞米、依他尼酸、噻嗪类利尿药、吲哚美辛、胰高血糖素、生长抑素、异烟肼、口服避孕药、酚妥拉明、三环抗抑郁药、苯妥英钠等。引起血糖下降的药物主要有胰岛素、IGF-1、Amylin、双胍类、促泌剂、格列酮类、α-葡萄糖苷酶抑制剂、乙醇、单胺氧化酶抑制剂、甲巯咪唑、保泰松、对氨基水杨酸类、丙磺舒、普萘洛尔、磺胺类等。

五、临床评估

空腹时血糖高于 6.1 mmol/L，称为高血糖，餐后 2 小时血糖高于 7.8 mmol/L，也可以称为高血糖。高血糖不是一种疾病的诊断，只是一种血糖监测结果的判定，血糖监测是一过性的结果，高血糖不完全等于糖尿病。

(一)血糖升高的原因

(1)肝炎、肝硬化等各种肝脏疾病引起肝糖原储备减少时，可出现餐后血糖一过性升高。如积极治疗肝脏疾病，血糖便可恢复正常。

(2)应激状态下的急性感染、创伤、脑血管意外、烧伤、心肌梗死、剧烈疼痛等，使血糖升高。当应激状态消除后血糖会降至正常。

(3)饥饿时和慢性疾病患者体力下降时，可引起糖耐量减低，使血糖升高。积极治疗慢性疾病，改善体质可使血糖恢复正常。

(4)一些内分泌性疾病如肢端肥大症、皮质醇增多症、甲状腺功能亢进症等，可引起继发性血糖升高。原发病得到有效控制后，血糖可逐渐降至正常。

(5)服用某些药物，如泼尼松、地塞米松等会引起高血糖。

(6)当空腹血糖≥7.0 mmol/L 和(或)餐后 2 小时血糖≥11.1 mmol/L，并排除上述原因导致的血糖升高，即可考虑糖尿病的诊断。

(二)血糖降低

1.生理性或暂时性低血糖

运动后和饥饿时、妊娠、哺乳期、注射胰岛素后和服降糖药后,血糖会降低。

2.病理性低血糖

(1)胰岛素分泌过多,如胰岛β细胞瘤。

(2)升高血糖激素分泌减少,如垂体功能减退、肾上腺功能减退和甲状腺功能减退。

(3)血糖来源减少,肝糖原贮存不足,如长期营养不良、肝炎、肝坏死、肝癌、糖原累积病等。

(王昌荣)

第二节　口服葡萄糖耐量测定

口服葡萄糖耐量测定即口服葡萄糖耐量试验(oral glucose tolerance test,OGTT),是在口服一定量葡萄糖后 2 小时内做系列血糖测定,可用于评价个体的血糖调节能力,判断有无糖代谢异常,是诊断糖尿病的指标之一,有助于早期发现空腹血糖轻度增高但未达到糖尿病诊断标准的糖耐量异常患者。

一、原理

正常人在服用一定量葡萄糖后,血液葡萄糖浓度升高(一般不超过 8.9 mmol/L 或 160 mg/dL),刺激胰岛素分泌增多,使血液葡萄糖浓度短时间内恢复至空腹水平,此现象称为耐糖现象。若因内分泌失调等因素引起糖代谢异常时,口服一定量葡萄糖后,血液葡萄糖浓度可急剧升高或升高不明显,而且短时间内不能恢复至空腹血葡萄糖浓度水平,称为糖耐量异常。

二、操作

WHO 推荐的标准化 OGTT 如下。

(1)试验前 3 天,受试者每天食物中含糖量不低于 150 g,且维持正常活动,停用影响试验的药物(如胰岛素)。

(2)空腹 10～16 小时后,坐位抽取静脉血,测定血葡萄糖浓度(称空腹血浆葡萄糖,FPG)。

(3)将 75 g 无水葡萄糖(或 82.5 g 含 1 分子水的葡萄糖)溶于 250～300 mL 水中,5 分钟之内饮完。妊娠妇女用量为 100 g;儿童按 1.75 g/kg 体质量计算口服葡萄糖用量,总量不超过 75 g。

(4)服糖后,每隔 30 分钟取血 1 次,测定血浆葡萄糖浓度共 4 次,历时 2 小时(必要时可延长血标本的收集时间,可长达服糖后 6 小时)。其中,2 小时血浆葡萄糖浓度(2 HPG)是临床诊断的关键。

(5)根据各次测得的血葡萄糖浓度与对应时间作图,绘制糖耐量曲线。

三、参考区间

成人(酶法):FPG＜6.1 mmol/L;服糖后 0.5～1 小时血糖升高达峰值,但＜11.1 mmol/L; 2 小时 PG＜7.8 mmol/L。

四、结果计算

(一)正常糖耐量

FPG<6.1 mmol/L,且 2 HPG<7.8 mmol/L。

(二)空腹血糖受损(IFG)

FPG≥6.1 mmol/L,但<7.0 mmol/L,2 HPG<7.8 mmol/L。

(三)糖耐量减低(IGT)

FPG<7.0 mmol/L,同时 2 HPG≥7.8 mmol/L,但<11.1 mmol/L。

(四)糖尿病(DM)

FPG≥7.0 mmol/L,且 2 HPG≥11.1 mmol/L。

五、注意事项

(一)试验前准备

整个试验过程中不可吸烟、喝咖啡、喝茶或进食。

(二)影响因素

对于糖尿病的诊断,OGTT 比空腹血糖测定更灵敏,但易受样本采集时间、身高、体质量、年龄、妊娠和精神紧张等多因素影响,重复性较差,除第一次 OGTT 结果明显异常外,一般需多次测定。

(三)临床应用

临床上大多数糖尿病患者会出现空腹血糖增高,且血糖测定步骤简单,准确性较高,因此首先推荐空腹血糖测定用于糖尿病的诊断。但我国流行病学研究结果提示仅查空腹血糖,糖尿病的漏诊率较高(40%),所以建议只要是已达到糖调节受损(IGR)的人群,即空腹血糖受损(IFG)或糖耐量受损(IGT)的患者均应行 OGTT 检查,以降低糖尿病的漏诊率。但 OGTT 检查不能用于监测血糖控制的效果。

(四)静脉葡萄糖耐量试验

对于不能承受大剂量口服葡萄糖、胃切除后及其他可致口服葡萄糖吸收不良的患者,为排除葡萄糖吸收因素的影响,可按 WHO 的方法进行静脉葡萄糖耐量试验。

六、临床意义

(1)OGTT 是诊断糖尿病的指标之一,其中 FPG 和 2 HPG 是诊断的主要依据。糖尿病患者 FPG 往往超过正常,服糖后血糖更高,恢复至空腹血糖水平的时间延长。

(2)有无法解释的肾病、神经病变或视网膜病变,其随机血糖<7.8 mmol/L,可用 OGTT 了解糖代谢状况。

(3)其他内分泌疾病如垂体功能亢进症、甲状腺功能亢进、肾上腺皮质功能亢进等均可导致糖耐量异常,且各有不同的特征性 OGTT 试验曲线。

(4)急性肝炎患者服用葡萄糖后在 0.5~1.5 小时血糖会急剧增高,可超过正常。

(王昌荣)

第三节　糖化血红蛋白测定

一、概念

糖化血红蛋白(glycosylated hemoglobin,GHb)是血红蛋白 A 组分的某些特殊分子部位和葡萄糖经过缓慢而不可逆的非酶促反应结合而形成的。被糖化的血红蛋白部分称为 HbA_1，HbA_1 由 HbA_{1a}、HbA_{1b} 和 HbA_{1c} 组成。前两部分代表其他己糖和 Hb 互相作用的产物，HbA_{1c} 是结合葡萄糖的 HbA_1。它与血糖浓度成正比，由于红细胞在血循环中的寿命约为 120 天，如果血糖的水平波动不大，则 3 个月内的平均血糖和 HbA_{1c} 的水平有很好的相关性，其代表了测定前 2～3 个月的血糖平均水平。

二、方法

EDTA 试管，静脉取血送检。

三、正常参考值

HbA_{1c}:4%～6%。

四、注意事项

(1)如果糖尿病患者经常监测血糖都显示控制较好，而糖化血红蛋白偏高，则需考虑是否平时监测血糖不够全面(如只测空腹血糖而忽略了餐后血糖)，或者可能血糖仪测出的数值不够准确(如机器老化，试纸受潮、过期等)。

(2)由于糖化血红蛋白是反映血糖的平均值，如果糖尿病患者血糖波动较大，经常发生低血糖，继而又发生高血糖，其糖化血红蛋白完全有可能维持在正常范围。在这种情况下，它的数值就不能反映真正的血糖变化了。同时，糖化血红蛋白还受红细胞的影响，在合并影响红细胞质和量的疾病(如肾脏疾病、溶血性贫血等)时，所测得的糖化血红蛋白也不能反映真正的血糖水平。

(3)当空腹血糖超过患者糖化血红蛋白对应的预测值时，则显示近期血糖控制不好，可能与采血时紧张、劳累、晚餐进食过多、治疗不当、急性并发症等有关，需要调整治疗方案。

(4)同时还应该注意各种贫血、出血性疾病或用普萘洛尔、吗啡、氢氯噻嗪等药物可使糖化血红蛋白下降，而用大量阿司匹林、维生素 D 及肾功能不全、甲亢者可使其增高。

(5)检测的方法是影响 HbA_{1c} 的重要因素之一，目前使用最多的是 NGSP 标化方法。另外，HbA_{1c} 存在种族差异。

(6)在我国糖化血红蛋白不推荐作为诊断糖尿病的依据，也不能取代糖耐量试验，可作为糖尿病的普查和健康检查的项目。

(7)血糖控制未达到目标或治疗方案调整后，应每 3 个月检查 1 次糖化血红蛋白。血糖控制达到目标后也应每年至少检查两次糖化血红蛋白。

(8)进餐不影响糖化血红蛋白测定，故可以在任意时间抽血。血中浓度在取血后保持相对稳定,在室温下放置 3～14 天也不会明显影响测定结果(静脉血糖浓度随血样留置时间延长而逐渐下降)。

五、临床评估

HbA$_{1c}$代表近 2～3 个月的血糖平均水平,与血糖值相平行,血糖越高,HbA$_{1c}$就越高。HbA$_{1c}$在糖尿病监测中的意义如下。

(一)HbA$_{1c}$是 DM 患者血糖总体控制情况的指标

HbA$_{1c}$的测定目的在于消除血糖波动对病情控制观察的影响,因而对血糖波动较大的 T$_1$DM 患者,测定 HbA$_{1c}$是一个有价值的血糖控制指标。HbA$_{1c}$是目前评价血糖控制的金指标。4%～6%:血糖控制正常;6%～7%:血糖控制比较理想;7%～8%:血糖控制一般;8%～9%:控制不理想,需加强血糖控制,多注意饮食结构及运动,并在医师指导下调整治疗方案;>9%:血糖控制很差,是慢性并发症发生发展的危险因素,可能引发糖尿病性肾病、动脉硬化、白内障等并发症,并有可能出现酮症酸中毒等急性并发症。

由于糖尿病患者 HbA$_{1c}$水平与平均血糖的控制相关,国际糖尿病联合会(IDF)建议大多数糖尿病患者将 HbA$_{1c}$控制在 6.5%以下,而美国糖尿病协会(ADA)的推荐标准则是 7.0%以下。医疗人员在制定 HbA$_{1c}$控制目标时,必须考虑患者个人的健康状况、低血糖风险、特殊健康风险等具体情况。例如,对于青少年和儿童 1 型糖尿病患者,HbA$_{1c}$的控制目标和成人有所不同,因为这部分人群血糖多变不易控制,而且在发育中的大脑比成年人的大脑更容易受到低血糖的损害,所以血糖控制不宜过分严格,美国糖尿病协会(ADA)给出的建议可参考表 12-1。

表 12-1　不同年龄段青少年儿童控制目标

年龄	糖化血红蛋白(HbA$_{1c}$)控制目标
<6 岁	7.5%～8.5%
6～12 岁	<8.0%
13～19 岁	<7.5%

(二)有助于糖尿病慢性并发症的认识

HbA$_{1c}$升高,是心肌梗死、脑卒中死亡的一个高危因素。在男性患者中,糖化血红蛋白每增加 1%,病死率的相对危险性增加 24%,女性患者增加 28%。一旦 HbA$_{1c}$超过 7%,发生心脑血管疾病的危险性就增加 50%以上。反之,随着 HbA$_{1c}$水平的降低,越接近正常值,糖尿病的并发症降低越明显。英国前瞻性糖尿病研究(United Kingdom Prospective Diabetes Study,UKPDS)证实:HbA$_{1c}$每下降 1%,糖尿病相关的病死率降低 21%;心肌梗死发生率下降 14%;脑卒中发生率下降 12%;微血管病变发生率下降 37%;白内障摘除术下降 19%;周围血管疾病导致的截肢或病死率下降 43%;心力衰竭发生率下降 16%。因此,HbA$_{1c}$对糖尿病患者来说是一项非常重要的监测指标,它的高低直接决定将来各种严重影响糖尿病患者生活质量的慢性并发症的发生和发展。

(三)指导对血糖的治疗方案的调整

根据 HbA$_{1c}$可推算出平均血糖的水平,可预测出近期血糖控制的好坏。

HbA$_{1c}$与估计的平均血糖水平的对应关系可由以下的近似公式得出。

估计的平均血糖(mg/dL)＝28.7×糖化血红蛋白－46.7;估计的平均血糖(mmol/L)＝

1.59×糖化血红蛋白－2.59。HbA$_{1c}$＜7.3％时,餐后血糖对 HbA$_{1c}$ 的水平影响较大;当在7.3％～8.4％时,空腹和餐后血糖对 HbA$_{1c}$ 的功效差不多;当＞8.5％时空腹血糖所扮演的角色更重要。因此,HbA$_{1c}$ 在 7％～8％者要更多干预餐后血糖,减少低血糖反应;＞8％者要兼顾空腹和餐后血糖。因此,HbA$_{1c}$ 可以更好地全面判断病情,指导治疗。

(四)区别应激性血糖增高和糖尿病

在心、脑血管急症时,由于应激反应可使血糖增高,HbA$_{1c}$ 检测正常。若 HbA$_{1c}$ 增高预示患者存在糖尿病。

(五)在妊娠糖尿病中的检测意义

妊娠糖尿病(gestational diabetesm ellitus,GDM)仅测定血糖是不够的,一定要监测糖化血红蛋白,并使其保持在 8％以下。如此可避免巨大胎儿、死胎和畸形胎儿的发生。

(六)用于 DM 的诊断

2009 年美国糖尿病协会(ADA)、欧洲糖尿病研究协会(EASD)和国际糖尿病联盟(IDF)共同组成的国际专家委员会一致同意推荐使用 HbA$_{1c}$ 检测用于非妊娠期人群糖尿病的诊断,建议采用 HbA$_{1c}$≥6.5％作为诊断 2 型糖尿病的切点,将在≥6.0％和≤6.5％范围内个体定义为“高危的亚糖尿病状态”,并推荐:当 HbA$_{1c}$≥6.5％时可诊断糖尿病,需重复检测以证实诊断;症状典型的个体血糖水平＞11.1 mmol/L 时无须进行确证试验;国内有学者研究指出 HbA$_{1c}$ 的诊断切点选择在 6.3％可能更符合中国人的体质,这有待于我们进一步研究确认。

(七)HbA$_{1c}$ 是筛查糖尿病的重要指标

HbA$_{1c}$ 除了可以用来诊断糖尿病外,它还可以用来筛查糖尿病。索德克等把筛查糖尿病的HbA$_{1c}$ 的切点定为 6.0％,敏感性在 63％～67％,特异性在 97％～98％。布尔等制订的切点分别是正常≤6.0％,糖尿病≥7.0％,糖尿病前期为 6.1％～6.9％,启动其他检查为≥5.8％。

（王昌荣）

第四节　血糖调节激素测定

调节血糖的激素主要有胰岛素、胰高血糖素、肾上腺皮质激素、生长激素、甲状腺激素等,本节仅介绍胰岛素、胰高血糖素和胰岛素抵抗的检测及临床意义。

一、胰岛素原、胰岛素和 C-肽测定

(一)生理和生物化学

胰岛素是第一个被纯化的蛋白类激素,是放射免疫法检测到的第一种物质,是重组 DNA 技术应用的第一个实践案例。人胰岛素分子量 5 808 Da,包含 51 个氨基酸。人胰岛素由 A、B 两条链组成,两条链之间以两个二硫键连接,A 链本身含有第三个二硫键。人胰岛素与很多哺乳动物胰岛素具有相似的免疫学和生物学特性,在人重组胰岛素广泛应用以前,长期在临床治疗中使用牛和猪源胰岛素。

胰岛 β 细胞粗面内质网的核糖体首先合成 100 个氨基酸组成的前胰岛素,很快被酶切去信号肽,生成 86 个氨基酸的胰岛素原,其生物活性只有胰岛素生物活性的 1/10,储存于高尔基体

的分泌颗粒中,最后在蛋白水解酶的作用下水解成 51 个氨基酸的胰岛素和无生物活性的 31 个氨基酸的 C-肽(C-peptide)。正常人的胰岛素释放呈脉冲式,基础分泌量约 1 U/h,每天总量约 40 U。健康人摄入葡萄糖后,胰岛素呈双时相脉冲式分泌,葡萄糖入血后的 1～2 分钟是第一时相,储存胰岛素快速释放,在 10 分钟内结束,第二时相可持续 60～100 分钟,直到血糖水平回到正常,为胰岛素合成和持续释放时相。胰岛素主要在肝脏摄取并降解,半衰期 5～10 分钟。

正常情况下在外周循环中无法检测到前胰岛素。仅有少量胰岛素原(胰岛素的 3％)和中间剪切体入血,因肝脏清除胰岛素原率仅是清除胰岛素的 1/4,胰岛素原的半衰期是胰岛素的 2～3 倍,空腹时循环胰岛素原是胰岛素浓度的 10％～15％。C-肽对于维持胰岛素正常结构必需,半衰期长(35 分钟),空腹时循环 C-肽是胰岛素浓度的 5～10 倍。肝脏不代谢 C-肽,C-肽在肾脏中降解并从循环中清除,具有较稳定的尿液清除率。

(二)胰岛素原测定

1.测定方法

胰岛素原准确检测存在一些困难,包括在血中浓度低,不易获得抗体,很多抗血清与胰岛素、C-肽有交叉反应,同时胰岛素原转化中间体也会干扰检测结果,目前还不具备纯胰岛素原检测的方法。目前已经将生物合成的胰岛素原应用于制备单克隆抗体,将能提供可靠的胰岛素原标准品和检测方法。

2.临床意义

高浓度胰岛素原见于良性或恶性胰岛 β 细胞瘤,同时胰岛素、C-肽血清水平升高或不升高,伴低血糖症。也有少见疾病如胰岛素转换障碍引起的家族性高胰岛素原。测量胰岛素原有助于判断胰岛素原类似物对胰岛素检测的干扰程度。在部分 2 型糖尿病患者血清中检测到高胰岛素原及其类似物水平,并且与心血管危险因子关联。在慢性肾功能不全、肝硬化、甲状腺功能亢进患者血清中也可能检测到高胰岛素原及其类似物水平。

(三)胰岛素测定

1.标本采集与保存

所有测定方法均可采用血清标本,血浆标本(EDTA 和肝素抗凝)可用于一些免疫分析法。由于红细胞中存在胰岛素降解酶,故可致胰岛素含量降低,使用夹心免疫技术可观察到异嗜性抗体或类风湿因子可引起胰岛素假性升高。胰岛素测定的血清标本应在取血后 5 小时内分离,分离血清中的胰岛素在室温下可稳定 12 小时,在 4 ℃可稳定 1 周,在－10 ℃可稳定 1 个月。

2.检测方法

虽然胰岛素测定历史已经有几十年,目前仍然没有高度精确、准确和可靠的方法。目前有很多胰岛素检测商业试剂盒,包括 RIA、ELISA、化学发光免疫法等,其基本原理是免疫分析法,检测免疫反应性胰岛素。除了胰岛素,与胰岛素有共同抗原表位的物质如胰岛素原、胰岛素原转换中间产物、糖基化及二聚体化的胰岛素衍生物等都可能被检测到。胰岛素抗血清与胰岛素原有交叉反应,但不与 C-肽反应。对于健康人体来说,胰岛素检测的特异性不是问题,因健康人血清中低浓度的胰岛素原不会影响胰岛素测量结果。但在某些情况,如糖尿病、胰岛细胞瘤患者,胰岛素原以较高浓度存在,会使胰岛素检测结果偏高,而胰岛素原的活性很低,会得到不准确的具有活性的胰岛素检测结果。

3.胰岛素检测的标准化

ADA 曾经评估 9 个生产商的 12 种不同试剂,结果显示方法内变异达到 3.7％～39％,方法间变异达到 12%～66%,平均变异 24%。一般的胰岛素参考测量程序不能够达到优化方法间变异、使检测结果一致的目的。最近,ADA 胰岛素测量标准工作组与美国糖尿病消化病肾病研究所(National Institute of Diabetes and Digestive and Kidney Diseases)、CDC、欧洲糖尿病研究协会(European Association for the Study of Diabetes)联合,建立以同位素稀释液相色谱-串联质谱法(isotopedilution liquid chromatography-tandom mass spectrometry,IDMS)为参考方法的溯源链,以标准化胰岛素检测。标准化、同质化胰岛素检测对于临床诊疗具有实际意义。

4.参考区间

因方法的批间差异大,目前情况下实验室应建立自己的参考区间,以 SI 单位(pmol/L)报告结果。过夜空腹后,正常健康无肥胖人群的胰岛素范围是 12～150 pmol/L(3～25 μU/mL)。部分特异性较好、减少胰岛素原干扰的方法得到的空腹胰岛素水平是小于 60 pmol/L(9 μU/mL)。在肥胖人群,胰岛素水平偏高,非糖尿病患者群及运动员胰岛素水平偏低。

5.临床意义

胰岛素是降低血糖的主要激素,胰岛素测定可用于空腹低血糖症患者的评估,也是 2 型糖尿病患者治疗方案选择的参考指标,如果胰岛素水平低,选择胰岛素治疗的可能性增加。另外,胰岛素测定是多囊卵巢综合征的评估指标,因为这种疾病的患者常伴胰岛素抵抗及碳水化合物代谢异常。虽然有研究者建议在 OGTT 检测的同时测定胰岛素,作为糖尿病的早期诊断指标之一,目前 ADA 所建议的糖尿病诊断指标并不包括胰岛素测定。

(1)胰岛素增高:常见于非胰岛素依赖型糖尿病(2 型糖尿病),此类患者常较肥胖,其早期与中期均有高胰岛素血症;胰岛 β 细胞瘤、胰岛素自身免疫综合征、脑垂体功能减退、甲状腺功能减退、Addison 病也有异常增高。此外,怀孕妇女、应激状态下如外伤、电击与烧伤等患者胰岛素的水平也较高。

(2)胰岛素降低:常见于胰岛素依赖型糖尿病(1 型糖尿病)及晚期非胰岛素依赖型糖尿病(2 型糖尿病);胰腺炎、胰腺外伤、β 细胞功能遗传性缺陷病的患者及服用噻嗪类药、β 受体阻滞剂者常见血胰岛素降低。

(四)C-肽测定

1.标本采集与保存

采用血清标本。如果血清标本不能立即测定,须保存于-20 ℃,并避免反复冻融。标本溶血可影响胰岛素,而不影响 C-肽(C-P)的测定。标本贮存的时间越短越好。测定 C-肽的血清加入抑肽酶,-20 ℃贮存3 个月对测定结果无明显影响。

C-肽抗体不能识别胰岛素原,但当血中存在大量胰岛素原时(如胰岛细胞瘤或血浆胰岛素抗体结合大量胰岛素原)也会影响 C-肽的测定,使结果偏高。这时测定 C-肽须将血清样品先经25%～30%的聚乙二醇(PEG)或葡萄珠结合胰岛素抗体处理,除去胰岛素原后再行测定。

2.测定方法

C-肽检测的基本原理是免疫分析法,包括放射免疫分析(RIA)、酶免疫测定(ELISA)、化学发光免疫分析(CLIA)和电化学发光免疫分析(ECLIA)等。不同方法间变异较大,其原因包括不同的抗血清、与胰岛素原的交叉反应不同、不同的 C-肽校准品等。比较 15 个实验室 9 种不同的 C-肽常规检测方法,批内、批间变异高达 10%及 18%,美国 CDC 成立了C-肽检测标准化工作组。

3.参考区间

健康人群空腹血清 C-肽水平为 0.25～0.6 nmol/L(0.78～1.89 ng/mL),葡萄糖或胰高血糖素刺激后,血清 C-肽水平为 0.9～1.87 nmol/L(2.73～5.64 ng/mL),是刺激前的 3～5 倍。尿 C-肽的参考范围为(25±8.8) pmol/L[(74±26) μg/L]。

4.临床意义

C-肽测定比胰岛素测定有更多优点,因其肝脏代谢可以忽略,外周血 C-肽浓度与胰岛素相比是更好的 β 细胞功能指示项目,C-肽检测不受外源性胰岛素的干扰,与胰岛素抗体无交叉反应,而这些都会影响胰岛素检测结果。

(1)评估空腹低血糖:对于某些 β 细胞瘤患者,特别是胰岛素间歇分泌过多时,胰岛素水平可以正常,但 C-肽水平升高。当注射外源性胰岛素导致低血糖时,胰岛素浓度升高,C-肽水平降低,因 C-肽检测方法不识别外源性胰岛素,且外源性胰岛素可抑制 β 细胞功能。

(2)评估胰岛素分泌能力和速率:检测基础或刺激后的 C-肽浓度,但在常规糖尿病监测中作用不大。

(3)用于监测胰腺手术效果:在胰腺切除后应该检测不到 C-肽,在胰腺或胰岛细胞成功移植后,C-肽浓度应该升高。

(五)胰岛素和 C-肽释放试验

1.胰岛素释放试验

主要用于了解胰岛 β 细胞的功能状态,协助判断糖尿病类型并决定治疗方案。

(1)方法:口服葡萄糖 75 g 分别在空腹及服葡萄糖开始后 30 分钟、60 分钟、120 分钟、180 分钟采血测定血糖和胰岛素水平。可与 OGTT 同时进行。

(2)参考区间:通常为空腹 3～25 mU/L,服糖后分泌高峰在 30～60 分钟,峰值比空腹升高 4～6 倍,峰值应<130 mU/L,120 分钟<100 mU/L,180 分钟后基本恢复到空腹水平。

(3)临床意义:①空腹胰岛素>25 mU/L,服糖后 2～3 小时仍持续高水平(往往 >100 mU/L),提示可能存在胰岛素抵抗。②糖尿病患者胰岛素释放高峰往往后延,1 型糖尿病患者胰岛素分泌能力降低,分泌曲线呈低平;空腹血浆胰岛素浓度很低,一般<3 μU/mL(正常为 3～25 μU/mL),甚至测不出;血及 24 小时尿中 C-肽均很低,常不能测出。③2 型糖尿病患者视胰岛素缺乏或抵抗的类型不同,患者空腹胰岛素水平正常或高于正常,刺激后曲线上升迟缓,高峰在 2 小时或 3 小时,多数在 2 小时达到高峰,其峰值明显高于正常值,提示胰岛素分泌相对不足。

2.C-肽释放试验

C-肽释放试验是反映自身胰岛素分泌能力的一个良好指标,有助于鉴别 1 型和 2 型糖尿病患者。

(1)实验方法:同胰岛素释放试验。可与 OGTT 同时进行。

(2)参考区间:正常人空腹血浆 C-肽值为 0.8～4.0 μg/L,餐后 1～2 小时增加 4～5 倍,3 小时后基本恢复到空腹水平。

(3)临床意义:C-肽释放试验与胰岛素释放试验的临床意义相同。

C-肽测定常用于糖尿病的分型,它与胰岛素测定的意义是一样的。1 型糖尿病由于胰岛 β 细胞大量破坏,C-肽水平低,对血糖刺激基本无反应,整个曲线低平;2 型糖尿病 C-肽水平正常或高于正常;服糖后高峰延迟或呈高反应。

C-肽测定还用于指导胰岛素用药的治疗,可协助确定患者是否继续使用胰岛素还是只需口服降糖药或饮食治疗。糖尿病患者胰岛素水平相对或绝对不足的原因比较复杂,所以胰岛素水平既可表现为高,也可表现为低。前者用胰岛素治疗无效,后者不用胰岛素则加速糖尿病并发症的出现。若患者接受过胰岛素治疗 6 周后则可产生胰岛素抗体,这时测定胰岛素常不能反映患者体内胰岛素的真实水平。

C-肽可用于低血糖的诊断与鉴别诊断,特别是医源性胰岛素引起的低血糖。

由于胰岛 β 细胞在分泌胰岛素的同时也等分子地释放 C-肽,C-肽与外源性胰岛素无抗原交叉,且生成量不受外源性胰岛素影响,很少被肝脏代谢,因此 C-肽测定可以更好地反映 β 细胞生成和分泌胰岛素的能力。

二、胰高血糖素测定

常采用竞争 RIA 法测定胰高血糖素,校正值由厂商提供,其根据是 WHO 胰高血糖素国际标准(69/194)。空腹时血浆胰高血糖素浓度范围为 20～52 pmol/L(70～80 ng/L)。胰腺 α 细胞瘤患者外周血中的胰高血糖素极度升高,浓度最高可达正常参考值上限的 500 倍,并常伴有体质量减轻、(表皮)松解坏死型游走性红斑、糖尿病、口腔炎、腹泻等症状。低胰高血糖素血症见于慢性胰腺炎、长期使用磺酰脲类治疗。

三、胰岛素抵抗的检测

(一)生理与生物化学

胰岛素抵抗(insulin resistance,IR)又称胰岛素不敏感,是胰岛素对外周组织,主要是肝脏、肌肉、脂肪的作用减弱。20 世纪 30 年代开始使用动物胰岛素制剂治疗糖尿病不久,就已经发现有些患者对胰岛素敏感,有些不敏感,并通过同一患者注射和不注射胰岛素 OGTT 血糖下面积之差,不同患者存在较大差异证明了胰岛素抵抗的存在。20 世纪50 年代末胰岛素的放射免疫分析法建立后,胰岛素抵抗的检测有了突破性进展。目前胰岛素抵抗的检测方法多适用于科研检测。

(二)测定方法

1.血胰岛素浓度测定

当存在 IR 时,组织利用血糖减低致高血糖趋向,高血糖又刺激胰岛 β 细胞分泌更多的胰岛素以使血糖恢复正常或不能使血糖恢复正常,表现为高胰岛素血症伴正常血糖或高血糖。可空腹采血或常规口服糖耐量试验,同时查血糖和胰岛素,当空腹或餐后胰岛素峰值大于正常人均值＋2SD时可诊断为高胰岛素血症。由于个体间基础及餐后胰岛素存在较大差异,不同胰岛素检测方法也存在较大差异,各实验室应设置自己的参考区间,应选择中年、非肥胖的健康人,也可作不同年龄组的参考区间,例数在 30～50 人。未检出高胰岛素水平,也不能排除 IR 的存在,高胰岛素血症是 IR 的参考指标。

2.胰岛素作用指数

由于血糖与胰岛素相互作用,有研究者提出以空腹血糖与空腹胰岛素之间的关系作为判断IR 的参数。

3.葡萄糖耐量加胰岛素释放试验

用 OGTT 加胰岛素释放试验的 G 曲线下面积与 I 曲线下面积之比作为 IR 的比较参数,又称闭环模型。

4.胰岛素抑制试验

胰岛素抑制试验是开环模型方法的一种,其原理是用药物抑制受试者葡萄糖刺激的 β 细胞分泌胰岛素（β细胞致盲），然后给受试者输注葡萄糖及胰岛素，调整输速，达到血糖稳态及血胰岛素稳态，达到稳态时的血糖浓度和血胰岛素浓度之比值，可作为胰岛素敏感度的参考指标。

5.葡萄糖钳夹试验（GCT）

开环模型方法的一种，是目前测定胰岛素抵抗的"金标准"。空腹时，血糖浓度相对稳定，机体葡萄糖的生成主要来自肝葡萄糖输出，与葡萄糖的利用是相等的。此时如果输注一定量的胰岛素，造成高胰岛素血症，会增加葡萄糖利用，同时抑制肝糖输出，血糖将降低，但如果同时输注葡萄糖可以使血糖得到补充，使肝糖输出与葡萄糖利用达到平衡，并可调节葡萄糖输速使血糖达到预先设计的靶水平。在输注的胰岛素也达稳态的情况下，此时葡萄糖的输注速度应等于其清除率，这个清除率可以作为胰岛素敏感性的参考指标。

6.最小模型法测定胰岛素敏感度

静脉注射一个剂量的葡萄糖，接下来频繁地检查血糖和血胰岛素约 30 个样本，根据葡萄糖与胰岛素浓度的动力学关系求得胰岛素敏感度指数，又称频繁采血的静脉葡萄糖耐量试验。

（王昌荣）

第五节　胰岛自身抗体测定

大多数 1 型糖尿病患者的胰岛 β 细胞因自身免疫攻击而损伤和缺失，被称为免疫介导糖尿病，不同胰岛自身抗体不断被发现，给 1 型糖尿病的诊断及预期提供更多检测指标。目前可以常规检测的胰岛自身抗体包括抗胰岛细胞抗体（autoantibody to islet cell cytoplasm，ICA）、抗胰岛素抗体（insulin autoantibodies，IAA）、谷氨酸脱羧酶抗体（autoantibody to the 65-kDa isoform of glutamic acid decarboxylase，GAD65A）、胰岛素瘤抗原 2 蛋白抗体（autoantibody to 2 insulinoma antigen 2 proteins，IA-2A/IA-2βA）、抗锌运载体 8 变异体 3 抗体（autoantibody to 3 variants of zinc transporter 8，ZnT8A）。

一、检测原理及方法

（一）抗胰岛素抗体测定

IAA 目前可以使用放射性核素法检测，加入过量的放射标记胰岛素，计算胰岛素放射性配体结合率的变化。当特异性抗体结合大于 99 百分位数或超过健康人平均值 2～3SD 时，结果报告为阳性。每个实验室需检测 100～200 个健康个体得到胰岛素自身抗体结合率。对于 IAA 检测需注意的是在胰岛素治疗后人体会产生胰岛素抗体，即便使用人源性胰岛素治疗。从美国糖尿病自身抗体检测标准化计划（Diabetes Autoantibody Standardization Program，DASP）得到的数据显示，IAA 检测的实验室间不精密度较大。

（二）谷氨酸脱羧酶抗体测定

GAD65A、IA-2A 可通过标准放射结合试验检测，使用 35S 标记的重组人源 GAD65 或 IA-2（体外转录产生，掺入 ^{35}S 或 ^{3}H 标记氨基酸）。商业化的 GAD65A、IA-2A 试剂盒为放射免疫法，分别使用 ^{125}I 标记 GAD65 及 IA-2。另外，目前也有商业化的非放射标记 GAD65A、IA-2A 检测试剂盒。WHO 建立了 GAD65A、IA-2A 检测标准，要求使用国际单位报告结果。Cutoff 值应该从检测100～200个健康人样本得到,其结果超过99百分位数者报为阳性。DASP进行了全球多家实验室间的比对,在美国糖尿病免疫协会的支持下,CDC组织了能力验证计划。GAD65A、IA-2A商业检测试剂盒也参加DASP计划,说明GAD65A、IA-2A可能趋向于标准化。

(三)抗胰岛细胞抗体测定

ICAs可以使用人胰腺冷冻切片间接免疫荧光法,检测免疫球蛋白与胰岛结合的程度,其结果可与美国生物标准及质量控制研究所提供的WHO标准血清检测结果比较,结果以JDF单位表示。两次检测≥10JDF或一次检测≥20JDF患1型糖尿病风险显著增加。这种方法使用不便且很难标准化,检测ICA的实验室数量明显减少,且不再纳入DASP计划。

二、临床意义

(一)在糖尿病筛查与诊断中的意义

85%～90%的1型糖尿病患者在检测到空腹高血糖症时已经检测到胰岛细胞自身抗体。自身免疫在高血糖症及糖尿病继发症状出现数月到数年以前就已经存在。1型糖尿病发病数年后,一些自身抗体浓度降低到最低检测限以下,但GAD65A常保持增高。1型糖尿病患者患其他自身免疫性疾病的风险性也明显高于正常人,如乳糜泻、毒性弥漫性甲状腺肿病、甲状腺炎、原发性慢性肾上腺皮质功能减退症、恶性贫血,仅少数1型糖尿病患者没有发现明显病因及自身免疫证据。

新诊断1型糖尿病患者中15%有一级亲属具有1型糖尿病病史。1型糖尿病患者亲属的发病为5%,是正常人群的15倍。对于1型糖尿病患者亲属进行胰岛自身抗体筛查有助于找到高风险者。但是,约1%的健康个体也具有胰岛自身抗体,但对于1型糖尿病为低风险。1型糖尿病的患病率为0.3%,单一种胰岛自身抗体的阳性预测值将很低。多种胰岛自身抗体的存在伴随大于90%的1型糖尿病患病风险率,但是没有任何治疗干预措施能够阻止糖尿病的发生,所以虽然1型糖尿病患者体内检测到了数种胰岛自身抗体,它们多用于临床研究,并未能够用于糖尿病患者的诊疗管理。在建立针对儿童的高性价比筛查策略、建立有效预防及干预治疗措施以延缓糖尿病发生之前,胰岛自身抗体的检测不能被推荐在研究以外的范围广泛使用。

对于确定具有HLA-DR和(或)HLADQB1链的儿童,一般不会患1型糖尿病,但仍可能有胰岛自身抗体升高,这时胰岛自身抗体已经失去了预期作用,不能再作为预防试验。少数具有2型糖尿病症状的成人同样可检测到胰岛自身抗体,特别是GAD65A,预示着胰岛素依赖性,这种情况被称为潜在成人自身免疫糖尿病(latent autoimmune diabetes of adulthood,LADA)或1.5型糖尿病,或慢性进展性1型糖尿病(slowly progressive IDDM)。虽然GAD65A阳性糖尿病患者比阴性患者更快进展到胰岛素依赖状态,很多抗体阴性的2型糖尿病患者纵然较慢,也随病程延长进展到胰岛素依赖状态,部分患者表现出胰岛成分的T细胞反应性。胰岛自身抗体检测对于2型糖尿病患者用途有限,临床医师一般根据血糖控制水平制订胰岛素治疗方案。

(二)在糖尿病监测中的意义

对于胰岛自身抗体阳性个体,目前并没有可接受的有效治疗措施能在糖尿病确诊后延长胰岛细胞存活及避免糖尿病发生。因此,目前重复检测胰岛自身抗体以监测胰岛细胞自身免疫情况没有临床意义。对于胰岛或胰腺移植个体,存在或缺乏胰岛自身抗体可以澄清移植失败是由于自身免疫性疾病复发还是由于排斥反应。如果部分胰腺从同卵双生个体或其他HLA相同同胞移植,胰岛自身抗体检测有助于免疫抑制剂治疗措施的制定,以阻止糖尿病复发,但目前只停留于理论上,尚无具体治疗措施确定下来。

总之,胰岛细胞自身抗体检测可能对于以下情况有利:定义糖尿病亚型,这类患者的初始诊断是 2 型糖尿病,但有 1 型糖尿病的胰岛细胞自身抗体标志,且进展到胰岛素依赖;筛查拟捐献部分肾脏或胰腺的非糖尿病家族成员;筛查妊娠糖尿病患者是否具有进展至 1 型糖尿病的风险;糖尿病确诊后,鉴别 1 型、2 型糖尿病患儿,以制定胰岛素治疗措施,如可能是 2 型糖尿病的患儿给予口服降糖药,胰岛细胞自身抗体阳性的患儿立即给予胰岛素治疗。目前,检测胰岛细胞自身抗体对监测病情仍无临床实际意义,多在研究方案中出现。

三、临床检测建议

美国临床生物化学学会(National Academy of Clinical Biochemistry,NACB)建议:①胰岛细胞自身抗体检测推荐用于筛选希望捐献部分胰腺给 1 型糖尿病终末期患者的非糖尿病家庭成员;②胰岛自身抗体检测不推荐用于糖尿病诊断,标准化的胰岛细胞自身抗体试验可用于成人糖尿病患者分类、出生后 HLA 分型 1 型糖尿病遗传高风险儿童预后研究;③目前不推荐在2 型糖尿病患者中进行胰岛自身抗体筛查,但标准化的胰岛自身抗体检测技术可用于研究 2 型糖尿病患者再次治疗失败的可能机制;④目前不推荐在 1 型糖尿病患者亲属及正常人群中筛查胰岛自身抗体,标准化的胰岛自身抗体检测技术仅用于预后临床研究;⑤在具有质量控制系统的、经认证的实验室检测胰岛细胞自身抗体,并且参加能力验证活动。

(王昌荣)

第十三章

酶 类 检 验

第一节 肌肉组织酶及同工酶检验

肌肉组织主要是由肌细胞构成的,可分为平滑肌、骨骼肌和心肌三种类型。肌细胞中富含各种酶类,参与并维持肌肉组织的物质代谢、能量传递、神经传导等各种功能。当肌肉组织病变时,多种酶释放入血,造成血清中酶活力的增高。临床上根据这些酶病理改变的特点、规律而对疾病进行诊断、鉴别诊断、疗效评估以及预后判断。目前,临床上应用最多的是心肌酶,主要包括肌酸激酶及其同工酶、乳酸脱氢酶及其同工酶和谷草转氨酶等。当然,这几种酶也可以作为骨骼肌损伤的辅助诊断指标,因为骨骼肌也富含这几种酶。

一、肌酸激酶及其同工酶

肌酸激酶(creatine kinase,CK)广泛分布于组织细胞的胞浆和线粒体,催化肌酸和 ATP 或磷酸肌酸和 ADP 之间的磷酸转移的可逆反应,此反应在 pH 为中性的条件下,逆向反应约为正向反应的 6 倍,即以 ATP 的生成为主,所产生的磷酸肌酸含高能磷酸键,为肌肉收缩时能量的直接来源。CK 在三种肌组织和脑组织中含量最高,它是由两种不同亚基(M 和 B)组成的二聚体,正常人体组织细胞常含三种同工酶,按电泳速率快慢顺序分别为 CK-BB(CK_1)、CK-MB(CK_2)和 CK-MM(CK_3),这三种同工酶分别主要存在于脑、心肌和骨骼肌的细胞质中。另外,在细胞线粒体内还存在另一种同工酶,即线粒体 CK (CK-Mt),也称 CK_4。CK-MB 由于大量存在于心肌组织中,其他组织器官含量很少,所以其器官专一性比总 CK 好得多,是目前诊断 AMI 的一个极其可靠的生化指标,特异性可达 95%。

同大多数激酶一样,Mg^{2+} 为 CK 的辅基,需二硫键维持酶的分子结构。测定酶活性时试剂中必须加入巯基化合物,N-乙酰半胱氨酸(NAC)是 CK 目前最常用的激活剂。

(一)测定方法

CK 的测定方法有比色法、紫外分光光度法和荧光法等。由于以磷酸肌酸为底物的逆向反应速率快,约为正向反应速率的 6 倍,所以采用逆向反应进行测定较为普及。如肌酸显色法和酶偶联法,其中以后者最为常用,有两种工具酶及指示酶参与反应。IFCC 推荐测定 CK 的参考方法为酶偶联法,也是目前临床实验室广泛使用的方法。

$$磷酸肌酸 + ADP \xrightleftharpoons{CK} 肌酸 + ATP$$

$$ATP + 葡萄糖 \xrightleftharpoons{HK} ADP + 6-磷酸葡萄糖$$

$$6-磷酸葡萄糖 + NADP^+ \xrightleftharpoons{G-6-PD} 6-磷酸葡萄糖酸盐 + NADPH + H^+$$

利用酶偶联反应连续监测 $NADP^+$ 还原生成 NADPH，后者引起 340 nm 吸光度的增高。在 340 nm 波长下测定 NADPH 的生成速率，可计算出 CK 的活性浓度。

(二)参考区间

性别不同，参考区间有差别。37 ℃，健康成年男性，CK 为 38～174 U/L；健康成年女性，CK 为 26～140 U/L。

(三)临床意义

CK 主要分布于骨骼肌，其次是心肌、大脑。CK 主要用于早期诊断 AMI 和判断溶栓治疗的疗效及预后，特别是在心电图无 Q 波型 AMI 时，需借助心肌酶的异常来诊断和鉴别。另外，还可用于肌病、心脑血管病的诊断和疗效观察。

(1)AMI 后 3～8 小时增高，10～24 小时达峰值(4～16 倍为正常上限)，3～4 天恢复正常(治疗有效后)，否则提示再次心肌梗死或病情加重。

(2)肺梗死一般正常(据此可鉴别诊断心肌梗死)。

(3)假性肥大性肌营养不良一般高 5 倍，最高可达 60 倍，其他肌营养不良略高。多肌炎可高 20 倍；进行性肌萎缩 CK 显著增高，但萎缩后多正常。

(4)脑血管意外 2～3 天增高，1～2 周降至正常，否则预后不良。

(5)各种手术、剧烈运动、反复打针、输液、跌打损伤均可导致 CK 不同程度增高。

(四)评价

CK 及其同工酶作为心肌损伤标志物，既有其优点，也有其缺点。

优点：①CK 是快速、经济、有效、应用最广的心肌损伤标记物；②其浓度和 AMI 梗死面积有一定的相关，可大致判断梗死范围；③能检测心肌再梗死；④能用于判断心肌再灌注。

缺点：①特异性差，难以和骨骼肌损伤相鉴别；②在 AMI 发作 6 小时前和 36 小时后灵敏度较低；③对心肌微小损伤不敏感。

临床常规测定 CK 同工酶多用电泳和免疫抑制法，但二法均会受溶血的干扰，免疫抑制法还会受到 CK-BB 的干扰。因此，现推荐用免疫化学方法直接测定 CK-MB 质量可不受溶血的干扰。

近年来，国内实验室多采用免疫抑制法测定 CK-MB 质量，其原理为首先用抗 M 亚基的抗血清同 CK-MM 及 CK-MB 中的 M 亚基形成抗原-抗体复合物，从而抑制 M 亚基的活性，然后单独测定 B 亚基的活性，测定原理同 CK 的测定。由于血-脑屏障的存在，正常人血清中几乎无 CK-BB，故将 B 亚基的活性单位乘以 2 即可以大致代表 CK-MB 的活性。此法简单快速，缺点是特异性差，如患者血清中存在 CK-BB 或者 CK 异常时，就会出现假阳性结果，甚至出现 CK-MB 比总 CK 还高的结果，此时应该用电泳法进行核实。

CK 同工酶亚型(CK-MM 亚型和 CK-MB 亚型)测定多用琼脂糖凝胶高压电泳和等电聚焦电泳等方法，可将 CK-MM 分离为 $CK-MM_1$、$CK-MM_2$ 和 $CK-MM_3$ 三种亚型；将 CK-MB 分离为 $CK-MB_1$ 和 $CK-MB_2$ 两种亚型。CK-MM 亚型测定对早期 AMI 的检出更为敏感，一般以 $CK-MM_3/CK-MM_1 > 1.0$ 作为诊断 AMI 的标准，但必须排除急性骨骼肌损伤。AMI 发病 2～

4小时 CK-MM$_3$/CK-MM$_1$ 即开始升高,8～12小时达峰值。CK-MB$_2$ 亚型在 AMI 早期诊断和判断有无再灌注上有很高的灵敏度和特异性。一般以 CK-MB$_2$＞1.9 U/L 或 CK-MB$_2$/CK-MB$_1$＞1.5 作为 AMI 的诊断标准。

二、乳酸脱氢酶及同工酶

乳酸脱氢酶(lactate dehydrogenase,LD)是一种含锌的糖酵解酶,催化的反应是无氧糖酵解的最终反应。除 L-乳酸外,LD 还能催化各种相关的 α-羟酸和 α-酮酸。它是由两种不同亚基(M 和 H)组成的四聚体,形成 5 种同工酶,根据其在电场中泳动的速率不同依次称为 LD$_1$(H$_4$)、LD$_2$(H$_3$M)、LD$_3$(H$_2$M$_2$)、LD$_4$(HM$_3$)、LD$_5$(M$_4$)。其中 LD$_1$ 和 LD$_2$ 在心肌、肾和红细胞中含量最多,LD$_5$ 和 LD$_4$ 主要存在于骨骼肌和肝脏中,脾、胰、肺富含 LD$_3$。血清中 LD 各同工酶含量的规律如下:正常成年人为 LD$_2$＞LD$_1$＞LD$_3$＞LD$_4$＞LD$_5$,AMI 患者为 LD$_1$＞LD$_2$＞LD$_3$＞LD$_4$＞LD$_5$,而肝病患者多以 LD$_5$ 增高为主。图 13-1 所示为乳酸脱氢酶同工酶在不同疾病时的变化规律。

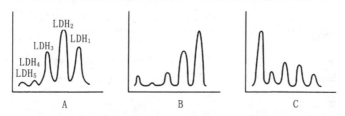

图 13-1 乳酸脱氢酶同工酶在不同疾病时的变化规律
A.正常;B.急性心肌梗死;C.急性肝炎

(一)测定方法

1.比色测定法

LD 以 NAD$^+$ 作为氢的受体,催化乳酸脱氢生成丙酮酸,丙酮酸与 2,4-二硝基苯肼作用生成苯腙,在碱性条件下显红棕色。

$$L-乳酸＋NAD^+ \xrightleftharpoons{LD} 丙酮酸＋NADH＋H^+$$

$$丙酮酸＋2,4-二硝基苯肼 \xrightarrow{碱性条件下} 2,4-二硝基苯腙(红棕色,\lambda＝505)$$

2.连续监测法

目前国际临床化学和实验室医学联盟(IFCC)推荐的参考方法。

$$L-乳酸＋NAD^+ \xrightleftharpoons[PH7.4～7.8]{PH8.8～9.8} 丙酮酸＋NADH＋H^+$$

因反应在不同 pH 条件下可逆,所以将 LD 的测定方法分为 LD(L→p)法(由乳酸生成丙酮酸)和 LD(p→L)法(由丙酮酸生成乳酸),两者底物不同,测定结果差异很大,正常参考范围也不同。目前国内用得较多的是 LD(p→L)法。测定的是产物 NADH 在 340 nm 处吸光度的增高速率,其变化速率同 LD 活力成正比。

3.LD 同工酶测定

LD 同工酶分离和定量的方法有电泳法、层析法和免疫抑制法等。目前以琼脂精电泳法最为常用。电泳后可用比色法和荧光法测定每种同工酶的相对含量。

LD 各种同工酶的一级结构和等电点不同,在一定电泳条件下,它会在支持介质上分离,然后利用酶的催化反应进行显色。以乳酸钠为底物,LD 催化乳酸脱氢生成丙酮酸,同时使 NAD$^+$

还原为 NADH。吩嗪二甲酯硫酸盐(PMS)将 NADH 的氢传递给氯化碘代硝基四唑蓝,使其还原为紫红色的甲臜化合物。有 LD 活性的区带显紫红色,且颜色的深浅与酶活性成正比,利用光密度仪或扫描仪可求出各同工酶的相对含量。

(二)参考区间

1.比色法

195～437 金氏单位(金氏单位定义:100 mL 血清,37 ℃作用 15 分钟产生 1 μmol 丙酮酸为一个金氏单位)。

2.连续监测法

114～240 IU/L。

(三)临床意义

LD 广泛存在于各组织细胞的胞质中,主要用于心肌梗死、肝病、骨骼肌、恶性肿瘤的诊断和疗效观察。①AMI 时,8～18 小时后开始增高,2～6 天达峰值,7～12 天降至正常(治疗有效后)。②进行性肌营养不良显著增高。③心肌炎(病毒性、细菌性)、胸腹膜炎、胆道疾病均可见增高。④急性肝炎升高明显,慢性肝炎、肝硬化可正常。⑤各种白血病一般增高,卵巢癌增高显著,肝转移癌增高 10 倍左右。⑥缺铁性贫血一般是增高的,而其他贫血多正常。⑦肾病略高。⑧可用于鉴别胸腔积液和腹水的性质。胸腔积液 LD/血清 LD>0.6,腹水 LD/血清 LD>0.4 为渗出液,反之为漏出液。

(四)评价

(1)传统的心肌酶谱中还有 α-羟丁酸脱氢酶(HBDH),其实它并不是人体组织中一种独立存在的酶。而是用 α-羟丁酸作底物测得的 LD 之 H 亚基的活性。因 H 亚基可催化 α-羟丁酸脱氢,故称 α-羟丁酸脱氢酶。因所采用的底物不同,HBDH 活力并不等于以乳酸为底物时 LD_1 加 LD_2 活力的和。目前此酶在国外已较少应用。

(2)LD 和 HBDH 一度曾作为心肌酶谱中的血清酶在我国临床实验室被广泛应用,由于大多数器官的病变和损伤均可引起血清 LD 升高,所以它对疾病诊断的特异性较差。有学者认为,LD 同工酶 LD_1 诊断特异性仅次于 CK-MB,只要测定这两种同工酶,不需做其他酶学检查就可诊断心肌梗死。

三、心肌酶谱测定的临床意义

肌酸激酶(CK)、肌酸激酶同工酶(CK-MB)、谷草转氨酶(AST)、乳酸脱氢酶(LDH)及 α-羟丁酸脱氢酶(HBDH)等酶共同构成了心肌酶谱,临床上主要用于急性心肌梗死(AMI)和其他心脏疾病的诊断与鉴别诊断。当出现急性心肌梗死时,在心脏缺血及坏死过程中,由于细胞肿胀,多种酶体蛋白质及其分解产物大量释放入血,血中有关酶的活力变化可反映心肌坏死的演变过程。基础医学研究提示,在心肌局部缺血 4～6 小时时,心肌细胞即开始坏死,从而明确了心肌梗死治疗的有效时间,即在临床症状发生 4～6 小时内重建冠脉血运,可挽救部分缺血心肌。对早期心肌梗死的患者进行静脉溶栓已成为常规的治疗手段,但其前提是早期诊断。目前一般实验室开展的 CK、CK-MB 等检测项目,要在梗死发生 3～8 小时才能出现有诊断意义的改变,相对而言出现太晚,灵敏度不尽人意。为此,近年来人们对心肌梗死的早期诊断做了大量研究,一些较敏感的检测项目推出,如肌红蛋白(Mb)、肌钙蛋白 I、肌钙蛋白 T、肌球蛋白轻链、CK-MM 及 CK-MB 亚型的测定,可明显提高心肌梗死早期诊断的灵敏度,目前这些检验项目逐渐得到普及。

心肌梗死时,由于心肌缺血,离子泵功能障碍,首先从心肌中释放出的是 K^+ 和磷酸根等无机离子,在 1 小时左右达高峰,以后迅速下降;继而是一些小分子物质,如缺氧后的代谢产物乳酸、腺嘌呤核苷等,它们在 2～3 小时达高峰后也很快下降。肌红蛋白约在心肌梗死后 2 小时开始升高,6～9 小时即达高峰,而酶蛋白等大分子物质即在 3～8 小时后才进入血液,并逐渐增至高峰。因此,血清中酶活力的增高通常有一个延缓期,即从发生心肌梗死到可以测出酶的活力变化开始的时间。其长短取决于梗死区面积的大小,酶从受损心肌释出的速度以及酶在血液中释放和破坏的程度等因素。CK-MB 的延缓期较短,为 3～8 小时,CK 为 4～8 小时,AST 为 4～10 小时,LD 及 HBDH 为 6～12 小时。各种酶均在一定时间后达峰值,上升较快的酶其维持增高的时间较短,上升较慢的酶维持增高的时间较长。

在上述心肌酶谱中,以 CK 及 CK-MB 的脏器特异性较高。但一些非心肌梗死疾病,如肌肉疾病、中毒性休克、脑血管意外、急性酒精或一氧化碳中毒等疾病也可有 CK 及 CK-MB 的升高,其中除肌肉疾病酶活力升幅较高外,其他多为轻度升高,特别是 CK-MB 占总 CK 的百分比多低于 10％。而心肌梗死时,CK 总活力及 CK-MB 为中度和高度升高,CK-MB 占 CK 总活力的百分比多大于 10％(CK-MB 占总 CK 的百分比因方法不同而差别很大)。肌红蛋白的红肌(如腓肠肌)含有相当量的 CK-MB,在骨骼肌疾病时,CK 的同工酶谱可能发生变化,趋向胚胎型,使 CK-BB 型和 CK-MB 型相对增多,所以多发性肌炎等多数患者可有血清 CK 及 CK-MB 的明显升高,CK-MB 占总 CK 的百分比可达 20％。但在临床上心肌梗死与骨骼肌疾病并不难鉴别,骨骼肌疾病时 CK 的升高幅度与心电图异常改变无关。只有在缺乏临床症状的亚临床型骨骼肌疾病患者有心肌梗死发作时,才会对诊断带来一定困难。同时测定 CK 和 AST 的比值有助于肌肉疾病和心肌梗死的鉴别诊断。骨骼肌中 CK 较心肌高 4 倍,而 AST 较心肌低约 1 倍,所以在骨骼肌疾病时,血清 CK/AST 较高,而心肌梗死时则较低。

心肌梗死以外的心脏疾病,如心肌炎、心包炎、心绞痛、持续性心律不齐和充血性心力衰竭等,有时也可有 CK、CK-MB 等血清酶的轻度升高,但其阳性率及升幅均较低。其升高机制可能是因为心肌细胞膜通透性增加,而不一定伴有心肌坏死。在上述非心肌梗死的心脏疾病中以急性病毒性或风湿性心肌炎较为多见,患者血清酶变化的特点是 CK、AST 和 LDH 几乎同时升降,其升幅较心肌梗死小;而心肌梗死时,首先是 CK-MB 和 CK 升高,AST 和 LDH 活力落后于 CK 且下降也迟。此点可资鉴别。

心肌梗死时,患者血清 AST 呈轻度和中度升高,而 ALT 可正常或轻度升高,AST/ALT 明显增大。同时测定 AST 的同工酶 ASTm 对推测心肌梗死的预后有一定的意义,其活力变化与心肌梗死并发心力衰竭的发生率和死亡率呈正比关系。

LD 同工酶中以 LDH_1 在心肌中含量最高,当心肌梗死时释放出大量 LDH_1,其量超过 LDH_2,从而使 LDH_1/LDH_2 升高。健康人 LDH_1/LDH_2 为 0.48～0.74,而心肌梗死时 95％的病例 $LDH_1/LDH_2>1$,经心电图确诊的病例 $LDH_1/LDH_2>0.76$,阳性率为 100％,特异性为 90.5％。除恶性贫血和肾梗死外,其他疾病的 LDH 同工酶谱明显与心肌梗死不同,可用于鉴别诊断。如临床上肺梗死易与心肌梗死混淆,但肺梗死以 LDH_3 增高为主,其 LDH_1/LDH_2 <0.76,且 CK-MB 一般不升高,如心肌梗死兼有 LDH_1 和 LDH_5 上升,多提示心源性休克或心力衰竭而引起继发性肝损害,是预后不良的指征。恶性贫血和肾梗死可通过临床症状和其他检查加以鉴别。

（王昌荣）

第二节 肝脏酶及同工酶检验

肝脏是人体内最大的实质性腺体,具有重要而复杂的功能。它具有肝动脉和门静脉双重血液供应,且由肝静脉和胆道系统出肝,加上丰富的血窦及精巧的肝小叶结构,尤其是肝细胞中富含线粒体、内质网、核蛋白体和大量酶类,因而能完成复杂多样的代谢功能。肝细胞的胞质中含有三羧酸循环、糖酵解、磷酸戊糖通路、氨基酸激活、脂肪酸和胆固醇合成的多种酶类,当肝脏发生病变时,必然会造成这些酶合成异常或从受损的肝细胞中释放增多,导致血清中酶活力的改变。目前临床应用较多的肝脏酶及其同工酶如下:①反映肝细胞损伤的 ALT、AST、GLDH 和 ChE 等;②反映胆道梗阻的 ALP、GGT 和 5'-核苷酸酶;③反映肝纤维化、肝硬化的 MAO、ADA 等。下面分别介绍这几种临床常用肝脏酶及其同工酶。

一、氨基转移酶及其同工酶

氨基转移酶是氨基酸代谢的重要催化剂,机体内存在着大约 60 种氨基转移酶,ALT 和 AST 是其中最重要的两种,也是临床上测定频率最多的酶。磷酸吡哆醛(维生素 B_6)为其辅基,不含磷酸吡哆醛的酶蛋白称为脱辅基酶蛋白,它丧失了催化活性。转氨酶从组织细胞释放到血液的过程中,一部分脱去辅基,所以测定时如果试剂成分中加入磷酸吡哆醛,所测结果明显高于无磷酸吡哆醛者。

(一)丙氨酸氨基转移酶

丙氨酸氨基转移酶(alanine aminotransferase,ALT)催化 L-丙氨酸与 α-酮戊二酸之间的氨基转移,生成丙酮酸和 L-谷氨酸,在人体内反应向右进行,丙酮酸进入三羧酸循环被利用,谷氨酸被脱氨为尿素循环提供氨源。ALT 在各组织的含量由高到低为肝脏＞肾脏＞心脏＞骨骼肌＞胰腺。健康情况下,血清中此酶活力很低。当这些组织病变、细胞坏死或通透性增强时,细胞内的酶即释放入血,使之不同程度地增高。

1.测定方法

ALT 的测定方法主要有手工分析的改良赖氏法以及用于自动生化分析仪的连续监测法。改良赖氏法曾经作为经典方法在 1990 年之前得到了广泛应用,但该方法属于定时法,测定的并非酶促反应的"零级反应期",所测结果并非代表酶的真正活性,并且影响因素颇多,操作烦琐,自从自动生化分析仪在临床上普及以来,该方法逐渐被连续监测法取代了。但由于某些基层医院实验室还在应用,因此在此做一简单介绍。

(1)改良赖氏法:血清中的 ALT 催化基质中 L-丙氨酸和 α-酮戊二酸生成丙酮酸和 L-谷氨酸。丙酮酸与 2,4-二硝基苯肼作用生成苯腙,在碱性条件下显红棕色。

$$L\text{-丙氨酸}+\alpha\text{-酮戊二酸} \xrightleftharpoons{ALT} 丙酮酸+L\text{-谷氨酸}$$

$$丙酮酸+2,4\text{-二硝基苯肼} \xrightarrow{碱性条件下} 2,4\text{-二硝基苯腙}(红棕色,\lambda\text{-}505)$$

(2)连续监测法:为目前 IFCC 推荐的参考方法。

$$L-丙氨酸＋\alpha-酮戊二酸 \overset{AST}{\rightleftharpoons} 草酰乙酸＋L-谷氨酸$$

$$草酰乙酸＋NADH＋H^+ \overset{MDH}{\longrightarrow} L-苹果酸＋NAD^+$$

上述偶联反应中，NADH 的氧化速率与标本中 ALT 活性成正比，可在 340 nm 波长处监测吸光度下降速率，计算出 ALT 的活力单位。

2.参考区间

改良赖氏法：5～25 卡门单位(卡门单位定义：1 mL 血清，反应液总体积 3 mL，波长 340 nm，光径 1 cm，25 ℃，1 分钟内生成的丙酮酸，使 NADH 氧化成 NAD＋而引起吸光度每下降 0.001 为一个卡门单位)。

连续监测法：5～40 U/L(国际单位)。

3.临床意义

ALT 主要用于肝病的诊断。①急性肝炎增高明显，一般升高至正常浓度的 5～50 倍。80% 患者 ALT 升高 3～4 天后可降至正常，如果持续不降，提示转化为迁延性肝炎。②黄疸型肝炎 ALT 升高比胆红素早 20～30 天。③活动性肝硬化、慢性肝炎、中毒性肝炎(乙醇)甲亢、吸毒均可见 ALT 不同程度升高。梗阻性黄疸、充血性心力衰竭、心肌炎、心肌梗死、肌病、白血病等 ALT 增高 5 倍左右。④肝病早期 ALT 高于 AST，如果 AST＞ALT，提示预后不良。⑤重症肝炎时大面积肝细胞坏死，血中 ALT 逐渐下降，而胆红素却进行性升高，出现所谓"胆酶分离"现象，常为肝坏死的征兆。⑥异烟肼、利福平、氯丙嗪、地巴唑等药物会损害肝细胞，造成 ALT 增高。

4.评价

ALT 为肝细胞损伤最敏感的指标之一，且血清 ALT 的增高程度同临床病情轻重相平行。检测 ALT 对于隐性感染及潜伏期肝炎患者的发现有重要意义，故为健康查体、疾病筛查等必然检测项目。缺点是对肝病诊断的特异性还不够理想。

(二)门冬氨酸氨基转移酶

门冬氨酸氨基转移酶(aspartate aminotransferase，AST)催化 L-门冬氨酸和 α-酮戊二酸之间的氨基转移，生成草酰乙酸和 L-谷氨酸，谷氨酸经脱氨供尿素循环和 α-酮戊二酸的再生。AST 在各组织的含量由高到低为心脏＞肝脏＞骨骼肌＞肾脏＞胰腺。健康人血清中此酶活力很低。AST 有两种受不同基因控制的同工酶 ASTs 和 ASTm，它们分别存在于细胞质和线粒体中，并且 ASTm 占 70% 左右。细胞轻度损伤时 AST 升高显著，而严重损伤时，则 ASTm 大量出现于血清中。正常血清所含 AST 的同工酶主要为 ASTs，但在病理状态下，如细胞坏死，则血清中以 ASTm 为主。血清 AST 活性升高，多来自心肌或肝脏损伤；肾脏或胰腺细胞损伤时，也可出现很高的 AST 活性。

1.测定方法

测定方法与 ALT 相同，AST 的测定方法主要有手工分析的改良赖氏法以及用于自动生化分析仪的连续监测法。

(1)改良赖氏法：血清中的 AST 催化基质中的 L-天冬氨酸和 α-酮戊二酸，生成草酰乙酸和谷氨酸，草酰乙酸脱羧生成丙酮酸，丙酮酸与 2,4-二硝基苯肼作用生成苯腙，在碱性条件下显红棕色。

$$L-门冬氨酸＋\alpha-酮戊二酸 \overset{AST}{\rightleftharpoons} 草酰乙酸＋L-谷氨酸$$

草酰乙酸脱羧生成丙酮酸

$$丙酮酸＋2,4-二硝基苯肼 \overset{碱性条件下}{\longrightarrow} 2,4-二硝基苯腙(红棕色，\lambda＝505)$$

（2）连续监测法：为目前 IFCC 推荐的参考方法。

$$L\text{-门冬氨酸}+\alpha\text{-酮戊二酸}\overset{AST}{\rightleftharpoons}\text{草酰乙酸}+L\text{-谷氨酸}$$

$$\text{草酰乙酸}+NADH+H^+\overset{MDH}{\rightleftharpoons}L\text{-苹果酸}+NAD^+$$

上述偶联反应中，NADH 的氧化速率与标本中 AST 活性成正比，可在 340 nm 波长处监测吸光度下降速率，计算出 AST 的活力单位。

2.参考区间

改良赖氏法：8～28 卡门单位。

连续监测法：5～40 U/L。

3.临床意义

AST 主要用于心、肝受损的诊断和疗效观察。①心肌梗死发病 6 小时后开始升高，48～60 小时达到峰值，一般高 4～6 倍，4～5 天降至正常，如不降说明再次出现心肌梗死或病情恶化。②急性心肌炎患者 AST 中度增高，慢性心肌炎可正常。③心力衰竭伴有肝出血时，AST、ALT 均明显升高。④对于肝病来说，其意义基本与 ALT 相似，但一般 ALT＞AST，如 AST 显著高于 ALT，提示后果严重。⑤急性黄疸型肝炎、肝细胞性黄疸可高达正常 10 倍左右，梗阻性黄疸可高 5 倍左右。

4.评价

AST 组织特异性、对肝病的诊断特异性及灵敏度均不如 ALT，但对于疾病的预后判断、疗效观察等优于 ALT。AST/ALT 对急、慢性肝炎的诊断、鉴别诊断以及判断转归较有价值。急性肝炎，AST/ALT＜1.0；肝硬化时，AST/ALT≥2.0；肝癌时，AST/ALT≥3.0。

由于 AST 在心肌梗死时升高比 CK 晚，恢复又比 LD 早，所以对心肌梗死的诊断价值不大，已有学者建议将 AST 从传统的心肌酶谱中去除。

二、γ-谷氨酰基转移酶及其同工酶

γ-谷氨酰基转移酶（gamma-glutamyltransferase，GGT）曾称为 γ-谷氨酰基转肽酶，是含巯基的线粒体酶，催化谷氨酰残基从谷胱甘肽（GSH）或其他肽链上转移至其他氨基酸或肽链上，γ-谷氨酰基的供体是 GSH，受体是 L-氨基酸。GGT 的主要生理功能是催化 GSH 的分解，调节 GSH 的含量，参与氨基酸的吸收、转移和利用。人体各组织均含有 GGT，组织分布以肾脏含量最多，其次为前列腺、胰、肝、脾、肠、脑等。红细胞中几乎没有 GGT，溶血对其测定影响不大。GGT 以分泌和吸收能力强的细胞膜最为丰富，如远端肾小管、胆管上皮细胞、肝毛细胆管、胰腺细胞和小肠刷状缘细胞等。胆汁、尿液及胸腔积液中均含有此酶。健康人血清 GGT 活力很低，主要为肝源性的，并由肝清除，经胆道排出。此酶底物特异性不高，可作用于多种含谷氨酰基的化合物。GGT 是一种诱导酶，乙醇及多种药物如巴比妥类药物、苯妥英钠、解热镇痛类的对乙酰氨基酚、含雌激素的避孕药等都可诱导肝细胞线粒体，导致血清 GGT 增高。

用醋酸纤维素薄膜电泳可分离出四种同工酶：GGT_1、GGT_2、GGT_3 和 GGT_4。正常人往往只见 GGT_2 和 GGT_3。重症肝胆疾病和肝癌时常有 GGT_1 出现，酒精性肝坏死、胆总管结石及胰腺炎时常见 GGT_2 增加。GGT_4 与胆红素增高关系密切。

(一)测定方法

GGT 测定方法有数种，主要在于所用底物、缓冲液和 pH 的不同，如重氮反应比色法、对硝基苯胺比色法等,目前国内多采用连续监测法。

1.对硝基苯胺比色法

基质中 γ-谷氨酰对硝基苯胺在 GGT 的催化作用下,将谷氨酰基转移到受体双甘肽分子上,形成 γ-谷氨酰基双甘肽,同时释放出的对硝基苯胺在 405～420 nm 处有强吸收,对硝基苯胺的生成量与 GGT 的活力成正比。

2.连续监测法

IFCC 推荐的参考方法是以 L-γ-谷氨酰-3-羧基对硝基苯胺为底物,甘氨酰甘氨酸(双甘肽)作为 γ-谷氨酰基的受体,在 pH 为 7.7 的条件下,GGT 催化底物生成 γ-谷氨酰双甘肽和黄色的2-硝基-5-氨基苯甲酸,在 410 nm 波长处直接连续监测,吸光度的增高速率与 GGT 活性成正比关系。

$$L\text{-}γ\text{-谷氨酰-3-羧基对硝基苯胺}＋\text{双甘肽} \xrightarrow{GGT} \text{谷氨酰双甘肽}＋2\text{-硝基-5-氨基苯甲酸}$$

(二)参考区间

对硝基苯胺比色法:10～40 U/L(国际单位)。

连续监测法:健康成年男性为 11～50 U/L;健康成年女性为 7～32 U/L(国际单位)。

(三)临床意义

血清 GGT 主要来源于肝胆系统,诊断肝胆疾病的敏感性很高。当肝胆肿瘤时,压迫胆管,胆汁排出受阻,肝细胞内 GGT 容量增多;癌细胞逆分化作用使 GGT 含量增多;癌细胞变性解体释放 GGT,而使血清 GGT 活力显著升高。胆汁中 GGT 含量是血清的 10 倍,当胆道梗阻时,胆汁逆流可使血清 GGT 含量升高;逆流的胆汁成分及酒精和药物可诱导细胞微粒体 GGT 的合成增强;胆汁中的胆盐及酒精可溶解于与膜结合的 GGT 中;肝炎时坏死细胞邻近的肝细胞合成GGT 增强;细菌感染后,在其生长繁殖中产生 GGT,同时使组织细胞肿胀、变性、解体、细胞内GGT 释放。以上这些情况均可引起血清 GGT 活力不同程度的升高。

(1)急性肝炎时中度增高,持续时间比 ALT 长,GGT 如持续为高水平,说明转为迁延性肝炎或慢性肝炎。

(2)GGT 在反映慢性肝细胞损伤及病变活动时较 ALT 敏感,慢性肝炎 ALT 即使正常,如GGT 持续不降,在排除胆道疾病情况下,提示病变仍在活动。

(3)各种梗阻性黄疸(肿瘤、胆石症、胆道炎症、肝外梗阻等)均显著增高,可达正常上限的5～30 倍。

(4)原发性肝癌患者,血清 GGT 显著升高,阳性率为 75％～100％;继发性肝癌 GGT 增高的阳性率为 50％～77％。肝癌术后 GGT 如再次升高,说明复发。亦可协助判断恶性肿瘤有无肝转移。因此,GGT 活力的高低是肝癌疗效观察的敏感指标。

(5)如果 ALP 升高,而 GGT 正常,常可排除肝胆疾病。

(6)酗酒者 GGT 增高程度与饮酒量呈正相关。

(四)评价

GGT 是肝胆病中阳性率最高的酶之一,与 ALT、CHE 同时测定诊断肝病灵敏度高达 99％。但是,如果 GGT 作为肝癌标志物,其诊断的灵敏度虽高,但特异性较差。

三、碱性磷酸酶及其同工酶

碱性磷酸酶(alkaline phosphatase,ALP)是一种含锌的糖蛋白,底物特异性较低,在碱性环境中(最适 pH 为 10.0 左右)能水解多种磷酸单酯化合物,且其相对分子质量随不同组织来源而不同。Mg^{2+}、Mn^{2+} 为 ALP 的激活剂,EDTA、草酸盐、磷酸盐、硼酸盐和氰化物对 ALP 有抑制作用。脂肪餐后和溶血标本均会干扰 ALP 的检测,使结果偏高。标本久置,ALP 会逐渐增高,升高可达 5%~10%。人体各组织 ALP 及其同工酶可分三大类,即胎盘 ALP,肠 ALP,肝、骨、肾 ALP 及其同工酶。病理情况下还可出现肝 ALP 和胆汁 ALP 等高分子 ALP,以及一些与肿瘤有关的变异 ALP 等。

(一)测定方法

1.金氏比色法

在碱性条件下 ALP 分解磷酸苯二钠,生成苯酚和磷酸氢钠。苯酚与 4-氨基安替比林作用,经铁氰化钾氧化生成红色醌的衍生物。红色的深浅与 ALP 活力成正比。

$$磷酸苯二钠 + H_2O \xrightarrow{ALP} 苯酚 + 磷酸氢钠$$

$$苯酚 + 4\text{-}氨基安替比林 + 铁氰化钾 \rightarrow 醌类化合物(红色,\lambda = 510)$$

2.连续监测法

连续监测法为目前广泛应用的测定方法。ALP 在 pH 为 10.0 的条件下,以磷酸对硝基苯酚(4-NPP)为底物,2-氨基-2-甲基-1,3-丙醇(AMP)或二乙醇胺(DEA)为磷酸酰基的受体物质,增进酶促反应速率。4-NPP 在碱性溶液中为无色,在 ALP 催化下,4-NPP 分裂出磷酸酰基,生成游离的对硝基苯酚(4-NP)。4-NP 在碱性溶液中变成醌式结构,呈现较深的黄色。在波长 405 nm 处监测吸光度增高速率,计算 ALP 活性单位。

(二)参考区间

1.金氏比色法

成人 3~13 金氏单位;儿童 5~28 金氏单位。

金氏单位定义:100 mL 血清,37 ℃,与底物作用 15 分钟,产生 1 mg 酚为 1 金氏单位。

2.连续监测法

所用单位为国际单位。

女性:1~12 岁,小于 500 U/L;15 岁以上,40~150 U/L。

男性:1~12 岁,小于 500 U/L;12~15 岁,小于 750 U/L;25 岁以上,40~150 U/L。

(三)临床意义

组织分布广泛,含量由高到低为肝>肾>胎盘>小肠>骨骼。因为血清中 ALP 主要来自肝脏和骨骼,故主要用于肝、胆、骨病的诊断。

(1)变形性骨病可增高 30~50 倍;佝偻病、软骨病 ALP 升高而血钙、血磷降低。

(2)甲状旁腺功能亢进时,ALP 往往增高,甲状旁腺功能减退则 ALP 降低多见。

(3)急性肝炎增高 2~5 倍,慢性肝炎正常或略高,肝硬化时 ALP 变化不一,肝癌时 ALP 多数升高。

(4)黄疸鉴别:梗阻性黄疸时,ALP、BIL 平行增高。溶血性黄疸时,ALP 多正常。肝细胞性黄疸时,以 BIL 升高为主,ALP 升高或正常。

(5)腹腔恶性肿瘤伴随 ALP 升高时应高度怀疑骨或肝转移。

(6)妊娠、消化道溃疡、营养不良、重金属中毒、甲亢、维生素 D 缺乏症等,ALP 均有不同程度的升高。

(7)甲状腺功能减退症、低镁血症、恶性贫血、维生素 C 缺乏症等,ALP 多降低。

四、5'-核苷酸酶

5'-核苷酸酶(5'nucleotidase,5'-NT)是一种对底物特异性不高的水解酶,可作用于多种核苷酸。锰离子为其激活剂,镍离子为其抑制剂。此酶广泛存在于人体组织,如肝、胆、肠、脑、心、胰等,定位于细胞膜上。在肝内,此酶主要存在胆小管和窦状隙膜内。5'-NT 从胆道清除,与肝病患者肝脏的损害相关,因此在肝炎、胆道梗阻时可见血清 5'-NT 的增高,而肝癌时显著增高。

(一)测定方法

5'-NT 活性测定的常用底物为 AMP。AMP 是一种有机磷酸酯,同样会受到血清中 ALP 的水解,因此测定时必须采用一种方法校正 ALP 的干扰。反应式如下。

$$AMP + H_2O \xrightarrow{5'\text{-}NT} 腺苷 + Pi$$

$$腺苷 + H_2O \xrightarrow{ADA} 次黄苷 + NH_3$$

$$NH_3 + \alpha\text{-}酮戊二酸 + NADH + H^+ \xrightarrow{GLD} 谷氨酸 + NAD^+$$

在 340 nm 波长处监测 NADH 吸光度的下降速率,计算 5'-NT 活性。

(二)参考区间

健康成年人血清 5'-NT 活力为 0~11 U/L。

(三)临床意义

5'-NT 测定主要用于肝胆系统疾病的诊断和骨骼疾病的鉴别诊断。血清 5'-NT 活性升高主要见于肝胆系统疾病,如阻塞性黄疸、原发及继发性肝癌、肝炎等,其活性变化几乎与 ALP 相平行。但骨骼系统疾病,如肿瘤转移、畸形性骨炎、佝偻病、甲状旁腺功能亢进等,通常 ALP 活性升高,而 5'-NT 正常。因此 ALP 和 5'-NT 同时测定有助于肝胆和骨骼系统疾病的鉴别诊断。

(四)评价

5'-NT 可作为原发或继发性肝癌的一种肿瘤标志物。在肝肿瘤病变时,5'-NT 是一项比较灵敏的指标,常在病变早期即可明显升高,其变化往往早于肝功能、肝扫描或其他有关肝病变的阳性发现。

五、胆碱酯酶

胆碱酯酶(cholinesterase,ChE)是一组催化酰基胆碱水解的酶类,底物特异性不强,根据对乙酰胆碱和丁酰胆碱水解专一性不同,可分为两类。一类是乙酰胆碱酯酶(ACHE),又称真胆碱酯酶、红细胞胆碱酯酶、胆碱酯酶Ⅰ,主要分布于红细胞、交感神经节、骨骼肌运动终板、肺、脾和脑灰质中。细胞内定位于细胞膜及微粒体和线粒体上,主要生理功能是水解乙酰胆碱。另一类是酰基胆碱酰基水解酶(PChE),又称拟(假)胆碱酯酶、丁酰胆碱酯酶、血清胆碱酯酶(SChE)或胆碱酯酶Ⅱ,由肝脏合成,主要分布于肝、胰、心、脑白质及血浆中,其生理功能尚未明了。两类胆碱酯酶有相同的作用底物,但对底物的专一性和亲和力不同。AChE 对乙酰胆碱的催化活力高,PChE 对丁酰胆碱的催化活力高。过量的乙酰胆碱对 AChE 有强烈的抑制作用,而对 PChE 无影响。与胆碱结构类似的新斯的明、毒扁豆碱、吗啡、枸橼酸盐和氟化物是 PChE 的竞争性抑制剂。有机磷、有机氯毒剂是这两类胆碱酯酶的强烈抑制剂。

临床上测定 ChE 主要用于有机磷中毒的诊断和疗效观察,肝脏疾病的辅助诊断,检查先天性遗传变异体。羊水 ChE 测定可用于检查胎儿神经管缺陷等。

(一)测定方法

目前测定 ChE 活性的方法大都采用酰基(如丙酰基、丁酰基)硫代胆碱的碘盐作为底物,在酶水解反应中生成硫代胆碱,后者用色源性二硫化合物试剂,如 DTNB(Ellman 试剂)或 4,4'-二硫双吡啶显色,进行比色法或连续监测法测定。

1.连续监测法

ChE 催化丁酰硫代胆碱水解,产生丁酸和硫代胆碱;硫代胆碱与无色的 5,5'-二硫代 2-硝基苯甲酸反应,形成黄色的 5-巯基-2-硝基苯甲酸(5-MNBA)。在 410 nm 处测定吸光度,每分钟吸光度变化率与 ChE 活力成正比。

$$丁酰硫代胆碱 + H_2O \xrightarrow{ChE} 硫代胆碱 + 丁酸$$

$$硫代胆碱 + 5,5'-二硫代 2-硝基苯甲酸 \longrightarrow 5-巯基-2-硝基苯甲酸(黄色)$$

2.比色法

血清中胆碱酯酶催化乙酰胆碱水解生成胆碱和乙酸。未被水解的剩余乙酰胆碱与碱性羟胺作用,生成乙酰羟胺。乙酰羟胺在酸性溶液中与三氯化铁形成棕色复合物。用比色法测定,计算剩余乙酰胆碱含量,从而推算出胆碱酯酶活力。

(二)参考区间

1.连续监测法

5 000～12 000 U/L(此法采用国际单位)。

2.比色法

130～310 U(单位定义:1 mL 血清中 ChE 在 37 ℃水浴与底物作用 1 小时。每水解 1 μmol 的乙酰胆碱所需的酶量为 1 个酶活力单位)。

(三)临床意义

与其他酶活力增高反映病理改变的情况相反,血清胆碱酯酶测定的临床意义在于酶活力降低。

(1)全血 AChE 80%来自红细胞,20%来自血清。测定 ChE 主要用于农药(有机磷、有机氯)中毒的诊断及疗效观察。急性有机磷中毒其活力降低 40%～90%,与中毒程度呈正相关,如果治疗有效,7 天内可恢复正常,但亦有"反跳现象"。

(2)血清 BChE 因主要来自肝脏,所以可用于肝功能的检查,反映肝实质细胞受损的情况,其临床意义基本同 ALB 类似,但比 ALB 变化得早、快、敏感。①急性肝炎、中毒性肝炎、活动性肝硬化一般降低50%～70%;而慢性持续性肝炎可降低或正常,慢性活动性肝炎 50%是降低的。肝病病情越差,ChE 活力越低,持续降低无回升迹象者多预后不良。②良性梗阻性黄疸多正常,恶性梗阻性黄疸多降低。③肝、胆疾病。④有机磷、有机氯中毒,各种严重的全身性疾病、严重的感染性疾病显著降低。⑤羊水中 ChE 为5～70 U/L,主要为 PChE,其中 AChE 活性甚微。神经管缺陷胎儿的羊水 AChE 明显增高,同时测定羊水 AFP,对神经管缺损诊断的准确率为 99.4%。⑥ChE 增高常见于脂肪肝、甲亢、糖尿病、肾病综合征等。

(四)评价

用连续监测法测定 ChE 时,虽然乙酰、丙酰、丁酰硫代胆碱的碘盐均可作为底物,但最好用丙酰,因为 PChE 对乙酰胆碱亲和力小;用丁酰作底物时空白比丙酰高而酶活力低。

六、谷氨酸脱氢酶

谷氨酸脱氢酶(glutamate dehydrogenase, GLD)是一种主要存在于细胞线粒体基质中的变构酶,由6个相同的亚基聚合而成,每个亚基的相对分子质量为56 000。ATP与GTP是此酶的变构抑制剂,而ADP和GDP是其变构激活剂。因此,当体内的能量不足时能加速氨基酸的氧化,对机体的能量代谢起重要的调节作用。它属于一种不需氧脱氢酶,在其作用下,L-谷氨酸氧化脱氨生成α-酮戊二酸和氨。GLD是唯一既能利用$NADP^+$又能利用$NADP^+$接受还原当量的酶。

GLD广泛存在于肝、肾、脑组织中,心肌和骨骼肌中GLD的活性很弱。肝内GLD的特异活性是其他器官如肾、脑、肺的10倍左右,比骨骼肌内多80倍,因此血清GLD升高主要源于肝脏。GLD作为线粒体酶,是实质细胞坏死的指标。结合转氨酶,其活性是一种测定实质细胞坏死的方法,可判断肝细胞坏死的程度。在肝病诊断中。其意义在于此酶在小叶中心部位的浓度是门静脉周部位的1.8倍。肝窦状隙供给路线的末端是缺氧的高危地带,如果血流受阻,也是细胞损伤最先发生的部位。由于胆酸可导致肝细胞损伤,梗阻性黄疸时患者血清GLD也会增高。

(一)测定方法

GLD测定方法主要有比色法和分光光度法。比色法是以谷氨酸为底物,经GLD催化生成α-酮戊二酸,该产物与重氮化磺酸或与2,4-二硝基苯肼生成腙。分光光度法是利用其逆向反应,以α-酮戊二酸为底物,在340 nm波长测定NADH的氧化速率,即单位时间内吸光度的下降值。后者灵敏度、特异性、准确性优于比色法。

$$NH_3 + \alpha\text{-酮戊二酸} + NADH + H^+ \xrightarrow{\text{GLD}} 谷氨酸 + NAD^+ + H_2O$$

NADH被氧化成NAD^+的速率与GLD的活力成正比。

(二)参考区间

成年男子为0~8 U/L;成年女子为0~7 U/L。

(三)临床意义

虽然GLD是一个肝特异酶,但作为肝胆疾病的筛选实验并不合适,因为它的诊断灵敏度只有47%。GLD连同转氨酶一起测定对肝病的鉴别诊断价值较大,这是由于GLD单独位于线粒体内,不像ALT主要位于细胞质,而AST位于细胞质和线粒体内。GLD不会在一般性的肝脏炎症性疾病例如慢性病毒性肝炎时释放。在一些主要是肝细胞坏死的肝病中,大量的GLD释放是值得注意的现象,例如缺氧性肝病或中毒性肝损伤。

相对ALT而言,GLD的另一鉴别诊断价值在于,它主要位于肝小叶中心的肝细胞内,当GLD显著增高时,提示肝小叶中心部位发生病变。连同转氨酶,GLD具有鉴别诊断的重要性,评价标准是(ALT+AST)/GLD的值(表13-1)。

表13-1 (ALT+AST)/GLD的值及其鉴别诊断意义

(ALT+AST)/GLD	评价
<20	阻塞性黄疸,胆汁性肝硬化,转移性肝病,急性肝缺氧性损伤
20~50	慢性肝病急性发作,胆汁淤积性肝病
>50	急性病毒性肝炎(也是胆汁淤积的一种形式),急性酒精性肝炎

GLD 显著增高通常是细胞严重受损的标志。根据一项研究表明,引起 GLD 活性超过正常上限 25 倍之多的最常见疾病有急性右心衰竭、长期的脓毒及中毒性循环衰竭、阻塞性黄疸、严重的呼吸衰竭和肺栓塞引起的肺源性心脏病等。

(四)评价

在肝病患者中,GLD 升高者几乎都伴有转氨酶的升高,而转氨酶升高者并不一定伴有 GLD 的升高。因此用 GLD 反映肝细胞损伤程度优于转氨酶,是一项比线粒体型 AST 更易检测的指标。

七、血清单胺氧化酶

单胺氧化酶(monoamine oxidase,MAO)是含 Cu^{2+}、Fe^{2+} 和磷脂的结合酶,主要作用于 $-CH_2-NH_2$ 基团,可催化多种单胺类化合物氧化脱氨生成相应的醛、氨和过氧化氢,后者继续分解为氧和水。人体内 MAO 分布广泛。按辅酶的不同可分成两类:一类以 FAD 为辅酶,主要存在于肝、肾和胃等组织细胞的线粒体上,对伯、仲、叔胺均能氧化;另一类以磷酸吡哆醛为辅酶,主要存在于结缔组织,属细胞外酶。血清中 MAO 与结缔组织中的 MAO 相似。结缔组织 MAO 参与胶原纤维最后成熟阶段的架桥过程,与组织的纤维化密切相关。而肝纤维化是肝硬化形成过程中的主要病理变化之一。因此 MAO 测定对肝硬化等疾病的诊断和预后判断具有重要价值。MAO 电泳可分成三条区带,从阴极到阳极分别为 MAO-I、MAO-II 和 MAO-III。

(一)测定方法

1.连续监测法

根据 MAO 催化反应的产物 NH_3 建立的谷氨酸脱氢酶偶联速率法如下。

$$C_6H_5-CH_2-NH_2+H_2O \xrightarrow{MAO} C_6H_5CHO+H_2O_2+NH_3$$

$$NH_3+\alpha\text{-酮戊二酸}+NADH+H^+ \xrightarrow{GLD} 谷氨酸+NAD^++H_2O$$

在 340 nm 波长处监测 NADH 吸光度的下降速率,计算 MAO 活性。

2.醛苯腙法

根据 MAO 催化反应的产物醛建立的醛苯腙显色法如下。

$$C_6H_5-CH_2-NH_2+H_2O+O_2 \xrightarrow{MAO} C_6H_5CHO+H_2O_2+NH_3$$

(二)参考区间

1.连续监测法

健康人血清 MAO<10 U/L(国际单位)。

2.醛苯腙法

健康人血清 MAO<36 U/mL(单位定义:在 37 ℃,1 mL 血清中 MAO 每小时催化底物产生 1 nmol 苄醛为 1 U)。

(三)临床意义

(1)肝硬化时,结缔组织释放 MAO 增多;暴发型重症肝炎、肝细胞坏死时线粒体上 MAO 释放入血而使血清中 MAO 明显升高。

(2)慢性肝炎、亚急性肝炎、糖尿病合并脂肪肝、甲状腺功能亢进症或肢端肥大症患者,纤维组织代谢增强,而使血清 MAO 不同程度地升高。多数肝癌、胆汁性肝硬化、血吸虫性肝硬化患者血清 MAO 活性正常。

（3）烧伤、尿酸血症应用 MAO 抑制剂后可见血清 MAO 活性降低。

（四）评价

MAO 测定用于推测肝纤维化的程度并非特异性指标，因为肝外疾病如糖尿病合并脂肪肝、甲状腺功能亢进症、肢端肥大症、进行性硬皮病、老年性动脉硬化等，均可见血清 MAO 活力增高。

八、腺苷脱氨酶

腺苷脱氨酶（adenosine deaminase，ADA）的系统名为腺苷氨基水解酶，主要催化腺苷和脱氧腺苷生成肌苷和氨，是腺苷酸分解代谢的重要酶系之一。ADA 广泛分布于全身各组织，以小肠黏膜和脾中的酶活力最高，肝、肾、骨、骨骼肌次之。血中淋巴细胞中的 ADA 活力高于红细胞，ADA 在细胞内定位于细胞质。血清中 ADA 是由不同组织来源的同工酶共同组成的，其底物相对特异性及活化能亦不同于组织 ADA，血清 ADA 的最适 pH 为 5.5～6.5，组织 ADA 为 6.5～8.5。红细胞中 ADA 活力明显高于血浆，故溶血标本产生正干扰。

（一）测定方法

ADA 测定的方法较多，有定氨比色法、分光光度法、酶偶联速率法、氨电极法、荧光测定法和同位素计量法等。后三者因需特殊仪器和试剂而不易推广。酶偶联速率法为目前广泛使用的方法。

1.酶偶联速率法

根据 ADA 催化反应的产物 NH_3 建立的谷氨酸脱氢酶偶联速率法如下。

$$腺嘌呤核苷 + H_2O \xrightarrow{ADA} 肌苷 + NH_3$$

$$NH_3 + EF5\text{-}酮戊二酸 + NADH + H^+ \xrightarrow{GLD} 谷氨酸 + NAD^+ + H_2O$$

在 340 nm 波长处监测 NADH 吸光度的下降速率，计算 ADA 活力。

2.定氨比色法

根据 ADA 催化反应的产物 NH_3 建立波氏显色法。此法干扰因素多，反应时间长，操作烦琐，不适合自动化分析，目前很少使用。

（二）参考区间

健康成年人 ADA 活力<19.6 U/L。

（三）临床意义

1.血清 ADA 活力升高

见于各种肝胆疾病，其中以肝硬化时 ADA 升高阳性率（70%～89%）最高，幅度（2～2.6 倍）大。原发性肝癌伴肝硬化时 ADA 升高的阳性率为 60%～100%，而不伴肝硬化者为 16%。急性肝炎时阳性率为 56%～85%，慢性活动性肝炎阳性率为 65%～79%，而慢性迁延性肝炎患者血清 ADA 活力基本正常。胆囊炎、胆结石、胰腺癌等疾病时，多数患者 ADA 正常。

有人报道在伤寒发病的 1 周内，ADA 即可升高，达参考上限的 4～6 倍，较肥达氏反应敏感，阳性率高，升高持续时间长。

其他疾病如传染性单核细胞增多症、粟粒性肺结核、风湿热、溶血性贫血、白血病及部分肿瘤患者血清 ADA 可不同程度地升高。

2.胸腔积液 ADA 活力升高

结核性胸膜炎患者胸腔积液中 ADA 活力，明显高于癌性和非炎症性胸腔积液中的 ADA 酶活力,而且胸腔积液 ADA 与血清 ADA 的比值大于 1。同时测定血清和胸腔积液的 ADA 酶活力及其比值,是诊断和鉴别胸腔积液性质的有效方法。

3.脑脊液 ADA 活力升高

结核性脑膜炎时脑脊液中 ADA 活力明显高于病毒性脑炎、脑肿瘤和中枢神经系统白血病,其他一些中枢神经系统疾病时如化脓性脑膜炎、脑出血、脑梗死、脑外伤等 ADA 也可升高,但以结核升高最为显著。

九、肝脏酶谱测定的临床意义综合分析

肝脏是机体最主要的生物合成和解毒器官,肝病包括原发性实质细胞损害、梗阻性疾病及二者的并发病。在肝实质性病变中,检测血清酶的活力变化是反映肝细胞损伤的敏感指标,也是最常用的试验。除 ALT 和 AST 外,反映肝细胞损伤的酶还有异柠檬酸脱氢酶(ICD)、谷氨酸脱氢酶(GLD)、醇脱氢酶(ADH)、山梨醇脱氢酶(SDH)和精氨酸代琥珀酸裂合酶(ASAL)等。这些酶主要存在于肝的细胞液中,为组织专一酶,在肝胆疾病诊断的特异性方面超过 ALT 和 AST,但在阳性率和灵敏度方面多数不如 ALT 和 AST。故目前临床广为使用的仍多为 ALT 和 AST。

ALT 等酶位于细胞液,易从细胞内释出,故有早期诊断价值;有些酶如 ASTm 等为线粒体酶和膜结合酶,酶的活力高低可反映细胞损伤的程度;有些酶或同工酶有组织特异性,酶活性的改变,提示相应脏器的病变存在。通过这些酶的测定和其他肝功能试验组合,可辅助临床对各种肝病及病程做出诊断和鉴别诊断。临床上对肝病的诊断有多种肝功能试验组合,常见的是 ALT、AST、ALP、GGT、总蛋白(TP)、清蛋白(ALB)和胆红素测定,在病变的早期可以观察到酶活力变化谱型的特征,随着病变的持续肝细胞坏死增加,所有的酶谱逐渐趋向相似。观察疾病各个阶段酶活力的变化可以对疾病的发展变化及疗效预后做出正确的判断。

急性肝炎时,早期 AST 和 ALT 均明显升高,肝 AST 含量大于 ALT 的 3 倍,但因 70%～80%的 AST 位于线粒体上,故 ALT 高于 AST,AST/ALT<1。如 AST 特别是 ASTm 持续升高,提示肝损害严重,预后不良。ALP 和 GGT 呈轻度和中度升高,升幅高低与胆汁淤积相关。GGT 是肝炎病程中最后恢复的酶学指标,若 GGT 显著升高,且持续不降则提示向慢性肝炎发展。LD 总活力升高,主要是 LD_5 明显升高,LD_4 不升高,$LD_5/LD_4>1$,是急性肝炎的又一个特征。如 LD_5 持续不降或下降后又升高,则提示向慢性肝炎发展。

黄疸型急性病毒性肝炎 ALT 在发病早期即迅速升高,可达参考区间上限的 50 倍,阳性率100%,且发生于临床症状和黄疸出现之前,其总胆红素和直接胆红素可轻度或中度升高,其中直接胆红素占总胆红素的比例随病情的变化而改变。胆汁淤积病时总胆红素呈中度和高度升高,其中多以直接胆红素升高为主,同时 ALT 和 AST 一般仅轻度升高。

酒精性肝炎 ALT 和 AST 活力可低于急性肝炎,但高于其他肝病。酒精对肝细胞线粒体有特殊的损害作用,追踪测定 ALT 及 AST,可判断肝细胞线粒体损伤的范围和类型。酒精可引起胆汁淤积,对肝合成 GGT 有诱导作用,还可损害富含 GGT 的微粒体,致使大量 GGT 释放入血,使血中 GGT 显著升高,监测 GGT 的活力变化也是观察酒精性肝损害的良好指标。

慢性肝炎各项酶活力的变化与其活动程度有关,一般将 ALT、AST 小于参考区间上限 3 倍时定为轻度活动,在 3～10 倍为中度活动,大于 10 倍为重度活动。多数病例 AST/ALT≤1。慢性肝炎活动期 ADA 和 GGT 均可升高,随病情好转而下降。如 GGT 持续升高,提示病情恶化,

若同时伴有 MAO 活力升高,则提示已肝硬化。如有 LDH 活力明显升高时,应考虑并发原发性肝癌的可能。

肝硬化时 AST 和 ALT 可正常或轻度升高,AST/ALT>1。AST 和 ALT 升高的幅度反映肝细胞坏死的情况,ALP 和 GGT 升高提示为肝硬化活动期或有胆汁淤积。MAO 升高,反映胶原纤维合成增加。如 GGT 和 ADA 显著升高,常提示有癌变的可能。

原发性肝癌时 AST 和 ALT 可正常或轻度升高,AST/ALT>1。原发性肝癌和肝内胆汁淤积时,ALP 总活力升高,其中以 ALP_2 为主,ALP_1 甚微。而继发性肝癌和肝外阻塞性黄疸时,ALP_1 阳性率很高,常伴有 ALP_2 的增高。此点有助于鉴别诊断。原发性和继发性肝癌时 5'-NT 明显升高,而 GGT 常呈中度和高度升高,其活力的高低与病灶多少、范围大小、进展情况密切相关。有学者研究发现,同时测定 GGT、ALP 和 ALT 的活力,求出(GGT+ALP)/ALT 的值,发现原发性和继发性肝癌的值均大于 2,而良性的肝、胆、胰疾病的值均小于 1。此点有确切的鉴别价值。但是无论是 5'-NT 还是 GGT,若把它作为独立的肝癌标志物的话,则其特异性并不高。如果联合检测甲胎蛋白(AFP)或 α-L-岩藻糖苷酶(AFU),则其诊断的特异性高达 99% 以上。

（王昌荣）

第三节 胰腺酶及同工酶检验

胰腺泡分泌多种消化酶,正常情况下这些酶经胰管分泌至十二指肠,而在病理情况下则逸入血中,造成血清中这些外分泌酶的活力升高。反映胰腺病变的酶有 α-淀粉酶及同工酶、脂肪酶、胰蛋白酶、胰凝乳蛋白酶及弹性蛋白酶-1 等。其中 α-淀粉酶及脂肪酶临床上应用最多。

一、淀粉酶及其同工酶

淀粉酶(amylase,AMY)全称 1,4-α-D-葡聚糖-4-葡聚糖水解酶,分 α、β 两类,β-淀粉酶存在于植物和微生物中,人体内只含有 α-淀粉酶,其作用主要催化食物中的多糖化合物如淀粉、糖原等的消化,它可随机作用于多糖化合物内部 α-1,4 葡萄糖苷键,产生一系列不同的产物如糊精、麦芽四糖、麦芽三糖、麦芽糖和葡萄糖。α-淀粉酶相对分子质量为 40 000~50 000,可透过肾小球滤过膜随尿液排出。胰腺含 AMY 最多,由胰泡细胞合成后通过胰管分泌入小肠,唾液腺也分泌大量 AMY 入口腔帮助消化多糖化合物,此外 AMY 还见于卵巢、肺、睾丸、横纹肌和脂肪组织中,而肝中很少或缺如。AMY 的最适 pH 为 6.5~7.5,卤素和其他阴离子对其有激活作用($Cl^->Br^->NO_3^->I^-$)。AMY 生物半衰期很短,约为 2 小时,所以病变时血清 AMY 增高持续时间较短,尿液 AMY 活性浓度常高于血清 AMY。

AMY 的测定不可用草酸盐、枸橼酸盐、EDTA 等抗凝血浆,因为 AMY 为需 Ca^{2+} 的金属酶,这些抗凝剂可络合 Ca^{2+} 而对其有抑制作用,但急诊测定用肝素抗凝尚可。

人体中 AMY 主要有两种同工酶:胰型 AMY(P-AMY)和唾液型 AMY(S-AMY)。两者用醋酸纤维素薄膜电泳进一步分成 P_1、P_2、P_3、S_1、S_2、S_3 等同工酶亚型;如果用聚丙烯酰胺凝胶电泳的方法又可将 AMY 分为 7 条区带,其中 1、2、4、6 四条区带属于 P-AMY,3、5、7 三条区带属于 S-AMY。第 1 与第 3 为两条主要区带,分别相当于 P_2 和 S_1。此外,血清中有时可出现巨淀粉酶,有学者认为该种形式的淀粉酶是由 S-AMY 与 IgG 或 IgA 等聚合而成的,电泳时位于 γ-球蛋白区带。由于巨淀粉酶不能通过肾小球滤过膜,导致巨淀粉酶血症患者的血淀粉酶升高,而尿淀粉酶正常。此种情况可见于健康人(发生率为 0~1%)、酒精中毒、糖尿病、恶性肿瘤和各种自身免疫性疾病。此时应与病理性 AMY 升高相区别。

(一)测定方法

测定 AMY 的方法已超过 200 多种,这些方法大致可分为六大类:黏度测定法、比浊法、碘量法、糖化法、染料释放法和荧光法。其中黏度测定法和比浊法因精密度差、底物不稳定已被弃用。碘量法中的一种半定量法(温氏法)也早已被淘汰。碘量法中的碘比色法因底物难以标准化、反应不呈零级反应等缺点而被认为非理想方法,但因其简单、快速、灵敏和价廉而在国内应用较广。糖化法易受内源性葡萄糖的干扰,荧光法需特殊仪器,染料释放法中的染料淀粉法需离心分离,这几种方法均被认为非理想方法。染料释放法中的另一类以染料与可溶性限定底物结合的方法,近年来得到不断的发展,主要表现为人工合成的底物分子结构明确、稳定性好,有望成为推荐方法。

1.碘比色法

样本中 AMY 催化淀粉水解,生成葡萄糖、麦芽糖和糊精,剩余的淀粉与碘结合成蓝色复合物,颜色的深浅与酶活力成反比。

2.对-硝基苯麦芽七糖法

对-硝基苯麦芽七糖在 AMY 的催化下水解生成对-硝基苯麦芽三糖、对-硝基苯麦芽四糖、麦芽三糖和麦芽四糖。前者在 α-葡萄糖苷酶的作用下,继续水解为对-硝基苯酚(4NP)和葡萄糖(G),对-硝基苯酚在 405 nm 处有最大吸收,吸光度的增高速率与样本中 AMY 活力成正比。

$$4NP\text{-}G_7 + H_2O \xrightarrow{\text{AMY}} 4NP\text{-}G_{4,3,2} + G_{5,4,3}$$

$$4NP\text{-}G_7 + H_2O \xrightarrow{\alpha\text{-葡萄糖苷酶}} 4NP\text{-}G_4 + G + 4NP$$

(二)参考区间

1.碘比色法

血清为 800~1 800 U/L;尿液为 1 000~12 000 U/L。单位定义:100 mL 样本中的 AMY 在 37 ℃,15 分钟水解 5 mg 淀粉所需的酶量,为 1 单位。

2.对-硝基苯麦芽七糖法

血清 AMY≤220 U/L;尿液 AMY≤1 200 U/L。

(三)临床意义

长期以来,AMY 主要用于急性胰腺炎的诊断。

(1)急性胰腺炎发病后 2~3 小时开始升高,12~24 小时达峰值。如急腹症发病后 12 小时左右 AMY 仍正常,则急性胰腺炎的可能性不大。尿中 AMY 出现晚(12~24 小时开始升高)但持续时间长,如果急性胰腺炎发病超过 24 小时,应测定尿中 AMY,血、尿 AMY 可以表现出不同步的情况。

(2)慢性胰腺炎 AMY 一般正常,因此 AMY 正常不可排除慢性胰腺炎。

(3)腮腺炎、肾衰竭、尿毒症、胰腺癌、十二指肠溃疡、肠穿孔、急性胆囊炎等疾病均可引起血清 AMY 不同程度的升高。

(4)术后患者行腹腔穿刺液、引流液的 AMY 检测,可判断是否有胰漏。

(四)评价

急性胰腺炎时,AMY的升高程度与病情轻重不成正相关,病情轻者可能很高。病情重者如暴发性胰腺炎因腺泡组织严重破坏,AMY生成减少,其测定结果可能不高。对于就医较晚(发病1～2天后)的患者或急性胰腺炎的后期,只测定血清AMY可能造成漏诊,因此要求结合尿液AMY的测定来明确诊断。此外,当肾功能严重障碍时,血清AMY升高,而尿液AMY正常或降低。

二、脂肪酶

脂肪酶(lipase,LPS)是一组特异性较低的脂肪水解酶类,属于外分泌酶,主要来源于胰腺,其次为胃和小肠。LPS应和另一组特异性很低的酯酶相区别:酯酶作用于能溶于水的含短链脂肪酸的酯类;而LPS仅作用于酯和水界面的脂肪,只有当底物呈乳剂状态时LPS才发挥作用。巯基化合物、胆汁酸、Ca^{2+}及辅脂肪酶等是LPS的激活剂,而重金属、丝氨酸为其抑制剂。

(一)测定方法

迄今测定LPS的方法可分为三类:①测定产物游离脂肪酸的有滴定法、比色法、分光光度法、荧光法和pH电极法等;②测定底物的有比浊法、扩散法等;③LPS的质量测定,如双抗体夹心免疫分析法、乳胶凝集法等。目前我国临床实验室主要应用分光光度法、比浊法或滴定法。

1.比浊法

甘油三酯与水制成的乳胶,因其胶束对入射光的吸收及散射而具有乳浊性状。胶束中的甘油三酯在LPS的作用下水解,使胶束分裂,浊度或光散射因而降低。降低的速率与LPS活力成正比。

2.酶偶联法

1,2-甘油二酯在LPS作用下水解为2-单酸甘油酯和脂肪酸;2-单酸甘油酯在单酸甘油酯脂肪酶作用下进一步水解为甘油和脂肪酸;产生的甘油在ATP和甘油激酶的参与下被磷酸化,生成3-磷酸甘油和ADP;3-磷酸甘油在磷酸甘油氧化酶作用下产生磷酸二羟丙酮和H_2O_2;H_2O_2在过氧化物酶作用下同4-氨基安替比林和N-乙酰-N-磺酸丙基苯胺(TOOS)反应产生红色的醌类化合物。在546 nm波长处比色测定,计算出LPS的活性单位。

$$1,2\text{-甘油二酯}+H_2O \xrightarrow{\text{LPS}} 2\text{-单酸甘油酯}+\text{脂肪酸}$$

$$2\text{-单酸甘油酯}+H_2O \xrightarrow{\text{单酸甘油酯脂肪酶}} \text{甘油}+\text{脂肪酸}$$

$$\text{甘油}+ATP \xrightarrow{\text{甘油激酶}} 3\text{-磷酸甘油}+ADP$$

$$3\text{-磷酸甘油}+O_2 \xrightarrow{\text{磷酸甘油氧化酶}} \text{磷酸二羟丙酮和}H_2O_2$$

$$H_2O_2+4\text{-氨基安替比林}+TOOS \xrightarrow{\text{过氧化物酶}} \text{醌类化合物}+H_2O$$

3.色原底物法

1,2-邻-二月桂基-消旋-甘油-3-戊二酸(6-甲基试卤灵)酯作底物,在碱性环境并有胆酸和辅脂肪酶参与下,被LPS水解生成1,2-邻-二月桂基-消旋-甘油和一个不稳定的中间体戊二酸(6-甲基试卤灵)酯;戊二酸酯在碱性条件下继续水解,产生戊二酸和甲基试卤灵,后者显示红色,颜色强度与LPS活力成正比。

(二)参考区间

比浊法:呈正偏态分布,最低为0 U/L,单侧95%上限为7.9 U/L。该单位定义:100 mL血清,在 37 ℃水浴中,作用于底物 10 分钟,能水解 1 μmol 底物者为 1 个脂肪酶活力单位。

酶偶联法:健康成人参考区间为 1～54 U/L。

色原底物法:健康成人参考区间为 13～63 U/L。

(三)临床意义

胰腺是 LPS 最主要的来源。血清 LPS 增高常见于急性胰腺炎及胰腺癌,偶见于慢性胰腺炎。

正常人血清 LPS 含量极少,但在急性胰腺炎时,2～12 小时血清 LPS 显著升高,24 小时达峰值,可达正常上限的 10 倍,甚至 50～60 倍,至 48～72 小时可能恢复正常,但随后又可持续升高 8～15 天。由于 LPS 与 AMY 相比在急性胰腺炎时升高的时间早、上升幅度大、持续时间长,故其诊断价值大于 AMY。临床观察发现,凡 AMY 增高的急性胰腺炎病例,其 LPS 均增高;而 LPS 增高的病例,其 AMY 一部分是正常的。腮腺炎的病例,其血清 AMY 多升高,而 LPS 多正常。此外,慢性胰腺炎、乙醇性胰腺炎、胰腺癌、胆总管结石或癌、肠梗阻等亦可见 LPS 不同程度的增高。

(四)评价

血清 LPS 对急性胰腺炎的诊断有很大帮助,临床研究证实,其灵敏度为 80％～100％,特异性为 84％～96％;而 AMY 的灵敏度为 73％～79％,特异性为 82％～84％。因此血清 LPS 的灵敏度和特异性均优于 AMY。

（王昌荣）

第十四章

细 菌 检 验

第一节 病原性球菌检验

球菌是细菌中的一大类。对人类有致病性的病原性球菌主要引起化脓性炎症,故又称化脓性球菌。革兰阳性球菌有葡萄球菌属、链球菌属、肠球菌属、肺炎链球菌等;革兰阴性球菌有脑膜炎奈瑟菌、淋病奈瑟菌和卡他莫拉菌等。

一、葡萄球菌属

葡萄球菌属细菌是一群革兰阳性球菌,通常排列成不规则的葡萄串状,故名。其广泛分布于自然界、人的体表及与外界相通的腔道中,多为非致病菌,正常人体皮肤和鼻咽部也可携带致病菌株,其中医务人员带菌率可高达 70% 以上,是医院内交叉感染的重要来源。葡萄球菌属分为 32 个种、15 个亚种。

(一)生物学特性

本菌呈球形或略椭圆形,直径 0.5~1.5 μm,革兰阳性,葡萄串状排列。无鞭毛、无芽孢,除少数菌株外,一般不形成荚膜。

需氧或兼性厌氧,营养要求不高,最适生长温度 35 ℃,最适 pH 7.4,多数菌株耐盐性强。在普通平板上培养 18~24 小时,形成直径 2 mm 左右,呈金黄色、白色或柠檬色等不同色素,凸起、表面光滑、湿润、边缘整齐的菌落。血平板上,金黄色葡萄球菌菌落周围有明显的透明溶血环(β溶血),在肉汤培养基中呈均匀浑浊生长。

葡萄球菌属的表面抗原主要有葡萄球菌 A 蛋白(staphylococcal protein A,SPA)和多糖抗原两种。SPA 是细胞壁上的表面蛋白,具有种、属特异性。SPA 具有抗吞噬作用,可与人类 IgG 的 Fc 段非特异性结合而不影响 Fab 段,故常用含 SPA 的葡萄球菌作为载体,结合特异性抗体后,开展简易、快速的协同凝集试验,用于多种微生物抗原的检测。多糖抗原存在于细胞壁上,是具有型特异性的半抗原。金黄色葡萄球菌所含的多糖抗原为核糖醇磷壁酸,检测机体磷壁酸抗体有助于对金黄色葡萄球菌感染的诊断。

葡萄球菌是抵抗力最强的无芽孢菌,耐干燥、耐盐,在 100~150 g/L 的 NaCl 培养基中能生长,对碱性染料敏感,1:(10 万~20 万)龙胆紫能抑制其生长。近年来由于抗生素的广泛应用,耐药菌株迅速增多,尤其是耐甲氧西林金黄色葡萄球菌已成为医院感染最常见的致病菌。

(二)致病物质与所致疾病

本菌属以金黄色葡萄球菌毒力最强,可产生多种侵袭性酶及毒素,如血浆凝固酶、耐热核酸酶、溶血毒素、杀白细胞素、表皮剥脱毒素、毒性休克综合征毒素-1(toxic shock syndrome toxinl,TSST-1)等,30%~50%的金黄色葡萄球菌可产生肠毒素,耐热,100 ℃、30 分钟不被破坏。可引起疖、痈、骨髓炎等侵袭性疾病和食物中毒、烫伤样皮肤综合征(staphylococcal scalded skin syndrome,SSSS)、毒性休克综合征等毒素性疾病。

凝固酶阴性葡萄球菌(coagulase-negative staphylococci,CNS)近年来已成为医院感染的主要病原菌,以表皮葡萄球菌为代表,可引起人工瓣膜性心内膜炎、尿道、中枢神经系统感染和菌血症等。

(三)微生物学检验

1.标本采集

根据感染部位不同,可采集脓液、创伤分泌物、穿刺液、血液、尿液、痰液、脑脊液、粪便等,采集时应避免病灶周围正常菌群污染。

2.直接显微镜检查

无菌取脓液、痰、渗出物及脑脊液(离心后取沉渣)涂片,革兰染色镜检,本菌属为革兰阳性球菌,葡萄状排列,无芽孢,无荚膜,应及时向临床初步报告"查见革兰阳性葡萄状排列球菌,疑为葡萄球菌",并进一步分离培养和证实。

3.分离培养

血标本应先增菌培养,脓液、尿道分泌物、脑脊液沉淀物直接接种血平板,金黄色葡萄球菌在菌落周围有透明(β)溶血环。尿标本必要时做细菌菌落计数,粪便、呕吐物应接种高盐甘露醇平板,可形成淡黄色菌落。

4.鉴定

葡萄球菌的主要特征是:革兰阳性球菌,不规则葡萄串状排列;菌落圆形、凸起、不透明,产生金黄色、白色或柠檬色等脂溶性色素,在含 10%~15% 的 NaCl 平板中生长;触酶阳性,金黄色葡萄球菌凝固酶阳性,耐热核酸酶阳性,发酵甘露醇。

(1)血浆凝固酶试验:是鉴定致病性葡萄球菌的重要指标,有玻片法和试管法,前者检测结合型凝固酶,后者检测游离型凝固酶,以 EDTA 抗凝兔血浆为最好。玻片法即刻血浆凝固为阳性;试管法以 37 ℃水浴 3~4 小时后凝固为阳性,24 小时不凝固为阴性。

(2)耐热核酸酶试验:用于检测金黄色葡萄球菌产生的耐热核酸酶,是测定葡萄球菌有无致病性的重要指标之一。

(3)磷酸酶试验:将被检菌点种在含有硝基酚磷酸盐的 pH 5.6~6.8 M-H 琼脂上,35 ℃过夜培养,菌落周围出现黄色为阳性。

(4)吡咯烷酮芳基酰胺酶试验:将被检菌 24 小时斜面培养物接种于含吡咯烷酮 β-萘基酰胺(PYR)肉汤中,35 ℃孵育 2 小时,加入 N,N-二甲氧基肉桂醛试剂后 2 分钟内产生桃红色为阳性。

临床上常用商品化鉴定系统如 Vitek2、Vitek AMS-3、API staph 等进行鉴定。

5.肠毒素测定

经典方法是幼猫腹腔注射食物中毒患者的高盐肉汤培养物,4 小时内动物发生呕吐、腹泻、体温升高或死亡者,提示有肠毒素存在的可能。现常用 ELISA 法或分子生物学方法检测肠毒素。

(四)药物敏感性试验

葡萄球菌属细菌药敏试验常规首选抗生素为苯唑西林和青霉素;临床常用药物是阿奇霉素、克林霉素、甲氨苄啶、万古霉素等。通过药敏试验可筛选出耐甲氧西林葡萄球菌(methicillin resistant staphylococcus,MRS),该菌携带 mecA 基因,编码低亲和力青霉素结合蛋白,导致对甲氧西林、所有头孢菌素、碳青霉烯类、青霉素类＋青霉素酶抑制剂等抗生素耐药,是医院感染的重要病原菌,多发生于免疫缺陷患者、老弱患者及手术、烧伤后的患者,极易导致感染暴发流行,治疗困难,病死率高。

葡萄球菌是临床上常见的细菌,经涂片染色镜检观察到革兰阳性球菌,菌落形态典型,若触酶试验阳性,应先用凝固酶试验检查,将其分成凝固酶阳性和凝固酶阴性细菌。前者大多为金黄色葡萄球菌,应及时快速鉴定和进行药敏试验,尽快报告临床。后者如果是从输液导管、人工植入组织中分离出的细菌,应视为病原菌,须鉴定到种。若药物敏感性试验为甲氧西林耐药的菌株,则报告该菌株对所有青霉素、头孢菌素、碳青霉烯类、β-内酰胺类和 β-内酰胺酶抑制剂类抗生素均耐药,同时对氨基糖苷类,大环内酯类和四环素类抗生素也耐药。

二、链球菌属

链球菌属细菌是化脓性球菌中的常见菌,种类繁多,广泛分布于自然界、人及动物肠道和健康人鼻咽部,大多数不致病。

(一)生物学特性

链球菌革兰染色阳性,球形或椭圆形,直径 $0.5\sim1.0\ \mu m$,链状排列,链的长短与细菌的种类和生长环境有关,在液体培养基中形成的链较固体培养基上的链长。无芽孢,无鞭毛。多数菌株在培养早期(2～4 小时)形成透明质酸的荚膜。肺炎链球菌为革兰阳性球菌,直径 $0.5\sim1.25\ \mu m$,菌体呈矛头状、成双排列,宽端相对,尖端向外,在脓液、痰液及肺组织病变中亦可呈单个或短链状。无鞭毛、无芽孢,在机体内或含血清的培养基中可形成荚膜。

链球菌营养要求较高,培养基中需加入血液或血清、葡萄糖、氨基酸、维生素等物质。多数菌株兼性厌氧,少数为专性厌氧。最适生长温度 35 ℃,最适 pH 7.4～7.6。在液体培养基中为絮状或颗粒状沉淀生长,易形成长链。在血平板上,经培养 18～24 小时后可形成圆形、凸起、灰白色、表面光滑、边缘整齐的细小菌落,菌落周围可出现 3 种不同类型的溶血环。①甲型(α 或草绿色)溶血:菌落周围有 1～2 mm 宽的草绿色溶血环,该类菌又称草绿色链球菌;②乙型(β 或透明)溶血:菌落周围有 2～4 mm 宽的透明溶血环,该类菌又称溶血性链球菌;③丙型(γ)溶血:菌落周围无溶血环,该类菌又称不溶血性链球菌。

肺炎链球菌在血平板上形成灰白色、圆形、扁平的细小菌落,若培养时间过长,可因产生自溶酶而形成脐状凹陷,菌落周围有草绿色溶血环。在液体培养基中呈浑浊生长。但培养时间过长,因产生自溶酶而使培养液变澄清,管底沉淀。

链球菌主要有多糖抗原、蛋白质抗原和核蛋白抗原三种。多糖抗原又称 C 抗原,有群特异性,位于细胞壁上。根据 C 抗原的不同,将链球菌分为 A、B、C、D 等 20 个群,对人致病的 90% 属 A 群。蛋白质抗原又称表面抗原,位于 C 抗原外层,具有型特异性,有 M、T、R、S 4 种。如 A 群链球菌根据 M 抗原不同,可分成约 100 个型;B 群分 4 个型;C 群 13 个型。M 抗原与致病性有关。核蛋白抗原又称 P 抗原,无特异性,为各种链球菌所共有,并与葡萄球菌有交叉抗原性。

肺炎链球菌根据荚膜多糖抗原的不同,分为 85 个血清型。引起疾病的有 20 多个型。其中菌体多糖抗原可被血清中的 C 反应蛋白(C reactive protein,CRP)沉淀。正常人血清中只含微量 CRP,急性炎症者含量增高,故常以测定 CRP 作为急性炎症诊断的依据。

有荚膜的肺炎链球菌经人工培养后可发生菌落由光滑型向粗糙型(S-R)的变异,同时随着荚膜的消失,毒力亦随之减弱。将 R 型菌落的菌株接种动物或在血清肉汤中培养,则又可恢复 S 型。

(二)致病物质与所致疾病

链球菌可产生多种外毒素和胞外酶,如透明质酸酶、链激酶、链道酶、链球菌溶血素 O 和溶血素 S,M 蛋白、脂磷壁酸等。而荚膜、溶血素、神经氨酸酶是肺炎链球菌重要的致病物质。

A 群链球菌也称化脓性链球菌,致病力强,引起急性呼吸道感染、丹毒、软组织感染、猩红热等,还可致急性肾小球肾炎、风湿热等变态反应性疾病。B 群链球菌又称无乳链球菌,主要引起新生儿败血症和脑膜炎。肺炎链球菌又称肺炎球菌,主要引起大叶性肺炎、支气管炎、中耳炎、菌血症等。草绿色链球菌亦称甲型溶血性链球菌,是人体口腔、消化道、女性生殖道的正常菌群,常不致病,偶可引起亚急性细菌性心内膜炎。

(三)微生物学检验

1.标本采集

采集脓液、鼻咽拭、痰、脑脊液、血液等标本。风湿热患者取血清做抗链球菌溶血素 O 抗体测定。

2.直接显微镜检查

(1)革兰染色镜检:痰、脓液、脑脊液等直接涂片,染色镜检。见链状排列革兰阳性球菌的形态特征可初报。如发现革兰阳性矛头状双球菌,周围有较宽的透明区,经荚膜染色确认后可初报"找到肺炎链球菌"。

(2)荚膜肿胀试验:用于检查肺炎链球菌。将接种待检菌的小鼠腹腔液,置于玻片上,混入不稀释抗荚膜抗原免疫血清,加少量碱性亚甲蓝染液,覆盖玻片,油镜检查。肺炎链球菌如遇同型免疫血清,则荚膜出现肿胀,为阳性。

3.分离培养

血液、脑脊液标本需肉汤培养基增菌培养,痰液、脓液、咽拭标本可接种于血平板。怀疑肺炎链球菌者,需置 5%～10% 二氧化碳环境培养。阴道分泌物应置于含多黏菌素(10 μg/mL)和萘啶酸(15 μ/mL)选择性培养肉汤中孵育 18～24 小时,再作分离培养,观察菌落性状和溶血特性。β 溶血的 A、C、G 群菌落较大,直径大于 0.5 mm,而米勒链球菌则小于 0.5 mm。β 群链球菌溶血环较 A、C、G 群模糊,某些 B 群链球菌无溶血环。

4.鉴定

链球菌的主要特征:革兰阳性球菌,链状排列,肺炎链球菌呈矛头状,常成双排列,有荚膜;血平板上形成灰白色、圆形凸起的细小菌落,菌株不同可呈现不同的溶血现象;触酶阴性,能分解多种糖类、蛋白质和氨基酸。肺炎链球菌培养 48 小时后菌落呈"脐状"凹陷,有草绿色溶血环,多数菌株分解菊糖,胆盐溶解试验和 optochin 敏感试验阳性,借此可区别肺炎链球菌与草绿色链球菌。

(1)β 溶血性链球菌。①Lancefield 群特异性抗原鉴定:B 群为无乳链球菌,F 群为米勒链球菌,A、C、G 群抗原不是种特异性抗原,还需根据菌落大小和生化反应进一步鉴定(表 14-1)。

②PYR 试验:化脓性链球菌产生吡咯烷酮芳基酰胺酶,可水解吡咯烷酮 β-萘基酰胺,加入试剂后产生桃红色。③杆菌肽敏感试验:将 0.04 U 杆菌肽药敏纸片贴在涂布有待测菌的血平板上,35 ℃孵育过夜后,观察抑菌环以判断是否为敏感。化脓性链球菌为阳性,有别于其他 PYR 阳性的 β 溶血性细菌(猪链球菌、海豚链球菌)和 A 群小菌落 β 溶血性链球菌(米勒链球菌)。此法可作为筛选试验。④V-P 试验:可鉴别 A、C、G 群 β 溶血的大、小两种不同菌落。⑤CAMP 试验:无乳链球菌能产生 CAMP 因子,它可促进金黄色葡萄球菌溶血能力,使其产生显著的协同溶血作用。试验时先将金黄色葡萄球菌(ATCC25923),沿直径划线接种,再沿该线垂直方向接种无乳链球菌,两线不得相接,间隔 3～4 mm。35 ℃孵育过夜,两种划线交界处出现箭头状溶血,即为阳性反应。本法可作为无乳链球菌的初步鉴定试验。

表 14-1 β溶血链球菌鉴别

Lancefield 抗原群	菌落大小	菌种	PYR	VP	CAMP	BGUR
A	大	化脓性链球菌	+	—	—	
A	小	米勒链球菌	—	+	—	
B		无乳链球菌	—	—	+	
C	大	马链球菌	—	—	—	+
C	小	米勒链球菌	—	+	—	
F	小	米勒链球菌	—	+	—	
G	大	似马链球菌	—	—	—	+
G	小	米勒链球菌	—	+	—	
未分群	小	米勒链球菌	—	+	—	

(2)非 β 溶血链球菌:包括不溶血和 α 溶血 C、G 群链球菌,其生化特征见表 14-2。

表 14-2 非 β溶血链球菌鉴别

菌种	Optochin 敏感试验	胆汁溶菌试验	胆汁七叶苷试验
肺炎链球菌	S	+	
草绿色链球菌	R	—	—
牛链球菌	R	—	+

(3)草绿色链球菌:目前借助常规方法鉴定到种有一定困难,通常将其鉴定到群。根据 16S rRNA可分为温和链球菌群、米勒链球菌群、变异链球菌群和唾液链球菌群,各群鉴别特征见表 14-3。

表 14-3 草绿色链球菌鉴别

菌群	V-P	脲酶	精氨酸	七叶苷	甘露醇
温和链球菌群	—	—	—	—	—
变异链球菌群	+	—	—	+	+
唾液链球菌群	+/—	+/—	—	+	—
米勒链球菌群	+	—	—	+/—	+/—

5.血清学诊断

抗链球菌溶素 O 试验常用于风湿热的辅助诊断,活动性风湿热患者的抗体效价一般超过 400 U。

(四)药物敏感性试验

链球菌属细菌药敏试验选择抗生素:A 组为红霉素、青霉素或氨苄西林等;B 组为头孢吡肟、头孢噻肟或头孢曲松等;C 组为氧氟沙星、左氧氟沙星等。

青霉素是抗链球菌的首选药物,值得注意的是耐青霉素的肺炎链球菌和草绿色链球菌,若来源于血和脑脊液,则应检测该菌株对头孢曲松、头孢噻肟和美洛培南的 MIC,以判断敏感、中介或耐药。

无论从何种临床标本中分离出 β 溶血性链球菌及肺炎链球菌,均应及时报告临床。咽部标本中分离出化脓性链球菌应迅速报告临床并及时使用抗生素以减少并发症的发生。C、G 群大菌落的 β 溶血性链球菌是咽喉炎病原体,而米勒链球菌群尽管是正常菌群之一,但只要是在脓肿或伤口中分离出的都应视为致病菌而非污染菌。

三、肠球菌属

(一)生物学特性

本菌为革兰阳性球菌,直径为$(0.6\sim2.0)\mu m\times(0.6\sim2.5)\mu m$,单个、成对或短链状排列,琼脂平板上生长的细菌呈球杆状,液体培养基中呈卵圆形、链状排列。无芽孢,无荚膜,个别菌种有稀疏鞭毛。兼性厌氧,最适生长温度 35 ℃,大多数菌株在 10 ℃和 45 ℃均能生长。所有菌株在含 6.5%NaCl 肉汤中能生长,在 40%胆汁培养基中能分解七叶苷。当粪肠球菌培养于含血的培养基中,可合成细胞色素或触酶或两者皆有。含 D 群链球菌 D 抗原。

(二)致病物质与所致疾病

肠球菌属是人类肠道中的正常菌群,多见于尿路感染,与尿路器械操作、留置导尿管、尿路生理结构异常有关,是重要的医院感染病原菌。也可见于腹腔和盆腔的创伤感染。近年来不断上升的肠球菌感染率和广泛使用抗生素出现的耐药性有关。肠球菌引起的菌血症常发生于有严重基础疾病的老年人、长期住院接受抗生素治疗的免疫功能低下患者。

(三)微生物学检验

1.标本采集

采集尿液、血液及脓性分泌物等。

2.直接显微镜检查

尿液及脓液等直接涂片革兰染色镜检,血液标本经增菌培养后涂片革兰染色镜检,本菌为单个、成双、或短链状排列的卵圆形革兰阳性球菌。

3.分离培养

血液标本先增菌培养,脓汁、尿标本直接接种于血平板。肠球菌在血平板上形成圆形、表面光滑的菌落,α 溶血或不溶血,粪肠球菌的某些株在马血、兔血平板上出现 β 溶血。含杂菌标本接种选择性培养基如叠氮胆汁七叶苷琼脂,肠球菌形成黑色菌落。

4.鉴定

肠球菌的主要特征是:革兰阳性球菌,成对或短链状排列;菌落灰白色、圆形凸起,表面光滑,菌株不同可呈现不同的溶血现象;触酶阴性,多数菌种能水解吡咯烷酮-β-萘基酰胺(PYR),胆汁七叶苷阳性,在含 6.5%NaCl 培养基中生长。临床常见肠球菌的主要鉴定特征见表 14-4。

表 14-4　临床常见肠球菌的主要鉴定特征

菌种	甘露醇	山梨醇	山梨糖	精氨酸	阿拉伯糖	棉子糖	蔗糖	核糖	动力	色素	丙酮酸盐
鸟肠球菌	+	+	+	−	+	−	+	+	−	−	+
假鸟肠球菌	+	+	+	+	+	+	+	+	+	+	+
棉子糖肠球菌	+	+	+	−	+	+	+	+	−	−	+
恶臭肠球菌	+	+	+	−	−	−	+	+	+	−	+
屎肠球菌	+	−	−	+	+	−	+	+	+	−	+
卡氏黄色肠球菌	+	−	−	+	+	+	+	+	+	+	+
孟氏肠球菌	+	−	−	+	+	+	+	+	−	+	+
微黄肠球菌	+	−	−	+	+	+	+	−	+	+	+
鸡肠球菌	+	−	−	+	+	−	+	+	+	−	+
坚韧肠球菌	−	−	−	+	−	−	−	−	/	−	−
海瑞肠球菌	−	−	−	+	−	−	+	+	/	−	+
不称肠球菌	−	−	−	+	−	−	+	−	/	−	+
粪肠球菌（变异味）	−	−	−	+	−	−	−	−	/	−	+
硫黄色肠球菌	−	−	−	−	−	+	+	+	−	+	−

注：＋＞90％阳性；－＞90％阴性。

（1）PYR 试验：是一种快速筛选鉴定试验，用于鉴定能产生吡咯烷酮芳基酰胺酶的细菌，如肠球菌、化脓性链球菌、草绿色气球菌和某些凝固酶阴性葡萄球菌等。

（2）胆汁-七叶苷试验：肠球菌能在含有胆盐的培养基中水解七叶苷，生成 6,7-二羟基香豆素，并与培养基中的铁离子反应生成黑色的化合物，但本试验不能区别肠球菌与非肠球菌，需做盐耐受试验进一步鉴定。

（3）盐耐受试验：肠球菌能在含 6.5％NaCl 的心浸液肉汤中生长，本法结合胆汁-七叶苷试验可对肠球菌作出鉴定。

（四）药物敏感试验

肠球菌药物敏感试验选择药物 A 组为青霉素或氨苄西林，B 组为万古霉素，U 组为环丙沙星、诺氟沙星等。

肠球菌的耐药分为天然耐药和获得性耐药，对一般剂量或中剂量氨基糖苷类耐药和对万古霉素低度耐药常是先天性耐药，耐药基因存在于染色体上。近年来获得性耐药菌株不断增多，表现为对氨基糖苷类高水平耐药和对万古霉素、替考拉宁高度耐药，临床实验室应对肠球菌进行耐药监测试验。临床应特别重视耐万古霉素的肠球菌，联合使用青霉素 G、氨苄西林与氨基糖苷类抗生素是治疗的首选方法。

目前医院内感染肠球菌呈上升趋势，从重症患者分离出的肠球菌应鉴定到种。

四、奈瑟菌属和卡他莫拉菌

（一）生物学特性

奈瑟菌为革兰阴性双球菌，直径 0.6～0.8 μm，呈肾形或咖啡豆形，凹面相对。人工培养后可呈卵圆形或球形,排列不规则,单个、成双或四个相连等。在患者脑脊液、脓液标本中常位于中性粒细胞内。但在慢性淋病患者多分布于细胞外。无芽孢,无鞭毛,新分离株多有荚膜和菌毛。卡他莫拉菌为革兰阴性双球菌,直径 0.5～1.5 μm,形态似奈瑟菌,有时革兰染色不易脱色。

奈瑟菌为需氧菌,营养要求高,需在含有血液、血清等培养基中才能生长。最适生长温度 35 ℃,最适 pII 7.4～7.6,5％二氧化碳可促进生长。脑膜炎奈瑟菌在巧克力平板上 35 ℃培养 18～24 小时,形成直径 1～2 mm,圆形凸起、光滑湿润、半透明、边缘整齐的菌落,血平板上不溶血,卵黄双抗培养基上为光滑、湿润、扁平、边缘整齐的较大菌落。淋病奈瑟菌对营养的要求比脑膜炎奈瑟菌更高,只能在巧克力平板和专用选择培养基中生长。初次分离须供给 5％二氧化碳,35 ℃培养 24～48 小时,形成圆形、凸起、灰白色,直径 0.5～1.0 mm 的光滑型菌落。根据菌落大小、色泽等可将淋病奈瑟菌的菌落分为 T1～T5 五种类型,新分离菌株属 T1、T2 型,菌落小,有菌毛。人工传代培养后,菌落可增大或呈扁平菌落,即 T3、T4 和 T5 型。菌落具有自溶性,不易保存。卡他莫拉菌能在普通培养基上生长,在血平板或巧克力平板上生长良好,35 ℃培养 24 小时,形成直径 1～3 mm、灰白色、光滑、较干燥、不透明的菌落,菌落可特征性地被接种环像曲棍球盘推球似的在培养基表面整体推移。

根据荚膜多糖抗原的不同,可将脑膜炎奈瑟菌分为 A、B、C、D、X、Y、Z、29 E、W135、H、I、K 和 L 等13 个血清群,我国流行的菌株以 A 群为主。根据外膜蛋白抗原的不同,将淋病奈瑟菌分成 A、B、C、D、E、F、G、H、N、R、S、T、U、V、W 和 X 等 16 个血清型。

奈瑟菌属细菌抵抗力低,对冷、热、干燥及消毒剂敏感,淋病奈瑟菌在患者分泌物污染的衣裤、被褥、毛巾及厕所坐垫上,能存活 18～24 小时。

(二)致病物质与所致疾病

脑膜炎奈瑟菌寄居于鼻咽部,人群携带率为 5％～10％,流行期间可高达 20％～90％。感染者以 5 岁以下儿童为主,6 个月至 2 岁的婴儿发病率最高。主要致病物质是荚膜、菌毛和内毒素。引起化脓性脑脊髓膜炎。

淋病奈瑟菌的致病物质有外膜蛋白、菌毛、IgA、蛋白水解酶、内毒素等。成人通过性交或污染的毛巾、衣裤、被褥等传染,引起性传播疾病淋病,男性可发展为前列腺炎、附睾炎等;女性可致前庭大腺炎、盆腔炎或不育。新生儿通过产道感染可引起淋菌性结膜炎。

卡他莫拉菌是最常见的与人类感染有关的莫拉菌,作为内源性的条件致病菌主要引起与呼吸道有关的感染,如中耳炎、鼻窦炎、肺炎和患有慢性阻塞性肺病的老年患者的下呼吸道感染。

(三)微生物学检验

1.标本采集

(1)脑膜炎奈瑟菌:菌血症期取血液,有出血点或瘀斑者取瘀斑渗出液,出现脑膜刺激症状时取脑脊液。上呼吸道感染、带菌者取鼻咽分泌物等。标本采集后应立即送检,或用预温平板进行床边接种后立即置 35 ℃培养。

(2)淋病奈瑟菌:男性尿道炎急性期患者用无菌棉拭蘸取脓性分泌物,非急性期患者用无菌细小棉拭深入尿道 2～4 cm,转动拭子后取出。女性患者先用无菌棉拭擦去宫颈口分泌物,再用另一棉拭深入宫颈内 1 cm 处旋转取出分泌物。患结膜炎的新生儿取结膜分泌物。因本菌对体外环境抵抗力极低且易自溶,故采集标本后应立即送至检验室。

(3)卡他莫拉菌:呼吸道感染患者采集合格痰标本或支气管灌洗液。

2.直接显微镜检查

(1)脑膜炎奈瑟菌:脑脊液离心,取沉淀物涂片,或取瘀斑渗出液涂片做革兰染色或亚甲蓝染色镜检。如在中性粒细胞内、外有革兰阴性双球菌,可作出初步诊断。阳性率达80%左右。

(2)淋病奈瑟菌:脓性分泌物涂片,革兰染色镜检。如在中性粒细胞内发现有革兰阴性双球菌时,结合临床症状可初步诊断。男性尿道分泌物阳性检出率可达98%,女性较低,仅50%～70%。

(3)卡他莫拉菌:痰标本涂片革兰染色镜检,见多个中性粒细胞、柱状上皮细胞及大量的革兰阴性双球菌,平端相对,可怀疑本菌感染。

3.分离培养

(1)脑膜炎奈瑟菌血液或脑脊液标本先经血清肉汤培养基增菌后,再接种巧克力平板,5%二氧化碳培养。

(2)淋病奈瑟菌:细菌培养仍是目前世界卫生组织推荐的筛选淋病患者唯一可靠的方法。标本应接种于预温的巧克力平板,5%～10%二氧化碳培养。为提高阳性率,常采用含有万古霉素、多黏菌素、制霉菌素等多种抗菌药物的选择性培养基(MTM、ML)。

(3)卡他莫拉菌:痰标本接种普通培养基或巧克力平板,35℃培养。

4.鉴定

奈瑟菌的主要特征是:革兰阴性球菌,肾形或咖啡豆状,成双排列,凹面相对,常位于中性粒细胞内外。初次分离需要5%～10%二氧化碳。脑膜炎奈瑟菌在巧克力平板上形成圆形凸起的露珠状菌落,淋病奈瑟菌在巧克力平板上形成圆形凸起、灰白色的菌落。氧化酶和触酶阳性,脑膜炎奈瑟菌分解葡萄糖、麦芽糖,产酸不产气;淋病奈瑟菌只分解葡萄糖,产酸不产气。

卡他莫拉菌为革兰阴性双球菌,在巧克力平板上形成不透明、干燥的菌落。氧化酶和触酶阳性,不分解糖类,还原硝酸盐,DNA酶阳性。临床常见奈瑟菌及卡他莫拉菌的主要鉴别特征见表14-5。

表14-5　临床常见奈瑟菌及卡他莫拉菌的主要鉴别特征

菌种	在巧克力平板上的菌落形态	生长试验			氧化分解产物					硝酸盐还原试验	多糖合成	NDA酶
		MTM ML NYC培养基	血平板或巧克力平板(22℃)	营养琼脂	葡萄糖	麦芽糖	乳糖	蔗糖	果糖			
卡他布兰汉菌	浅红棕色,不透明,干燥,1～3 mm	V	+	+	-	-	-	-	-	+	-	+
脑膜炎奈瑟菌	灰褐色,半透明,光滑,1～2 mm	+	-	V	+	+	-	-	-	-	-	-
淋病奈瑟菌	同上,0.5～1.0 mm	+	-	-	+	-	-	-	-	-	-	-
解乳糖奈瑟菌	灰褐→黄,半透明,光滑,1～2 mm	+	V	+	+	+	+	-	-	-	-	-
灰色奈瑟菌	同上	V	-	+	-	-	-	-	-	-	-	-
多糖奈瑟菌	同上	V	-	+	+	+	-	-	-	-	-	-
微黄奈瑟菌	绿黄色→不透明光滑或粗糙1～3 mm	V	+	+	+	+	-	V	V	-	V	-
干燥奈瑟菌	白色,不透明,干燥,1～3 mm	-	+	+	+	+	-	+	+	-	+	-

菌种	在巧克力平板上的菌落形态	生长试验			氧化分解产物					硝酸盐还原试验	多糖合成	NDA酶
		MTM ML NYC 培养基	血平板或巧克力平板	营养琼脂 (22 ℃)	葡萄糖	麦芽糖	乳糖	蔗糖	果糖			
黏液奈瑟菌	绿黄色,光滑,1~3 mm	−	+	+	+	+	−	+	+	+	+	−
浅黄奈瑟菌	黄色,不透明,光滑,1~2 mm	−	+	+							+	−
延长奈瑟菌	灰褐色,半透明,光滑反光,1~2 mm	−	+	+								

革兰阴性双球菌和氧化酶阳性是奈瑟菌属的两个推测性鉴定指标。区分革兰阴性双球菌和革兰阴性球杆菌的方法是将待检菌接种于巧克力平板上,贴10 U的青霉素纸片,35 ℃孵育18~24小时,挑取纸片边缘生长的菌落,涂片、染色观察,若菌体延长为长索状则为革兰阴性球杆菌,而革兰阴性双球菌则仍保持双球菌形态,某些菌体出现肿胀。

临床上常用商品化鉴定系统如 Vitek2、Vitek AMS-3、Rapid NH 等进行鉴定。检测淋病奈瑟菌目前常采用核酸杂交技术或核酸扩增技术,作为快速诊断和流行病学调查,也可做协同凝集试验、直接免疫荧光试验。

(四)药物敏感性试验

奈瑟菌药敏试验选择药物为青霉素、头孢菌素及环丙沙星等。治疗首选药物为青霉素。近年来,由于淋病奈瑟菌耐药质粒转移,由其介导的耐青霉素酶的淋病奈瑟菌临床上多见,应根据药敏试验结果指导临床合理用药。引起下呼吸道感染的卡他莫拉菌,既往对青霉素敏感,近年来报告耐药菌株日渐增多,尽管卡他莫拉菌常产生 β-内酰胺酶,但临床使用的 β-内酰胺类抗生素如含 β-内酰胺酶抑制剂的 β-内酰胺类抗生素、头孢菌素、大环内酯类抗生素、喹诺酮类抗生素和甲氧苄啶-磺胺甲噁唑治疗其感染仍然是有效的。

淋病的早期正确诊断具有重要的医学和社会学意义,诊断报告必须慎重,对各种实验室诊断试验需掌握其敏感性和特异性的程度,必须综合分析各种试验的结果,最后确证还依赖于分离培养和鉴定。脑膜炎奈瑟菌的快速诊断能为治疗提供时机,故瘀点及脑脊液的涂片染色镜检是快速简便方法。

（王　斐）

第二节　肠杆菌科检验

一、概述

(一)生物学特性

肠杆菌科细菌共同特性:革兰阴性杆菌,大小为$(0.3~1.0)\mu m \times (1~6)\mu m$,无芽孢,有菌毛,多数有周身鞭毛。需氧或兼性厌氧,营养要求不高,在普通培养基上生长良好,血平板生长为灰白、湿润、光滑的菌落,在肠道选择性培养基(MAC、EMB、SS 等)上,因乳糖分解或不分解,生长为不同特征的菌落。

生化反应活跃,发酵葡萄糖,氧化酶阴性(邻单胞菌属除外),触酶阳性(痢疾志贺菌除外),能还原硝酸盐为亚硝酸盐。肠杆菌科与其他革兰阴性杆菌区别见表 14-6。

表 14-6 肠杆菌科与其他革兰阴性杆菌区别

试验	肠杆菌科	弧菌科	非发酵菌	巴斯德菌科
葡萄糖氧化	发酵	发酵	氧化或不分解	发酵
氧化酶	−*	+	+**	+
形态	杆状	弧状、杆状	杆状	球杆状
鞭毛	周鞭毛或无	单鞭毛	单、丛、周鞭毛或无	无鞭毛

注:*邻单胞菌属除外;**不动杆菌、嗜麦芽窄食单胞菌除外。

根据苯丙氨酸脱氨酶和 V-P 试验可将肠杆菌科与医学有关的常见 14 个菌属分为三大类。

其中苯丙氨酸脱氨酶和 V-P 试验均为阴性的有 5 个菌属:埃希菌属、志贺菌属、沙门菌属、枸橼酸菌属和爱德华菌属。苯丙氨酸脱氨酶阴性、V-P 试验(通常 V-P 试验可与葡萄糖酸盐试验通用)阳性的有6个菌属:克雷伯菌属、肠杆菌属、哈夫尼亚菌属、多源菌属、沙雷菌属、耶尔森菌属。苯丙氨酸脱氨酶阳性、V-P 试验阴性的有 3 个菌属:变形杆菌属、摩根菌属、普罗威登斯菌属。在三大类菌中,苯丙氨酸脱氨酶或 V-P 试验偶尔出现交叉,如变形杆菌属中有 V-P 试验阳性菌株,而多源菌属中亦可出现苯丙氨酸脱氨酶阳性菌株。

肠杆菌科抗原构成主要有菌体抗原(O 抗原)、鞭毛抗原(H 抗原)、表面抗原和菌毛抗原等。O 抗原与 H 抗原为肠杆菌科血清学分群与分型的依据;表面抗原可阻断 O 抗原与相应抗体之间的反应,加热去除表面抗原能消除这种阻断作用,菌毛抗原亦能阻断 O 抗原与相应抗体结合。

肠杆菌科细菌抵抗力不强,加热 60 ℃、30 分钟即可被杀死,对干燥、化学消毒剂(漂白粉、酚类、甲醛和戊二醛等)均敏感。耐受低温及胆盐,并在一定程度上能抵抗染料的抑菌作用,此特性已被应用于制作肠道选择性培养基。

(二)致病物质与所致疾病

肠杆菌科现已发现的毒力因子主要有菌毛或菌毛样结构、荚膜或微荚膜、外膜蛋白、内毒素及外毒素等。

肠杆菌科细菌为医院感染的重要病原菌,分离率高,约占临床分离菌总数的 50% 和临床分离革兰阴性杆菌总数的 80%,近 50% 的败血症、70% 以上的泌尿道感染均由肠杆菌科细菌引起。肠杆菌科细菌多为肠道正常菌群,除沙门菌属、志贺菌属、埃希菌属部分菌种、耶尔森菌属等有致病作用外,其余均为条件(机会)致病菌。当某种诱因引起宿主免疫功能低下,肠道菌群寄生部位改变、数量、比例失调时,可导致各种机会感染或二重感染,感染可遍及人体全身各部位、组织、器官,引起化脓性感染。肠杆菌科中产超广谱 β-内酰胺酶(extended spectrum beta-lactamase,ES-BL)的细菌、持续高产头孢菌素酶(AmpC)的细菌常引起医院感染暴发流行。

二、埃希菌属

(一)生物学特性

大肠埃希菌为直短杆状革兰阴性杆菌,大小为(0.4~0.7)μm×(1.0~3.0)μm,多数有周鞭毛,能运动,有菌毛。

本菌兼性厌氧,营养要求不高,在血平板和普通平板上生长为圆形、湿润、灰白色菌落,在肠道选择培养基上发酵乳糖产酸,依培养基指示剂不同而形成不同颜色的菌落,在 MAC 上为红色菌落。

大肠埃希菌具有肠杆菌科所有的抗原结构:O 抗原、H 抗原、K 抗原,大肠埃希菌的血清型别按 O∶K∶H 的顺序排列,以数字表示,如 O111∶K58∶H2;O157∶H7 等。

(二)致病物质与所致疾病

大肠埃希菌的致病物质包括侵袭力和毒素。侵袭力与 K 抗原和菌毛密切相关,K 抗原有抗吞噬及抵抗抗体和补体的作用;菌毛可黏附于宿主黏膜表面而定植,继而侵犯宿主引起感染。

内毒素能引起宿主发热、休克、弥漫性血管内凝血(DIC)等病理生理反应。肠产毒性大肠埃希菌能产生不耐热肠毒素(heat labile toxin,LT)和耐热肠毒素(heat stable toxin,ST),它们均可引起肠道细胞中 cAMP 水平升高,肠液分泌增加而导致腹泻。

大肠埃希菌是临床感染中最常见的革兰阴性杆菌,也是医院感染常见病原菌,可引起人体各部位感染,以尿路感染为主。本菌还可引起菌血症、肺炎、新生儿脑膜炎、胆道感染、手术后腹腔感染及灼伤创面感染等。常与厌氧菌、粪肠球菌混合感染,其脓液常有粪臭味。

(三)药物敏感性试验

大肠埃希菌对头霉素类、碳青霉烯类及酶抑制剂(克拉维酸)敏感,对青霉素类、第 1、2、3 代头孢菌素及单环菌素耐药。其耐药性主要因该菌产生超广谱 β-内酰胺酶(ESBL)所致。ESBL 包括 TEM、SHV 和非 TEM、SHV 型,由质粒介导产生。ESBL 是目前肠杆菌科细菌(尤其是大肠埃希菌和肺炎克雷伯菌)对广谱头孢菌素产生耐药性的最主要原因。

三、沙门菌属

沙门菌属可以从人体、各种动物体内及环境中分离到,是肠杆菌科中最复杂的菌属。

(一)生物学特性

沙门菌为革兰阴性杆菌,大小为 $(0.6\sim1.0)\mu m \times (2.0\sim4.0)\mu m$,多具有周鞭毛,无荚膜,无芽孢。

本菌兼性厌氧菌,营养要求不高,在普通平板和血平板上为圆形、湿润菌落。因本菌不发酵乳糖,在肠道杆菌选择性培养基上为透明、半透明菌落,与志贺菌相似,大多数菌株因产生 H_2S,在 SS 琼脂上形成黑色中心的菌落。沙门菌有三种抗原,即 O 抗原、H 抗原和表面抗原,均具有分类鉴定意义。

O 抗原共有 58 种,能耐受高热不被破坏,是沙门菌分群的依据。每个沙门菌的血清型可具有 1 种或数种 O 抗原,将具有共同抗原成分的血清型归纳为一个群,每个群以 O 加上阿拉伯数字及括号中大写的 26 个英文字母(A~Z)顺序编排,如 O2 群(A)、O4 群(B)、O50 群(Z)等。机体对 O 抗原产生的抗体以 IgM 为主,与相应的抗血清可产生颗粒状凝集反应。

H 抗原为不耐热的蛋白抗原,为沙门菌分型的依据。H 抗原分 2 个相,第一相为特异相,用小写英文字母 a、b、e、d 表示,于 z 后用 z 加阿拉伯数字表示,如 z1、z2……z65。第 2 相为沙门菌共有的非特异相,用 1、2、3、4 表示。沙门菌具有两相 H 抗原的称为双相菌,具一相 H 抗原的为单相菌。

已知沙门菌的表面抗原有 3 种(Vi、M、5),均为不稳定抗原。Vi 抗原常存在于伤寒沙门菌、丙型副伤寒沙门菌、部分都柏林沙门菌中,Vi 抗原能阻断 O 抗原与相应抗体发生凝集,加热可将其破坏,人工传代也可消失。在沙门菌血清学鉴定时应注意此点。

沙门菌属细菌易发生抗原性变异,主要有 H-O 变异、位相变异和 V-W 变异。

本菌抵抗力不强,对胆盐和煌绿等染料有抵抗力,肠道选择性培养基中含此类染料可以抑制其他细菌的生长。

(二)致病物质与所致疾病

有表面抗原(Vi)的沙门菌具有侵袭力,因为 Vi 抗原能保护被小肠上皮细胞吞噬的细菌免受破坏,细菌可继续生长繁殖,并被吞噬细胞携带到机体其他部位。沙门菌死亡时释放内毒素可导致发热、白细胞变化、中毒性休克及其他病理生理反应。某些沙门菌如鼠伤寒沙门菌能产生肠毒素,可引起食物中毒。

沙门菌主要通过污染食品及水源经口传染,引起人和动物沙门菌感染,表现为 4 种类型。

1.急性胃肠炎或食物中毒

此类最为常见,可引起轻型或暴发型腹泻,伴有低热、恶心、呕吐症状。

2.菌血症(或败血症)

多由猪霍乱或 C 组副伤寒沙门菌引起,无明显胃肠症状,高热、寒战,常伴发胆囊炎、肾盂肾炎、骨髓炎等局部感染,此时血培养常为阳性。

3.伤寒与副伤寒

伤寒与副伤寒也称肠热症,由伤寒、副伤寒和其他沙门菌引起,其发病机制和临床症状基本相似,但副伤寒的病情较轻,病程较短。细菌随污染的食物和饮水经口感染,穿过小肠上皮进入黏膜下组织,被吞噬细胞吞噬,随吞噬细胞到达肠系膜淋巴结,并大量繁殖,经胸导管进入血流(第一次菌血症)。此时患者在临床上出现发热等症状。细菌随血流进入肝、脾、胆囊、肾脏、骨髓中并大量繁殖,再次进入血流(第二次菌血症)并随血液扩散至全身各器官及皮肤,引起患者寒战、高热、肝脾大,出现全身中毒症状、皮肤玫瑰疹等。同时也可能有另一部分细菌再次侵入肠壁淋巴组织,使已致敏的组织发生超敏反应,导致局部坏死和溃疡,严重的有出血或肠穿孔等并发症。典型病程为 3～4 周,若无并发症,自第 2～3 周后病情开始好转。感染后能获得牢固免疫,极少发生再感染。

4.病菌携带者

伤寒感染临床治愈后约 3％的患者胆囊带菌,可持续由粪便排泄达 1 年或 1 年以上,为重要传染源。

(三)微生物学检验

1.标本采集

根据不同疾病、不同病程取不同标本,均应在抗生素使用之前采集。疑为伤寒、副伤寒可于第 1 周采取血液,第 2、3 周取粪便,第 3 周取尿液,全病程取骨髓做培养,血清学诊断应在病程不同时期分别采集2～3 份标本。胃肠炎患者可取粪便、呕吐物和可疑食物进行培养,败血症应进行血液培养。

2.直接显微镜检查

尿液等标本涂片染色镜检为革兰阴性杆菌。

3.分离培养

血标本可接种增菌肉汤进行增菌培养;尿液标本定量接种于血平板和 MAC;粪便标本如量较少,可首先使用亚硒酸盐或 GN(gram negative)增菌肉汤增菌再接种分离培养基,也可直接接种。

孔雀绿琼脂适用于伤寒、副伤寒以外的沙门菌的分离,亚硫酸铋琼脂分离伤寒沙门菌效果更好。若 EMB 或 MAC 培养基上生长出无色透明菌落,或 SS 上生长黑色中心菌落,可用生化反应、血清凝集试验鉴定到种、型。

4.鉴定

沙门菌属的主要特征是:革兰阴性杆菌,在肠道杆菌选择性培养基上为透明、半透明不发酵乳糖菌落。生化特性除具有肠杆菌科共性(氧化酶阴性,硝酸盐还原阳性)外,发酵葡萄糖、麦芽糖和甘露醇等均产酸产气(伤寒沙门菌产酸不产气)。在克氏双糖(KIA)斜面产碱、底层产酸,产气或不产气,硫化氢大多为阳性,IMViC－＋－－或－＋－＋,不分解尿素,大多赖氨酸脱羧酶阳性。临床常见沙门菌的鉴定特征见表 14-7 和表 14-8。

表 14-7　沙门菌属种和亚种的主要鉴定特征

试验	肠道沙门菌						本哥利沙门菌
	肠亚种	萨拉姆亚种	亚利桑那亚种	双亚利桑那亚种	豪顿亚种	英迪卡亚种	
β半乳糖苷酶	－	－	＋	＋		d	＋
明胶水解	－	＋	＋	＋	＋	＋	－
半乳糖醛酸发酵	－	＋		＋	＋	＋	＋
KCN 生长	－	－	－	－	＋	－	＋
丙二酸酸利用	－	＋	＋	＋		－	－
卫矛醇发酵	＋	＋	－	－		d	＋
黏液酸盐发酵	＋	＋	＋	＋		＋	＋
D-酒石酸盐	＋						
水杨苷发酵	－	－	－	－	＋		－
山梨酸发酵	＋	＋	＋	＋	＋	－	＋

注:＋表示生化反应阳性率＞90％;－表示生化反应阳性率＜10％;d 表示生化反应阳性率为 10％～90％。

表 14-8　临床常见沙门菌主要生化反应

试验	非伤寒沙门菌	伤寒沙门菌	甲型副伤寒沙门菌
双糖铁(K/A)	K/AG	K/A	K/AG
H2S(K/A)	＋	＋W	－/＋W
吲哚(IND)	－	－	－
枸橼酸盐(CTT)	＋	－	－
脲酶(URE)	－	－	－
赖氨酸(LYS)	＋	＋	－
鸟氨酸(ORN)	＋	－	＋
动力(MOT)	＋	＋	＋

注:K:产碱;A:产酸;AG:产酸产气;＋:90％～100％菌株阳性;－:90％～100％菌株阴性;＋W:弱阳性。

沙门菌经生化鉴定后,须进一步进行血清学分型鉴定。采用沙门菌 O 多价血清和 O、H、Vi 抗原因子血清与可疑菌进行血清凝集试验。用 O 多价血清(A~F)进行分群,因 95% 以上沙门菌都属于 A~F 群,故用 AF 多价 O 血清可初步鉴定菌株为沙门菌 A~F 群;然后用单价 O 因子血清将目的菌定到群(A、B、C、D、E、F);再用 H 因子血清第一相(特异相)定型;最后用 H 因子血清第二相(非特异相)辅助定型。若细菌生化反应符合沙门菌,而 A~F 多价 O 血清与细菌不产生凝集现象,首先应考虑是否有表面抗原(Vi)存在,应加热或传代去除 Vi 抗原后再进行,A~F 多价 O 血清凝集试验,若此时凝集,应进一步用 O 单价因子血清继续分群。若去除 Vi 后仍不凝集,此时应考虑是否为 A~F 以外菌群,应送至疾病控制中心鉴定。

5.血清学诊断

肥达反应即用已知伤寒、副伤寒沙门菌 O、H 抗原,检测受检血清中有无相应抗体及其效价的凝集试验,用来辅助诊断伤寒和副伤寒。

肥达反应结果的判断必须结合临床表现、病史、病程及地区流行病学情况。

(1)通常伤寒沙门菌 O 凝集效价≥1:80,H 效价≥1:160;副伤寒 A、B、C 的 H 效价≥80 有诊断意义。

(2)动态观察:单次检测效价增高不能定论,应在病程中逐周动态复查。效价递增或恢复期比初次效价≥4 倍者有诊断意义。

(3)O 抗原刺激机体产生 IgM 抗体,出现较早,而在血清中存在时间较短;H 抗原刺激抗体产生 IgG,出现较迟,但持续时间较长。一般 O、H 均升高,则伤寒、副伤寒可能性大;O 不高而 H 高可能为预防接种的回忆反应;O 高而 H 不高则可能为感染早期或与伤寒沙门菌 O 抗原有交叉反应的其他沙门菌感染,可于 1 周后复查,如 H 升高则可诊断。临床偶见 O 与 H 抗体均不高的患者。

如从血液、骨髓标本中培养出革兰阴性杆菌,其生物学特性和血清学诊断符合伤寒沙门菌,即可报告为伤寒沙门菌生长,本菌属细菌均有传染性,应及时报告并隔离患者;如培养失败而肥达反应结果为:O≥1:80,H≥1:160,A、B、C≥1:80,可辅助诊断伤寒、甲、乙、丙型副伤寒;从腹泻患者粪便、呕吐物、残余食物中培养出非伤寒沙门菌或副伤寒沙门菌,可诊断为沙门菌胃肠炎或食物中毒;从无症状患者粪便或胆汁中分离出伤寒沙门菌为伤寒带菌者。

(四)药物敏感性试验

治疗伤寒沙门菌引起的感染首选头孢曲松和氟喹诺酮类抗生素。近年来,沙门菌已出现对多种抗菌药物的耐药现象,尤以鼠伤寒沙门菌最为突出,美国疾病预防与控制中心收到的鼠伤寒沙门菌中有 46% 为多重耐药。

目前,沙门菌常出现对氯霉素、链霉素、呋喃类、磺胺类、氨苄西林和四环素耐药现象,因此,临床微生物室应动态监测沙门菌的耐药性。

四、志贺菌属

(一)生物学特性

志贺菌为无芽孢,无荚膜,无鞭毛,有菌毛的革兰阴性杆菌。

本菌为兼性厌氧菌,营养要求不高,能在普通平板和血平板上生长为中等大小、无色半透明的光滑型菌落。因不发酵乳糖,在肠道杆菌选择性培养基上形成无色菌落。从细菌性痢疾的恢复期或慢性患者所分离的志贺菌常发生变异,菌落可由光滑型变为粗糙型,常伴有生化反应、抗原构造和致病性的变异,临床鉴定时应引起重视。

志贺菌属有 O 和 K 两种抗原,O 抗原是分类依据,分为群特异性抗原和型特异性抗原。根据 O 抗原可将志贺菌分为 4 群、40 余个血清型(含亚型)。K 抗原在分类学上无意义。

(二)致病物质与所致疾病

志贺菌有菌毛,能黏附于肠黏膜上皮细胞,并穿入上皮细胞内生长繁殖,形成感染灶,引起炎症反应,志贺菌侵入血流比较罕见。志贺菌只有侵入肠黏膜后才能致病,否则,菌量再大也不引起疾病。

志贺菌产生的强烈内毒素可作用于肠黏膜,使其通透性增高,促进其对内毒素的吸收,导致发热、神志障碍、中毒性休克等一系列中毒症状;内毒素破坏肠黏膜出现脓血黏液便;作用于肠壁自主神经系统使肠功能紊乱,出现腹痛、里急后重等典型症状。

A 群志贺菌 Ⅰ 型和 Ⅱ 型能产生一种外毒素称为志贺毒素(shiga toxin,ST),ST 能引起 Vero 细胞病变,故亦称 Vero 毒素(vero toxin,VT)。ST 具有 3 种生物学属性:①肠毒素性,具有类似大肠埃希菌、霍乱弧菌肠毒素的作用,可用来解释疾病早期出现的水样腹泻;②神经毒性,将毒素注射家兔或小鼠,作用于中枢神经系统,引起四肢麻痹、死亡;③细胞毒性,对人肝细胞、猴肾细胞和 HeLa 细胞均有毒性。

(三)微生物学检验

1.标本采集

在抗生素使用前采集新鲜粪便中脓、血、黏液部分,床边接种或立即送检,不能及时接种者可用卡-布运送培养基送检,昏迷不能排便患者可用肛拭取样。

2.直接显微镜检查

标本涂片染色镜检为革兰阴性杆菌。可用胶乳凝集及免疫荧光技术直接检测志贺菌抗原。

3.分离培养

将标本接种于 MAC/EMB、SS,35 ℃培养 18～24 小时观察结果,如有无色半透明菌落生长,应进行检查。也可用木糖-赖氨酸-去氧胆酸盐(XLD)分离,效果更好。

4.鉴定

志贺菌的主要特征:革兰阴性杆菌,无鞭毛,在肠道杆菌选择性培养基上为无色不发酵乳糖菌落。典型生化反应模式为:不发酵乳糖(除宋内志贺菌个别菌株迟缓发酵乳糖外),发酵葡萄糖产酸不产气(仅福氏 6 型产少量气体),不产生 H_2S,即 KIA:KA－－。不产生脲酶,动力阴性,IMViC 为－/＋＋－－。

(1)志贺菌属各群间的鉴别:见表 14-9。

表 14-9 志贺菌属各群间生化反应鉴别

生化反应	A 群	B 群	C 群	D 群
β-半乳糖苷酶	－	－	－	＋
鸟氨酸脱羟酶	－	－	－	＋
甘露醇	－	＋	＋	＋
吲哚	＋/－	＋/－	＋/－	＋/－

(2)血清学鉴定:首先用志贺菌属 4 种多价血清做玻片凝集试验,如凝集,再进一步做血清定型鉴定。即用 A 群(痢疾志贺菌 1 型和 2 型)、B 群(福氏志贺菌 1～6 型)、C 群(鲍氏志贺菌 1～

6 型)、D 群(宋内志贺菌)鉴定到种、型,我国以 B 群最为多见。如出现生化鉴定符合志贺菌,而与 4 种多价血清不凝集的菌株,应考虑为 K 抗原的阻断作用,应制作浓菌液加热到 100 ℃ 15～30 分钟后,重复进行凝集试验,并应考虑是否为 EIEC 菌株,需进一步鉴别。

(3)鉴别试验。①志贺菌与 EIEC 鉴别:志贺菌与 EIEC 血清学上有交叉反应,生化特征也相近,此时可用葡萄糖分解产酸不产气,动力试验、赖氨酸脱羧酶、醋酸钠和葡萄糖铵利用及黏液酸盐产酸试验均为阴性与 EIEC 鉴别。②志贺菌属与类志贺邻单胞菌鉴别:可用氧化酶、动力试验区别,志贺菌为阴性,后者为阳性。③志贺菌属与伤寒沙门菌鉴别因两菌在 KIA 上极其相似,可用动力、H_2S 和因子血清 O9 相鉴别,志贺菌均为阴性,而伤寒沙门菌阳性。

(四)药物敏感性试验

治疗志贺菌感染首选氟喹诺酮类或阿奇霉素。自 20 世纪 50 年代至今,志贺菌已依次出现对磺胺类、四环素、氨苄西林的耐药株,近来又有报道出现对复方新诺明(SMZ-TMP)耐药株,已有报道同一株志贺菌出现对 5～6 种抗菌药物耐药现象,志贺菌耐药性与其胞质中带有耐药质粒(又称耐药因子,resistance factor,R 因子)有关。

五、克雷伯菌属

(一)生物学特性

克雷伯菌属为革兰阴性球杆菌,常成对排列,无鞭毛,无芽孢,有较厚的荚膜,多数菌株有菌毛。

需氧或兼性厌氧,营养要求不高,在普通培养基和血平板上生长的菌落较大,呈黏液状,相互融合,以接种环挑取时易拉成丝,此特征有助于鉴别。在肠道鉴别培养基上形成乳糖发酵型的菌落。

(二)致病物质与所致疾病

克雷伯菌属细菌多感染免疫力低下的人群,目前由本菌属引起的感染日益增多,其中以肺炎克雷伯菌的致病性较强且多见,是最重要的医院感染条件致病菌之一。肺炎克雷伯菌可引起典型的原发性肺炎,也可引起各种肺外感染,包括婴儿的肠炎和脑膜炎,成人医源性尿路感染,以及外伤感染和菌血症;臭鼻亚种可致臭鼻症;鼻硬结亚种可使人鼻咽、喉及其他呼吸系统器官发生慢性肉芽肿病变和硬结形成,导致组织坏死;产酸克雷伯菌可引起呼吸系统和泌尿系统感染、创伤、腹泻及菌血症。

该菌属容易产生超广谱 β-内酰胺酶,可携带多重耐药的质粒,在细菌耐药性传播中有重要作用。

(三)微生物学检验

1.标本采集

根据不同疾病于使用抗生素前以无菌方法采取血液、尿液、痰、脑脊液、胸腔积液、腹水及脓液等标本送检。

2.直接显微镜检查

标本涂片染色镜检为革兰阴性短杆菌,菌体边缘有明显淡染区,为有荚膜的特征。

3.分离培养

将各类标本接种于血平板和麦康凯平板(血培养标本注入血培养瓶增菌),35 ℃孵育 18～24 小时,观察菌落,进行涂片染色镜检。进一步鉴定到属和种。

4.鉴定

肺炎克雷伯菌主要特征:革兰阴性卵圆或短杆菌,有荚膜;在血平板和麦康凯平板上通常生长为大而黏稠菌落,易拉起长丝;生化反应为氧化酶阴性,乳糖、葡萄糖产酸产气,动力阴性,吲哚阴性(产酸克雷伯菌和解鸟氨酸克雷伯菌除外),脲酶多为阳性,鸟氨酸脱羧酶阴性,IMViC 结果为-/+-++等作出鉴定,不同种间有些差异。临床常见克雷伯菌的主要特定特征见表 14-10。

表 14-10 克雷伯菌属和柔特勒菌属的主要鉴别特征

生化反应	肺炎克雷伯菌	产酸克雷白菌	肺炎克雷伯菌臭鼻亚种	肺炎克雷伯菌鼻硬结亚种	解鸟氨酸柔特勒菌	植生柔特勒菌	土生柔特勒菌
吲哚产生	-	+	-	-	+	d	-
甲基红	-	d	+	+	+	+	d
V-P	+	+	-	-	d	+	+
枸橼酸盐	+	+	d	-	+	+	d
脲酶	+	+	-	-	+	+	+
鸟氨酸	-	-	-	-	+	-	d
丙二酸盐	+	+	-	+	+	+	+
黏多糖发酵	+	+	d	-	+	+	+
D-葡萄糖产气	+	+	d	-	+	+	+
乳糖	+	+	d	-	+	+	+
α-甲基-D-糖苷发酵	+	+	d	-	+	+	+
β-半乳糖苷酶	+	+	d	-	+	+	+

注:+表示生化反应阳性率>90%;-表示生化反应阳性率<10%;d表示生化反应阳性率为10%~90%。

肺炎克雷伯菌与肠杆菌属相似,可通过鸟氨酸脱羧酶、动力阴性与后者区别,后者结果相反。

(四)药物敏感性试验

肺炎克雷伯菌仅对头霉素类、碳青霉烯类及酶抑制剂敏感。对羧苄西林和氨苄西林天然耐药。易产生超广谱 β-内酰胺酶(ESBL),近年来文献报道我国产酶率已达 30% 左右,产酶株对青霉素类和第 1、2、3 代头孢菌素及单环 β-内酰胺类抗生素均产生耐药,ESBL 检测现已作为医院细菌室常规检测项目。

六、肠杆菌属

(一)生物学特性

肠杆菌属为短粗的革兰阴性杆菌,无芽孢,有周身鞭毛,运动活泼。

肠杆菌属为兼性厌氧菌,营养要求不高,在血平板上呈圆形、大而湿润、灰白色、黏液状、不溶血菌落。在麦康凯平板上因发酵乳糖形成红色较大的菌落。

(二)致病物质与所致疾病

肠杆菌属细菌广泛存在于水,土壤和蔬菜中,是肠道正常菌群的成员,也是主要的医院感染的病原菌。在临床标本中检出率最高的是阴沟肠杆菌和产气肠杆菌,可引起尿路感染、呼吸道感染、伤口感染及败血症；日勾维肠杆菌能引起尿路感染，亦可从呼吸道和血液中分离到本菌；泰洛肠杆菌可从血液和脑脊液中分离得到；阿氏肠杆菌可从血液、尿液、粪便、呼吸道和伤口中分离得到；阪崎肠杆菌能引起新生儿脑膜炎和败血症，且死亡率较高，达 75%。

（三）微生物学检验

1.标本采集

无菌方法采集血液、尿液、痰、脑脊液、胸腹水及脓液等标本立即送检。

2.直接显微镜检查

标本涂片染色镜检为革兰阴性杆菌。

3.分离培养

将各类标本接种于血平板或麦康凯平板（血培养标本注入血培养瓶增菌），35 ℃孵育 18～24 小时，观察菌落，进行涂片染色镜检。进一步鉴定到属和种。

4.鉴定

肠杆菌属细菌的主要特征：革兰阴性杆菌，在肠道选择培养基上形成发酵乳糖的红色较大的菌落。通过典型菌落与菌体形态学观察，结合 KIA 斜面与底层产酸产气，$H_2S(-)$，动力阳性，IMViC 为－－＋＋，鸟氨酸脱羧酶阳性基本可确认为肠杆菌属。

（四）药物敏感性试验

随着抗菌药物的广泛应用，肠杆菌属细菌常产生 AmpC 酶，尤以阴沟肠杆菌最为突出。AmpC 酶为主要由染色体介导的 Bush Ⅰ型 β-内酰胺酶（亦称诱导酶或 C 类头孢菌素酶），其产酶基因已开始由染色体向质粒扩散。它是导致革兰阴性菌尤其是阴沟肠杆菌对 1～3 代头孢菌素、单环 β-内酰胺类、头霉素类及含酶抑制剂的复合制剂耐药的重要原因。产 AmpC 酶细菌的治疗，首选 4 代头孢（头孢吡肟）和碳青霉烯类抗生素。近年来已有质粒介导的 AmpC 酶出现，望引起广泛的关注。

七、沙雷菌属

（一）生物学特性

本属代表种黏质沙雷菌为短小的革兰阴性杆菌，有周身鞭毛，能运动。除臭味沙雷菌具有微荚膜外均无荚膜，无芽孢。黏质沙雷菌是细菌中最小者，可用于检查除菌滤器的除菌效果。

本属菌兼性厌氧，营养要求不高，在普通平板培养基上菌落不透明，白色、红色或粉红色菌落。该属细菌产生的色素有两种，黏质沙雷菌、普城沙雷菌和深红沙雷菌的大部分菌株产生灵菌红素，为非水溶性，不扩散，不溶于水，仅使菌落全部或中心或边缘呈红色；黏质沙雷菌的某些菌株产生吡羧酸，为水溶性、能扩散的粉红色色素，使培养基呈红色，菌落微红或灰白色。在肠道鉴别培养基上因菌种不同，可形成乳糖发酵型和不发酵型的菌落。深红沙雷菌、芳香沙雷菌和居泉沙雷菌等能发酵利用乳糖，黏质沙雷菌不能发酵乳糖。

（二）致病物质与所致疾病

沙雷菌属细菌广泛存在，以往被认为对人体无害，近年来发现黏质沙雷菌可引起肺炎、尿路感染、败血症、脑膜炎、心内膜炎及外科术后感染；液化沙雷菌可引起尿路和伤口感染；普城沙雷菌可导致社区感染的菌血症，芳香、无花果、深红沙雷菌等与呼吸道、伤口感染也有关。由于本菌属具有侵袭性并对多种抗生素产生耐药性，可导致医院感染暴发流行，已受到广泛关注。

(三)微生物学检验

1.标本采集

根据不同疾病于使用抗生素前以无菌方法采取血液、尿液、痰、脑脊液、胸腔积液、腹水及脓液等标本及时送检。

2.直接显微镜检查

标本涂片染色镜检为革兰阴性杆菌。

3.分离培养

将各类标本接种于血平板和麦康凯平板(血培养标本注入血培养瓶增菌),35 ℃孵育18~24小时,观察菌落,进行涂片染色镜检。进一步鉴定到属和种。

4.鉴定

沙雷菌属的主要特征:三种水解酶(酯酶、明胶酶和DNA酶)均阳性,蔗糖、甘露醇、水杨苷和肌醇,产酸产气,不发酵乳糖、卫矛醇和鼠李糖,IMViC为－－＋＋,鸟氨酸与赖氨酸脱羧酶阳性。临床常见沙雷菌的主要鉴定特征见表14-11。

表 14-11　临床常见沙雷菌的主要鉴定特征

生化反应	黏质沙雷菌	黏质沙雷菌生物Ⅰ群	液化沙雷菌	深红沙雷菌	普城沙雷菌	无花果沙雷菌	居泉沙雷菌	气味沙雷菌Ⅰ群	气味沙雷菌Ⅱ群	嗜虫沙雷菌
DNA 酶	+	d	d	+	+	+	－	+	+	+
酯酶	+	d	d	+	d	d	－	d	d	d
明胶酶(22 ℃)	+	d	+	+	d	+	－	+	+	+
赖氨酸	+	d	+	d	－	+	+	+	+	－
鸟氨酸	+	d	+	－	－	－	+	+	+	－
L-阿拉伯糖	－	－	－	－	－	－	+	－	－	－
D-阿拉伯醇	－	－	－	d	－	+	+	－	－	d
D-山梨醇	+	+	+	－	d	+	+	+	+	－
蔗糖	－	－	d	+	+	70	+	+	－	－
红色色素	有	有	无	有	有	无	无	无	无	无

注:＋表示生化反应阳性率＞90％;－表示生化反应阳性率＜10％;d表示生化反应阳性率为10％～90％。

(四)药物敏感性试验

由于该菌属细菌在使用第三代头孢菌素等抗生素治疗时,可以诱导产生持续高产的 AmpC 酶,表现为对多种抗生素耐药,可导致医院感染的暴发流行,应引起重视。

八、变形杆菌属、普罗威登斯菌属、摩根菌属

变形杆菌属、普罗威登斯菌属、摩根菌属共同的生化反应特征为不发酵乳糖、葡萄糖酸盐阴性、苯丙氨酸脱氨酶阳性,为肠道正常菌群,是医院感染的常见条件致病菌。三属菌的生化特征见表14-12。

(一)变形杆菌属

变形杆菌属包括普通变形杆菌、奇异变形杆菌、产黏变形杆菌、潘氏变形杆菌、豪氏变形杆菌等。

表 14-12　变形杆菌属和类似菌属的鉴别

	变形杆菌属	普罗威登斯菌属	摩根菌属
迁徙生长	+	−	−
H2S	+	−	−
明胶液化	+	−	−
酯酶（玉米油）	+	−	−
西蒙枸橼酸盐	d	+	−
鸟氨酸脱羟酶	d	−	+

注：+表示 90％以上菌株阳性；−表示 90％以上菌株阴性；d 表示 26％～75％阳性。

1.生物学特性

变形杆菌属为革兰阴性杆菌，呈多形性。有周身鞭毛，运动活泼，无芽孢、无荚膜。

本菌属兼性厌氧，生长温度为 10～43 ℃。在营养琼脂和血平板上普通变形杆菌和奇异变形杆菌的大多数菌株可呈波纹薄膜状生长，称之为迁徙生长。本属细菌在肠道选择鉴别培养基上可形成圆形、扁平、无色透明、乳糖不发酵的菌落，产硫化氢的菌株在 SS 上菌落中心可呈黑色，与沙门菌属十分相似。

抗原种类多样，其中以 O 抗原最为重要，在临床微生物学检验中有重要意义。某些特殊菌株（如 X19、X2、Xk 等）的 O 抗原与立克次体有共同抗原成分，可发生交叉反应，临床上以变形杆菌 X 菌株的 O 抗原与立克次体病患者血清做定量凝集试验，辅助诊断立克次体病，即外-斐试验。

2.致病物质与所致疾病

奇异变形杆菌和普通变形杆菌可引起人体原发性和继发性感染，其尿素酶可分解尿素产氨，使尿液 pH 升高，碱性环境有利于本菌生长，并与尿路结石的形成（尿液碱化）有关。能引起食物中毒、呼吸道、伤口、压疮感染，有些菌株尚可引起脑膜炎、腹膜炎等，还可继发于泌尿道感染引起菌血症。新生儿变形杆菌脐炎可导致菌血症和脑膜炎，死亡率高。奇异变形杆菌亦是婴儿肠炎的病原菌之一。潘氏变形杆菌偶可从临床标本中分离到。

3.微生物学检验

（1）标本采集：采集血液、粪便、可疑食物、尿液、体液、痰、脓和分泌物等标本送检。

（2）直接显微镜检查：涂片染色镜检为革兰阴性杆菌，鞭毛染色可见周身鞭毛。

（3）分离培养：血液标本先用肉汤增菌培养，尿液、各种体液、痰、脓和分泌物等标本接种血平板，食物中毒患者粪便和磨碎后的可疑食物接种血平板、SS 或 MAC 平板，35 ℃孵育 18～24 小时后挑取迁徙生长的可疑菌落，再进一步鉴定到属和种。

（4）鉴定：根据典型的迁徙现象，迅速分解尿素，苯丙氨酸脱氨酶阳性，KIA 为 KA++，IMViC 为−/++−−，可鉴定为变形杆菌。临床常见变形杆菌的主要鉴定特征见表 14-13。

表 14-13　临床常见变形杆菌的主要鉴定特征

特征	奇异变形杆菌	产黏变形杆菌	潘氏变形杆菌	普通变形杆菌	豪氏变形杆菌
吲哚	−	−	−	+	+
鸟氨酸脱羧酶	+	−	−	−	−
七叶苷水解	−	−	−	+	−

续表

特征	奇异变形杆菌	产黏变形杆菌	潘氏变形杆菌	普通变形杆菌	豪氏变形杆菌
麦芽糖发酵	−	−	−	−	−
木糖发酵	+		+	+	+
水杨苷水解	−	−	−	+	
氯霉素敏感性	S	S	R	V	S

注：S：敏感；R：耐药；V：不定。

4.药物敏感性试验

变形杆菌对磺胺类、四环素、氨苄西林、羧苄西林的敏感率较低，容易产生耐药；对喹诺酮类、第二代和第三代头孢菌素类、氨基糖苷类敏感率较高，临床应用有效。

（二）普罗威登斯菌属

1.生物学特性

普罗威登斯菌属形态染色、培养、生化反应特征与变形杆菌属相似，但脲酶阴性（雷氏除外），在固体琼脂平板上不出现迁徙现象。在血平板上形成中等大小、湿润、灰白菌落；在 MAC 上因不发酵乳糖而为无色透明菌落。

2.致病物质与所致疾病

本菌属以雷氏、斯氏、产碱普罗威登斯菌为临床多见，前两者可致泌尿道感染和其他的肠道外感染如烧伤、创伤、尿路感染等；后者可从粪便中分离得到。雷氏普罗威登斯菌因其有碱化尿液作用，与泌尿系统结石形成有关。

3.微生物学检验

普罗威登斯菌的主要特征：菌落无迁徙现象，KIA 为 KA＋−或 KA−−，IMViC 为＋＋−＋。除雷氏普罗威登脲酶阳性外，其余均为阴性。本属菌与摩根菌属的区别在于枸橼酸盐阳性、鸟氨酸脱羧酶阴性，而后者结果相反。临床常见普罗威登斯菌的主要鉴定特征见表 14-14。

表 14-14　临床常见普罗威登斯菌的主要鉴定特征

生化反应	产碱普罗威登斯菌	拉氏普罗威登斯菌	斯氏普罗威登斯菌	雷氏普罗威登斯菌	海氏普罗威登斯菌
脲酶	−	−	d	+	−
枸橼酸盐利用	+	−	+	+	−
肌醇	−	−	+	+	+
侧金盏花醇	+	−	−	+	+
阿拉伯糖	−	−	−	−	+
蕈糖	−	−	+	−	−
半乳糖	−	+	+	+	+

注：＋表示生化反应阳性率＞90％；−表示生化反应阳性率＜10％；d 表示生化反应阳性率为 10％～90％。

（三）摩根菌属

本属细菌的形态染色和生化反应特征与变形杆菌相似，但无迁徙现象。

摩根菌属与呼吸道、尿路、伤口等感染、败血症及腹泻有关，为医院感染重要病原菌之一。本菌属在 EMB 及 MAC 上因不发酵乳糖而为无色透明菌落；在 BAP 上菌落为扁平状，无明显凸起菌落。

摩根菌的基本生化反应特征:具有肠杆菌科细菌共性,KIA:KA－－,MViC 为＋＋－－。脲酶、动力、鸟氨酸脱羧酶均阳性。与变形杆菌的鉴别为无迁徙现象且 H_2S 阴性,而后者为阳性。与普罗威登斯菌属区别为枸橼酸盐阴性,鸟氨酸脱羧酶阳性,而后者相反。

九、多源菌属及哈夫尼亚菌属

(一)多源菌属

1.生物学特性

多源菌属为革兰阴性粗短杆菌,有周鞭毛,能运动,无芽孢和荚膜。

本菌属菌为兼性厌氧菌,营养要求不高,在血平板上形成黄色、不溶血较大的菌落,在肠道鉴别培养基上形成乳糖发酵型的菌落。

2.致病物质与所致疾病

多源菌属在自然环境中广泛存在,其中聚团多源菌是人类的条件致病菌,也是肠道正常菌群,可引起早产儿和新生儿、烧伤、多发性创伤、白血病及应用免疫抑制剂患者的感染,甚至可引起败血症和医院感染的暴发流行。

3.微生物学检验

无菌方法采集血液、尿液及伤口分泌物等标本送检。经显微镜检查、分离培养及生化反应进行鉴定。其主要生化特性为 KIA:AA＋－,甘露醇＋,动力＋,鸟氨酸脱羧酶、赖氨酸脱羧酶和精氨酸双水解酶均为阴性。

(二)哈夫尼菌属

哈夫尼菌属只有一个种,称为蜂房哈夫尼菌。

1.生物学特性

革兰阴性杆菌,有周身鞭毛,能运动,无芽孢,无荚膜。兼性厌氧生长,营养要求不高,在血平板和普通营养琼脂上形成光滑、湿润、边缘整齐、灰白色的菌落。在肠道鉴别培养基上形成乳糖不发酵型的菌落。

2.致病物质与所致疾病

该菌可自土壤、水、人和动物(鸟类)的粪便中分离到,也有报道从人的伤口、脓、痰、尿、血等临床感染标本中分离得到,为条件致病菌,可导致医院感染。

3.微生物学检验

无菌采集血液、尿液、痰、脑脊液、胸腔积液、腹水及脓液等标本及时送检。经显微镜检查、分离培养生化反应进行鉴定。生化特性为 KIA:AA－－,甲基红试验 35 ℃时阳性,25 ℃时阴性;V-P 试验 35 ℃时阴性,25 ℃时阳性;鸟氨酸与赖氨酸脱羧酶阳性,吲哚、脲酶、DNA 酶均为阴性。

十、枸橼酸杆菌属及爱德华菌属

(一)枸橼酸杆菌属

1.生物学特性

革兰阴性杆菌,有周身鞭毛,无芽孢,无荚膜。

本菌属菌为兼性厌氧生长,营养要求不高,在普通培养基上可形成灰白色、湿润、隆起,边缘整齐的菌落。在肠道鉴别培养基上形成乳糖发酵型的菌落。弗劳地枸橼酸杆菌在 SS 平板上,因产生 H_2S 可形成黑色中心的菌落。

2.致病物质与所致疾病

本菌属为条件致病菌,与腹泻和某些肠道外感染有关。弗劳地枸橼酸杆菌可引起胃肠道感染,能从粪便标本中分离到,也可致菌血症及组织感染;异型枸橼酸杆菌可引起新生儿脑膜炎和败血症;无丙二酸盐枸橼酸杆菌偶可分离自粪便,很少在肠道外分离到;有时枸橼酸杆菌可与革兰阴性无芽孢厌氧菌(产黑色素类杆菌等)合并感染。

3.微生物学检验

枸橼酸菌属的主要特征是:枸橼酸盐阳性,赖氨酸脱羧酶试验阴性,有特征性气味,甲基红阳性,苯丙氨酸阴性,能发酵利用甘露醇、山梨醇、阿拉伯糖、麦芽糖等多种糖醇类物质。

血液、脑脊液、胸腔积液、腹水等无菌标本中分离鉴定出枸橼酸杆菌属细菌即可诊断为菌血症或其他感染。尿液标本细菌计数>10^5 CFU/mL可诊断为尿路感染。脓液和分泌物取材时应清洁局部,避免污染,才能分离出真正的病原菌。

枸橼酸杆菌属细菌为条件致病菌,易致腹泻。粪便分离出的枸橼酸杆菌应区别是肠道感染还是定植菌,若分离出的枸橼酸杆菌为纯培养或优势生长菌,则应考虑为肠道感染,须及时向临床发出报告。

(二)爱德华菌属

1.生物学特性

爱德华菌属为革兰阴性直杆菌,大小为 $1~\mu m \times (2\sim3)\mu m$,有鞭毛,能运动(除鲶鱼爱德华菌)。迟钝爱德华菌在血平板上,37 ℃培养24小时,菌落直径1~2 mm,灰色,湿润,光滑,半透明,多数菌株溶血。在肠道选择性培养基上生长形成不发酵乳糖的菌落。

2.致病物质与所致疾病

迟钝爱德华菌可由人和多种动物粪便及其生活环境中检出。临床上,属于条件致病菌,曾由脑膜炎、腹膜炎、心内膜炎、败血症、菌血症、肝脓肿、尿路感染、创伤、输液反应等的相应标本中检出。腹泻患者大便中检出本菌,其致病性尚未确定。其他爱德华菌在临床标本中少见。

3.微生物学检验

迟钝爱德华菌特征是产生大量 H_2S,分解糖类不活泼。临床常见爱德华菌的主要鉴定特征见表14-15。

表 14-15　爱德华菌属种间生化反应鉴别特征

生化反应	迟钝爱德华菌	迟钝爱德华菌生物群1	保科爱德华菌	鲶鱼爱德华菌
吲哚产生	+	+	d	−
甲基红	+	+	+	−
硫化氢	+	d	d	−
丙二酸盐利用	−	−	+	−
海藻糖	−	−	+	−
蔗糖发酵	−	+	+	−
D-甘露糖	−	+	+	−
L-阿拉伯糖发酵	−	+	d	−

注:+表示生化反应阳性率>90%;−表示生化反应阳性率<10%;d表示生化反应阳性率为10%~90%。

十一、邻单胞菌属

邻单胞菌属只有一个菌种,即类志贺邻单胞菌,该菌属以前归属于弧菌科,后根据基因特征认为与肠杆菌科细菌有更密切的关系,而归属于肠杆菌科。

(一)生物学特性

邻单胞菌属革兰阴性直杆菌,可成双或短链状排列,有 2～5 根端极丛鞭毛,运动活跃。无荚膜,无芽孢。生长温度范围广,可在 8～45 ℃生长,在 0％～5％的 NaCl 中可生长,pH 范围为 4.0～8.0。在血平板中生长良好,可形成灰色平滑,不透明菌落,无溶血现象。在肠道鉴别培养基上可形成无色的不发酵乳糖的菌落。

(二)致病物质与所致疾病

普遍存在于水和土壤中,可寄生于淡水鱼、贝壳类、蟾蜍、蛇、家禽等。主要引起胃肠炎,感染主要与食入生的海产品有关,流行以夏季为主。症状表现为短期的水样腹泻或病程较长的痢疾样腹泻,感染人群无年龄差别。也可引起肠道外感染,多见于机体抵抗力下降的人群,主要引起败血症和脑膜炎。邻单胞菌脑膜炎常见于助产分娩的婴儿,偶尔也可以在伤口分泌液、胆汁、关节液、淋巴结中分离到。感染率低但死亡率很高。

(三)微生物学检验

对含菌量少的标本可先用碱性蛋白胨水或胆汁蛋白胨肉汤增菌。结合生化反应结果进行鉴定。邻单胞菌属生化反应如下：氧化酶、吲哚、精氨酸双水解酶、赖氨酸脱羧酶和肌醇阳性；DNA酶、尿素酶、鸟氨酸脱羧酶、V-P 试验、葡萄糖产气、乳糖、蔗糖、阿拉伯糖、甘露醇、七叶苷水解和 β 溶血(羊血)阴性。对 O/129 敏感。

本菌对 10 μg 和 50 μg 的 O/129 均敏感,肌醇阳性,可与气单胞菌属鉴别；本菌在不含盐的蛋白胨水中能生长,在 TCBS 上和 6％ NaCl 中不生长,可与弧菌属鉴别；本菌氧化酶阳性,动力阳性,可与志贺菌属鉴别。

本菌对绝大多数传统的抗生素如甲氧苄啶-磺胺甲噁唑、头孢菌素、氯霉素、喹诺酮类药物敏感。绝大多数菌株产生 β-内酰胺酶,对青霉素耐药,许多菌株对氨基糖苷类药物(除奈替米星)和四环素耐药。

十二、耶尔森菌属

(一)鼠疫耶尔森菌

鼠疫耶尔森菌是烈性传染病鼠疫的病原菌。鼠疫是自然疫源性疾病,是我国甲类传染病。人与啮齿类感染动物接触或通过鼠蚤而受到感染。历史上曾发生鼠疫的三次世界性大流行,造成大批患者死亡。

1.生物学特性

鼠疫耶尔森菌为革兰阴性球杆菌,两极浓染,有荚膜,无芽孢,无鞭毛。在陈旧培养基物或生长在高盐琼脂上呈多形态,如球状、棒状或哑铃状等。

本菌为兼性厌氧,最适温度为 27～30 ℃,在普通培养基上可生长,但发育缓慢。在血平板上生长良好,可形成柔软、黏稠的粗糙菌落。在 MAC 上呈不发酵乳糖无色的小菌落。在肉汤培养基中开始浑浊生长,24 小时后表现为沉淀生长,48 小时后逐渐形成菌膜,稍加摇动后菌膜呈钟乳石状下垂。

2.致病物质与所致疾病

鼠疫耶尔森菌细胞壁的脂多糖成分,可导致机体发热、白细胞计数升高、中毒性休克等病理生理变化。

外毒素(鼠毒素)主要作用于心血管及淋巴管内皮细胞,引起炎症、坏死、出血,导致血液浓缩和致死性休克,还可引起肝、肾、心肌纤维的实质性损害。

鼠疫耶尔森菌的封套抗原、毒力抗原、色素形成能力、凝固酶、纤维蛋白因子等与鼠疫耶尔森菌的毒力有关,统称为毒力决定因子。

人对本菌的感受性没有年龄和性别的差异,而取决于受感染的方式。主要是由于带菌鼠蚤的叮咬,人与染疫动物(或人)接触所致。细菌侵入机体后出现全身中毒症状并在心血管、淋巴系统和实质器官表现出特有的出血性炎症。有 3 种常见的临床类型。①腺鼠疫:局部淋巴结(多为腹股沟淋巴结)的肿胀,继而发生坏死和脓肿;②败血型鼠疫:由细菌侵入血流大量繁殖所致,多继发于腺鼠疫或肺鼠疫之后,也有原发性败血性鼠疫,此型最为严重,可出现高热,体温高达 40 ℃,皮肤黏膜出现小出血点,若不及时抢救,可在 2～3 天死亡;③肺鼠疫:原发性肺鼠疫多由呼吸道传染所致,继发性肺鼠疫由腺鼠疫、败血型鼠疫转变而成,患者出现高热咳嗽,痰中带血并含有大量鼠疫耶尔森菌,病死率极高。

3.微生物学检验

(1)标本采集:患者取淋巴结穿刺液、血液或痰标本;尸检取病变组织,如心、肝、肺和淋巴结等;对腐烂尸体可取骨髓或脑脊髓;鼠标本,应严格消毒体表,再进行采集。因鼠疫为法定甲类烈性传染病,除标本采集时要严格无菌操作与控制外,标本必须送指定的具有严格防护措施的专业实验室。

(2)直接显微镜检查:通常将标本涂片做革兰染色,直接镜检,可见革兰阴性球杆菌,两端极浓染,无芽孢,无鞭毛。本菌在慢性病灶或陈旧培养物内可呈多形态,在动物体内可形成荚膜。

(3)分离培养:未污染标本用血平板,污染标本可选用选择性培养基,如龙胆紫溶血亚硫酸钠琼脂。经 27～30 ℃培养 24～48 小时后,挑取可疑菌落进行鉴定。

(4)鉴定:鼠疫耶尔森菌的主要特征是革兰阴性球杆菌,两极浓染。在血平板上可形成柔软、黏稠的粗糙菌落。在 MAC 上呈不发酵乳糖无色的小菌落。在肉汤培养基中呈钟乳石状发育。生化反应为动力阴性、赖氨酸和鸟氨酸脱羧酶、苯丙氨酸脱氨酶、脲酶、硫化氢均为阴性;不液化明胶,当穿刺培养时,培养物表面呈膜状,细菌沿穿刺线呈纵树状发育;分解葡萄糖产酸不产气,对大多数糖不分解;IMViC 为－＋－－。

根据初次分离时典型的菌落特征、菌体形态、肉汤中生长特点、生化特征,结合临床和流行病学资料综合进行分析,可初步诊断。最后鉴定依据噬菌体裂解试验、动物试验及免疫学方法判定。动物试验有助于确定鼠疫耶尔森菌的毒力,并筛除杂菌,多用皮下注射。动物一般于 3～7 天后死亡,如 7 天后仍不死亡应处死后进行检查,取材培养以肝、脾检出率为高。耶尔森菌属种间鉴别见表 14-16。

一旦疑为本菌,应立即向本地区疾病控制中心等部门报告,并将菌种送检验中心或专业实验室行进一步鉴定。诊断确立后除对患者进行隔离治疗外,对疫区及有关人员须采取有效的预防隔离措施,防止疫情扩散。

(二)小肠结肠炎耶尔森菌

小肠结肠炎耶尔森菌是肠道致病菌之一,近年来分离率逐渐上升,本菌天然寄居在多种动物体内,如猪、鼠、家畜和兔等,通过污染食物(牛奶、猪肉等)和水,经粪-口途径或因接触染疫动物而感染。

表 14-16　耶尔森菌属种间鉴别

生化反应	鼠疫耶尔森菌	小肠结肠炎耶尔森菌	假结核耶尔森菌	奥氏耶尔森菌	伯氏耶尔森菌	弗氏耶尔森菌	中间耶尔森菌	克氏耶尔森菌	莫氏耶尔森菌	罗氏耶尔森菌	鲁氏耶尔森菌
吲哚	−	d	−	−	−	+	+	d	−	−	−
鸟氨酸	−	+	−	d	d	+	+	+	d	d	+
蔗糖	−	+	−	−	+	+	+	+	−	+	−
鼠李糖	−	−	d	−	−	+	+	−	−	−	−
纤维二糖	−	d	−	−	+	+	+	+	+	d	−
山梨酸	d	+	−	d	+	+	+	+	+	+	d
蜜二糖	d	−	+	−	−	−	−	d	−	d	−

注:+:90%以上菌株阳性;−:90%以上菌株阴性;d:10%~90%阳性。

1.生物学特性

小肠结肠炎耶尔森菌为革兰阴性球杆菌,无芽孢,无荚膜,22~25 ℃培养有周鞭毛,呈翻滚螺旋运动,35 ℃时则无动力。

本菌为兼性厌氧,4~40 ℃均能生长,最适温度为 20~28 ℃。在普通营养琼脂上生长良好,某些型别的菌株在血平板上可出现溶血环,在肠道培养基(如 MAC)和 NYE(新耶尔森菌选择性琼脂)呈无色、半透明、扁平较小的不发酵乳糖型菌落。在液体培养基中呈浑浊生长,液体表面可形成白色菌膜或有沉淀生成。

2.致病物质与所致疾病

(1)致病物质:本菌主要通过侵袭力或产生毒素引起肠道感染,某些血清型(O3,O8,O9)的菌株能产生耐热性肠毒素,某些菌株的菌体抗原与人体组织有共同抗原,可刺激机体产生自身抗体而引起自身免疫性疾病。

(2)所致疾病:本菌为人兽共患病原菌,人类多经口感染引起小肠炎、结肠炎等肠道疾病,患者可出现发热、黏液便或水样便,易与菌痢相混淆;腹痛多在回盲部,需与阑尾炎相鉴别。亦可引起菌血症和结节性红斑,反应性关节炎等自身免疫性疾病。

3.微生物学检验

(1)标本采集:常采集粪便及食物,也可采集血液、尿液等标本。

(2)直接显微镜检查:标本直接涂片染色镜检可见革兰阴性球杆菌。

(3)分离培养:用 MAC 或耶尔森菌专用选择性培养基(cefsulodin-irgasan-novobiocin,CIN)的分离效果良好,在 CIN 中培养 48 小时后,菌落为粉红色,偶尔有一圈胆盐沉淀。通常本菌不发酵乳糖。另外还可进行冷增菌,粪便标本可用 5~7 mL 1/15 M 磷酸盐缓冲液(pH 7.4~7.8),如食物标本需磨碎后加10 倍量 1/15 M 磷酸盐缓冲液,4 ℃增菌,于 7、14、21 天取冷增菌培养物接种于上述培养基中,25 ℃、24~48 小时取乳糖不发酵型菌落进行鉴定。

(4)鉴定。小肠结肠炎耶尔森菌的基本生化反应特征:KIA 为 AA−−或 KA−−,枸橼酸盐阴性,脲酶多为阳性,鸟氨酸脱羧酶阳性,动力、V-P 反应结果与孵育温度有关(22~25 ℃阳性,35~37 ℃阴性)。根据菌落特征,菌体形态染色特点、嗜冷性及典型生化结果即可初步诊断本菌。最终鉴定依靠全面生化反应和血清分型。

（三）假结核耶尔森菌

假结核耶尔森菌引起的疾病与小肠结肠炎耶尔森菌相似，常可从血液中分离得到，为人兽共患性病原菌，鼠类等野生动物和鸟类是该菌的天然宿主，人类感染较少见。大多数人类病例为肠道感染，有时可引起肠系膜淋巴结炎，症状类似于急性或亚急性阑尾炎。

（王　斐）

第三节　弧菌属和气单胞菌属检验

一、弧菌属

弧菌科包括弧菌属和发光杆菌属。弧菌科细菌是一群菌体短小、弯曲成弧形或直杆状的革兰阴性细菌；兼性厌氧，利用葡萄糖，大多数菌株氧化酶阳性，具有一端单鞭毛；大多菌株生长需要 2%～3%氯化钠；广泛分布于自然界，以水中最为多见；有一些种对人类致病。

本属细菌能利用葡萄糖，对弧菌抑制剂 O/129(2,4-二氨基-6,7-二异丙基喋啶)敏感，其中有些菌株为嗜盐菌（在无盐时不能生长），除麦氏弧菌外氧化酶均阳性。弧菌属与其他相关细菌的鉴别见表 14-17。

表 14-17　临床常见弧菌及其所致疾病

鉴别特征	弧菌属	发光杆菌属	气单胞菌属	邻单胞菌属	肠杆菌属
氧化酶	+	+	+	+	−
生长或刺激生长需 Na$^+$	+	+	−	−	−
对弧菌抑制剂 O/129 敏感	+	+	−	+	−
酯酶产物	+	V	+	−	V
右旋甘露醇发酵	+	−	+	−	+
DNA 中的 G+C 含量(mol%)	38～51	40～44	57～63	51	38～60
有外鞘的端生鞭毛	+	−	−	−	−
在固体培养基中生长出周鞭毛	V	−	−	−	V

注：＋：＞90%阳性；V：11%～89%阳性；−：＜10%阳性。

（一）霍乱弧菌

1.生物学特性

霍乱弧菌系革兰阴性杆菌，大小为(0.5～0.8)μm×(1.5～3)μm。从患者体内新分离的细菌形态典型，呈弧形或逗点状；经人工培养后，细菌呈杆状，与肠杆菌科细菌不易区别。有菌毛，无芽孢，有些菌株有荚膜。菌体一端有单鞭毛。采患者"米泔水"样粪便或培养物做悬滴观察，细菌运动非常活泼，呈穿梭样或流星状。涂片行革兰染色镜检，可见大量革兰阴性弧菌，呈鱼群样排列。

霍乱弧菌有不耐热的 H 抗原和耐热的 O 抗原。H 抗原为共同抗原，特异性低；O 抗原具有群特异性和型特异性，是霍乱弧菌分群和分型的基础。根据 O 抗原的不同，霍乱弧菌现分为

155 个血清群,其中仅 O1 群霍乱弧菌和 O139 群霍乱弧菌引起霍乱。O139 群与 O1 群抗血清无交叉反应,但遗传学特征和毒力基因与 O1 群相似。除 O1 群和 O139 群以外的霍乱弧菌可引起人类的胃肠炎,无明显的季节分布,不引起霍乱流行,不被 O1 群霍乱弧菌多价血清所凝集,称为非 O1 群霍乱弧菌,以往也称不凝集弧菌或非霍乱弧菌。O1 群霍乱弧菌的 O 抗原由 A、B、C 三种抗原成分组成,其中 A 抗原是 O1 群的群特异性抗原。通过三种抗原成分的不同组合可分成三个血清型:AB 构成小川型,AC 构成稻叶型,ABC 构成彦岛型。常见的流行型别为小川型和稻叶型。依据生物学特性,O1 群霍乱弧菌又可分为古典生物型和 El Tor 生物型。

霍乱弧菌为兼性厌氧菌,营养要求不高,在普通琼脂上生长良好。16～44 ℃均可生长,37 ℃最为适宜。具耐碱性,在 pH 6.8～10.2 范围均可生长,在 pH 8.2～9.0 的碱性蛋白胨水或碱性平板上生长迅速。初次分离常选用 pH8.5 的碱性蛋白胨水进行选择性增菌,35 ℃培养 4～6 小时可在液体表面大量繁殖形成菌膜。在 TCBS(硫代硫酸盐-枸橼酸盐-胆盐-蔗糖,thiosufale-citrate-bile salts-sucrose,TCBS)选择性培养基上,发酵蔗糖产酸,菌落呈黄色。在含亚碲酸钾的选择性培养基上如 4 号琼脂和庆大霉素琼脂平板,可将碲离子还原成元素碲,形成灰褐色菌落中心。在血平板上菌落较大,El Tor 生物型还可形成 β 溶血环。也可在无盐培养基上生长。O139 群霍乱弧菌在含明胶的培养基上可形成不透明的浅灰色菌落,周围有一圈不透明带,此菌落涂片观察可发现荚膜。

2.致病物质与所致疾病

霍乱弧菌是烈性传染病霍乱的病原菌。自 1817 年以来,曾在世界上引起七次大流行,死亡率很高,均由霍乱弧菌 O1 群引起,前六次为霍乱弧菌的古典生物型,第七次为 El Tor 生物型。1992 年 10 月,在印度、孟加拉国等一些国家和地区出现了霍乱样腹泻的暴发和流行,分离的病原菌与 O1 群～O138 群霍乱弧菌诊断血清均不凝集,但从患者血清中分离到霍乱样肠毒素,经核苷酸序列同源性分析属于霍乱弧菌,故命名为霍乱弧菌 O139 血清群。O139 可能是今后主要流行的血清群。

霍乱弧菌活泼的鞭毛运动有助于细菌穿过肠黏膜表面黏液层而接近肠壁上皮细胞。细菌依靠普通菌毛定植于小肠黏膜上,只有黏附定植的霍乱弧菌方可致病。霍乱毒素(choleratoxin,CT)是一种肠毒素,是霍乱弧菌的主要致病物质,由一个 A 亚单位和五个 B 亚单位构成,A 亚单位为毒力亚单位(包括 A1 和 A2 两个组分),B 亚单位为结合亚单位,两者以非共价键形式结合。霍乱弧菌在小肠黏膜大量繁殖产生 CT 后,CT 的 B 亚单位与小肠黏膜细胞神经节苷脂受体结合,使毒素分子变构,A 亚单位脱离 B 亚单位进入细胞内,作用于腺苷酸环化酶,使细胞内 cAMP 浓度明显增加,肠黏膜细胞分泌功能亢进,肠液大量分泌,引起严重的腹泻和呕吐。另外,霍乱弧菌还可产生小带联结毒素、副霍乱毒素和溶血素,与其致病性相关。

3.微生物学检验

(1)标本采集:霍乱是烈性传染病,尽量在发病早期,使用抗生素之前采集标本。可取患者“米泔水”样便,亦可采取呕吐物或肛门拭子。标本应避免接触消毒液。采取的标本最好床边接种,不能及时接种者可用棉签挑取标本或将肛门拭子直接插入卡-布运送培养基中送检。应避免使用甘油盐水缓冲运送培养基。送检标本应装在密封且不易破碎的容器中,由专人运送。

(2)直接显微镜检查。①涂片染色镜检:取标本直接涂片 2 张。干后用甲醇或乙醇固定,革兰染色。镜检有无“鱼群”样排列的革兰阴性弧菌。②动力和制动试验:直接取“米泔水”样便制成悬滴(或压滴)标本,用暗视野或相差显微镜直接观察呈穿梭样运动的细菌。同法制备另一悬滴(或压滴)标本,在悬液中加入1滴不含防腐剂的霍乱多价诊断血清(效价≥1:64),可见最初呈穿梭状运动的细菌停止运动并发生凝集,则为制动试验阳性。可初步推断有霍乱弧菌存在。

(3)分离培养:将标本直接接种于碱性胨水,或将运送培养基的表层接种于碱性胨水35 ℃、6~8小时后,接种至 TCBS 平板或4号琼脂平板或庆大霉素琼脂平板,35 ℃、12~18小时观察菌落形态。在 TCBS 平板上形成黄色,4号琼脂或庆大霉素琼脂平板上呈灰褐色中心的菌落,均为可疑菌落。应使用 O1 群和 O139 群霍乱弧菌的多价和单价抗血清进行凝集,结合菌落特征和菌体形态,作出初步报告。

(4)鉴定:霍乱弧菌的主要特征是:革兰染色阴性,动力阳性,TCBS 平板上形成黄色、4号琼脂或庆大霉素琼脂平板上呈灰褐色中心的菌落,氧化酶阳性,发酵葡萄糖和蔗糖,赖氨酸、鸟氨酸脱羧酶阳性,精氨酸双水解酶阴性,在无盐培养基上生长,在含有高于6%氯化钠的培养基上不能生长。依据血清学分群及分型进行最后鉴定。符合霍乱弧菌 O1 群的菌株尚需区分古典生物型和 El Tor 生物型(表 14-18)。

表 14-18 古典生物型和 El Tor 生物型的不同生物学特征

特征	古典生物型	El Tor 生物型
羊红细胞溶血	-	D
鸡红细胞凝集		+
V-P 试验	-	+
多黏菌素 B 敏感试验	+	-
Ⅳ组噬菌体裂解	+	-
Ⅴ组噬菌体裂解		+

霍乱弧菌的主要鉴别试验:①霍乱红试验。霍乱弧菌在含硝酸盐的蛋白胨水中培养时,能分解培养基中的色氨酸产生吲哚。同时,将硝酸盐还原成为亚硝酸盐。两种产物结合生成亚硝酸吲哚,滴加浓硫酸后呈现蔷薇色,为霍乱红试验阳性。但该试验并非霍乱弧菌所特有,其他能分解色氨酸和还原硝酸盐的细菌均能发生阳性反应。②黏丝试验。将 0.5% 去氧胆酸钠水溶液与霍乱弧菌混匀成浓悬液,1 分钟内悬液由混变清,并变得黏稠,以接种环挑取时有黏丝形成。弧菌属细菌除副溶血弧菌部分菌株外,均有此反应。③O/129 敏感试验。将 10 μg 及 150 μg 的 O/129 纸片贴在接种有待测菌的琼脂平板上,35 ℃、18~24 小时后,纸片周围出现任何大小的抑菌圈均为敏感。O1 群和非 O1 群霍乱弧菌均敏感。但已有对 O/129 耐药的菌株出现,用此试验进行鉴定时需谨慎。④耐盐试验。霍乱弧菌能在含 0%~6% 氯化钠培养基中生长。氯化钠浓度高于 6% 则不生长。⑤鸡红细胞凝集试验。在洁净的玻片上滴加生理盐水一滴,取 18~24 小时的细菌斜面培养物与生理盐水混匀成浓厚菌悬液。加入用生理盐水洗涤三次的 2.5% 新鲜鸡红细胞盐水悬液一滴,充分混匀,1 分钟内出现凝集为阳性。古典生物型阴性,El Tor 生物型阳性。⑥多黏菌素 B 敏感试验。在融化并已冷却至 50 ℃ 的普通琼脂中加入 50 U/mL 多黏菌素 B,混匀后倾注平板,凝固备用。取被测试菌株 2~3 小时的肉汤培养物,接种于平板表面,35 ℃(2 小时、18~24 小时后观察有无细菌生长。古典生物型不生长(敏感),El Tor 生物型生长(不敏感)。⑦第Ⅳ、Ⅴ组噬菌体裂解试验。第Ⅳ组噬菌体可裂解古典生物型,不能裂解 El Tor 生物型;第Ⅴ组噬菌体可裂解 El Tor 生物型,不能裂解古典生物型。⑧V-P 试验。霍乱弧菌古典生物型阴性,El Tor 生物型阳性,但有个别菌株为阴性。

直接荧光抗体染色和抗 O1 群抗原的单克隆抗体凝集试验,可快速诊断霍乱弧菌感染。

4.药物敏感性试验

霍乱弧菌在 MH 培养基上生长良好,可用 CLSI 规定的纸片扩散法进行体外抗生素药敏试验,常规测定四环素、氯霉素、SMC-TMP、呋喃唑酮。对于具有自限性的腹泻而言,体外药敏试验并非必须,但对监控弧菌的耐药性发展趋势有意义。

(二)副溶血弧菌

1.生物学特性

副溶血弧菌系革兰阴性菌,呈弧状、杆状、丝状等形态。菌体一端有单鞭毛,运动活泼,无荚膜,无芽孢。

副溶血弧菌兼性厌氧。营养要求不高,但具有嗜盐性,在含 3.5% NaCl、pH 7.7～8.0 培养基中生长最好,最适生长温度为 30～37 ℃。当 NaCl 浓度高于 8.0% 时则不生长。在无盐蛋白胨水中生长不良或不生长。在 TCBS 平板上形成绿色或蓝绿色菌落。从腹泻患者标本中分离到的 95% 以上的菌株在含人 O 型红细胞或兔红细胞的我妻氏培养基上可产生 β-溶血现象,称为神奈川现象(Kanagawa phenomenon,KP)。神奈川现象是鉴定副溶血弧菌致病菌株的一项重要指标。在 SS 平板上形成扁平、无色半透明、蜡滴状、有辛辣味的菌落。在麦康凯平板上部分菌株不生长,能生长者,菌落圆整、扁平、半透明或浑浊,略带红色。

副溶血弧菌有 13 种耐热的菌体(O)抗原,具有群特征性。有鞭毛(H)抗原,不耐热,无特异性。此外,在菌体表面存在不耐热的表面(K)抗原。

2.致病物质与所致疾病

副溶血弧菌是一种嗜盐性细菌,主要存在于近海的海水和海产品中。该菌是我国沿海地区最常见的食物中毒病原菌。因摄入污染食物,主要是海产品如鱼类、贝类等,其次为盐腌渍品等引起食物中毒、急性肠炎。

副溶血弧菌通过菌毛的黏附,产生耐热直接溶血素(thermostable direct hemolysin,TDH)和耐热相关溶血素(thermostable related hemolysin,TRH)两种致病因子,TDH 有 2 个亚单位组成,能耐受 100%、10 分钟不被破坏。动物试验表明有细胞毒性、心脏毒性和肠毒性,可致人和兔红细胞溶血,其致病性与溶血能力呈平行关系。TRH 生物学特性与 TDH 相似。

3.微生物学检验

(1)标本采集:可采集患者粪便,肛门拭子和可疑食物。标本采集后,应及时接种,或置碱性胨水或卡-布运送培养基中送检。

(2)直接显微镜检查:一般不做直接显微镜检查,必要时用分离培养的可疑菌落涂片行革兰染色观察形态,同时做悬滴法或压滴法检测动力。

(3)分离培养:将标本接种于 1% NaCl 的碱性胨水或 4% NaCl 的蛋白胨水中进行选择性增菌后,接种至 TCBS 平板或嗜盐菌选择平板;也可将标本直接接种至 TCBS 平板或嗜盐菌选择平板。35 ℃、12～18 小时观察菌落形态。在 TCBS 平板上形成绿色或蓝绿色、不透明、直径为 1～2 mm 的微突起的菌落,在嗜盐菌选择性平板上形成较大、中心隆起、稍浑浊、半透明或不透明的无黏性的菌落,均为可疑菌落。

(4)鉴定:副溶血弧菌的主要特征是革兰染色阴性,动力阳性,TCBS 平板上形成绿色或蓝绿色菌落,神奈川现象阳性,氧化酶阳性,对 O/129 敏感,发酵葡萄糖、麦芽糖、甘露醇产酸,吲哚试验阳性,大部分菌株脲酶阴性,V-P 试验阴性,在不含 NaCl 和含 10% NaCl 的蛋白胨水中不生长,在含 1‰～8‰ NaCl 的蛋白胨水中生长,赖氨酸脱羧酶、鸟氨酸脱羧酶阳性,精氨酸双水解酶阴性。

(三)其他弧菌

从临床标本中分离到的弧菌都应认为具有临床意义,特别是从粪便标本中分离到霍乱弧菌 O1 群、O139 群和副溶血弧菌,或从任何临床标本分离到创伤弧菌均应及时通知临床医师,并应根据我国《传染病防治法》的有关规定及时处理。

二、气单胞菌属

(一)生物学特性

气单胞菌系革兰阴性短杆菌,有时呈球杆状,大小(0.3～1.0)μm×(1.0～3.5)μm;除杀鲑气单胞菌外,均有动力。

气单胞菌兼性厌氧。营养要求不高,在普通平板上可以生长,形成灰白色、光滑、湿润、凸起、2 mm 大小的菌落,血平板上可有溶血现象。在无盐培养基上生长,在 TCBS 平板上不生长,部分菌株在 MacConky 平板上能生长。在 0～45 ℃范围内均可以生长,根据生长温度的不同,可分为嗜冷菌(37 ℃以上不生长)和嗜温菌(10～42 ℃生长)两大类。

气单胞菌抗原结构复杂,基因种的血清分型显示出血清学上的异质性。许多抗原能在多种细菌中存在。O11、O34 和 O16 似乎在人类的感染中特别重要。易损气单胞菌和霍乱弧菌 O139 群有交叉反应。

(二)致病物质与所致疾病

气单胞菌可引起哺乳动物(如人、鸟类等)和冷廊动物(如鲑、鱼、蛇等)的感染。可引起人类的肠道内感染和肠道外感染。

气单胞菌常引起 5 岁以下儿童和成人的肠道内感染,是夏季腹泻的常见病原菌之一,与摄入被细菌污染的食物和水有关。临床症状从较温和的腹泻到严重的痢疾样腹泻(血样便),成年人表现为慢性化。其主要的致病物质为溶血毒素和细胞毒素等。

肠道外感染主要为皮肤和软组织感染,与外伤后伤口接触污染的水有关。主要由嗜水气单胞菌和维隆气单胞菌引起。气单胞菌可引起眼部感染、脑膜炎、肺炎、胸膜炎、骨髓炎、关节炎、腹膜炎、胆囊炎、下腔性静脉炎、尿道感染和败血症。

(三)微生物学检验

1.标本采集

根据不同的疾病采取粪便或肛门拭子、血液、脓液、脑脊液、尿液标本。

2.直接显微镜检查

一般不做直接显微镜检查,必要时可对脓液、脑脊液涂片,行革兰染色观察形态。

3.分离培养

粪便及脓液标本等可直接接种,初次分离常用血平板,MacConky 平板和加有 20 μg/mL 氨苄西林的血琼脂平板。豚鼠气单胞菌在 MacConky 平板上发酵乳糖,嗜水气单胞菌和维隆气单胞菌在血平板中有溶血现象,形成灰白色、光滑、湿润、凸起、2 mm 大小的菌落。含菌量较少的标本可用碱性胨水进行增菌培养。

4.鉴定

气单胞菌属的主要特征是:革兰染色阴性,TCBS 平板上不生长,在无盐培养基上生长,氧化酶和触酶阳性,还原硝酸盐,发酵葡萄糖和其他碳水化合物产酸或产酸产气,对 O/129 耐药。许多菌株在 22 ℃时的生化反应比 37 ℃活跃。

(四)药物敏感性试验

绝大多数气单胞菌产生 β-内酰胺酶,对青霉素、氨苄西林、羧苄西林、替卡西林耐药,但对广谱的头孢菌素、氨基糖苷类抗生素、氯霉素、四环素、甲氧苄啶-磺胺甲噁唑和喹诺酮类药物敏感。绝大多数维隆气单胞菌温和生物型对头孢噻吩敏感,而嗜水气单胞菌和豚鼠气单胞菌对头孢噻吩耐药。

(王 斐)

第四节 弯曲菌属和螺旋菌属检验

一、弯曲菌属

弯曲菌属是一类呈逗点状或 S 形的革兰阴性杆菌,广泛分布于动物界,其中有些可引起动物和人类的腹泻、胃肠炎和肠道外感染。目前弯曲菌共有 18 个种和亚种,对人致病主要有空肠弯曲菌、大肠弯曲菌及胎儿弯曲菌。

(一)生物学特性

本属细菌为革兰阴性无芽孢的弯曲短杆菌,大小为(0.2~0.8)μm×(0.5~5)μm,不易染色,菌体弯曲呈 S 状或海鸥展翅状等,一端或两端各有一根鞭毛,运动活泼,暗视野显微镜下呈"投标样"运动。

本属细菌为微需氧菌,多氧或无氧环境下均不生长,最适生长环境是含 5% 氧、10% 二氧化碳、85% 氮气的微氧环境;培养温度通常取决于所需要分离的菌株,在不同温度下培养基的选择也不同,通常绝大多数实验室用 42 ℃作为初始分离温度,这一温度对空肠弯曲菌、大肠弯曲菌的生长有利,相反其他菌株在 37 ℃生长良好。营养要求高,普通培养基不生长,选择性培养基大多含有抗生素(主要为头孢哌酮),以抑制肠道正常菌群。常用培养基有含血的 Skirrow 培养基、头孢哌酮-万古霉素-两性霉素琼脂培养基(CVA)和不含血的碳-头孢哌酮-去氧胆酸盐(CCDA)、碳基选择性培养基(CSM)和半固体动力培养基等。弯曲菌在同一培养基上可出现两种菌落,一种为灰白、湿润、扁平边缘不整齐的蔓延生长的菌落;另一种为半透明、圆形、凸起、有光泽的小菌落,陈旧菌落可因产生色素而变红。

本菌有菌体(O)抗原、热不稳定抗原和鞭毛(H)抗原,前两种抗原是弯曲菌分型的依据。

(二)致病物质与所致疾病

弯曲菌属具有黏附定居和入侵上皮细胞的能力,通过产生的肠毒素、细胞毒素和内毒素等多种毒力因子致病,病变部位通常在空肠、回肠,也可蔓延至结肠。

弯曲菌广泛分布于动物界,常定居于人和动物的肠道内,通过粪便污染环境。传播途径主要为食物和水,传播方式多为经口传播,食用未煮熟的鸡、饮用未经处理的水和未经消毒的牛奶均可引起弯曲菌肠炎的发生。

（三）微生物学检验

1.标本采集

采集粪便、肛拭子及剩余食物等标本并立即送检，或将标本接种于卡-布运送培养基中送检；对于高热和脑膜炎患者，可于用药前抽取静脉血或脑脊液，注入布氏肉汤中送检。

2.直接显微镜检查

（1）悬滴法动力检查：显微镜下观察有无螺旋状或投标样运动，脑脊液标本经离心沉淀后再制成悬滴标本检查。

（2）染色标本检查：取新鲜粪便或脑脊液离心沉淀物涂片、革兰染色，查找革兰阴性、弯曲呈S状或螺旋状杆菌。鞭毛染色见一端或两端单根鞭毛。

3.分离培养

可将标本直接接种于选择性培养基上，也可将标本过滤后培养。将一层孔径 $0.45\sim0.65\ \mu m$ 的滤膜放于不含抗生素的 CCDA 或 CSM 培养基上，滴加 $10\sim15$ 滴标本悬液于滤膜上，由于弯曲菌有动力可穿过滤膜，将平板置于 37 ℃孵育 1 小时，除去滤膜，平板置于 37 ℃微需氧环境中继续培养，必要时给予一定浓度的氢气。弯曲菌形成的菌落为灰色、扁平、表面湿润、圆形凸起、边缘不规则、常沿穿刺线蔓延生长的菌落，在血平板上不溶血。本属细菌在布氏肉汤中呈均匀浑浊生长。培养时需注意气体环境和适合的温度，空肠弯曲菌最适的温度为 $42\sim43$ ℃，胎儿弯曲菌在 42 ℃不生长。

4.鉴定

弯曲菌属的主要特征：革兰阴性小杆菌，呈弧形、S 形、"海鸥形"或螺旋形，微需氧，氧化酶和触酶阳性，还原硝酸盐为亚硝酸盐，不分解和不发酵各种糖类，不分解尿素。

（四）药物敏感性试验

弯曲菌感染大多呈轻症和自限性，一般不需特异性治疗。体外试验显示，绝大多数弯曲菌对头孢菌素和青霉素耐药，环丙沙星治疗弯曲菌感染非常有效，但近年来也出现了不少耐药菌株。空肠弯曲菌和大肠弯曲菌能产生 β-内酰胺酶，对阿莫西林、氨苄西林和替卡西林等 β-内酰胺类抗生素耐药；对大环内酯类、喹诺酮类、氨基糖苷类、氯霉素、呋喃妥因和四环素等药物敏感，但近年来耐喹诺酮类药物的耐药菌株在不断增加。空肠弯曲菌通常对红霉素敏感，其耐药率小于 5%，用红霉素治疗空肠弯曲菌肠炎的效果较好；而 80% 以上的大肠弯曲菌对红霉素耐药。胎儿弯曲菌引起的全身感染可用红霉素、氨苄西林、氨基糖苷类和氯霉素治疗。

二、螺杆菌属

螺杆菌属（Helicobacter）也是一类微需氧的革兰阴性螺形杆菌。最早根据其形态染色、培养条件、生长特征、生活环境等归于弯曲菌，但近年来根据其超微结构（螺旋与胞周纤维）、酶活性、脂肪酸序列、生长特性等的不同，尤其是该菌属 16S rRNA 与弯曲菌属存在的巨大区别，将其从弯曲菌属中划分出来而成立一个新的螺杆菌属。其中与人关系最密切的是幽门螺杆菌。

（一）生物学特性

幽门螺杆菌为革兰阴性，呈海鸥状、S 或弧形的螺杆状细菌。大小为 $(2.5\sim4.0)\mu m\times(0.5\sim1.0)\mu m$。运动活泼，菌体一端或两端可伸出 $2\sim6$ 条带鞘的鞭毛，长为菌体的 $1.0\sim1.5$ 倍，鞭毛在运动中起推进器作用，在定居过程中起锚住作用。延长培养时间，细菌会发生圆球体样的形态变化，包括两种类型，一种较大，在透射镜下可见稀疏的细胞质，细胞体积膨大，这种类型可能是一种退化型,在传代中不能再生;另一种小圆球体,透射电镜下可见电子密度较高的细胞质,且有完整的细胞膜,在合适的培养条件下能重新生长成繁殖体。

本菌为微需氧菌,在含5%~8%氧气、10%二氧化碳和85%氮气的环境中稳定生长,在空气中和绝对无氧条件下均不能生长。从临床标本中分离的野生株在培养时均需补充适当的二氧化碳,同时培养环境中必须保持95%以上的相对湿度。幽门螺杆菌生长的最适pH为中性或弱碱性,最适生长温度为37 ℃,25 ℃不生长,42 ℃少数生长,此与弯曲菌属明显不同。本菌营养要求较高,精氨酸、组氨酸、异亮氨酸、亮氨酸、甲硫氨酸、苯丙氨酸、缬氨酸是其必需氨基酸,某些菌株还需要丙氨酸或丝氨酸。缺乏葡萄糖时,幽门螺杆菌不能生长,但有适量葡萄糖和丙氨酸时能大大促进其生长,这说明葡萄糖可能仍然是幽门螺杆菌能量和碳源的重要来源之一。许多固体培养基都能用于幽门螺杆菌的分离培养,例如,哥伦比亚平板、心脑浸液平板、布氏平板和M-H平板等,但必须加入适量的全血(马、羊或人)或胎牛血清作为补充物。生长较为缓慢,通常需要3~5天甚至更长时间,其菌落呈两种形态,一为圆形孤立的小菌落,无色半透明呈露滴状,直径0.5~1 mm,血平板上有轻度溶血;另一种沿接种线扩散生长,融合成片,扁平,无色半透明。为了避免兼性厌氧菌和霉菌等的过度生长,常需加入万古霉素、TMP、两性霉素、多黏菌素等组合抑菌剂。

(二)致病物质与所致疾病

幽门螺杆菌的致病因素包括毒力因子、感染后引发机体的免疫反应、宿主胃环境等因素。前者包括细菌动力(鞭毛)、尿素酶(脲酶)和黏附素、细胞空泡毒素(VacA)以及细胞毒素相关基因A蛋白(CagA)等因子。幽门螺杆菌确切的致病机制尚不清楚,可能与下列机制有关:特殊的螺旋状和端鞭毛运动方式有助于幽门螺杆菌穿过胃黏膜表面的黏液层与胃黏膜上皮细胞接触;幽门螺杆菌具有高活性的胞外脲酶分解尿素,形成"氨云"和二氧化碳,改变局部pH,利于该菌定植于胃黏膜下层;氨的产生使黏液层离子发生变化,最后导致黏膜中的氢离子反向扩散,刺激胃泌素产生,损伤胃黏膜。

幽门螺杆菌的传播途径迄今仍不十分清楚,推测是经口感染。自然人群中幽门螺杆菌感染率是如此之高,因此人类应是幽门螺杆菌感染的主要传染源。某些猴类、鼬鼠、猫、狗等动物的胃中,亦曾分离到幽门螺杆菌,因此有人认为幽门螺杆菌感染也是动物源性传染病。

幽门螺杆菌为一高度适应于胃黏膜酸性环境的微需氧菌,定植于胃黏膜表面和黏膜层之间。自Marshall和Warren分离出该菌以来,大量研究表明它是胃炎、消化溃疡的主要致病因素,并且与胃黏膜相关性淋巴组织(MALT)淋巴瘤、胃癌的发生密切相关,世界卫生组织国际癌症研究机构已将其纳入一类致癌因子。幽门螺杆菌感染非常普遍,在人群中的感染率为50%~80%,感染可持续数十年甚至终生,但其中只有大约15%的感染者发生疾病,其原因尚不十分清楚,估计与幽门螺杆菌不同亚型的毒力及宿主的遗传因素差异有关。

(三)微生物学检验

1.标本采集

多部位采集胃、十二指肠黏膜标本,标本要新鲜,保持湿润,置2 mL无菌等渗盐水中保存,在运送途中不超过3小时,在4 ℃下最多保存5小时。流行病学调查和检测治疗效果时可取血清检查。

2.直接显微镜检查

(1)直接镜检:取胃、十二指肠黏膜活检标本作革兰染色或吉姆萨染色,在油镜下查找细长弯曲或呈海鸥展翅状排列的菌体。由于涂片是在幽门螺杆菌定植部位的黏膜进行观察,阳性率很高,且对治疗后残留少量的幽门螺杆菌也可作出诊断,因此是简便、实用、准确和较快速的诊断方法。

(2)组织学检查:在对活检标本进行病理组织学观察时,可同时进行特殊染色作细菌学检查。常规组织学检查的 HE 染色因幽门螺杆菌与黏膜或胞质对比较差,阳性率低。可行 Warthin-Starry 银染色、Giemsa 染色、甲苯胺蓝染色、石炭酸复红染色等。

3.分离培养

本菌的细菌学培养通常不如组织学检查的敏感率高,但若要进行药敏试验和流行病学调查,培养还是必不可少的。用选择性和非选择性培养基同时分离该菌可提高敏感性。用含 5%绵羊血的布氏平板或加入 7%马血的心脑浸液作为非选择性培养基,用改良的 Skirrow 平板(加入万古霉素 10 mg/L、两性霉素 B 10 mg/L、甲氧苄啶 5 mg/L)作为选择性培养基,在含 5%~8%氧气、10%二氧化碳、85%氮气的微需氧环境中 37 ℃孵育 3~5 天,长出细小、灰白色、半透明、不溶血的菌落。

4.鉴定

幽门螺杆菌的主要特征是:革兰阴性,呈海鸥状、S 形或弧形;微需氧,35 ℃生长,43 ℃、25 ℃不生长;脲酶强阳性、氧化酶、过氧化氢酶和碱性磷酸酶阳性;对萘啶酸耐药、头孢噻吩敏感;在 1%甘油和 1%胆盐中不生长。对大多数常用于鉴定肠杆菌科细菌的经典试验不起反应。

5.血清学诊断

用 ELISA 法直接检测幽门螺杆菌的菌体抗原或血清中抗体,具有快速、简便、取材方便、无侵入性及成本低的优点,但敏感性和特异性尚有待提高。菌体抗原检测用酶抗体法将粪便中幽门螺杆菌蛋白作为抗原,对是否幽门螺杆菌感染进行检测。抗体检查主要是检测幽门螺杆菌感染后血清中存在的 IgG。常用的方法主要有酶联免疫吸附法、免疫印迹技术、胶乳凝集试验等。

6.其他诊断方法

(1)活检组织快速脲酶试验(RUT):取一小块新鲜活检标本置于含尿素的培养基中或试剂条内,由于幽门螺杆菌产生大量的细胞外脲酶(相当于普通变形杆菌的 20~70 倍),可分解尿素产大量的氨,使培养基 pH 升高,指示剂变色,能在 5~30 分钟内检测出幽门螺杆菌。这是一种简便实用、快速灵敏且较为准确的检测幽门螺杆菌方法,适合胃镜检查的患者。

(2)^{13}C 或^{14}C 标记尿素呼气试验(UBT):利用幽门螺杆菌产生的脲酶可分解尿素释放二氧化碳的特点,受检者服用^{13}C 或^{14}C 标记的尿素,经脲酶作用产生带同位素的二氧化碳,然后随血流到达肺部,并呼出。测定患者服用尿素前后呼气中带有的含同位素的二氧化碳量,就可判断是否有幽门螺杆菌感染。该方法敏感性与特异性均很好,只是^{13}C 检测需要特殊的质谱仪,价格昂贵,而检测^{14}C 相对幽门螺杆菌脲酶试验简单,但其又具有放射性的危害。

对幽门螺杆菌感染的诊断较为复杂,目前国内共识以下方法检查结果阳性者可诊断幽门螺杆菌现症感染:①胃黏膜组织 RUT、组织切片染色、Hp 培养三项中任一项阳性;②^{13}C-UBT 或^{14}C-UBT 阳性;③粪便幽门螺杆菌抗原(HpSA)检测(单克隆法)阳性;④血清幽门螺杆菌抗体检测阳性提示曾经感染,从未治疗可视为现症感染。

(四)药物敏感性试验

目前还没有法定的参照方法用于检测幽门螺杆菌的药物敏感性,但多数学者采用琼脂稀释法作为参考标准。幽门螺杆菌对多黏菌素、甲氧苄啶、磺胺、万古霉素和萘啶酸天然耐药。在体外药敏试验中,幽门螺杆菌对许多抗生素都很敏感,但体内用药效果并不满意,主要因为幽门螺杆菌寄生在黏液层下的胃上皮细胞表面,抗生素不能渗入胃黏膜深层。由于单用一种药物对幽门螺杆菌的疗效差,一般建议2种或3种药物合用,以提高疗效。临床上治疗幽门螺杆菌的药物有阿莫西林、甲硝唑、克拉霉素、四环素、呋喃唑酮等,具体治疗方案采用铋剂加2种抗生素,对于溃疡患者可应用质子泵抑制剂加一种抗生素或 H_2 受体拮抗剂加2种抗生素,连续治疗2周。由于幽门螺杆菌抗生素治疗方案的广泛应用,其耐药性问题也日益严重,因而药物的替换治疗及预防问题都值得重视和研究。

(王 斐)

第五节 厌氧性细菌检验

一、概述

厌氧性细菌是一大群专性厌氧,必须在无氧环境中才能生长的细菌。主要可分为两大类,一类是革兰染色阳性有芽孢的厌氧芽孢梭菌,另一类是无芽孢的革兰阳性及革兰阴性球菌与杆菌。前一类因有芽孢,抵抗力强,在自然界(水、土等)、动物及人体肠道中广泛存在,并且能长期耐受恶劣的环境条件。一旦在适宜条件下即可出芽繁殖,产生多种外毒素,引起严重疾病。后一类则是人体的正常菌群,可与需氧菌、兼性厌氧菌共同存在于口腔、肠道、上呼吸道、泌尿生殖系统等。这类无芽孢厌氧菌的致病性属条件致病性的内源性感染,在长期使用抗生素、激素、免疫抑制剂等发生菌群失调或机体免疫力衰退,或细菌进入非正常寄居部位才可致病。两类细菌都必须作厌氧培养以分离细菌,但细菌学诊断的价值却有所不同。1986 年版的《伯杰系统细菌学手册》的分类标准:革兰染色特性、形态、鞭毛、芽孢、荚膜、代谢产物等。以此为基础将主要厌氧菌归类:革兰阳性有芽孢杆菌、革兰阳性无芽孢杆菌、革兰阴性无芽孢杆菌、革兰阳性厌氧球菌、革兰阴性厌氧球菌。

厌氧菌的分类:厌氧性细菌是指在有氧条件下不能生长,在无氧条件下才能生长的一大群细菌。目前已知,与医学有关的无芽孢厌氧菌有 40 多个菌属,300 多个菌种和亚种;而有芽孢的厌氧菌只有梭菌属,包括 83 个种。

(一)生物学分类

据厌氧菌的生物学性状及代谢产物分析,将主要厌氧菌归类。

(二)据耐氧性分类

(1)专性厌氧菌:是指在降低氧分压的条件下才能生长的细菌。又分为极度厌氧菌(氧分压 <0.5%,空气中暴露 10 分钟致死,如丁酸弧菌)和中度厌氧菌(氧分压为 2%~8%,空气中暴露 60~90 分钟能生存,如大多数人类致病厌氧菌)。

(2)微需氧菌:能在含 5%~10% 二氧化碳空气中的固体培养基表面生长的细菌,如弯曲菌属。

(3)耐氧菌:其耐氧程度刚好能在新鲜配制的固体培养基表面生长。一旦生长,暴露数小时仍不死亡,如第三梭菌、溶组织梭菌。

主要厌氧菌的分类见表 14-19。

表 14-19　主要厌氧菌的生物学分类

	种和亚种类	主要常见菌种
革兰阳性有芽孢杆菌梭菌属	83	破伤风梭菌、肉毒梭菌、艰难梭菌、溶组织梭菌、产气荚膜梭菌等
革兰阳性无芽孢杆菌		
丙酸杆菌属	8	痤疮丙酸杆菌、颗粒丙酸杆菌、贪婪丙酸杆菌、嗜淋巴丙酸杆菌
优杆菌属	34	不解乳优杆菌、迟缓优杆菌、黏性优杆菌、短优杆菌等
乳酸杆菌属	51	本菌属与致病关系不大
放线菌属	12	衣氏放线菌、奈氏放线菌、溶齿放线菌、化脓放线菌等
蛛网菌属	1	丙酸蛛网菌
双歧杆菌属	24	两歧双歧杆菌、青春双歧杆菌、婴儿双歧杆菌、短双歧杆菌、长双歧杆菌等
革兰阴性无芽孢杆菌		
类杆菌属	18	脆弱类杆菌、多形性杆菌、普通类杆菌
普雷沃菌属	20	产黑色素普雷沃菌、中间普雷沃菌等
紫单胞菌属	12	不解糖紫单胞菌、牙髓紫单胞菌
梭杆菌属	10	具核梭杆菌、坏死梭杆菌、变形梭杆菌、死亡梭杆菌等
纤毛菌属	1	口腔纤毛菌属
沃廉菌属	2	产琥珀酸沃廉菌(来自牛瘤胃)和直线沃廉菌(来自人牙龈沟)
月形单胞菌属		生痰月形单胞菌(来自人牙龈沟)和反刍月形单胞菌(来自反刍动物瘤胃)
革兰阳性厌氧球菌		
消化球菌属	1	黑色消化球菌
消化链球菌	9	厌氧消化链球菌、不解糖消化链球菌、吲哚消化链球菌、大消化链球菌、天芥菜春还原消化链球菌、四联消化链球菌
厌氧性链球菌或微需氧链球菌	4	麻疹链球菌、汉孙链球菌、短小链球菌。另外还有已属于口腔链球菌的中间型链球菌和星群链球菌
瘤胃球菌属	8	
粪球菌属	3	
八叠球菌属	2	
革兰阴性厌氧球菌		
韦荣菌属	7	小韦荣菌属、产碱韦荣菌
氨基酸球菌属	1	发酵氨基酸球菌
巨球菌属	1	埃氏巨球菌

厌氧菌是人体正常菌群的组成部分,在人体内主要聚居于肠道,其数量比需氧菌还多,每克粪中高达 10^{12} 个,其中最多的是类杆菌。

二、厌氧菌感染

(一)厌氧菌在正常人体的分布及感染类型

1.厌氧菌在正常人体的分布

厌氧菌分布广泛,土壤、沼泽、湖泊、海洋、污水、食物及人和动物体都有它的存在。正常人的肠道、口腔、阴道等处均有大量的厌氧菌寄居,其中肠道中的厌氧菌数量是大肠埃希菌的1 000～10 000倍。此外,人体皮肤、呼吸系统、泌尿系统也有厌氧菌分布。正常情况下,寄居于人体的正常菌群与人体保持一种平衡状态,不致病。一旦环境或机体的改变导致了这种平衡的改变,导致厌氧菌的感染。重要的厌氧菌种类及其在正常人体的分布见表14-20。

表 14-20　重要的厌氧菌种类及其在正常人体内的分布

厌氧菌	皮肤	上呼吸道	口腔	肠道	尿道	阴道
芽孢菌						
革兰阳性杆菌						
梭状芽孢杆菌属	0	0	±	++	±	±
无芽孢菌						
革兰阳性杆菌						
乳杆菌属	0	0	+	++	±	++
双歧杆菌属	0	0	+	++	0	±
优杆菌属	±	±	+	++	0	±
丙酸杆菌属	++	+	±	±	±	±
放线菌属	0	±	++	+	0	0
革兰阴性杆菌						
类杆菌属	0	+	+	+	+	+
梭杆菌属	0	++	++	+	+	±
普雷沃菌属	0	+	++	++	+	+
紫单胞菌属	0	+	++	+	+	+
革兰阳性球菌						
消化球菌属	+	+	++	+	±	++
消化链球菌属	+	+	++	++	±	++
革兰阴性球菌						
韦荣菌属	0	+	+	+	±	+

2.外源性感染

梭状芽孢杆菌属引起的感染,其细菌及芽孢来源于土壤、粪便和其他外界环境。

3.内源性感染

无芽孢厌氧菌大多数是人体正常菌群,属于条件致病菌,在一定条件下可引起感染,一般不在人群中传播。

(二)临床意义

由厌氧菌引起的人类感染在所有的感染性疾病中占有相当大的比例,有些部位的感染如脑脓肿、牙周脓肿和盆腔脓肿等80％以上是由厌氧菌引起的。其中部分为厌氧菌单独感染,大部分系与需氧菌混合感染。

1.厌氧菌感染的危险因素

(1)组织缺氧或氧化还原电势降低,如组织供血障碍、大面积外伤、刺伤。

(2)机体免疫功能下降,如接受免疫抑制剂治疗、抗代谢药物治疗、放射治疗、化学药物治疗的患者,以及糖尿病患者、慢性肝炎患者、老年人、早产儿等均易并发厌氧菌感染。

(3)某些手术及创伤,如开放性骨折、胃肠道手术、生殖道手术及深部刺伤等易发生厌氧菌感染。

(4)长期应用某些抗菌药物,如氨基糖苷类、头孢菌素类、四环素类等,可诱发厌氧菌感染。

(5)深部需氧菌感染,需氧菌生长可消耗环境中的氧气,为厌氧菌生长提供条件,从而导致厌氧菌合并感染。

2.厌氧菌感染的临床及细胞学指征

(1)感染组织局部产生大量气体,造成组织肿胀和坏死,皮下有捻发感,是产气荚膜梭菌所引起感染的特征。

(2)发生在口腔、肠道、鼻咽腔、阴道等处的感染,易发生厌氧感染。

(3)深部外伤及动物咬伤后的继发感染,均可能是厌氧菌感染。

(4)分泌物有恶臭或呈暗血红色,并在紫外光下发出红色荧光,均可能是厌氧菌感染。分泌物或脓肿有硫黄颗粒,为放线菌感染。

(5)分泌物涂片经革兰染色,镜检发现有细菌,而培养阴性者,或在液体及半固体培养基深部生长的细菌,均可能为厌氧菌感染。

(6)长期应用氨基糖苷类抗生素无效的病例,可能是厌氧菌感染。

(7)胃肠道手术后发生的感染。

三、厌氧菌标本的采集与送检

标本采集与送检必须注意两点:标本绝对不能被正常菌群所污染;应尽量避免接触空气。

(一)采集

用于厌氧菌培养的标本不同于一般的细菌培养,多采用特殊的采集方法,如针筒抽取等,应严格无菌操作,严禁接触空气。不同部位标本采集方法也各有不同特点,具体方法见表14-21。

表14-21 不同部位标本采集法

标本来源	收集方法
封闭性脓肿	针管抽取
妇女生殖系统	后穹隆穿刺抽取
下呼吸道分泌物	肺穿刺术
胸腔	胸腔穿刺术
窦道、子宫腔、深部创伤	用静脉注射的塑料导管穿入感染部位抽吸
组织	无菌外科切开
尿道	膀胱穿刺术

(二)送检方法与处理

采集标本须注意:不被正常菌群污染,并尽量避免接触空气。采集深部组织标本时,需用碘酒消毒皮肤用注射器抽取,穿刺针头应准确插入病变部位深部,抽取数毫升即可,抽出后可排出一滴标本于乙醇棉球上。若病灶处标本量较少,则可先用注射器吸取 1 mL 还原性溶液或还原性肉汤,然后再抽取标本。

在紧急情况下,可用棉拭子取材,并用适合的培养基转送。厌氧培养最理想的检查材料是组织标本,因厌氧菌在组织中比在渗出物中更易生长。

标本送到实验室后,应在 20～30 分钟处理完毕,至迟不超过 2 小时,以防止标本中兼性厌氧菌过度繁殖而抑制厌氧菌的生长。如不能及时接种,可将标本置室温保存(一般认为,冷藏对某些厌氧菌有害,而且在低温时氧的溶解度较高)。

1.针筒运送

一般用无菌针筒抽取标本后,排尽空气,针头插入无菌橡皮塞,以隔绝空气,立即送检。这种方法多用于液体标本的运送,如血液、脓液、胸腔积液、腹水、关节液等。

2.无菌小瓶运送

一般采用无菌的青霉素小瓶,瓶内加一定量的培养基和少量氧化还原指示剂,用橡皮盖加铝盖固定密封,排除瓶内空气,充以二氧化碳气体。同时先观察瓶内氧化还原指示剂的颜色,以判断瓶内是否为无氧环境,如合格将用无菌注射器将液体标本注入瓶中即可。

3.棉拭子运送

一般不采用棉拭子运送,如果使用该方法,一定使用特制运送培养基,确保无氧环境,确保不被污染,确保快速送检。

4.厌氧罐或厌氧袋运送

将厌氧罐或厌氧袋内装入可有效消耗氧气的物质,确保无氧环境。该方法一般用于运送较大的组织块或床边接种的培养皿等。

四、厌氧菌的分离与鉴定

(一)直接镜检(表 14-22)

根据形态和染色性,结合标本性状与气味,初步对标本中可能有的细菌做出估计。

表 14-22　厌氧菌直接镜检初步鉴别

菌名	革兰染色	形态及其他特征
脆弱类杆菌	G⁻b	两端钝圆,着色深,中间色浅且不均匀,且有气泡,长短不一
产黑素普雷沃菌	G⁻b	多形性,长短不一,有浓染和空泡,无鞭毛和芽孢。标本有恶臭,琥珀味,紫外线照射发红色荧光
具核菌杆菌	G⁻b	菌体细长,两头尖,紫色颗粒菌体长轴成双排列,标本有丁酸味
坏死菌杆菌	G⁻b	高度多形性,长短不一,菌体中部膨胀成圆球形
韦容球菌	G⁻c	极小的革兰阴性球菌
消化链球菌	G⁺c	革兰阳性成链状的小球菌
乳酸杆菌	G⁺b	细长,有时多形性,呈单、双、短链或栅状分布
痤疮丙酸杆菌	G⁺b	排列特殊呈 X、Y、V 或栅状,标本有丙酸气味

菌名	革兰染色	形态及其他特征
双歧杆菌	G⁺b	多形性,有分支呈 Y、V 形或栅状,标本中有醋酸气味
放线菌	G⁺b	分支呈棒状、X、Y、V 或栅状,浓汁中的黄色颗粒,有琥珀酸的气味
破伤风梭菌	G⁺b	细长,梭形或鼓槌状,有芽胞,有周鞭毛
产气荚膜梭菌	G⁺b	粗大杆菌,呈单或双排列,有芽胞,有荚膜
艰难梭菌	G⁺b	粗长杆菌,有芽胞,有鞭毛,近来发现有荚膜

(二)分离培养

主要分初代培养和次代培养两个阶段,其中初代培养相对比较困难,关键的问题就是厌氧环境和培养基的选择。初代培养的一般原则:①先将标本涂片染色直接镜检,指导培养基的选择。②尽量选用在厌氧菌中覆盖面宽的非选择性培养基。③最好多选 1~2 种覆盖面不同的选择性培养基。④尽量保证培养基新鲜。⑤要考虑到微需氧菌存在的可能。

1.选用适当的培养基接种

应接种固体和液体两种培养基。

(1)培养基的使用:①尽量使用新鲜培养基,2~4 小时内用完。②应使用预还原培养基,预还原 24~48 小时更好。③可采用预还原灭菌法制作的培养基(用前于培养基中加入还原剂,如 L-半胱氨酸、硫乙醇酸钠、维生素 C 及葡萄糖等,尽可能使预还原剂处于还原状态)。④液体培养基应煮沸 10 分钟,以驱除溶解氧,并迅速冷却,立即接种。⑤培养厌氧菌的培养基均应营养丰富,并加有还原剂与生长刺激因子(血清、维生素 K、氯化血红素、聚山梨酯-80 等)。

(2)培养基的选择:初次培养一般都使用选择培养基和非选择培养基。①非选择培养基:本培养基使分离的厌氧菌不被抑制,几乎能培养出所有的厌氧菌。常使用心脑浸液琼脂(BHI)、布氏琼脂(BR)、胰豆陈肝粉琼脂(GAM)、胰胨酵母琼脂(EG)、CDC 厌氧血琼脂等。②选择培养基:为有目的选择常见厌氧菌株,以便尽快确定厌氧的种类。常用的有 KVI.B 血平板(即上述非选择培养基中加卡那霉素和万古霉素),KVLB 冻溶血平板(置−20 ℃,5~10 分钟,以利产黑素类杆菌早期产生黑色素),七叶苷胆汁平板(BBE,用于脆弱类杆菌),FS 培养基(梭杆菌选择培养基),ES 培养基(优杆菌选择培养基),BS 培养基(双歧杆菌选择培养基),卵黄(EYA)及兔血平板(RBA)(用于产气荚膜梭菌),VS 培养基(用于韦荣球菌),CCFA 培养基(艰难梭菌选择培养基)等。

2.接种

每份标本至少接种 3 个血平板,分别置于有氧,无氧及 5%~10% 二氧化碳环境中培养,以便正确地培养出病原菌,从而判断其为需氧菌、兼性厌氧菌、微需氧菌或厌氧菌中的哪一类。

3.厌氧培养法

(1)厌氧罐培养法:在严密封闭的罐子内,应用物理或化学的方法造成无氧环境进行厌氧培养。常用冷触媒法、抽气换气法,钢末法和黄磷燃烧法。

(2)气袋法:利用气体发生器产生二氧化碳和氢气,后者在触媒的作用下与罐内的氧气结合成水,从而造成无氧环境。

(3)气体喷射法:又称转管法。本法是从培养基的制备到标本的接种直至进行培养的全过程,均在二氧化碳的不断喷射下进行。

（4）厌氧手套箱培养法：是迄今厌氧菌培养的最佳仪器之一，该箱由手套操作箱与传递箱两部分组成，前者还附有恒温培养箱，通过厌氧手套箱可进行标本接种、培养和鉴定等全过程。

（5）其他培养法：平板焦性没食子酸法、生物耗氧法、高层琼脂培养法。

4.厌氧状态的指示

亚甲蓝和刃天青。无氧时均呈白色，有氧时亚甲蓝呈蓝色，刃天青呈粉红色。

5.分离培养厌氧菌失败的原因

培养前未直接涂片和染色镜检；标本在空气中放置太久或接种的操作时间过长；未用新鲜配制的培养基；未用选择培养基；培养基未加必要的补充物质；初代培养应用了硫乙醇酸钠；无合适的厌氧罐或厌氧装置漏气；催化剂失活；培养时间不足；厌氧菌的鉴定材料有问题。

6.鉴定试验

可根据厌氧菌的菌体形态、染色反应、菌落性状及对某些抗生素的敏感性做出初步鉴定。最终鉴定则要进行生化反应及终末代谢产物等项检查。

（1）形态与染色：可为厌氧菌的鉴定提供参考依据。

（2）菌落性状：不同的厌氧菌其菌落形态和性质不同。梭菌的菌落特点是形状不规则的，而无芽孢厌氧菌多呈单个的圆形小菌落。色素、溶血特点及在紫外线下产生荧光的情况也可以作为厌氧菌鉴定的参考依据。

（3）抗生素敏感性鉴定试验：常用的抗生素有卡那霉素及甲硝唑。卡那霉素可用于梭杆菌属与类杆菌属的区分，甲硝唑用于厌氧菌与非厌氧菌的区分。

（4）生化特性：主要包括多种糖发酵试验、吲哚试验、硝酸盐还原试验、触酶试验、卵磷脂酶试验、脂肪酸酶试验、蛋白溶解试验、明胶液化试验、胆汁肉汤生长试验以及硫化氢试验等。目前有多种商品化的鉴定系统可以使用。

（5）气液相色谱：可以利用该技术来分析厌氧菌的终末代谢产物，已成为鉴定厌氧菌及其分类的比较可靠的方法。

五、常见厌氧菌

（一）破伤风杆菌

1.微生物学检查

破伤风的临床表现典型，根据临床症状即可做出诊断，所以一般不做细菌学检查。①特殊需要时，可从病灶处取标本涂片，革兰染色镜检。②需要培养时，将标本接种疱肉培养基培养。③也可进行动物试验。

2.临床意义

本菌可引起人类破伤风，对人的致病因素主要是它产生的外毒素。细菌不入血，但在感染组织内繁殖并产生毒素，其毒素入血引起相应的临床表现，本菌产生的毒素对中枢神经系统有特殊的亲和力，主要症状为骨骼肌痉挛。

（二）产气荚膜梭菌

1.微生物学检查

（1）直接涂片镜检：在创口深部取材涂片，革兰染色镜检，这是极有价值的快速诊断方法。

（2）分离培养及鉴定：可取坏死组织制成悬液，接种血平板或疱肉培养基中，厌氧培养，取培养物涂片镜检，利用生化反应进行鉴定。

2.临床意义

本菌可产生外毒素及多种侵袭酶类,外毒素以 α 毒素为主,本质为卵磷脂酶;还可产生透明质酸酶、DNA 酶等。本菌主要可引起气性坏疽及食物中毒等,气性坏疽多见于战伤,也可见于工伤造成的大面积开放性骨折及软组织损伤等。患者表现为局部组织剧烈胀痛,局部严重水肿,水汽夹杂,触摸有捻发感,并产生恶臭。病变蔓延迅速,可引起毒血症、休克甚至死亡。某些 A 型菌株产生的肠毒素,可引起食物中毒,患者表现为腹痛、腹泻,1～2 天可自愈。

(三)肉毒梭菌

1.微生物学检查

(1)分离培养与鉴定:在怀疑为婴儿肉毒病的粪便中检出本菌,并证实其是否产生毒素,诊断意义较大。

(2)毒素检测:可取培养滤液或悬液上清注射小鼠腹腔,观察动物出现的中毒症状。

2.临床意义

本菌主要可引起食物中毒,属单纯性毒性中毒,并非细菌感染。临床表现与其他食物中毒不同,胃肠症状很少见,主要表现为某些部位的肌肉麻痹,重者可死于呼吸困难与衰竭。本菌还可以引起婴儿肉毒病,一岁以下婴儿肠道内缺乏拮抗肉毒梭菌的正常菌群,可因食用被肉毒梭菌芽孢污染的食品后,芽孢在盲肠部位定居,繁殖后产生毒素,引起中毒。

(四)艰难梭菌

1.微生物学检查

由于本菌的分离培养困难,所以在临床上一般不采用分离培养病原菌的方法,可通过临床表现及毒素检测来进行诊断。

2.临床意义

本菌可产生 A、B 两种毒素,毒素 A 为肠毒素,可使肠壁出现炎症,细胞浸润,肠壁通透性增加,出血及坏死。毒素 B 为细胞毒素,损害细胞骨架,致细胞固缩坏死,直接损伤肠壁细胞,因而导致腹泻及假膜形成。本菌感染与大量使用抗生素有关,如阿莫西林、头孢菌素和克林霉素等,其中以克林霉素尤为常见。艰难梭菌所致假膜性肠炎,患者表现为发热、粪便呈水样,其中可出现大量白细胞,重症患者的水样便中可出现地图样或斑片状假膜。这些症状一般可在使用有关抗生素一周后突然出现。

六、无芽孢厌氧菌

(一)主要种类及生物学性状

无芽孢厌氧菌共有 23 个属,与人类疾病相关的主要有 10 个属,见表 14-23。

表 14-23　与人类相关的主要无芽孢厌氧菌

革兰阴性		革兰阳性	
杆菌	球菌	杆菌	球菌
类杆菌属	韦荣菌属	丙酸杆菌属	消化链球菌属
普雷沃菌属		双歧杆菌属	
卟啉单胞菌属		真杆菌属	
梭杆菌属		放线菌属	

（1）革兰阴性厌氧杆菌有 8 个属,类杆菌属中的脆弱类杆菌最为重要。形态呈多形性,有荚膜。除类杆菌在培养基上生长迅速外,其余均生长缓慢。

（2）革兰阴性厌氧球菌有 3 个属,其中以韦荣菌属最重要。为咽喉部主要厌氧菌,但在临床厌氧菌分离标本中,分离率小于 1‰,且为混合感染菌之一。其他革兰阴性球菌极少分离到。

（3）革兰阳性厌氧球菌有 5 个属,其中有临床意义的是消化链球菌属,主要寄居在阴道。本菌属细菌生长缓慢,培养需 5～7 天。

（4）革兰阳性厌氧杆菌有 7 个属,其中以下列 3 个属为主。①丙酸杆菌属:小杆菌,无鞭毛,能在普通培养基上生长,需要 2～5 天,与人类有关的有 3 个种,以痤疮丙酸杆菌最为常见。②双歧杆菌属:呈多形性,有分支,无动力,严格厌氧,耐酸。29 个种中有 10 个种与人类有关,其中只有齿双歧杆菌与龋齿和牙周炎有关。其他种极少从临床标本中分离到。③真杆菌属:单一形态或多形态,动力不定,严格厌氧,生化反应活泼,生长缓慢,常需培养 7 天,最常见的是钝真杆菌。

（二）微生物学检查

要从感染灶深部采取标本。最好是切取感染灶组织或活检标本,立即送检。

1.直接涂片镜检

将采集的标本直接涂片染色镜检,观察细菌形态、染色及菌量,为进一步培养以及初步诊断提供依据。

2.分离培养与鉴定

分离培养是鉴定无芽孢厌氧菌感染的关键步骤。标本应立即接种相应的培养基,最常用的培养基是以牛心脑浸液为基础的血平板。置 37 ℃厌氧培养 2～3 天,如无菌生长,继续培养 1 周。如有菌生长则进一步利用有氧和无氧环境分别传代培养,证实为专性厌氧菌后,再经生化反应进行鉴定。

（三）临床意义

无芽孢厌氧菌是一大类寄生于人体的正常菌群,引起的感染均为内源性感染,在一定的致病条件下,可引起多种人类感染。所致疾病如下。

1.败血症

主要由脆弱类杆菌引起,其次为革兰阳性厌氧球菌。

2.中枢神经系统感染

主要由革兰阴性厌氧杆菌引起,常可引起脑脓肿。

3.口腔与牙齿感染

主要由消化链球菌、产黑素类杆菌等引起。

4.呼吸道感染

主要由普雷沃菌属、坏死梭杆菌、核梭杆菌、消化链球菌和脆弱类杆菌。

5.腹部和会阴部感染

主要由脆弱类杆菌引起。

6.女性生殖系统感染

主要由消化链球菌属、普雷沃菌属和卟啉单胞菌等。

7.其他

无芽孢厌氧菌尚可引起皮肤和软组织感染、心内膜炎等。

七、厌氧球菌

在临床标本中检出的厌氧菌约有 1/4 为厌氧球菌。其中与临床有关的有革兰阳性黑色消化球菌和消化链球菌属及革兰阴性的韦荣球菌属。

(一)黑色消化球菌临床意义

黑色消化球菌通常寄生在人的体表及与外界相通的腔道中,是人体正常菌群的成员之一。本菌可引起人体各部组织和器官的感染(肺部、腹腔、胸膜、口腔、颅内、阴道、盆腔、皮肤和软组织等)。常与其他细菌混合感染,也可从阑尾炎、膀胱炎、腹膜炎以及产后败血症的血中分离出来。

(二)消化链球菌属临床意义

在《伯杰氏系统细菌学手册》中把消化链球菌属分成厌氧消化链球菌、不解糖消化链球菌、吲哚消化链球菌、大消化链球菌、微小消化链球菌等共 9 个菌种。本菌在临床标本中以厌氧消化链球菌最常见。产生消化链球菌则很少见。消化链球菌可引起人体各部组织和器官的感染,又以混合感染多见。

(三)韦荣球菌属临床意义

韦荣球菌属有小韦荣球菌和产碱韦荣球菌两个种。它们都是口腔、咽部、胃肠道及女性生殖道的正常菌群。大多见于混合感染,致病力不强,小韦荣氏球菌常见于上呼吸道感染中,而产碱韦荣球菌则多见于肠道感染。

八、厌氧环境的指示

(一)化学法
美兰指示剂或刃天青指示剂。

(二)微生物法
专性需氧菌。

(徐勤凤)

第十五章

病 毒 检 验

第一节 流行性感冒病毒检验

一、病原学

流感病毒(influenza virus,IFV)属正黏病毒科流感病毒属,单股负链 RNA 病毒。根据其核蛋白(nucleoprotein,N)及基质蛋白(matrix protein,M1)的不同分为甲、乙、丙型。甲乙丙三型流感病毒均可使人致病,但甲型流感的致病力最强且容易引起大流行。甲型流感病毒呈多形性,其中球形直径 80~120 nm,丝状,可长达 400 nm,被分为 8 个不同分子量的节段。禽流感病毒(avianinfluenza virus,AIV)属于甲型。根据甲型病毒表面的血凝素(haemagglutinin,HA,16 个亚型)和神经氨酸酶(neuraminidase,NA,9 个亚型)蛋白的不同可将甲型流感病毒分为 144 种亚型。所有的甲型流感病毒均对禽致病,如高致病禽流感 H5N1、H7N7 及 H7N9 等。感染人的甲型流感病毒主要亚型的有 H1N1、H3N2、H1N2、人感染禽流感 H5N1、人感染禽流感 H7N9 等。

流感病毒在加热 56 ℃30 分钟或煮沸数分钟后即可灭活。病毒对脂溶剂敏感,并可被紫外线、甲醛、氧化剂(如过氧乙酸)、卤素化合物(如漂白粉及碘剂)等灭活。

流感病毒基因组共编码至少 10 种蛋白(PA、PB1、PB2、H、N、M1、M2、NS1 和 NS2 等)。RNA1~3 分别编码 PB2、PB1 和 PA 3 种 RNA 聚合酶,3 个 P 基因都与表型变异有关。与 DNA 聚合酶相比,RNA 聚合酶缺乏校正和修复功能,每个核苷酸在每个复制周期中的突变率较高。另外,流感病毒宿主种类繁多,而且分段的基因组复制周期短,感染频率高,因此在感染和复制过程中极易发生变异,产生新毒株或新亚型(变种),这在甲型流感病毒中表现得最为突出。这种快速而持续的变异,使得机体免疫系统不能对流感病毒产生长期的免疫力,从而导致流感的反复流行。

关于流感病毒感染生物,原则上不同物种之间因病毒受体不同而不交叉感染。有些物种如猪,其体内存在禽和人两种流感病毒受体,AIV 与人流感病毒均可感染猪,而猪可作为 AIV 感染人的中间宿主。低致病力毒株有可能重排成高致病力毒株。研究显示,1957 年(H2N2)和1968 年(H3N2)引起人类流行的流感病毒均是通过人和禽流感病毒重排而形成的新亚型。而引起人 H5N1 的禽流感 AIV 与引起 1918 年流感的高致病性病毒相似,是一种完全适应人类的禽流感病毒,并未发现其在中间宿主与感染人类的过程中发生流感病毒的基因重排,由此说明AIV不经重排可以直接感染人类。

二、致病性

甲型流感病毒的宿主范围广泛,除可感染人引发世界性流感大流行外,还可感染其他种属的动物,如禽类、马、猪和海豹等,在动物中广泛存在而导致动物流感流行并可造成大量动物死亡,危害程度最大。其中猪的感染在流行病学传播中最有价值。乙型和丙型则主要感染人,一般呈小型流行或散发,危害程度较小。

流行性感冒病毒引起的流行性感冒(简称流感)为急性呼吸道传染病,具有突然暴发、迅速蔓延、波及面广的特点。传染源为流感患者和隐性感染者。人类流感的传播方式包括吸入传染性飞沫、直接接触或有可能通过(污染物)间接接触,将病毒自我接种到上呼吸道或结膜的黏膜上。由于流感病毒抗原性变异较快,所以人类无法获得持久的免疫力,人群普遍易感,多发于青少年。病毒侵入呼吸道上皮细胞,几小时内开始复制,产生大量病毒。病毒复制通常局限于呼吸道上皮细胞,一般不发生病毒血症。成人从症状出现前24小时到7天具有传染性。儿童携带病毒时间更长,传染期>10天,严重免疫缺陷者可携带病毒几周甚至几个月。发病2周后血中出现H和N抗体,包括IgM、IgA和IgG,4~7周滴度达到高峰后缓慢下降,几年后仍可检测到。流感一般预后良好,常于短期内自愈。个别患者可并发副鼻窦炎、中耳炎、喉炎、支气管炎、肺炎等。死者大多为婴幼儿、老年人和合并有慢性基础疾病者。

本病除散发外,易发生暴发、流行、大流行甚至世界性大流行。流感流行具有一定季节性。我国北方每年流感活动高峰一般均发生在当年11月底至次年的2月底,而南方除冬季活动高峰外,还有一个活动高峰(5~8月份)。然而,流感大流行可发生在任何季节,传播迅速,流行范围大,患病率高,病死率高,无显著年龄差别。

三、实验室检查

流行病学资料是诊断流感的主要依据之一,并结合典型临床表现可做出临床诊断。但在流行初期、散发或轻型的病例诊断比较困难,确诊需依据实验室检查。

(一)标本采集

标本的采集时间非常重要,发病4天内采集的呼吸道标本阳性率最高。对儿童发病5天采集的标本进行检测仍然有效。可采集各种类型呼吸道标本,包括鼻拭子、鼻咽拭子、鼻咽抽提物、鼻洗液和口腔含漱液等。鼻洗液和鼻咽抽提物比鼻、咽拭子更敏感。气管插入患者可采集气管吸出物和支气管灌洗液。标本放入无菌容器内,即刻密闭送检,要防止干燥和降解。同时采集间隔2~3周的急性期和恢复期双份血液标本用于血清学检测。

(二)病毒分离及鉴定

病毒培养不仅可用于病毒鉴定,还可进一步用于抗原和基因特性、药物敏感性试验和疫苗制备。MDCK细胞是流感病毒培养常用细胞。为了避免病毒失活,需要将标本快速送至实验室。病毒感染导致的细胞病变效应是非特异性的。IFV的确认试验可以在细胞培养12~24小时后,利用免疫荧光(immunofluorescence,IF)进行特异性单克隆抗体检测。血凝素(HA)试验和细胞培养上清液血凝素抑制(HI)试验或RT-PCR进行抗原分析确认IFV亚型。传统的培养方法费时,一般需要2~10天,常规流感诊断一般不使用此方法。

病毒分离是人流感确诊的金标准。但是病毒分离的实验条件要求较高,加之其有高致病性的危险,对毒株的检测及管理上要严格考虑生物安全措施。IFV 分离最好在生物安全 3 级或 3 级以上的国家指定实验室进行。

(三)病毒特异性抗原检测

采用 IF 或酶免疫法(EIA)直接检测 IFV 特异性抗原,这些试验可检测 IFVA 和 B 或可区分类型(流感 A 或 B),而不能区分人甲型 IFV 亚型或禽流感亚型。IF 通过直接结合荧光染料的特异性抗体(直接免疫荧光法)或通过连接荧光染料的抗体(间接免疫荧光法)进行检测,可观察到特异性细胞内荧光。直接 IF 检测速度快,但不如间接 IF 敏感。试验中确保足够的呼吸道上皮细胞量非常重要,最好在发病早期采集标本。

(四)流感快速诊断试验

大多数为抗原检测,可在 30 分钟内获得结果,操作简便,不需专业人员,可在床旁进行,但成本昂贵。其敏感性低于直接 IF、病毒分离和 RT-PCR。实验特异性高,有假阴性可能,只能作为辅助检测,不能作为确诊或排除的依据。

(五)病毒核酸检测

RT-PCR 不仅具有很高敏感性,而且可用于区分亚型。根据已知甲型 IFV 亚型 H 和 N 序列设计引物,特异性扩增某一种亚型 RNA。如需要了解基因突变情况,可对 DNA 产物进行序列分析。分子生物学检测在人员、设施、试剂等技术上要求较高,一般认为同一患者采取不同部位标本(例如呼吸道及粪便)、同一患者不同时间的两份标本或同一份标本在两个不同实验室检测(最好其中之一为参考实验室)结果一致,临床结果才更为可靠。阳性结果可认为有确诊价值。为防止标本中 RNA 降解,采集标本后应尽快送检。RT-PCR 只能在有专业设备和专业人员的实验室进行,检测速度快,可同时检测大量标本。

(六)抗体检测

检测血清(或其他体液)中 IFV 特异性抗体,既可检测总抗体,也可检测特异性 IgG、IgA 或 IgM 抗体。HI 和补体结合(CF)耗时费力,难以标准化,但试剂价廉,可广泛应用。HI 比 CF 敏感,而且对于区分 HA 亚型更特异。EIA 比 HI 或 CF 敏感,其中 IgG 和 IgA 检测比 IgM 敏感,但不能显示近期感染。

四、结果解释及应用

病毒性疾病实验室的主要检测技术可分为以下两个方面:一方面直接检测病毒,如病毒分离及鉴定、病毒特异性抗原和病毒核酸检测;另一方面间接检测病毒诱导的机体免疫应答,目前主要是特异性抗体检测,尚无特异的细胞免疫反应检测方法。直接检测病毒是活动性感染的直接依据,定量检测参数有助于评价感染和疾病过程及疗效。而抗体检测不太适合于急性感染早期以及病程和疗效的随访。

如果考虑早期采取抗病毒药物的治疗措施,可采用快速诊断实验。在医院感染控制中,流感早期诊断也可减少患者之间或健康工作人员与高危患者之间的感染传播等。

血清学检查对急性感染诊断价值较小,一般只能在发病 2～3 周后甚至更长时间才会有抗体出现,可用于近期感染患者诊断或者检测流感疫苗反应,抗体检测对于未曾患过流感的儿科患者价值更大。疾病急性期(发病后 7 天内采集)和恢复期(间隔 2～3 周采集)双份血清标本,后者抗体滴度与前者相比有 4 倍或以上升高,有助于确诊和回顾性诊断。仅有单次血清结果、从无到有的转变或 2 次同一水平抗体出现,只能证明感染,不能证明发病过程的存在。

要综合考虑敏感性、特异性、周转时间、重复性、易于操作和成本等方面的因素,从而决定选择何种试验进行检测。一般来说,直接检测技术如 RT-PCR 或免疫荧光法(IF)能够快速进行检测,比血清学和病毒分离敏感。血清学比 RT-PCR 成本低,但需要急性期和恢复期血清标本。感染的早期特异性诊断最好通过直接检测病毒获得,特别是呼吸道疾病。直接取患者呼吸道标本或肺标本,或者是将采集的标本接种到 MDCK 细胞培养过夜增殖后进行检测。和直接检测标本相比,病毒培养放大了病毒量,提高了敏感性。IFV 检测可以多种方法联合使用,提高了敏感性和特异性。

(傅春花)

第二节　腺病毒检验

一、病原学

腺病毒(adenoviruses,ADV)是 1953 年由罗等人最先发现的,随后希勒曼和沃纳等从患者呼吸道分泌液中分离到同样的病毒。1956 年,国际病毒命名委员会根据恩德斯等人的建议将这类病毒命名为 ADV。

腺病毒呈无囊膜的球形结构,其病毒粒子在感染的细胞核内常呈晶格状排列,每个病毒颗粒包含一个 36 kb 的线性双链 DNA,两端各有一个 100~600 bp 的反向末端重复序列(inverted terminal repeat,ITR)。ITR 的内侧为病毒包装信号,是病毒包装所需要的顺式作用元件。基因组包含早期表达的与 ADV 复制相关的 $E1$~$E4$ 基因和晚期表达的与 ADV 颗粒组装相关的 $L1$~$L5$ 基因。

线状双股 DNA 与核心蛋白形成直径为 60~65 nm 的髓芯,被包裹于衣壳内。衣壳呈二十面体对称,由 252 个直径为 8~10 nm 的壳粒组成,壳粒排列在三角形的面上,每边 6 个,其中 240 个为六邻体(非顶点壳粒),另 12 个为五邻体基底(顶点壳粒)。六邻体上的表位是诊断不同血清型的标准,它包括哺乳动物 ADV 属的抗原成分,是病毒体对免疫选择压力最敏感的部位。

ADV 是无包膜病毒,在低 pH 环境下可稳定存在,有很强的耐物理和化学试剂的能力。ADV 可耐受胃肠分泌物及胆汁,因此 ADV 可在胃肠内复制,并导致相应的临床症状。

二、致病性

ADV 可通过人、水、媒介物和器械传播。室温条件下,ADV 在污物中存在周期可达 3 周。ADV 在儿童和军营人员中易发生感染和大规模流行,大多数婴幼儿在出生后的 5 年内至少感染过 1 种 ADV 毒株。在过去的几年中,ADV 作为主要的病原体在免疫功能低下的宿主如艾滋病患者、免疫遗传缺陷的患者、实体器官和造血干细胞移植受者中,引起高发病率和病死率,其感染的主要流行株为 ADV-7 型。ADV 感染无明显的季节性,但冬春季相对较多。在这些患者体内常会出现细菌、真菌等微生物共感染的情况。艾滋病患者感染 ADV 会产生肺炎、肝炎、脑膜软化、肾炎、胃肠炎等并发症。

5％～10％的儿童和1％～7％成人呼吸道感染是ADV感染,主要症状有发热、咽喉炎、扁桃体炎、咳嗽、咽痛,大多病例还会伴随胃肠道症状。免疫功能正常的患者,ADV感染为自限性,2周内症状缓解或消失,且会诱导机体产生特异性免疫。

ADV感染可致胃肠道症状(尤其是婴幼儿),在病毒性胃肠炎中ADV检出率为0.8％～14％。70％ADV性胃肠炎由ADV-40和41型引起,其他血清型如ADV-1、2、3型等亦可引起腹泻。ADV胃肠炎广泛分布于世界各地,小儿发病情况仅次于轮状病毒,发病年龄以0～2岁为多,全年散发,夏季及冬末略多,潜伏期为10天左右。

ADV感染也可引起尿路感染,尤其是接受造血干细胞移植和实质器官移植的患者。典型症状包括排尿困难、血尿、出血性膀胱炎和肾移植后功能不全。

在ADV持续感染过程中,其通过感染树突状细胞(dendritic cells,DC)产生早期和晚期抗原来改变细胞表面标志,同时可通过感染单核细胞来抑制其分化为DC,从而逃避T细胞的识别。在急性ADV感染恢复过程中,T细胞介导的细胞免疫是很重要的,T细胞功能低下的患者感染ADV的概率非常高。研究显示,TNF-α、IL-6、IFN-γ在致命的ADV感染的儿童血清中含量高,而在轻度ADV感染者体内存在水平很低。体液免疫在ADV感染的免疫应答中亦起重要作用,有ADV血症的HSCT(造血干细胞移植)接受者在免疫应答清除病毒的过程中会产生高水平的血清特异性抗体。

ADV主要通过破坏细胞骨架中的中间丝结构释放其子代病毒颗粒,在病毒感染的末期,病毒水解细胞骨架蛋白K18,使之不能聚合并形成中间丝结构,由此导致被感染细胞裂解,释放病毒。

三、实验室检查

(一)标本采集与处理

在患者发病1～2天的急性期采集标本,根据症状可采集鼻咽洗液、鼻咽拭子、眼结膜拭子、粪便、肛拭子、尿道或宫颈拭子、脱落细胞刮片、脑积液和血清等标本。由于病毒对热不稳定,收集的标本通常应放在低温环境以防病毒失活。盛放标本的容器及保护剂应当是灭菌且无核酸的,以防止污染。标本在4℃条件下进行运送,实验室收到标本后应立即处理,暂时无法处理的标本,应将初步处理后放—20℃或—70℃冰箱贮藏。

(二)病毒分离与培养

常用A549、Hep-2和Hela细胞来培养临床标本中的ADV。除血清型40和41外,其他ADV血清型在人上皮细胞上生长良好,细胞感染后会出现细胞圆缩和核内包涵体聚集成串等病变现象,其病变在2～7天可见,并可持续到28天。尽管细胞培养仍然是金标准,但对临床标本仍是不敏感,且比较慢,易受细菌和真菌的污染。

(三)电子显微镜

电子显微镜鉴别主要在科研机构使用,可依据粪便中存在的病毒颗粒(10^6～10^8/mL)诊断急性胃肠炎。

(四)组织病理学

依据肺的组织病理学特征可对ADV引起的肺炎加以鉴别。肺的组织病理学特征包括弥散性肺炎、支气管上皮细胞的坏死、单核细胞浸润的毛细支气管炎和透明膜的形成等,通过原位杂交、免疫组化和PCR可进一步进行病原学鉴定。

（五）抗原检测

常用来直接检测 ADV 在呼吸道和胃肠道的感染，较快速且灵敏度较高。常用免疫荧光和酶免疫分析，与细胞培养相比，免疫荧光所测 ADV 的灵敏性能提高 40%～60%。其他直接测定抗原的方法包括免疫层析法和乳胶凝集法。研究证实，与细胞培养检测方法相比，使用免疫层析试剂盒所测定的灵敏度可达 90%。

（六）分子生物学

分子生物学技术用来检测 ADV 基因组，方法敏感，当患者体内病毒载量较低或需要快速的检验结果时更为适用。最近几年分子生物学的方法在临床运用越来越多，常选择与六邻体基因、纤突基因或病毒相关的 RNA Ⅰ 和 Ⅱ 作为 PCR 引物，PCR 方法包括常规的 PCR、real time-PCR。常规的 PCR 是一种定性分析的方法，需要 1～2 天的时间，而 real time-PCR 可以在数小时内定量分析出结果。扩增后也可以进行序列测定。德国的 Madischiw 等结合了普通 PCR 或者定量 PCR 与测序技术，发明了一种两步诊断法。测序是对核酸序列最全面、直观地反映。

四、结果解释及应用

细胞培养和电子显微镜分析由于费时费力，实验条件要求高，故较少在临床应用，而病理分析由于敏感性较低和对患者损伤较大临床也较少采用。抗原检测和病毒核酸检测一般用于急性期的感染诊断，这时病毒暴发式增长，检测抗原有助于临床确诊。

分子检测多用于疾病早期或 ADV 的分型诊断，在疾病早期由于病毒载量较低，尚未引起免疫系统产生特异性抗体，血清学诊断意义不大，而分子检测可以针对非血标本，有效检出早期感染并对病毒进行明确分型，为临床治疗提供明确依据。

（傅春花）

第三节　轮状病毒检验

一、病原学

人类轮状病毒（human rotavirus，HRV）属于呼肠孤病毒科轮状病毒属，呈球形，双链 RNA 病毒，约 18 kb，由 11 个节段组成，外有双层衣壳，每层衣壳呈二十面体对称。内层壳粒呈放射状排列，与薄而光滑的外层衣壳形成轮状，故名轮状病毒。完整病毒大小为 70～75 nm，无外衣壳的粗糙型颗粒为 50～60 nm。具双层衣壳的病毒有传染性。每个节段含有一个开放读码框（ORF），分别编码 6 个结构蛋白（VP1～VP4、VP6、VP7）和 5 个非结构蛋白（NSP1～NSP5）。根据 VP6 组特异性，将 RV 分为 A～G 共 7 个组，根据 VP6 亚组特异性，又将 A 组分为 Ⅰ、Ⅱ、（Ⅰ＋Ⅱ）、（非Ⅰ非Ⅱ）等 4 个亚组。A 组最常见，是引起婴幼儿腹泻的最主要原因，轮状病毒疫苗也是根据 A 组设计。以 VP4 的抗原性将 A 组 RV 分为 21 个 P 血清型（P1～P21，常见的有 P1A、P1B、P2、P3、P4 等）。VP7 为糖蛋白，是中和抗原，具特异性，以其抗原性将 A 组分为 14 个 G 血清型（G1～G14）。

目前把具有共同群抗原的轮状病毒归为 A 组轮状病毒，而其他不具有这种群抗原的轮状病毒称为非 A 组轮状病毒。我国发现的成人腹泻轮状病毒属 B 组,但是 1988－1989 年从腹泻患者中又发现 C 组轮状病毒,该组病毒仅在少数国家发生过几例。目前引起世界流行的轮状病毒主要是 A 组轮状病毒,B 组仅在我国有报道。

轮状病毒对理化因子的作用有较强的抵抗力。病毒经乙醚、氯仿、反复冻融、超声、37 ℃ 1 小时或室温(25 ℃)24 小时等处理,仍具有感染性。该病毒耐酸、碱,在 pH 为 3.5～10.0 的环境中都具有感染性。95％的乙醇是最有效的病毒灭活剂,56 ℃加热 30 分钟也可灭活病毒。

二、致病性

轮状病毒胃肠炎是一种全球性疾病,发病具有季节性。几乎每个儿童在 5 岁前都感染过 HRV。在发展中国家和发达国家,轮状病毒感染都是一个重要的健康和公共卫生问题。

轮状病毒属是婴幼儿腹泻的主要病原,全世界因急性胃肠炎而住院的儿童中,有 40％～ 50％为轮状病毒感染所引起。全球每年因轮状病毒感染而死亡的儿童超过 50 万,约占所有 5 岁以下儿童死亡数的 5％。

轮状病毒胃肠炎患者是重要的传染源,主要经粪-口途径传播。潜伏期为 1～7 天,一般在 48 小时以内。人轮状病毒侵入人体后在小肠(特别是十二指肠和上段空肠)绒毛上皮细胞中复制,并随粪便大量排出。一般于发病后 8 小时内可从粪便中查出 HRV,但以发病后第 3 天或第 4 天排出 HRV 量最大,患儿排出 HRV 可持续 12 天以上。

人对 HRV 普遍易感。6 个月以内婴儿由于母传抗体的保护作用,发病较少。以后通过隐性感染或发病,抗体维持在一定水平。HRV 感染后引起肠道局部和血清抗体反应,轮状病毒两个亚组间无交叉保护作用。

三、实验室检查

(一)标本采集处理

采集发病早期 5 天内的腹泻粪便,水样便可用吸管吸至塑料或玻璃容器内,密封后送实验室。称取粪便加 9 倍量 PBS 制成 10％的悬液,3 000 r/min 离心 10 分钟后取上清冻存。

(二)电镜或免疫电镜检查

取便提取液超速离心,取沉渣经磷钨酸染色电镜观察,或进行免疫电镜观察,由于病毒颗粒聚集而易被检出。电镜下常见病毒颗粒,大小为 60～80 nm,有双层壳,核心呈放射状,类似车轮排列,此为完整病毒颗粒,也可见空心的或不完整病毒颗粒。呼肠孤病毒和轮状病毒的形态相似,电镜下需加以区别:①轮状病毒内衣壳的壳粒为棍棒状,向外呈辐射状排列,构成内衣壳,外周为一层由光滑薄膜构成的外衣壳,故而病毒表面光滑;相反,呼肠孤病毒内衣壳的壳粒接近球形或呈短棱柱状,外衣壳的壳粒清楚可见,故整个病毒的表面呈粗糙颗粒状。②轮状病毒的核心较小,直径为 37～40 nm,而呼肠孤病毒的核心较大,直径为 40～45 nm。

(三)病毒分离培养

用原代猴肾细胞和传代非洲绿猴肾(MA104)分离病毒的粪便标本,用胰酶预处理(10 μg/mL)并在培养液中也加入胰酶(0.5～1.0 μg/mL),有利于病毒生长。37 ℃旋转培养。一般无细胞病变(CPE),当经过几代培养后也可出现 CPE。

(四)抗原检测

常用 ELISA 双抗夹心法,用组特异性单抗和亚组血清型特异性单抗配合使用,可检出 A 组轮状病毒,并判定亚组和血清型。ELISA 法有大约 5% 的假阳性,系粪便中类风湿因子所致,此假阳性可用阻断试验加以克服。也可选用乳胶凝集试验,以组特异性抗体吸附乳胶颗粒,加粪便抽取液进行反应。具有较好特异性,但不及 ELISA 法敏感,必须在粪便中含有大量病毒颗粒(10^7/g 以上)时,乳胶凝集试验才出现阳性结果。

(五)抗体检测

在急性期可从十二指肠分泌液中查出 IgM 和 IgG,6～12 个月消失。感染后第 4 天至 6 个月,可从感染的人粪便中查出 IgA 抗体。在原发感染的急性期早期出现血清 IgM 抗体,5 周内消失。血清 IgA 抗体在感染后第 1 周出现,2 周达高峰,持续 4 个月。血清 IgG 抗体在感染后 1～4 周缓慢上升,以 30～45 天滴度最高,维持 12～15 个月。血清中和抗体在感染后 2 周内出现,有型的特异性。感染后 2 周血清补体结合抗体达高峰,1 年内下降。

(六)病毒 RNA 检测

将标本或感染的培养物冻融处理后,经差速离心、蔗糖密度梯度离心制备病毒样品后,从轮状病毒中提取 RNA 进行聚丙烯酰胺凝胶电泳(polyacryamide gel electropHoresis,PAGE)后银染,根据病毒 RNA 节段的数目及电泳图式即可作出判断。可用于直接检测 HRV 感染,并同时能鉴定出病毒基因组,是研究 HRV 分类学和流行病学的最常见方法。

(七)核酸杂交及 PCR 技术

核酸杂交一般用地高辛等标记组特异性探针(*VP6* 基因)或型特异性探针(*VP4* 或 *VP* 基因型特异性序列)检测 HRV-RNA。PCR 技术既可以用于诊断,又可用于分型。由于扩增 RV 的 RNA 基因片段首先需将特异片段反转录成 cDNA,但由于粪便中存在某些抑制反转录的物质,使该法的灵敏度受到一定影响。

(八)快速检测

HRV 诊断试剂盒(胶体金法)、HRV 快速一步检测卡用于体外快速检测人粪便中 HRV 抗原定性检测方法,以电子显微镜检测为参考,HRV 检测卡准确度为 94.4%、特异性达 95.8%。

四、结果解释及应用

对于 HRV 感染的诊断,除临床表现和季节分布特点外,实验室诊断是主要的。由于人和动物的 HRV 感染极为普遍,而动物的临床发病及其血清中的抗体效价又无明显的线性平行关系,因此,抗体测定在 HRV 感染的现症诊断上的价值不大,只能说明感染率。即使应用双份血清亦然。因为血清中 IgM 的含量与感染的关系比较密切,IgM 测定可能具有较大的现症诊断意义。

HRV 的人工培养是相当困难的,至今没有一株 HRV 能有效地在任何细胞或器官培养系统中繁殖,仅少数毒株已培养出,如人 HRV-Wa(血清型 I 代表株),II 亚组病毒能在猴肾原代细胞上生长。RV 敏感细胞是小肠黏膜上皮细胞,但此类高度分化细胞的培养十分困难。故临床实验室很少应用。

电镜法可根据其特殊形态快速作出诊断,然而此法受设备和操作人员所限,不适于大规模样品检测。PAGE 法特异性强,根据 HRV-RNA 基因组 11 个片段的电泳图谱,可以肯定阳性结果。此法实验设备和方法较简单,可检测大量标本,但应尽量避免标本中的 RNA 酶和材料的污染以及标本反复冻化和保存不当可导致标本中 RNA 降解,造成阴性结果。ELISA 法敏感性高,实验设备和方法简单,甚至肉眼也可判定结果,适用于大规模样品调查。此法易受实验条件误差和凹孔板质量的影响而不稳定。上述三法的敏感性近似,均可作为检测 HRV 的常规方法。

三种方法各有特点,实验室可根据条件和实验目的选择使用。酶免疫试验最近已用于检测 B 组 HRV 感染。HRV 感染的血清学证据可用补体结合试验、ELISA 或免疫荧光试验、免疫黏附血凝试验、血凝抑制试验等进行检测。此外,核酸电泳和核酸杂交已逐渐成为常规技术,在诊断、鉴别诊断及分子流行病学研究中发挥重要作用。

(傅春花)

第四节 肝炎病毒检验

一、病原学

(一)甲型肝炎病毒(Hepatitis A virus,HAV)

HAV 属小 RNA 病毒科中的肝 RNA 病毒属,病毒衣壳由 60 个亚单位组成,每个病毒衣壳亚单位含的 4 种多肽,即 VP1、VP2、VP3 和 VP4 是病毒特异表面抗原,但只有一个血清型。

(二)乙型肝炎病毒(Hepatitis B virus,HBV)

属于嗜肝 DNA 病毒科。HBV 感染者血液中有三种形态的颗粒,即完整的病毒颗粒(Dane 颗粒)、球形颗粒以及管形颗粒。其中以球形颗粒含量最高。Dane 颗粒有双层脂蛋白外膜与由核壳蛋白包裹双链 DNA 分子的核心。球形和管形颗粒则只含病毒外壳蛋白即乙肝表面抗原(Hepatitis B surface antigen,HBsAg),Dane 颗粒还有核心抗原(Hepatitis B core antigen,HBcAg)。

(三)丙型肝炎病毒(Hepatitis C virus,HCV)

HCV 病毒体呈球形,直径小于 80 nm(在肝细胞中为 36～40 nm,在血液中为 36～62 nm),为单股正链 RNA 病毒,在核衣壳外包绕含脂质的囊膜,囊膜上有刺突。HCV-RNA 由 9 500～10 000 bp组成,5' 和 3' 非编码区(NCR)分别有 319～341 bp 和 27～55 bp,含有几个顺向和反向重复序列,可能与基因复制有关。

(四)丁型肝炎病毒(Hepatitis D virus,HDV)

HDV 体形细小,直径为 35～37 nm,核心含单股负链共价闭合的环状 RNA 和 HDV 抗原(HDAg),其外包以 HBV 的 HBsAg。HDV-RNA 的分子量很小,只有 $5.5×10^5$,这决定了 HDV 的缺陷性,不能独立复制增殖。需依赖 HBV 存在复制。

(五)戊型肝炎病毒(Hepatitis E virus,HEV)

属肝炎病毒科肝炎病毒属,目前,该属仅有戊型肝炎病毒一个种。

二、致病性

(一)HAV

多侵犯儿童及青年,发病率随年龄增长而递减。HAV 经粪-口途径侵入人体后,先在肠黏膜和局部淋巴结增殖,继而进入血流,形成病毒血症,最终侵入靶器官肝脏,在肝细胞内增殖。由于在组织培养细胞中增殖缓慢并不直接引起细胞损害,故推测其致病机制,除病毒的直接作用外,机体的免疫应答可能在引起肝组织损害方面起到一定的作用。现可应用狨猴作为试验感染模型以研究 HAV 的致病机制。动物经大剂量病毒感染后 1 周,肝组织呈轻度炎症反应和有小量的局灶性坏死现象。此时感染动物虽然肝功能异常,但病情稳定。可是在动物血清中出现特异性抗体的同时,动物病情反而转剧,肝组织出现明显的炎症和门静脉周围细胞坏死。由此推论早期的临床表现是 HAV 本身的致病作用,而随后发生的病理改变是一种免疫病理损害。

(二)HBV

在青少年和成人期感染 HBV 者中,仅 5%～10% 发展成慢性,一般无免疫耐受期。慢性乙型肝炎发生肝硬化的高危因素包括病毒载量高、HBeAg 持续阳性、ALT 水平高或反复波动、嗜酒、合并 HCV、HDV 或 HIV 感染等。HBV 前 C 及 C 基因发生变异,可导致 HBeAg 和抗-HBc 均阴性;前 S 及 S 基因发生变异,可导致 HBsAg 为阴性,而 HBV DNA 的复制仍然活跃。HBV 感染是肝细胞癌(hepatic cellular cancer,HCC)的重要相关因素,HBsAg 和 HBeAg 均阳性者的 HCC 发生率显著高于单纯 HBsAg 阳性者。

(三)HCV

丙型肝炎发病机制仍未十分清楚。当 HCV 在肝细胞内复制引起肝细胞结构和功能改变或干扰肝细胞蛋白合成,可造成肝细胞变性坏死,表明 HCV 直接损害肝脏在导致发病方面起到一定作用。但多数学者认为细胞免疫病理反应可能起重要作用。学者经研究发现丙型肝炎与乙型肝炎一样,其组织浸润细胞以 CD3$^+$ 为主,细胞毒 T 细胞(TC)特异攻击 HCV 感染的靶细胞,可引起肝细胞损伤。临床观察资料表明,人感染 HCV 后所产生的保护性免疫力很差,能发生再感染,甚至部分患者会导致肝硬化及肝细胞癌。其余约半数患者为自限性,可自动康复。

(四)HDV

流行病学调查表明,HDV 感染呈世界性分布,我国以四川等西南地区较多见。全国各地报道的乙肝患者中,HDV 的感染率为 0～10%。在 HDV 感染早期,HDAg 主要存在于肝细胞核内,随后出现 HDAg 抗原血症。HDAg 刺激机体产生特异性 HD 抗体,初为 IgM 型,随后是 IgG 型抗体。HDV 感染常可导致 HBV 感染者的症状加重与恶化,故在发生重症肝炎时,应注意有无 HBV 伴 HDV 的共同感染。HDV 与 HBV 有相同的传播途径,预防乙肝的措施同样适用于丁肝。由于 HDV 是缺陷病毒,如能抑制 HBV,则 HDV 亦不能复制。

(五)HEV

主要经粪-口途径传播,潜伏期为 10～60 天,平均为 40 天。经胃肠道进入血液,在肝内复制,经肝细胞释放到血液和胆汁中,然后经粪便排出体外。人感染后可表现为临床型和亚临床型(成人中多见临床型),病毒随粪便排出,污染水源、食物和周围环境而发生传播。潜伏期末和急性期初的患者粪便排毒量最大,传染性最强,是本病的主要传染源。HEV 通过对肝细胞的直接损伤和免疫病理作用,引起肝细胞的炎症或坏死。临床上表现为急性戊型肝炎(包括急性黄疸型和无黄疸型)、重症肝炎及胆汁淤滞性肝炎。多数患者于发病后 6 周即好转并痊愈,不发展为慢性肝炎。孕妇感染 HEV 后病情常较重,尤以怀孕 6～9 个月最为严重,常发生流产或死胎,病死率达 10%～20%。免疫低下患者罹患此病可慢性化。

三、实验室检测

(一)HAV

1.抗-HAV IgM 检测

抗-HAV IgM 的检测方法包括基于捕获法原理的 ELISA 和 CLIA 等。ELISA 捕获法采用抗人 IgM μ 链包被微孔板形成固相抗体,加入待测样本后,其中的 IgM 抗体(包括特异的抗-HAV 和非特异的 IgM)与固相上的抗 μ 链抗体结合而吸附于固相载体上;再加入 HAV 抗原与固相上特异的 IgM 结合,加入酶标记的抗-HAV 抗体,形成相应的抗原抗体复合物,洗涤后,加入酶底物比色测定。

2.抗-HAV IgG 检测

常采用 ELISA 和化学发光免疫测定法(chemiluminescent immunoassay,CLIA)检测抗-HAV IgG。ELISA 主要包括间接法、竞争法和捕获法。化学发光免疫测定是将免疫反应与化学发光检测相结合的一项技术。根据标记物的不同可分为三类,即发光物直接标记的 CLIA(常用的标记物质是吖啶酯类化合物)、元素化合物标记的电化学发光免疫试验(electrochemiluminescent immunoassay,ECLIA)[常用标记物是三联吡啶钌(Ru(bpy)$_3^{2+}$)]和时间分辨荧光免疫试验(time-resolved fluoroimmunoassay,TRFIA)(常用的标记物是镧系元素化合物)。化学发光酶免疫分析法(chemiluminescent enzyme immunoassay,CLEIA)属于酶免疫分析,酶的反应底物是发光剂,常用的标记酶为 HRP 和碱性磷酸酶(alkaline phosphatase,ALP),其中 HRP 的发光反应底物为鲁米诺,碱性磷酸酶的底物为环 1,22-二氧乙烷衍生物(AMPPD)。

(二)HBV

1.HBsAg 检测

HBsAg 检测方法主要有 ELISA、CLIA、免疫渗滤层析(胶体金试纸条)和 HBsAg 中和试验(neutralization test,NT)。采用 HBsAg 中和试验进行检测时,每份待测样本应分别设对照孔和检测孔,在对照孔中加入对照试剂,在检测孔中加入特异性 HBsAb。检测孔中的特异性 HBsAb 与预包被的 HBsAb 及酶标记的 HBsAb 竞争结合样本中的 HBsAg,从而使结合到预包被板孔上,并与酶标记 HBsAb 结合形成夹心复合物的 HBsAg 的量减少;而对照孔中不存在这样的竞争,HBsAg 可以正常结合到预包被板孔上,并与酶标记的 HBsAb 结合形成夹心复合物。

2.HBsAb 检测

双抗原夹心法原理,方法主要有 ELISA、CLIA 和免疫渗滤层析试验,其中 CLIA 多为定量检测。

3.HBeAb 检测

竞争法原理,检测方法主要有 ELISA 法和 CLIA 法。

4.HBcAb 检测

竞争法或双抗原夹心法原理,方法主要有 ELISA 和 CLIA。

5.抗 HBc-IgM 检测

捕获法原理,方法主要有 ELISA 和 CLIA。

6.HBV 外膜蛋白前 S1 抗原(Pre-S1)和前 S2 抗原(Pre-S2)检测

采用双抗体夹心 ELISA 法。试剂、操作、结果判定及注意事项参考前述双抗体夹心 ELISA。健康人 Pre-S1 阴性。

7.HBV-DNA PCR 检测

临床也常用 real-time PCR 做定量检测。

8.耐药基因检测

可用 PCR-RELP、测序等检测耐药突变位点。

（三）HCV

1.HCV IgG 检测

HCV IgG 抗体的检测是基于间接法或双抗原夹心法原理。方法主要有 ELISA、CLIA、免疫渗滤层析试验和确认试验。HCV 抗体确认试验采用重组免疫印迹实验进行检测,在硝酸纤维素膜条上预包被 HCV 合成多肽抗原和重组抗原(Core、NS3、NS4、NS5)及对照线蛋白。将硝酸纤维素膜条浸泡在稀释的血清或血浆样本中反应后洗涤,加入酶标记的抗人 IgG 抗体温育,如样本中含有 HCV 特异性抗体,则会形成"包被抗原-抗体-酶标二抗"复合物,加入底物液显色,终止后,根据出现的不同条带情况判断结果。

2.HCV 核心抗原检测

采用双抗体夹心模式检测,主要有 ELISA 和 CLIA 两类方法。HCV 核心抗原理论上在病毒感染两天就可以在血液中检测到,而抗-HCV 平均"窗口期"为近两个月。因此如果患者抗-HCV 阴性而 HCV 核心抗原阳性时,可通过进行核酸检测进一步确认检测结果。其他同抗-HCV。

3.HCV 抗原抗体联合检测

采用双抗原抗体夹心 ELISA 方法。HCV 核心抗原抗体联合检测可有效缩短检测的窗口期。当结果为弱阳性反应需要进一步确认时,因有可能为早期感染,可采用核酸检测的方法进行结果确认。

4.HCV-RNA

可使用 RT-PCR 法。也可使用 NASBA 技术检测。

（四）HDV

抗-HDV IgM 和抗-HDV IgG 检测常用 ELISA 方法进行检测。抗-HDV IgM 检测原理为捕获法,抗-HDV IgG 检测原理为竞争法。

（五）HEV

抗-HEV IgM 和抗-HEV IgG 检测常用 ELISA 方法进行检测。抗-HEV IgM 检测原理为捕获法,抗-HEV IgG 检测原理为间接法。

四、检验结果的解释和应用

（一）抗-HAV 检测

可用于诊断既往或现症的 HAV 感染,以及观察接种 HAV 疫苗之后的免疫效果。采用免疫学方法测定抗-HAV IgM、IgG 或总抗体,检测的阳性反应有可能不是真正的阳性,尤其是较弱的阳性反应,可能是因为被检者血液中的一些干扰因素如类风湿因子、补体、异嗜性抗体、较高浓度血红蛋白和胆红素等所致的假阳性。因此,临床上可根据患者特异 IgM 到特异 IgG 抗体的转换,和(或)特异 IgG 浓度或滴度的 4 倍升高变化,结合患者的临床表现及其他生化检测来综合判断患者是否是甲型肝炎。

（二）HBV 检测

1.HBV 的免疫检测

HBV 标志物的联合检测可诊断 HBsAg 携带者、急性乙型肝炎潜伏期、急性和慢性肝炎患者。HBsAg 阴性不能完全排除 HBV 感染。

2.HBV-DNA 检测

HBV 感染的确证标志。定量检测用于治疗监测、血筛及母婴传播研究等。

（三）HCV 检测

1.抗 HCV 检测

目前检测抗-HCV 的 ELISA 和化学发光方法的试剂属于第 2 或第 3 代试剂,包被抗原内含有 HCV core、NS3、NS4 和 NS5 抗原（第 3 代），敏感性和特异性与前两代试剂相比显著提高。该方法目前被广泛用于献血员中的 HCV 感染筛查和临床实验室检测,抗-HCV 检测阳性提示感染过病毒;对大部分病例而言,抗-HCV 阳性常伴有病毒核酸 HCV RNA 的存在。因此,抗-HCV是判断 HCV 感染的一个重要标志。抗-HCV 阳性而血清中没有 HCV RNA 提示既往感染,在血清中检测不到 HCV RNA 并不意味着肝脏没有病毒复制。对于极少数病例,特别是经过免疫抑制剂治疗的患者,免疫功能低下,抗-HCV 阴性仍可检测到 HCV RNA,此类患者适宜采用 HCV 核心抗原或抗原抗体联合检测试剂进行检测。

2.HCV-RNA 检测

HCV 感染的确证标志。定量用于治疗监测。

（四）抗-HDV 检测

抗-HDV IgM 在临床发病的早期即可检测到,于恢复期消失,是 HDV 感染中最先检测出的抗体,特别是在重叠感染时,抗-HDV IgM 往往是唯一可以检测出的血清学标志物。抗-HDV IgG出现在 HDV IgM 下降时。慢性 HDV 感染,抗-HDV IgG 保持高滴度,并可存在数年。

（五）抗 HEV 检测

戊型肝炎的临床症状和流行病学都与甲肝相似。一般认为,戊肝急性期第一份血清抗-HEV 滴度＞40,以后逐渐下降,或抗-HEV 先阴性后转为阳性,或抗-HEV 滴度逐步增高,均可诊断为急性 HEV 感染。抗-HEV IgG 阳性可以作为机体既往感染 HEV 或机体注射戊肝疫苗有效的标志物。注射疫苗后,抗-HEV IgG 阳性即说明机体对 HEV 具有免疫力。

（傅春花）

第五节　人类免疫缺陷病毒检验

一、病原学

人类免疫缺陷病毒（human immunodeficiency virus,HIV）为反转录病毒科的 RNA 病毒。病毒颗粒呈球形,直径为 100~120 nm;病毒体外层为脂蛋白包膜,其中嵌有 gp120 和 gp41 两种特异的糖蛋白,前者为包膜表面刺突,后者为跨膜蛋白。病毒内部为 20 面体对称的核衣壳,病毒核心含有 RNA、反转录酶和核衣壳蛋白。核心为由两条相同的单股正链 RNA 在 5' 端通过氢键结合而形成的二聚体 RNA、反转录酶组成,呈棒状或截头圆锥状。HIV 显著特点是具有高度变异性。HIV 感染的宿主范围和细胞范围较窄,在体外仅感染表面有 CD4 受体的 T 细胞、巨噬细胞,感染后细胞出现不同程度的病变,培养液中可检测到反转录酶活性,培养细胞中可检测到病毒抗原。

二、致病性

HIV 感染后的数年至 10 余年可无任何临床表现。发病以青壮年较多,发病年龄 80% 为 18～45 岁,即性生活较活跃的年龄段。发展为艾滋病后可以出现各种临床表现。一般初期的症状就像普通感冒、流感样,可出现全身疲劳无力、食欲减退、发热等症状,随着病情的加重,症状日见增多,如皮肤、黏膜出现白念珠菌感染,出现单纯疱疹、带状疱疹、紫斑、血疱、瘀斑等;以后渐渐侵犯内脏器官,出现原因不明的持续性发热,可长达 3～4 个月;还可出现咳嗽、气促、呼吸困难、持续性腹泻、便血、肝脾大、并发恶性肿瘤等。临床症状复杂多变,但每个患者并非上述所有症状全都出现。侵犯肺部时常出现呼吸困难、胸痛、咳嗽等;侵犯胃肠可引起持续性腹泻、腹痛、消瘦无力等;还可侵犯神经系统和心血管系统。

三、实验室检查

(一)病毒分离

HIV 感染者外周血细胞、血浆、全血等均存在病毒。可通过与正常人外周血细胞共培养的方法进行病毒分离,用于 HIV 感染的辅助诊断及 HIV 抗体阳性母亲所生婴儿的早期辅助鉴别诊断。HIV 病毒分离培养阳性表明人体内存在 HIV,阴性仅表示未能分离培养出病毒,不能作为 HIV 未感染的诊断依据。

(二)抗体检查

人体感染 HIV 后,2～6 周产生抗 HIV 特异性抗体。HIV 抗体检测分为筛查试验和确证试验。

1.筛查试验

主要用于 HIV 感染筛查,因此要求操作简便、成本低廉,而且灵敏、特异。目前主要的筛检方法是 ELISA 方法检测 HIV 抗体,还有少数的颗粒凝集试剂和快速 ELISA 试剂。

2.确证试验

筛检实验阳性血清的确证最常用的是 western blot(WB),由于该法相对窗口期较长,灵敏度稍差,而且成本高昂,因此只适合作为确证实验。随着第三代和第四代 HIV 诊断试剂灵敏度的提高,WB 已越来越满足不了对其作为确证实验的要求。FDA 批准的另一类筛检确证试剂是免疫荧光试验(IFA)。IFA 比 WB 的成本低,而且操作也相对简单,整个过程在 1～1.5 小时即可结束。此法的主要缺点是需要昂贵的荧光检测仪和有经验的专业人员来观察评判结果,而且实验结果无法长期保存。现在 FDA 推荐向 WB 不能确定的供血员发布最终结果时以 IFA 的阴性或阳性为准,但不作为血液合格的标准。

(三)HIV P24 抗原检测

HIV P24 抗原出现早于 HIV 抗体,有助于进行辅助诊断以缩短窗口期,目前多采用 ELISA 夹心法进行检测。HIV P24 抗原阳性,表示检测样品中含有 P24 抗原,但不能作为诊断依据,可用于 HIV 抗体不确定或窗口期的辅助诊断及 HIV 抗体阳性母亲所生婴儿的早期辅助鉴别诊断等。HIV P24 抗原阴性结果只表示在本试验中无反应,不能排除 HIV 感染。

(四)HIV 病毒载量检测

HIV 病毒载量指感染者体内游离的 HIV 病毒含量,即每毫升血液中含有的 HIV RNA 拷贝数。常用的 HIV 病毒载量检测方法包括反转录 PCR、核酸序列扩增、分支 DNA 杂交和荧光定量 PCR 实验等。HIV 病毒载量检测结果高于检测限,可作为 HIV 感染窗口期的辅助诊断、

HIV抗体不确定及HIV抗体阳性母亲所生婴儿的早期辅助鉴别诊断,不能单独用于HIV感染的诊断。病毒载量检测还可用于判断HIV感染疾病预后、是否需要抗病毒治疗及疗效等。HIV病毒载量检测结果低于检测限,见于没有感染HIV的个体、抗病毒治疗效果好或极少数自身可有效抑制病毒复制的HIV感染者。

（五）HIV耐药检测

在对HIV感染者抗病毒治疗时,病毒载量下降不理想或抗病毒治疗失败时,需进行HIV耐药性检测。目前耐药性检测有两种方法,即基因型检测及表型检测。基因型检测通过分子生物学方法检测与耐药性相关的病毒基因突变。表型检测通过病毒培养直接检测体内感染HIV毒株对不同药物的敏感度,揭示是否存在耐药及交叉耐药。如果检测结果提示耐药,需要密切结合临床、患者服药依从性、药物的代谢和药物水平等因素综合判定。

（六）CD4$^+$T淋巴细胞检测

用于CD4$^+$T淋巴细胞检测的方法分为自动检测方法和手工操作法。自动检测方法包括流式细胞仪(单平台一步法、多平台三级程序法)、专门的细胞计数仪,手工操作方法则需要显微镜或酶联免疫实验设备。目前检测CD4$^+$T淋巴细胞数的标准方法为应用流式细胞仪技术检测,可得出CD4$^+$T淋巴细胞的绝对值及占淋巴细胞的百分率。

四、检验结果的解释和应用

（一）病毒分离

病毒分离可用于HIV-1感染的辅助诊断及HIV-1抗体阳性母亲所生婴儿早期辅助鉴别诊断。病毒分离培养必须在生物安全三级实验室进行,技术要求高,目前多用于HIV相关的科学研究,临床不作为常规诊断项目。

（二）HIV抗体检测

HIV抗体检测是HIV感染诊断的金标准,筛查试验阳性不能判定是否感染,必须经有资质的确证实验室进行确证试验,确证试验阳性才可报告"HIV抗体阳性(＋)",判断为HIV感染。

（三）HIV P24抗原检测

HIV P24抗原检测结果阳性仅作为HIV感染的辅助诊断依据,不能据此确诊,阳性结果还需经中和试验确认,操作复杂,临床不将其作为常规检测项目。

（四）HIV病毒载量检测

HIV病毒载量检测灵敏度非常高,在HIV感染辅助诊断、患者预后评估及评价抗病毒治疗效果等方面发挥重要作用,但由于有假阳性的可能,阳性结果仅为HIV感染的辅助诊断指标,不可据此诊断。

（五）耐药性检测

常用的方法包括基因型和表型检测。表型检测可指导HIV感染者的有效用药,但必须在生物安全三级实验室进行,技术要求高,临床不将其作为常规诊断项目。基因型检测费用较低,技术相对容易,但结果分析较复杂,需要掌握大量相关知识,且无法指出药物耐药的程度。目前国际上广泛应用是基因型耐药检测。

（六）CD4$^+$T淋巴细胞

CD4$^+$绝对值的变化可用于艾滋病的免疫状态分析、疗效观察及预后判断。艾滋病患者CD4/CD8比值显著降低,多在0.5以下。

（傅春花）

第十六章

真菌检验

第一节 浅部真菌检验

浅部真菌主要侵犯机体皮肤、毛发和指(趾)甲,寄生和腐生于表皮、毛发或甲板的角质组织中,引起浅部真菌病。临床上最多见的浅部真菌为皮肤癣菌,又称为皮肤丝状菌,主要包括毛癣菌属、小孢子菌属和表皮癣菌属三个菌属,所引起的疾病又称癣。本节主要描述上述三个菌属中有关菌种的生物学特性和实验室鉴定。

一、毛癣菌属

(一)分类与命名

毛癣菌属无性期隶属于半知菌门,丝孢菌纲,丝孢菌目,丛梗孢菌科。属内有 20 余种,临床上常见有红色毛癣菌、阿耶罗毛癣菌、麦格尼毛癣菌、同心性毛癣菌、马毛癣菌、须癣毛癣菌、断发毛癣菌、许兰毛癣菌、猴毛癣菌、苏丹毛癣菌、万氏毛癣菌、土毛癣菌、疣状毛癣菌和紫色毛癣菌等。

(二)生物学特性

1.形态与染色

本属真菌为细长分隔透明菌丝,大分生孢子狭而长,香烟形、铅笔形或棒状,壁外侧光滑呈 2~10 个分隔,有时缺乏或少见。小分生孢子丰富或缺乏,常见泪滴形、椭圆或短棒状,多在菌丝两侧排列。

(1)红色毛癣菌:大分生孢子多呈棒状、香烟或铅笔形,壁薄光滑,有 3~10 个分隔,有时缺乏或少见。小分生孢子丰富,棒状或梨形,在分枝分隔菌丝两侧生,沿菌丝孤立或集簇。可见结节形菌丝或球拍状菌丝。

(2)须癣毛癣菌:大分生孢子多呈棒形或腊肠状,薄壁,有 2~8 个分隔,分隔处常变窄。小分生孢子丰富,呈圆形或椭圆形。大分生孢子在粉末状菌落中较多,而绒毛状菌落中常缺乏。

(3)断毛发癣菌:培养初期具有丰富的侧生棒状小分生孢子,有柄或无柄;陈旧培养物可见厚壁孢子。在 SDA 或 PDA 生长培养物上,罕见大分生孢子,若在培养基中添加 B 族维生素,可产生大分生孢子。

(4)许兰毛癣菌:培养早期菌丝粗细不一,随后菌丝膨胀突起或结节状,典型特征为鹿角状菌丝,无大、小分生孢子。

(5)紫色毛癣菌:可见粗细不一侧面有凸起的结节状菌丝和较多的厚壁孢子,生长在 SDA 和 PDA 培养基上大、小分生孢子较少见。

(6)同心性毛癣菌:菌丝粗大分隔,不规则,有时有不典型的鹿角状菌丝,罕见大、小分生孢子,而厚壁孢子丰富。

(7)麦格尼毛癣菌:小分生孢子梨形或棒形,大分生孢子罕见。呈铅笔状或香烟状。

(8)疣状毛癣菌:小分生孢子呈梨形至亚球形,常少见。大分生孢子亦罕见,但该菌可见典型的链状厚壁孢子。

2.培养特性

(1)红色毛癣菌:在 SDA 培养基上生长较慢,早期菌落较小,微黄色,随后变成微细粉末状或短绒毛状,常有放射状沟纹,表面白色或黄白色。在马铃薯葡萄糖琼脂培养基上生长较快,菌落白色或淡粉红色,背面暗红色或葡萄酒色,其色素在菌落周边的培养基中扩散。根据菌落形态、表面和背面色泽不同,将该菌分为 5 型。

(2)须癣毛癣菌:SDA 培养基上生长较快,呈白色或黄色,粉末或颗粒状;扁平或圆盘状等类型菌落,菌落中心有结节状小隆起,有时呈不规则、较粗大的放射状沟纹,或呈白色绒毛状蓬松菌落,仅在边缘附近有黄白色的粉末,背面呈淡黄、棕色、棕红或淡红色。根据菌落形态分为 6 个型。

(3)断发毛癣菌:生长较慢,白色绒毛状菌落,随后中心变为粉末状,逐渐隆起,有皱褶,外围则有一圈放射状沟纹。陈旧性培养物中心低凹,菌落下陷,正面颜色为白色或奶油色,反面为棕黄色或棕红色。

(4)许兰毛癣菌:又名黄癣菌,欧洲型菌落生长较快,菌落表面有皱褶,边缘清楚,下陷现象显著。亚洲型菌落则生长慢,菌落小,蜡样,表面有不规则的细褶皱,棕黄到深褐色,边缘有放射状菌丝,下陷现象显著。陈旧性培养物可见白色气生菌丝,培养基裂开。

(5)紫色毛癣菌:生长缓慢,早期为圆形,白色,膜状,蜡样发亮的菌落,随后中心产生紫色素,边缘呈淡紫色,外周有一圈无色环,表面有皱褶,反复转种后紫色色素可减退。少数菌种不产生紫色色素,称之为无色的紫色毛癣菌。B 族维生素促色素生成,并可产生大量的大、小分生孢子。

(6)同心性毛癣菌:菌落生长缓慢,绒毛状,外观由白色变乳油色,琥珀色或褐色,背面呈无色,粉色或褐色。在培养基中添加 B 族维生素可刺激某些菌株生长。

(7)麦格尼毛癣菌:在 SDA 培养基中生长较快。菌落表面呈淡粉色,背面呈深红色,少量呈皱褶皮革状。尿素酶试验阳性,生长需要组氨酸。

(8)疣状毛癣菌:在 SDA 培养基上 25 ℃和 37 ℃孵育时,形成两种类型菌落。25 ℃生长慢,形成的菌落小,扁平隆起,蜡样,色微黄,明显下陷;37 ℃生长快,为绒毛状菌落,中心隆起,有皱褶,周围有放射状沟纹。

(三)鉴定与鉴别

1.属间鉴别

特征性的大、小分生孢子,分生孢子的有无,尿素酶试验,毛发穿孔试验及侵犯部位等有助于与其他皮肤癣菌的鉴别。

2.属内鉴定

(1)红色毛癣菌:培养初期应注意与须癣毛癣菌、断发毛癣菌的鉴别,可结合镜下大、小分生孢子形态,螺旋状菌丝,在葡萄糖玉米培养基和 PDA 培养基上的色素生成,尿素酶试验及毛发穿孔试验加以鉴别。生长不需要组氨酸可与麦格尼毛癣菌鉴别。

(2)须癣毛癣菌:菌落形态似石膏样小孢子菌,后者大分生孢子呈纺锤形,壁厚,有 4~6 个分隔,易于鉴别。生长不需要烟酸可与马毛癣菌鉴别。

(3)断发毛癣菌:应注意与疣状毛癣菌鉴别,维生素 B_1 均可促进两者生长,厚壁孢子丰富,而疣状毛癣菌大分生孢子鼠尾样,37 ℃生长加快,可见鹿角状菌丝。

(4)疣状毛癣菌同许兰毛癣菌镜下均可见鹿角状菌丝,菌落可呈脑回状沟纹,培养早期菌落似紫色毛癣菌和同心性毛癣菌。许兰毛癣菌和同心性毛癣菌均无大、小分生孢子,后者厚壁孢子丰富。紫色毛癣菌后期菌落呈绛色,可见对称的厚壁孢子链。上述两菌培养早期菌落还应与铁锈色小孢子菌鉴别,后者菌丝粗,似竹节状,无鹿角状菌丝。

(5)不典型菌株必要时还可结合分子生物学技术如 RAPD 的方法来鉴别。

(四)临床意义

红色毛癣菌主要侵犯皮肤,指(趾)甲和毛发,引起体、股癣,手足癣和甲癣,是我国最为常见的一种皮肤癣菌,但极少侵犯毛发。

须癣毛癣菌可侵犯皮肤,指(趾)甲和毛发,引起手足癣,体、股癣,脓癣,毛发感染时呈发外型,局部炎症比较明显。

断发毛癣菌主要侵犯头发及光滑皮肤,头发感染时呈发内型,是黑癣的主要病原菌;侵犯面部或其他光滑皮肤时可引起体癣,表现环状,中央有丘疹及鳞屑散布,有时可引起手足癣、须癣及癣菌疹。

许兰毛癣菌主要侵犯头皮和头发,引起头黄癣,俗称癞痢头。也可引起其他类型的黄癣,如体黄癣、甲黄癣、内脏黄癣及黄癣菌疹等。

紫色毛癣菌主要引起头黑癣和体癣,感染头发为发内型。

同心性毛癣菌是皮肤感染的一种病原体,可引起叠瓦癣,以形成多个同心圆形和多环鳞屑性损害为特征,常覆盖全身,皮屑中含有大量菌丝。

麦格尼毛癣菌是光滑皮肤、头皮和须癣的病原体。

疣状毛癣菌为发外型,亲动物性皮肤癣菌,主要侵犯牛、马。人类通过接触而感染,炎症现象特别显著。

二、表皮癣菌属

(一)分类与命名

表皮癣菌属无性期隶属于半知菌门,丝孢菌纲,丝孢菌目,丛梗孢菌科。属内包括絮状表皮癣菌和斯托克表皮癣菌 2 个种。斯托克表皮癣菌未发现对人类致病。

(二)生物学特性

1.形态与染色

显微镜下可见椭圆形大分生孢子如棍棒状,2~4 个分隔,壁薄光滑,排列为单个或 4~5 成群,有很多厚壁孢子,无小分生孢子。

2.培养特性

在 SDA 培养基上室温培养,早期菌落为蜡状,稍凸起,表面有不规则的皱褶,覆有粉末,周围有放射状沟纹,有一圈光滑晕,中心覆有菌丝,随培养时间增长菌丝增多,变为羊毛状,黄绿色。

(三)鉴定与鉴别

絮状表皮癣菌培养早期菌落似许兰毛癣菌,后者无大、小分生孢子,且主要侵犯毛发。晚期菌落与犬小孢子菌相似,但后者可见纺锤形大分生孢子。

(四)临床意义

絮状表皮癣菌是该属内唯一致病真菌,呈世界性分布。可引起人类股癣,常两侧对称,边缘凸起,有丘疹和水疱散在,中央覆盖有鳞屑;足癣为水疱鳞屑型;也可引起甲癣。该菌的传染为接触性,尤其通过共用的沐浴和健身设备。免疫力低下患者,还可引起侵袭性感染。

三、小孢子菌属

(一)分类与命名

小孢子菌属无性期隶属于半知菌门,丝孢菌纲,丝孢菌目,丛梗孢科。属内 17 个菌种,其中临床常见有铁锈色小孢子菌、犬小孢子菌、粉小孢子菌、猪小孢子菌、杂色小孢子菌、奥杜盎小孢子菌、库克小孢子菌、鸡禽小孢子菌、早熟小孢子菌、总状小孢子菌、万氏小孢子菌和石膏样小孢子菌等。

(二)生物学特性

1.形态与染色

本属菌种大分生孢子丰富,呈纺锤形或梭形,可分 2～14 隔,壁厚,外侧粗糙带刺。

(1)铁锈色小孢子菌:培养物显微镜下检查,可见菌丝较粗而规则,菌丝顶端或中间着生厚壁孢子,有时呈链状排列。球拍状和破梳状菌丝亦可见到。

(2)犬小孢子菌:培养物显微镜下检查,可见许多大分生孢子,呈纺锤状,壁厚粗糙带刺,大小为 $(10～25)\mu m \times (75～100)\mu m$,有 6 个以上的分隔,顶端像"帽子"样肥大。小分生孢子棍棒状。有球拍状菌丝,有时也可见破梳状和结节状菌丝,菌丝有隔。

(3)石膏样小孢子菌:培养物显微镜下检查,可见众多呈纺锤形大分生孢子,大小为 $(6～8)\mu m \times (60～200)\mu m$,有 4～6 个分隔,壁薄光滑或有刺。菌丝两侧可有短柄或无柄的少数棍棒状小分生孢子。有时也可见厚壁孢子。并可见到球拍状、破梳状和结节状菌丝。

(4)粉小孢子菌:培养物显微镜下检查,可见众多大分生孢子,壁薄有刺,4～5 个分隔。与石膏样小孢子菌类似,两者区别为前者大分生孢子稍长,且多为侧生,很少聚集成丛。

(5)猪小孢子菌:培养物显微镜下检查,可见众多大分生孢子,卵圆形至棒形,壁厚有刺;小分生孢子丰富、棒状、侧生。

(6)杂色小孢子菌:培养物显微镜下检查,可见丰富小分生孢子,有柄,球形到纺锤形(很少棒形),呈葡萄状生长,但也有沿菌丝一侧单生。大分生孢子薄壁,光滑,梭形或子弹形,顶端稍粗糙,常含有 6 个分隔细胞。并可见螺旋状菌丝。

2.培养特性

(1)铁锈色小孢子菌:在 SDA 培养基上,室温孵育 4～5 天,产生淡黄色或铁锈色条纹状菌落,稍隆出培养基表面,菌落渐向四周发出放射状菌丝,下陷不明显,为本菌的典型特征。

除上述典型菌落外,在临床标本中还可见以下生长特性。①Ⅰ型:中心为扁平凸起,以后菌落表面发生皱褶,整个菌落呈块状或结节状,表面较干。②Ⅱ型:起初沿病发呈条状生长,渐渐在中心产生扁平隆起,并有皱褶,菌落边缘整齐如刀切,且稍下陷,无放射状沟纹。上述Ⅰ型的次代生长物也可类似此形态。③Ⅲ型:菌落中心部分早期扁平状隆起,此后整个菌落如露出地面的老树根状,自中心向四周分布,边缘有较细的沟纹。④Ⅳ型:菌落的中心与边缘都不隆起于培养基平面,而是沿培养基表面平铺,自中心向周边发出放射状沟纹,色黄如鲜艳的菊花。⑥Ⅴ型:菌落表面有少许绒毛状气生菌丝,如同犬小孢子菌样的菌落。

(2)犬小孢子菌:在 SDA 培养基上 25 ℃孵育,菌落生长较快,初为白色至黄色绒毛样,2 周后像羊毛状,故又称为羊毛状小孢子菌。此时菌丝可充满整个斜面,中央部位趋向粉末化,表面呈黄白色,有少数同心圆,背面红棕色,中心部显著,边缘较浅淡。

(3)石膏样小孢子菌:在 SDA 培养基上室温生长迅速,3~5 天可见菌落,初为白色绒毛状,随后表面呈现颗粒状,粉末状,中心部位有一小环,外周有少数极短的沟纹,边缘不整齐,颜色转为棕黄色,中心颜色较深,边缘色浅,背面红棕色。

(4)粉小孢子菌:在 SDA 培养基上 25 ℃孵育生长迅速,菌落表面可有细的粉末,呈乳白色或淡黄红色,菌落中心及外围有白色绒毛状气生菌丝。菌落呈深红色,培养基不着色。

(5)猪小孢子菌:在 SDA 培养基上 25 ℃生长较快,表面蓝白色到黄色,边缘不整齐,多日培养后正面黄红色,背面棕红色,培养基不着色。

(6)杂色小孢子菌:在 SDA 培养基上 25 ℃孵育,生长快速,菌落从粉状到绒毛状,表面呈浅黄色到粉色,背面无色、粉色或红褐色,毛发穿孔试验阳性。

(三)鉴定与鉴别

1.属间鉴别

小孢子菌属与毛癣菌属和表皮癣菌属,除小孢子菌属大分生孢子壁厚、外侧带刺、粗糙,呈纺锤形或梭形的形态上显著区别外,其他如尿素酶试验、毛发穿孔试验及侵犯部位等也有助于它们之间的鉴别。

2.属内鉴定

非典型菌株,必要时还可结合分子生物学技术如 RAPD 来鉴定。

(四)临床意义

铁锈色小孢子菌可引起头白癣,多见于儿童,成年人极为少见。也可引起体癣,多见于颜面、颈及上肢,有时与白癣同时存在。

犬小孢子菌可引起皮肤,毛发等部位感染,皮肤病变表现为周边伴有鳞屑的圆形或环状红斑,混有小泡。毛发感染时,表现为局部脱发性鳞屑斑。本菌为亲动物性皮肤癣菌,可引起脓癣,表现为局部肿脓样,毛发松动,边缘清楚。也可引起癣菌疹。

石膏样小孢子菌可引起人类头白癣、股癣和体癣,也可引起癣菌疹。

粉小孢子菌为发外型,人因接触土壤而感染。本菌与石膏样小孢子菌引起的疾病相似,其致病性较弱。

猪小孢子菌为发外型,亲动物性皮肤癣菌,主要引起猪的皮肤感染,人因接触而传染。

奥杜盎小孢子菌引起儿童和青春期的头癣或体癣。

杂色小孢子菌是人类头皮、头发、光滑皮肤和足真菌感染的病原体。还可感染一些啮齿类动物和蝙蝠,也可引起狗的感染。

(傅春花)

第二节 深部真菌检验

深部真菌一般是指侵犯皮下组织和内脏,引起全身性感染的病原真菌或条件致病真菌。根据生物学性状不同,分为酵母样型真菌、酵母型真菌、丝状型真菌和双相型真菌等。主要包括念珠菌属、隐球菌属、酵母属、红酵母属和双相型真菌等。双相型真菌是指在组织内或 35～37 ℃培养环境下,培养基上菌落呈酵母型,在 22～28 ℃室温培养条件下,培养基上菌落呈丝状型的一类真菌的统称。常见的双相真菌有组织胞浆菌、皮炎芽生菌、粗球孢子菌、巴西副球孢子菌、马尔尼菲青霉菌和申克孢子丝菌等。双相型真菌多为致病真菌,能感染正常个体;其他均为条件致病真菌,常感染免疫功能低下、菌群失调等特殊患者。近年来因广谱抗菌药物、激素及免疫抑制剂大量应用,此类真菌感染逐年增多,应引起足够重视。本节主要介绍念珠菌属、隐球菌属、酵母属和红酵母属。

一、念珠菌属

(一)分类与命名

念珠菌属隶属于真菌界,有性期某些种隶属于子囊菌门,半子囊菌纲,酵母目,酵母科;无性期隶属于半知菌门,芽孢纲,隐球酵母目,隐球酵母科。属内包含 150 多个种,临床常见仅 10 余种,主要以白色念珠菌、热带念珠菌、光滑念珠菌、克柔念珠菌、近平滑念珠菌、季也蒙念珠菌、乳酒念珠菌及法氏念珠菌等为主。

(二)生物学特性

1.形态与染色

(1)白色念珠菌:白色念珠菌又称白色假丝酵母菌,菌体细胞呈球形或卵圆形,与酵母菌相似,菌体比葡萄球菌大 5～6 倍,2～4 μm,革兰染色阳性,常着色不均。在血清中 35 ℃孵育 2～3 小时后菌体出芽生长形成真正的芽管。在玉米-吐温 80 培养基上孵育 2～3 天可见顶端圆形的厚壁孢子。在病理标本中常见菌细胞出芽生成假菌丝,假菌丝长短不一,收缩断裂又成为芽生的菌细胞。

(2)热带念珠菌:纯培养孢子呈椭圆形,革兰阳性,菌体比白色念珠菌稍大,在玉米-吐温 80 培养基上培养 2～3 天可见大量菌丝,芽生孢子轮生、分枝或呈短链,可产生少量泪滴形厚壁孢子。在血清中 35 ℃孵育 2～3 小时后也能生出菌丝细胞,占总组分不到 15%,菌丝顶端与芽分生孢子相连处有明显的"缢痕",这种"缢痕"在组织标本涂片中也很常见。

(3)克柔念珠菌:纯培养孢子呈圆柱形或卵圆形,菌体明显小于白色念珠菌;在玉米-吐温 80 培养基中培养 3～4 天,假菌丝对称分枝,有细长的芽生孢子。

(4)光滑念珠菌:纯培养菌体呈圆形或卵圆形,明显小于白色念珠菌。在玉米-吐温 80 培养基上培养 2～3 天,可见卵圆形芽生孢子,细胞尖端单芽,无真假菌丝,不产生厚壁孢子。

(5)近平滑念珠菌:25 ℃ SDA 平板上培养物镜下分生孢子通常呈卵形或倒卵形。玉米-吐温 80 琼脂上形成细长假菌丝和小分生孢子。

(6)季也蒙念珠菌:血琼脂上培养物涂片镜检,芽生孢子呈球形或椭圆形。SDA 平板上生长菌落涂片可见假菌丝,有时呈链状,可分枝,或呈轮状。

(7)乳酒念珠菌:在玉米-吐温 80 琼脂培养基上菌丝很多,有分枝。呈棒状或圆木形分生孢子,生长在 SDA 培养基上,可见卵形至长形的酵母细胞。

2.培养特性

(1)白色念珠菌:该菌在 25~37 ℃生长良好,42~45 ℃仍可生长,培养物具有酵母气味。经 24~48 小时培养:在血琼脂平板上呈乳白色,凸起,表面光滑,边缘整齐的菌落。在巧克力平板上生长良好,形成略大、乳酪样菌落。在 SDA 培养基上形成奶油色,表面光滑的菌落。在 CHROMagar(科玛嘉)产色培养基上呈绿色菌落。临床初分离菌株在血琼脂平板或巧克力平板上菌落常不规则,边缘呈放射状。

(2)热带念珠菌:在 SDA 培养基上,25 ℃孵育 48 小时,菌落呈灰白色到奶油色,无光泽,在血平板及巧克力平板上形成灰白色奶油样菌落,在 CHROMagar 产色培养基上菌落呈蓝灰色。

(3)克柔念珠菌:在 SDA 培养基上 25 ℃孵育 48~72 小时,呈柔软、灰黄色、可有皱褶菌落。在血琼脂平板及巧克力平板上菌落较小、不规则、呈灰白色。在 CHROMagar 产色培养基上菌落呈粉红色或淡紫色。

(4)光滑念珠菌:在 SDA 培养基上,25~37 ℃培养 2~3 天,形成奶油色乳酪样菌落;在 CHROMagar 产色培养基上形成较大、白色或紫红色菌落。

(5)近平滑念珠菌:在 SDA 培养基上形成菌落为奶油色至黄色,光滑或有皱纹。在 CHROMagar 产色培养基上呈白色或淡粉色菌落。

(6)季也蒙念珠菌:在 SDA 培养基上形成白色,奶酪样菌落,陈旧菌落变成黄色至粉红色菌落,显色琼脂培养基上呈淡粉色,紫色菌落。

(7)乳酒念珠菌:在 SDA 培养基上 25 ℃培养,形成光滑,柔软奶油状的菌落,培养时间延长呈黄色。显色琼脂培养基上呈粉色,紫色。

3.生化特性

(1)白色念珠菌:白色念珠菌能发酵葡萄糖和麦芽糖,产酸产气,少数菌株能发酵蔗糖,产酸但不产气,不发酵乳糖。同化利用葡萄糖、麦芽糖、蔗糖、半乳糖、木糖、海藻糖,不利用乳糖、蜜二糖、纤维二糖和肌醇。不产生尿素酶,不还原硝酸盐。在玉米-吐温 80 培养基上 25 ℃孵育 3~5 天可产生厚壁孢子。在动物血清中 37 ℃孵育 2~3 小时形成芽管。

(2)热带念珠菌:热带念珠菌能发酵葡萄糖、麦芽糖和蔗糖,少数菌株能发酵半乳糖和海藻糖,不发酵乳糖。同化利用葡萄糖、麦芽糖、蔗糖、半乳糖、纤维二糖、木糖和海藻糖,不利用乳糖、蜜二糖、肌醇和棉子糖。不产生尿素酶,不还原硝酸盐。

(3)克柔念珠菌:仅发酵葡萄糖,不发酵不同化其他糖类,少数菌株尿素酶呈阳性。

(4)光滑念珠菌:光滑念珠菌能发酵葡萄糖、麦芽糖;不发酵其他糖类。能同化葡萄糖、麦芽糖和海藻糖;不同化其他糖类。不产生尿素酶,不还原硝酸盐。

其他常见念珠菌生化特性,见"属间鉴别"。

(三)鉴定与鉴别

1.属间鉴别

念珠菌与酵母菌,两者菌落形态很相似,易造成混淆,应注意区别。生长在玉米-吐温 80 培养基的念珠菌可产生假菌丝,镜下观察即可与酵母菌区分开。在鉴定念珠菌属时,假菌丝中隔处连接芽生孢子,为其重要特征。念珠菌属与其他菌落形态相似真菌的鉴别主要依据有无真假菌丝、厚壁孢子、芽生孢子、关节孢子、环痕孢子、菌落色素生成、液体培养基是否表面生长、是否能在含放线菌酮培养基上生长以及糖发酵、糖同化试验和尿素酶试验等相鉴别。真、假菌丝是念珠菌属区别于隐球菌属、马拉色菌属、红酵母菌属的特征。毛孢子菌属和地丝菌属可产生大量的关节孢子,这是它们与念珠菌属区别的特点。

2.属内鉴定

(1)白色念珠菌:能产生真、假菌丝,在玉米-吐温80培养基上形成大而圆的厚壁孢子,血清芽管试验阳性,CHROMagar产色培养基上形成绿色菌落等为其主要特征。不典型菌株可结合糖同化和糖发酵试验等与其他念珠菌相鉴别,商品API20C板条可较好地鉴定白色念珠菌。

近年来从HIV感染患者中分离都柏林念珠菌,其表型特征与白色念珠菌极为相似,可用分子生物学方法将两者分开。

(2)热带念珠菌:能产生真、假菌丝,不形成关节孢子、环痕孢子、荚膜及尿素酶阴性。在沙保罗液体培养基表面呈菌膜生长,在CHROMagar产色培养基上菌落呈蓝灰色为其主要特征。应注意与乳酒念珠菌和同样液体表面生长的克柔念珠菌鉴别。与葡萄牙念珠菌和近平滑念珠菌的鉴别,主要依据菌落形态和糖同化试验;葡萄牙念珠菌能同化鼠李糖,而热带念珠菌阴性;近平滑念珠菌能同化L-阿拉伯糖;而热带念珠菌阴性。

(3)克柔念珠菌:能产生真、假菌丝,不形成关节孢子、环痕孢子和荚膜。菌落大、扁平不规则,菌落表面无光泽,似毛玻璃样,在CHROMagar产色培养基上菌落呈粉红色为其主要特征。仅发酵和同化葡萄糖,注意与解脂念珠菌鉴别;解脂念珠菌同化赤藓糖,而克柔念珠菌阴性;解脂念珠菌最大生长温度33～37 ℃,克柔念珠菌最大生长温度43～45 ℃。

(4)光滑念珠菌:无真、假菌丝,不形成关节孢子、环痕孢子和荚膜。

(5)近平滑念珠菌、季也蒙念珠菌和乳酒念珠菌:可根据在显色培养基上的菌落颜色,SDA培养基上的菌落特征及生理生化特性来鉴定。

(四)临床意义

由念珠菌引起的感染通常称为念珠菌病,念珠菌几乎可引起人体任何器官或系统感染,念珠菌病可发生于表皮和局部或深层。播散性感染是由于原始感染部位念珠菌通过血流播散引起。白色念珠菌是临床常见的致病念珠菌,其构成比虽大于50%,但在逐年下降,相反由热带念珠菌、近平滑念珠菌、光滑念珠菌和克柔念珠菌等非白色念珠菌引起感染发生率在逐年提高。

二、隐球菌属

(一)分类与命名

隐球菌属,有性期隶属于真菌界,担子菌门,银耳纲,线黑粉菌目,线黑粉菌科。无性期隶属于半知菌门,芽孢纲,隐球酵母目,隐球酵母科。属内包括17个种和8个变种,其中对人致病的最主要是新型隐球菌及其变种。根据新型隐球菌荚膜多糖成分和生化方面的差异,将新型隐球菌分成3个变种,按血清学分为A、B、C、D和AD型5个型。其中新型变种为血清D型,格特变种为血清B、C型,格鲁比变种为血清A型。此外,还发现了新型变种与格鲁比变种的杂合体(血清型AD)。目前被认可的是2个变种,即新型变种和格特变种。已报道可引起人类疾病的还有浅黄隐球菌、浅白隐球菌、罗伦隐球菌、地生隐球菌和指甲隐球菌等。

（二）生物学特性

1.形态与染色

隐球菌为圆形或卵圆形,菌体直径一般在 2～15 μm,大者直径可达 20 μm,革兰染色阳性。新型隐球菌菌体外有宽厚荚膜,荚膜比菌体大 1～3 倍,折光性强,一般染色法不易着色,常用墨汁负染色法,可见圆形菌体,外绕有一较宽阔的空白带（荚膜）。菌细胞常有出芽,但无真、假菌丝。新型隐球菌在病变组织中的胶样液化囊腔里聚集成堆,菌体大小不一,常可见到单芽生孢子。

2.培养特性

在 SDA 培养基上 25 ℃和 37 ℃时均可生长,其中 30～31 ℃生长良好,菌落白色至奶油色,黏稠,不透明,1 周后转淡黄或棕黄、湿润黏稠,状似胶汁。

3.生化特性

新型隐球菌咖啡酸试验 3 天内可产生棕色色素,脲酶试验阳性,硝酸盐还原试验阴性,不发酵糖、醇类,但能同化葡萄糖、蔗糖、棉子糖、肌醇和半乳糖等。

（三）鉴别与鉴定

1.属间鉴别

隐球菌墨汁负染可见较大圆形菌体及厚荚膜,不形成假菌丝,不发酵糖类,脲酶试验阳性,可与念珠菌相鉴别;能同化肌醇,可与红酵母相鉴别。

2.属内鉴定

新型隐球菌酚氧化酶阳性,能同化蔗糖、棉子糖、半乳糖,但不能同化乳糖,可与其他硝酸盐还原阴性的隐球菌鉴别。

（四）临床意义

新型隐球菌广泛分布于自然界,在鸽粪中大量存在,也可以存在于人体表、口腔和肠道中。可侵犯人和动物,一般为外源性感染,但也可致内源性感染,对人类而言,它通常是条件致病菌。新型隐球菌首先经呼吸道侵入人体,由肺经血液播散时可侵犯所有脏器组织,主要侵犯肺、脑及脑膜,引起慢性脑膜炎,也可侵犯皮肤、骨、关节和心脏等部位。新型隐球菌病好发于细胞免疫功能低下者,如艾滋病、糖尿病、恶性肿瘤患者、器官移植及大剂量使用糖皮质激素者。

三、酵母属

（一）分类与命名

酵母属隶属于真菌界,子囊菌门,酵母纲,酵母目,酵母科。属内包括 41 个种和 6 个变种,临床常见为酿酒酵母。

（二）生物学特性

1.形态与染色

在玉米培养基上培养 3～4 天,可见圆形,卵形,椭圆形和腊肠形等多种形态,不产生真、假菌丝。子囊内含 1～4 个圆形或椭圆形光滑的子囊孢子。革兰染色阳性。

2.培养特性

酿酒酵母在 SDA 培养基上室温培养,生长迅速,形成乳白色,有光泽,边缘整齐的菌落。在 CHROMagar 产色培养基上呈紫色凸起菌落。

（三）鉴定与鉴别

1.属间鉴别

与其他类似酵母属真菌的鉴别:酵母属菌落多为奶油色,发酵产物主要为乙醇和二氧化碳,不同化乳糖和高级烃类,硝酸盐还原试验阴性为本属的特征,可与其他属相鉴别。

2.属内鉴定

酿酒酵母能同化麦芽糖,蔗糖,半乳糖,密三糖和海藻糖,可资鉴别。

（四）临床意义

酿酒酵母在环境中普遍存在,也是胃肠道和皮肤的正常菌群。在免疫功能低下患者,由于各种原因可致真菌血症、败血症、心内膜炎、腹膜炎、肝脓肿及播散性感染。也有酿酒酵母引起阴道炎的报道。

四、红酵母属

（一）分类与命名

红酵母属隶属于真菌界,有性期隶属于担子菌门,锈菌纲,担孢目,锁掷酵母科。无性期隶属于半知菌门,芽孢纲,隐球酵母目,隐球酵母科。属内有 8 个种,临床上以黏红酵母、小红酵母和胶红酵母较常见。代表菌种为胶红酵母。

（二）生物学特性

1.形态与染色

红酵母在玉米-吐温 80 培养基上培养 3 天后涂片,呈球形、卵圆形至椭圆形,不形成真、假菌丝和菌丝体,呈球形菌体多单个排列。具芽生分生孢子。革兰染色阳性。

2.培养特性

红酵母在 SDA 培养基上室温培养,生长迅速,菌落光滑或粗糙、反光、柔软和似黏液样,奶油色到粉红、珊瑚红、橙色或黄色。在玉米-吐温 80 培养基上,25 ℃孵育 72 小时,偶尔出现发育不完全假菌丝。红酵母菌生长在醋酸盐和 V-8 培养基上,室温孵育 2～5 天容易产生子囊,每个子囊含 1～4 个球形子囊孢子。

3.生化特性

红酵母属菌不发酵碳水化合物,尿素酶阳性。

（三）鉴定与鉴别

1.属间鉴别

与隐球菌属的鉴别,是红酵母属真菌在 SDA 培养基上菌落产生类胡萝卜色素,不同化肌醇;与念珠菌属的鉴别是红酵母菌落多产生色素,尿素酶阳性,不产生真、假菌丝,不产厚膜孢子。

2.属内鉴定

与黏红酵母的鉴别,胶红酵母菌细胞呈短卵形或柱形,菌落呈深珊瑚红到粉红色,有时为网状;黏红酵母呈圆形和卵圆形,菌落呈珊瑚红到橙红色,无网状结构。

（四）临床意义

红酵母菌广泛存在于空气、土壤、湖泊、乳制品和海水,能定植于植物和人类或温血动物,被认为是最常见的污染真菌。胶红酵母能从人皮肤、肺、尿液和粪便等标本中分离出,对长期腹膜透析患者可引起真菌性腹膜炎,也有报道可引起真菌血症、心内膜炎及脑膜炎等。

（傅春花）

参 考 文 献

[1] 刘军.现代检验医学与临床[M].西安:西安交通大学出版社,2023.

[2] 黄华.新编实用临床检验指南[M].汕头:汕头大学出版社,2021.

[3] 马双林,侯敬侠,张秀丽,等.医学检验与临床应用[M].青岛:中国海洋大学出版社,2023.

[4] 向延根.临床检验手册[M].长沙:湖南科学技术出版社,2020.

[5] 斗章.现代医学检验技术与疾病诊断[M].北京:中国纺织出版社,2023.

[6] 李文昱.临床医学检验技术与应用[M].武汉:湖北科学技术出版社,2022.

[7] 杨大干.临床检验标本采集手册[M].北京:科学出版社,2023.

[8] 苏海燕.临床检验技术与诊断[M].天津:天津科学技术出版社,2020.

[9] 王宇,王玉芳,王卓童,等.实用医学检验技术与疾病诊断[M].哈尔滨:黑龙江科学技术出版
社,2022.

[10] 王婧婧.临床医学检验与解读[M].南昌:江西科学技术出版社,2022.

[11] 王江南.临床检验基础实训教程[M].北京:北京大学医学出版社,2023.

[12] 王琦,徐芳.卫生检验与检疫综合实验教程[M].昆明:云南科技出版社,2022.

[13] 潘建华.临床检验医学技术进展[M].武汉:湖北科学技术出版社,2022.

[14] 李玉云,欧阳丹明.临床血液学检验技术实验指导[M].武汉:华中科技大学出版社,2022.

[15] 褚美芬.医学检验报告单解读[M].北京:高等教育出版社,2023.

[16] 曾昭霞.实用临床检验与规范[M].哈尔滨:黑龙江科学技术出版社,2022.

[17] 王芹.临床医学检验与内科诊疗[M].汕头:汕头大学出版社,2022.

[18] 连福炜.现代临床检验与技术[M].天津:天津科学技术出版社,2020.

[19] 谭超超,谢良伊.检验医学与临床诊治典型实例分析[M].长沙:湖南科学技术出版社,2022.

[20] 李明洁.实用临床检验[M].沈阳:沈阳出版社,2020.

[21] 岳保红,杨亦青.临床血液学检验技术[M].武汉:华中科技大学出版社,2022.

[22] 连福炜.现代临床检验与技术[M].天津:天津科学技术出版社,2020.

[23] 冯佩青.医学检验实用技术与应用[M].青岛:中国海洋大学出版社,2023.

[24] 陈敬霞,聂海玲,任玉宝.现代临床检验医学[M].武汉:湖北科学技术出版社,2022.

[25] 胡嘉波,朱雪明,许文荣.临床基础检验学[M].北京:科学出版社,2022.

[26] 马小星.医学检验技术与应用[M].汕头:汕头大学出版社,2022.

［27］张保永,王海针,景现奇,等.临床检验项目选择与应用［M］.上海:上海科学普及出版社,2022.

［28］杨云山.现代临床检验技术与应用［M］.开封:河南大学出版社,2022.

［29］尹文平.实用临床检验与基础［M］.天津:天津科学技术出版社,2020.

［30］齐丽荣,赵伟华,张秀丽,等.医学检验技术与临床应用［M］.哈尔滨:黑龙江科学技术出版社,2022.

［31］任肖霞,王晓敏,孙杰,等.临床医学检验技术与诊断［M］.北京:科学技术文献出版社,2022.

［32］蒋小丽.临床医学检验技术与实践操作［M］.开封:河南大学出版社,2020.

［33］张传树,田玉海,邹均.医学检验基础［M］.长春:吉林科学技术出版社,2022.

［34］王光让,侯敬侠,赵香莲,等.现代临床检验学［M］.哈尔滨:黑龙江科学技术出版社,2022.

［35］白士丽.现代临床检验与分析［M］.哈尔滨:黑龙江科学技术出版社,2022.

［36］李丽.血糖检验与尿糖检验诊断糖尿病的准确率观察［J］.世界最新医学信息文摘,2023,23(34):79-82.

［37］陈海生,姚梓琦,丁云霞,等.医学检验专业临床检验与血液检验教研室建设管理探索实践［J］.中国卫生产业,2023,20(4):5-9.

［38］周艳丽,谷建梅,王晶.医学检验技术专业课程体系构建的研究［J］.教育教学论坛,2023(21):148-151.

［39］马德鑫.乙肝病毒携带者临床检验方法及检验结果分析［J］.世界最新医学信息文摘,2023,23(52):103-106.

［40］刘冰,丁晓红.医学检验技术专业一体化人才培养模式的探究［J］.继续医学教育,2023,37(8):133-136.